全国中医药行业高等教育"十四五"创新教材

医学检验实验教程

（供医学检验技术等专业用）

主　审　姜建明
主　编　梁文杰　张国军　陈文娜

U0364206

全国百佳图书出版单位
中国中医药出版社
·北　京·

图书在版编目（CIP）数据

医学检验实验教程 / 梁文杰，张国军，陈文娜主编
. —北京：中国中医药出版社，2024.1
全国中医药行业高等教育"十四五"创新教材
ISBN 978 − 7 − 5132 − 8594 − 0

Ⅰ.①医… Ⅱ.①梁… ②张… ③陈… Ⅲ.①医学
检验—实验—高等学校—教材 Ⅳ.① R446-33

中国国家版本馆 CIP 数据核字（2023）第 228779 号

中国中医药出版社出版

北京经济技术开发区科创十三街 31 号院二区 8 号楼
邮政编码 100176
传真 010 − 64405721
三河市同力彩印有限公司印刷
各地新华书店经销

开本 787 × 1092 1/16 印张 24.25 彩插 0.5 字数 548 千字
2024 年 1 月第 1 版 2024 年 1 月第 1 次印刷
书号 ISBN 978 − 7 − 5132 − 8594 − 0

定价 98.00 元
网址 www.cptcm.com

服 务 热 线 010-64405510
购 书 热 线 010-89535836
维 权 打 假 010-64405753

微信服务号 zgzyycbs
微商城网址 https://kdt.im/LIdUGr
官 方 微 博 http://e.weibo.com/cptcm
天猫旗舰店网址 https://zgzyycbs.tmall.com

如有印装质量问题请与本社出版部联系（010 − 64405510）
版权专有 侵权必究

全国中医药行业高等教育"十四五"创新教材

《医学检验实验教程》编委会

序 言

2019 年，教育部办公厅《关于实施一流本科专业建设"双万计划"的通知》明确提出"积极推进新工科、新医科、新农科、新文科建设"。"新医科"最本质的特征和最核心的属性是创新，"更加重视科学精神、创新能力、批判性思维的培养培育"正是习近平总书记对培养创新型人才提出的明确要求。实验教学是培养创新型人才的必要途径，实验教程是保障实验教学顺利进行的基本条件，也是学生动手能力和创新思维培养的基础，全国中医药行业高等教育"十四五"创新教材《医学检验实验教程》顺势而生。

"新医科"教育倡导学科交叉与创新。检验医学与中医学并不互斥，而是互补乃至相符。检验医学具有微观、实验、定量等基本特征，分别可与中医学的宏观、经验、定性等互补；而检验医学的早期、动态、多点等特性又与中医学的"治未病"理念、恒动理念及整体理念相符；此外检验医学的理学检验与中医望诊内容有一致性。这些基本特点使检验医学在中医辨病辨证中发挥着重要作用。在辨病方面，现行《中医病证诊断疗效标准》中，共涉及 9 个中医学科的 397 个病种，100% 中医学科和 36.3% 的中医病种的诊断标准涉及医学检验指标；在辨证方面，检验医学在证的本质研究、证的模型构建、证的微观分类及辨潜证中的价值亦可圈可点。检验医学可以为中医发展服务，并为中医教育添砖加瓦。

中医药院校是具有中医特色的检验医学苗长的土壤。全国半数以上的中医药本科院校开设医学检验技术专业。我校联合辽宁中医药大学、湖北中医药大学等 15 所中医药大学的医学检验技术专业，共同编写《医学检验实验教程》，每章均设有单元讨论，具有鲜明的中医元素，开中医特色检验医学教材之先河，为以后编写中医药院校系列医学检验教材奠定了坚实基础。

河北中医药大学 姜建明

2023 年 6 月

前 言

医学检验是一门古老的学科，始于公元前 300 年的尿检。医学检验最初归属于一级学科临床医学；2011 年 2 月，教育部印发《学位授予和人才培养学科目录（2011）》，医学技术（1010）成为在医学门类下的新的一级学科；与之适应，2012 年 9 月，教育部颁布了《普通高等学校本科专业目录（2012年）》，医学检验专业更名为医学检验技术专业（101001），纳入医学技术类（1010），学制由五年改为四年，学位由医学学士改为理学学士，标志着既往以检验医师培养为目标将转向检验技师培养，更加强调对检验技术实践应用能力的培养。

现代科技使医学检验迅猛发展，当今已成为一门在中西医临床不可或缺的综合性、交叉性学科，在人体健康评估、疾病诊断、疗效观察、病情监测及预后判断等方面发挥着越来越重要的作用，被誉为临床医学的侦察兵、精准医学的核心。检验医学的微观性、客观性、定量性、早期性及动态性等特性使其在中医辨病辨证中发挥重要作用，成为医学检验技术专业在高等中医药院校稳定发展的原动力，截至 2021 年，全国 62.5% 的中医药大学（学院）开设了医学检验技术本科专业。

本教材是一本具有中医特色和临床特色的医学检验实验教程。本教材的编写是一次新的尝试和探索，是开创性的教材编写工作，有待在教学实践中不断充实和完善，并将为具有中医特色的医学检验技术系列教材编写奠定坚实的基础。

本教材共九章，分别为临床基础检验技术、临床血液学检验技术、临床生物化学检验技术、临床免疫学检验技术、临床微生物学检验技术、临床输血学检验技术、临床寄生虫学检验技术、临床分子生物学检验技术及临床检验仪器学。本教材具有以下特点。

1. 中医特色。编者均为全国中医药大学医学检验技术专业负责人或骨干教师，长期受中医药熏陶，不仅精通医学检验在西医临床的应用，而且通晓医学检验在中医临床的应用。每章均设单元讨论，简述实验项目在中医临床的价值等中医元素。

2. 临床特色。注重检验与临床的沟通，每个实验均设临床意义及参考区间，简介医学检验指标在临床的应用价值，同时针对本章节的相关检验技术的实验项目提出相应思考题，使学生对该项目的临床应用或检验技术的关键环节进行更加深入的思考。

3. 简明精炼。扬弃医学检验技术众多检验项目，保留通用性实验和特色实验。以《医学技术类教学质量国家标准（医学检验技术专业）》《全国临床检验操作规程》为依据，紧扣医学检验技术专业本科教育培养目标，以国家医学检验技术专业资格准入为指导，检验理论与行业实践相结合，人才培养与临床需求相结合，培养高水平应用型检验人才。

我们希望本创新实验教材能够进一步启发和指导国内开设医学检验技术专业的中医药院校，不断深化医学教育改革，创新中西医结合教学模式，凸显课程的中医药特色，为培养高质量医学检验人才、推动健康中国作出贡献。

各位参编老师学术态度严谨、教学经验丰富，查阅了大量一手资料。杨帆老师和丁宝珠老师在编者联络、内容审核及格式校对等方面做了大量认真细致的工作。尽管各位编委尽心尽力，但由于首次尝试、水平有限、时间紧迫，难免有疏漏之处，敬请广大读者批评指正，以便再版时修订提高。

梁文杰　张国军　陈文娜

2023 年 3 月

目　录

第一章　临床基础检验技术 ▷▷▷▷

　　临床基础检验技术是医学检验的重要分支，是医学检验技术专业学生必须掌握的基本功，也是学习其他学科的基础。临床基础检验技术主要检验血液、尿液、粪便、浆膜腔积液等体液标本的有形成分及化学成分，是临床应用最频繁的检验技术。

　　本章精心选择临床常规实验项目，内容安排包括临床检验基本技术训练、血液一般检验、尿液检验、粪便检验、其他体液检验及分泌物检验，并将中医药与临床检验常规检查的关系进行了文献总结和讨论，体现了中医特色。为了进一步加强学生对实验原理的深刻认识，提高学生综合分析问题的能力，本章节还安排了综合设计性实验。

第一节　血液标本采集和血涂片制备

实验一　临床检验基本技术训练

（一）血液标本采集

毛细血管采血法

【实验目的】掌握毛细血管采血（又称皮肤采血、末梢采血）法的基本操作。

【实验原理】成人手指、婴幼儿脚跟处毛细血管丰富，采血针刺破皮肤后血液流出，用微量吸管吸取所需要血量。

【实验材料】

1. 器材　一次性消毒采血针、一次性微量吸管、消毒干棉球、试管、试管架、2mL吸管、吸耳球、乳胶吸头。

2. 试剂　碘伏、红细胞稀释液（或生理盐水）。

【实验操作】

1. 加红细胞稀释液　取试管 1 支，加入红细胞稀释液 2mL。

2. 按摩采血部位　选择采血部位后，轻轻按摩待检者待采部位，使局部组织充血。

3. 消毒　皮肤用碘伏棉球消毒采血部位，待干。

4. 针刺采血　操作者用左手拇指和食指固定采血部位绷紧皮肤及皮下组织，右手持一次性采血针迅速准确地刺入采血部位，立即退出采血针。

5. 吸血　先用消毒干棉球拭去混有组织液的第一滴血，再待血液自然流出后，用一次性微量吸管吸血至 10μL 刻度，后用无菌干棉球压住伤口止血。

6. 释放血液　以干棉球擦净微量吸管外部多余血液，后将微量吸管插入盛有红细胞稀释液的试管底部，慢慢排除吸管内的血液，并用上清液冲洗吸管内余血 3 次后排尽液体，立即混匀试管内液体。

【注意事项】

1. 采血部位　成年人以左手无名指为宜，1 岁以下婴幼儿通常用足拇趾或足跟内外侧采血。所选择的采血部位应皮肤完整。

2. 皮肤消毒　消毒一定要待碘伏挥发干燥后采血，否则血液会四处扩散，影响采集。

3. 穿刺　进出针迅速，针深一般以 2 ～ 3mm 为宜。

4. 血流不畅　如针刺后血流不畅，可以自近心端向指尖稍微加压，促进血液流出。切勿用力挤压，以免造成组织液混入，影响结果的准确性。

5. 释放血液　血液排入试管内的速度不宜过快，避免产生气泡。

6. 采集血液标本的顺序　进行多个检验项目时，血液样本应依次为血小板计数、红细胞计数、血红蛋白测定、白细胞计数及制作血涂片等。

7. 无菌操作　严格按无菌技术操作，防止采血部位感染；做到一人一针一管，避免交叉感染。

8. 检测　标本采集后应及时测定，最好在 2 小时内完成，不宜冷藏。

静脉采血法

【实验目的】掌握静脉采血法的基本操作。

【实验原理】使用注射器或负压采血器刺入浅静脉后，利用负压吸取一定量的静脉血。

【实验材料】

1. 器材　一次性消毒注射器或负压采血器、压脉带、消毒棉签、枕垫、试管。

2. 试剂　75% 乙醇和碘伏。

【实验操作】

1. 准备试管　认真阅读受检者申请单，决定方法、采血量及所需试管及抗凝剂，并按顺序排列。

2. 标记试管　在试管上贴上标签，注明患者姓名、项目名称、采集日期、门诊或住院号。

3. 消毒双手　采血前，操作人员穿戴工作衣帽，应用肥皂或消毒液按规范洗手，戴口罩和无菌手套。

4. 选择静脉　采血前，要求受检者坐在实验台前。将前臂放在实验台上，掌心向上，并在肘下放一枕垫，使上臂与前臂呈直线。卧床受检者要求前臂伸展，暴露穿刺部位。常用采血位置是肘前静脉，因其粗大、容易辨认。

5. 检查注射器 打开一次性注射器包装，左手持针头下座，右手持针筒，将针头和针筒紧密连接，并使针头斜面对准针筒刻度，抽拉针栓检查有无阻塞和漏气。最后排尽注射器中的空气，将针帽盖回备用。使用前，保持针头无菌状态。

6. 扎压脉带 在采血部位上端约 6cm 处，将压脉带绕手臂一圈打一活结，压脉带末端向上。要求患者紧握和放松拳头几次，使静脉隆起。压脉带应能减缓远端静脉血液回流，但又不能紧到压迫动脉血流。

7. 选择进针部位 用左手食指选择合适进针点。

8. 穿刺皮肤 先使用棉签蘸取碘伏，以入针点为中心顺时针旋转，由内向外消毒患者皮肤，范围直径 5cm；再使用棉签蘸取 75% 乙醇同样擦拭患者皮肤，待干燥后穿刺，取下针头无菌帽，以左手拇指固定静脉穿刺部位下端，右手持注射器，食指固定针头下座；保持针头斜面和针筒刻度向上，沿静脉走向使针头与皮肤成 30° 角斜行快速刺入皮肤，然后成 5° 角向前穿破静脉壁进入静脉腔；确认穿刺入静脉中心位置，并沿着静脉走向将针头推入 10 ~ 15mm。

9. 抽取血液 用左手稍稍向后拉注射器针栓，见少量回血后，松开压脉带，然后向后拉针栓到达采血量刻度。若使用一次性真空采血装置，当针头进入血管后会见少量回血，松开压脉带，将真空采血管插入试管托内采血针中，因试管内负压作用，血液自动流入试管，到达采血量刻度后拔出试管混匀，多管采血重复插入真空管即可。

10. 止血 嘱被检者松开拳头，用消毒棉签轻压住穿刺点，迅速拔出针头，嘱被检者继续用消毒棉签按压穿刺点 5 分钟。

11. 放血 将血液沿试管壁缓缓注入，到达标记处。如含抗凝剂试管，需迅速轻轻混匀几次后再次核对被检者姓名和号码。

【注意事项】

1. 采血前准备 采血前应向被检者耐心解释，消除不必要的疑虑和恐惧。如个别患者进针或采血后发生眩晕，应让其平卧休息。

2. 准备试管 不同检查项目可根据试验需要选择不同的抗凝剂及与血液的稀释比例。

3. 检查注射器 静脉采血前要仔细检查针头是否安装牢固，针筒内是否有空气和水分。抽血时针栓只能向外抽，不能向静脉内推，以免形成空气栓塞，造成严重后果。

4. 选择静脉 如果肥胖患者的静脉暴露不明显，可以左手示指经碘伏消毒后，在采血部位触摸，发现静脉走向后凭手感方向与深度试探性穿刺。

5. 消毒 本实验具有创伤性，必须严格无菌操作，避免感染。一人一针，皮肤消毒后不要再碰触消毒区域，每采集一位患者前，应使用碘伏消毒双手等。

6. 扎压脉带 为了避免瘀血和血液浓缩，采静脉血时止血带压迫时间不能过长、绑扎不能过紧，最好不超过 1 分钟，否则会影响某些试验结果，如造成血红蛋白和血细胞比容增高。

7. 穿刺皮肤 不能从静脉侧面进针。针头进入静脉的感觉是：皮肤有一定阻力，而静脉壁阻力较小，更富有弹性，进入血管腔有突破感，看到针头回血即穿刺成功。

8. 抽血 见到回血时，针头沿静脉走向推入少许，但不可用力深刺，以免针头刺入其他组织，造成血肿。血液加入抗凝试管中应与抗凝剂充分混匀以达到抗凝目的。要防止血液标本溶血，因为溶血后标本不仅红细胞和血细胞比容减低，还会使血清（浆）化学成分发生变化。

9. 止血 不能弯曲手臂，以免形成血肿。

10. 放血 若含有抗凝剂，需迅速将试管轻轻颠倒 6 ～ 8 次，切勿震荡试管。

11. 标本保存与检测 血液标本采集后应立即送检，实验室接到标本后应尽快地检查。抗凝静脉血可稳定 8 ～ 12 小时，如不能及时测定，应将其置于较稳定的环境中，如 4℃冰箱。

【思考题】

1. 造成溶血的原因有哪些？

2. 静脉采血时，有哪些操作会影响采血结果？

（二）改良牛鲍计数板的使用

【实验目的】掌握改良牛鲍计数板的结构和使用方法。

【实验原理】混匀稀释的血液或体液，滴入具有固定体积和精密划分刻度的改良牛鲍计数板中，显微镜观察并计数所选择区域中的细胞数，再乘以稀释倍数，即可换算成单位体积内的细胞数。

【实验材料】

1. 器材 改良牛鲍计数板、专用盖玻片、显微镜、绸布、微量吸管、带孔乳胶吸头、刻度吸管、试管、洗耳球、消毒脱脂棉。

2. 试剂 红细胞稀释液、白细胞稀释液。

3. 标本 毛细血管血或 EDTA 抗凝新鲜全血。

附：改良牛鲍计数板由一块比普通载玻片厚的特制玻片制成，每块计数板由 "H" 形凹槽分成两个相同的计数室。计数室两侧各有一条支持柱，比计数室平面高 0.10mm，将特制的专用盖玻片覆盖上，形成高 0.1mm 的计数室，每个计数室上面刻有一个方格网，每个方格网共分 9 个大方格，每格长、宽各 1.0mm，面积为 $1.0mm^2$，容积为 $0.1mm^3$。其中大方格用双线划分为 25 个中方格，位于四角的 4 个大方格用单线划分为 16 个中方格。

红细胞和血小板的计数区域为中央大方格中的四角及中央 5 个中方格。白细胞的计数区域为四角 4 个大方格。嗜酸性粒细胞、体腔液细胞、精子的计数区域为两侧计数室四角及中央 5 个大方格共 10 个大方格。见图 1-1。

血细胞计数板构造（一）

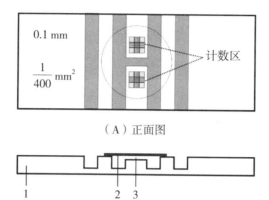

（A）正面图

（B）纵切面图

1. 血细胞计数板；2. 盖玻片；3. 计数室（0.1mm 高）

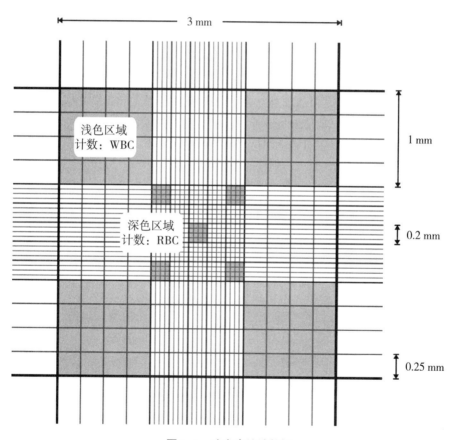

图 1-1　改良牛鲍计数板

【实验操作】

1. 准备计数板　取洁净的改良牛鲍计数板平置于操作台上，采用"推式法"从计数板下缘向前平推盖玻片，将其盖在计数室上。

2. 稀释血液　取试管 2 支，标明 A、B，分别加白细胞稀释液 0.38mL、红细胞稀释液 1.99mL，再分别加血液 20μL、10μL，混匀成细胞悬液。

3. 充池　用微量吸管吸取或用玻璃棒蘸取已充分混匀的细胞悬液 A 液 1 滴，沿盖玻片与计数板之间的缝隙充入计数池。充液量以恰好充满一侧计数池为宜，不可过多、过少或有气泡，否则需重新操作。

4. 计数　先用低倍镜观察，降低聚光器、缩小光圈使入射光线减弱，以便观察整个计数板结构及特征，同时观察血细胞分布是否均匀，在低倍镜下分别计数四角 4 个大方格的白细胞数并记录；在高倍镜下分别计数中央大方格四角及中央 5 个中方格的红细胞数并记录。

5. 计数原则　按照一定顺序计数，对压线细胞遵循数上不数下、数左不数右的原则，以免重复或漏数。

【注意事项】

1. 改良牛鲍计数板　在启用后每隔 1 年都要鉴定 1 次，以防不合格或磨损影响计数结果的准确性。

2. 保证计数板和盖玻片清洁　操作中手指切勿接触计数板和盖玻片表面，以防污染。如使用血液充液，计数板和盖玻片使用后依次用 95% 乙醇、蒸馏水棉球擦拭，最后用清洁医用纱布拭净。

3. 静置计数板　红细胞和白细胞计数时，一般需静置 2～3 分钟，血小板需静置 10～15 分钟，注意保湿。放置时间过长会造成稀释液挥发。

4. 计数　血液稀释后应在 1 小时内完成计数，若细胞分布不均，应重新充液计数。计数红细胞、血小板用高倍镜，计数白细胞用低倍镜。

【思考题】如何保证计数结果的准确性？

（三）血涂片的制备和染色

【实验目的】掌握血涂片的制备和染色方法。

【实验原理】取一滴血于载玻片上，推成均匀的薄血膜，进行染色。用瑞氏染液（Wright 染液）进行染色。细胞中的碱性物质，如 RBC 中的血红蛋白及嗜酸性粒细胞中的嗜酸性颗粒与酸性染料伊红结合染成红色；细胞中的酸性物质，如淋巴细胞胞质及嗜碱性粒细胞质中的嗜碱性颗粒等与碱性染料亚甲蓝结合染成蓝色；中性粒细胞中的中性颗粒呈等电状态，与伊红和亚甲蓝均可结合，染成淡紫红色。

【实验材料】

1. 器材　载玻片、推片（选择边缘光滑的玻片，在两角分别做斜线标记，然后用玻璃刀切去两角，制成约 15mm 宽度的推片）、洗耳球、显微镜、一次性采血针或注射器、记号笔、蜡笔、染色架。

2. 试剂

（1）Wright 染液　是由酸性染料伊红和碱性染料美蓝组成的复合染料。Wright 染液 1.0g、甲醇 600mL、甘油 15mL 配置待用；磷酸盐缓冲液。

（2）Giemsa 染液　包含 Giemsa 染料 1.0g、甲醇 66mL、甘油 66mL，配好后室温静置 7 天以上。此染液放置越久，染色效果越好。

（3）Wright-Giemsa 复合染液　Wright-Giemsa 复合染液、磷酸盐缓冲液。

3. 标本　毛细血管血或 EDTA 抗凝新鲜全血。

【实验操作】

1. 采血　采集毛细血管血或 EDTA 抗凝新鲜全血 1 滴，滴加载玻片近一侧短端约 3/4 处或 1cm 处。

2. 推片　左手持载玻片，右手持玻片，将推片光滑一侧边缘接近血滴处，并与载玻片短边平行，然后轻轻接触血滴并压在血滴上，使血液沿推片边缘展开；将推片与载玻片近侧短边方向形成 30°～45°，用均匀的速度将血向载玻片的另一端推动。红细胞压积发生变化时，应适当地调整推片与载玻片的角度以及推动血液的速度。标准的血涂片应做到头、体、尾分明，两边和两端留有空隙。见图 1-2。

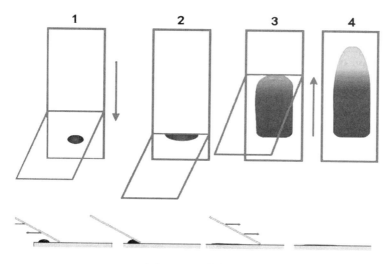

图 1-2　血涂片制备

3. 干燥　将推好的血涂片在空气中晃动，使其迅速干燥。

4. 标记　在载玻片的一端用记号笔标记受检者信息。

5. 染色

（1）Wright 染色　将干透的血涂片血涂面向上，两端用蜡笔划线，以防染色时染液外溢。将血涂片平放在染色架上，加染液数滴，使染液覆盖整个血膜，继续加入等量或稍多缓冲液，用吸耳球轻吹液面，使染液与缓冲液充分混匀。静置 5～10 分钟后，将载玻片拿起，轻轻晃动，使染料不再附着于血膜上。把水流调至最小，平持载玻片，与水流方向呈 90°，在血膜头部冲入，向血膜的尾端调整玻片的角度，直至染料冲干净，冲洗干净后的血涂片，放置在血片架上将水自然控干，或倾斜玻片等待自然干燥。

（2）Giemsa 染色　将干透的血涂片放置在被磷酸盐缓冲液稀释 10～20 倍的 Giemsa 染液中，等待 10～30 分钟，取出后用流水冲洗，待干燥。

（3）Wright-Giemsa 复合染色法　操作步骤同 Wright 染色法，但用 Wright-Giemsa 复合染液和缓冲液分别代替 Wright 染液和相应的缓冲液。

6. 观察结果　将染色后的血涂片放置显微镜下观察。良好的染色结果为血膜外观为淡紫红色；低倍镜下观察体、尾交界处的血细胞，细胞分布均匀；成熟红细胞呈粉红色，少见染色颗粒；血小板呈紫色；白细胞胞质能显示各类细胞的特有色彩；中性粒细胞胞质呈粉红色，含紫红色颗粒；嗜酸性粒细胞含大的橘黄色颗粒；嗜碱性粒细胞胞质含有大量深紫蓝色颗粒；单核细胞胞质染成灰蓝色；淋巴细胞呈淡蓝色。

【注意事项】

1.Wright 染液　新鲜配制的染液偏碱性，染色效果较差，经室温下贮存一定时间，美蓝逐渐转变为天青 B 后方可使用。放置时间越久，染色效果越好，但要注意盖严瓶口，以免甲醇挥发或氧化。染液中也可加入中性甘油 3mL，防止甲醇挥发，使细胞染色更清晰。

2. 制作涂片　所有血液必须在推片到达末端前用完。许多因素可影响血涂片的质量，对血细胞比容高、血黏度高的患者应采用小血滴、小角度、慢推；而贫血患者则应采用大血滴、大角度、快推。

3. 干燥　血涂片干透后方可固定染色，否则细胞尚未牢固地吸附在玻片上，在染色过程中容易脱落。

4. 冲洗　应以流水冲洗，不能先倒掉染液，以免染料沉渣沉着在血涂片上。冲洗时间不能过久，以免脱色。冲洗水流不能过大，以免损伤血涂片。

5. 观察结果　良好的血涂片应有由厚到薄的过度，头尾及两侧距离玻片边缘有一定空隙。如染色偏深，可用流水继续冲洗，或用甲醇脱色；如染色偏淡，需复染。复染前应先加缓冲液，然后加染液，或加染液与缓冲液的混合液，不可先加染液。

【思考题】

1. 简述三种染色方法的优缺点。

2. 如何纠正染色效果不佳？

（王　晶）

第二节　血液一般检验

实验二　红细胞计数

【实验目的】 掌握红细胞计数（red blood cell count，RBC）显微镜法的原理及操作方法。

【实验原理】 用等渗稀释液将血液以一定倍数稀释并充入计数池，在显微镜下计数一定区域内的红细胞数量，经换算得出每升血液中的红细胞数量。

【实验材料】

1. 器材　显微镜、改良牛鲍计数板、盖玻片、绸布；试管架、试管、刻度吸管、微量吸管、玻璃棒；一次性消毒采血针、消毒棉球、干脱脂棉。

2.试剂　生理盐水、红细胞稀释液（氯化钠 1.0g，结晶硫酸钠 5.0g 或无水硫酸钠 2.5g，氯化汞 0.5g，蒸馏水加至 200mL，溶解后加 20g/L 伊红溶液 1 滴，过滤后使用）。

3.标本　EDTA-K$_2$ 抗凝静脉血或末梢血。

【**实验操作**】

1.加稀释液　取试管 1 支，加红细胞稀释液 2mL。

2.采血与加血　用清洁、干燥微量吸管采集毛细血管血或新鲜全血 10μL，擦净试管外余血，轻轻加至红细胞稀释液底部，再轻吸上清液漱洗吸管 2～3 次，以洗净管腔内残留血液，立即混匀，制成红细胞悬液。

3.充池　采用推式法，在改良牛鲍计数板上加盖玻片，充分混匀后用微量吸管或玻璃棒将红细胞悬液充入计数池，室温下平放 3～5 分钟，待细胞下沉后于显微镜下计数。

4.计数　在显微镜下用高倍镜依次计数中央大方格内 4 角和正中 5 个中方格内的红细胞数。

5.计算

$$RBC（/L）=N×\frac{25}{5}×10×200×10^6=N×10^{10}=\frac{N}{100}×10^{12}$$

注：N 表示 5 个中方格内红细胞数；$×\frac{25}{5}$ 表示将 5 个中方格内红细胞换算成 1 个大方格红细胞数；×10 表示将 1 个大方格红细胞数换算成 1μL 血液内红细胞数；×200 表示血液的稀释倍数；×10^6 表示由 1μL 换算成 1L。

【**参考区间**】成年男性：（4.3～5.8）×10^{12}/L；成年女性：（3.8～5.1）×10^{12}/L；新生儿：（6.0～7.0）×10^{12}/L。

【**临床意义**】

1.RBC 增多　生理性增多主要见于缺氧；病理性增多主要见于血液浓缩（相对增多）及真性红细胞增多症（绝对增多）等。

2.RBC 减少

（1）生理性减少　常见于三类人群，如生长发育过快的婴幼儿、血容量增加的妊娠中后期孕妇、造血功能减退的老年人等。

（2）病理性减少　常见于各种贫血。①红细胞生成减少：骨髓造血功能障碍，如再生障碍性贫血、骨髓纤维化等；造血物质缺乏或利用障碍，如缺铁性贫血、铁粒幼细胞贫血、巨幼细胞贫血等；慢性病，如慢性肾病等。②红细胞丢失过多：见于各种急慢性失血，如手术或创伤性失血、消化性溃疡、寄生虫病等。③红细胞破坏过多：如溶血性贫血、遗传性球形细胞增多症、阵发性睡眠性血红蛋白尿等。此外，某些药物可引起贫血。

【**注意事项**】

1.采血　成人以左手无名指指腹内侧，如采血部位不当（局部水肿、炎症、发绀、冻疮等）均可影响检测结果；采血不能过度挤压，针刺深度必须适当，速度不应过慢，否则容易造成血内有凝块，导致细胞分布不均，计数减少。

2. 稀释　稀释液要过滤，以免杂质、微粒混入被误认为是细胞；稀释液或血液加样量不准确及吸血时吸管内有气泡，未擦去吸管外余血，血液加入稀释液后，吸管儿带出部分稀释血液或稀释液放置时间过长，蒸发浓缩等均可造成稀释倍数不准确。

3. 充池　充池前应将细胞悬液充分混匀，要防止剧烈震荡而破坏红细胞，并要一次性将细胞悬液充入计数池，防止产生气泡、充液过多或过少等。如红细胞悬液未混匀、充液过多或过少、断续充液、计数池内有气泡、充液后盖玻片移动、操作平台不平等，均可造成红细胞分布不均。充入的细胞悬液量以不超过计数室台面与盖玻片之间的矩形边缘为宜。

4. 计数　大小方格内压线细胞的计算遵循数上不数下、数左不数右的原则，避免漏数或重复计数；红细胞在计数池中，若分布不均或 2 次红细胞计数相差超过变异百分数的 5%，要重新充池计数。

5. 器材　所用器材均需清洁干燥；改良牛鲍计数板、盖玻片、刻度吸管、微量吸管均应符合质量要求，并经严格校准方可使用。

6. 稀释液　红细胞稀释液应等渗、新鲜、无杂质。

【思考题】

1. 简述红细胞计数的影响因素。

2. 如何排除红细胞计数的误差？

（周艳丽）

实验三　血红蛋白测定

【实验目的】掌握氰化高铁血红蛋白（hemoglobin cyanide，HiCN）法检测血红蛋白（hemoglobin，Hb）的原理及操作方法。

【实验原理】在 HiCN 转化液中，红细胞被溶血剂破坏，各种血红蛋白（SHb 除外）中的 Fe^{2+} 被高铁氰化钾氧化成 Fe^{3+}，形成的高铁血红蛋白（Hi）与氰化钾提供的氰根离子（CN^-）结合成稳定的复合物 HiCN。棕红色的 HiCN 在波长 540nm 处有吸收峰。用分光光度计测定该处的吸光度，再换算成每升血液中的血红蛋白浓度，或用 HiCN 参考液进行比色法测定，制作标准曲线供查阅。

【实验材料】

1. 器材　采血用具、微量吸管、乳胶吸头、干脱脂棉、试管架、试管、5mL 吸管、吸耳球、分光光度计。

2. 试剂　HiCN 转化液（文齐液）：氰化钾（KCN）0.050g，高铁氰化钾 $[K_3Fe(CN)_6]$ 0.200g，无水磷酸二氢钾（KH_2PO_4）0.140g，TritonX-100 1.0mL，蒸馏水加至 1000mL，纠正 pH 值至 7.0 ～ 7.4；标准 HiCN 参考液（200g/L 商品试剂）。

3. 标本　EDTA-K_2 抗凝静脉血或末梢血。

【实验操作】

1. 直接定量测定法

（1）加转换液　将 5mL HiCN 转化液加入试管内。

（2）采血与转化 取全血 20μL，加到盛有转化液的试管底部。用上清液反复清洗吸管 3 次，充分混匀血液与转化液，静置 5 分钟。

（3）测定吸光度 用符合 WHO 标准的分光光度计（常规测定时带宽应 < 6nm），在波长 540nm 处，光径（比色杯内径）为 1.000cm 时，以 HiCN 转化液或蒸馏水调零，测定标本的吸光度（A）。

（4）计算

$$Hb（g/L）= A \times \frac{64458}{44000} \times 251 = A \times 367.7$$

注：式中 A 为 540nm 处测定的标本吸光度；64458 为血红蛋白平均分子量；44000 为血红蛋白毫摩尔消光系数；251 为稀释倍数。

2. 参考液比色法测定 采用直接定量测定法的先决条件是分光必须符合标准，在没有符合 WHO 标准的分光光度计的情况下，可用 HiCN 参考液绘制标准曲线间接查出 Hb，或求出换算常数（K）值，间接计算出 Hb。

（1）按"直接定量测定法"测定标本的吸光度（A）。

（2）测定 HiCN 参考液的吸光度，将参考液倍比稀释为 50g/L、100g/L、150g/L、200g/L 四种血红蛋白浓度，在所用的分光光度计 540nm 处，分别测定各稀释液的吸光度。举例，吸光度测定值分别为 0.13、0.27、0.41、0.54。

（3）绘制标准曲线及查出待测标本的血红蛋白浓度：以参考液 Hb（g/L）为横坐标，吸光度测定值为纵坐标，在坐标纸上绘出标准曲线，通过标准曲线查出待测标本的血红蛋白浓度 Hb（g/L）。

（4）也可以先求出换算常数 K 值，再计算血红蛋白浓度。

$$K = \frac{\sum Hb}{\sum A} = \frac{50+100+150+200}{0.13+0.27+0.41+0.54} = 370.37$$

$$Hb（g/L）= K \times A = 370.37 \times 0.32 = 118.52（g/L）$$

【参考区间】成年男性:130～175g/L；成年女性:115～150g/L；新生儿:180～190g/L。

【临床意义】血红蛋白测定的临床意义与红细胞计数相似，但贫血程度的判断优于红细胞计数。在某些贫血中，红细胞和血红蛋白减少程度可不一致，故同时测定红细胞和血红蛋白对诊断更有意义。

【注意事项】

1. 分光光度计校正 若用分光光度计做精密度定量测定，分光光度计的波长和吸光度需要校正，带宽应 < 1nm，比色杯光径 1.000cm，允许误差为 0.5%（即 0.995～1.005cm），测定温度为 20～25℃。

2.HiCN 转化液

（1）配制 以蒸馏水配制，pH 值稳定在 7.0～7.4，滤纸过滤后应为淡黄色透明溶液。用蒸馏水调零，比色杯光径 1cm，波长 540nm 处的吸光度应 < 0.001。试剂应储存

于棕色有塞玻璃瓶中，不能储存在塑料瓶中，因 CN^- 会丢失，导致测定结果偏低。试剂在 4℃冰箱内可保存数月，如变绿或浑浊则不能使用。不能在 0℃以下保存，因为结冰可引起高铁氰化钾还原，使转化液褪色失效。

（2）浑浊　HiCN 转化液是一种低离子强度而 pH 接近中性的溶液。遇到白细胞过多或异常球蛋白增高的血液标本时转换液会出现浑浊。若因白细胞过多引起浑浊，可离心后取上清液比色；若因球蛋白异常增高引起浑浊，可在转换液中加入少许固体氯化钠 0.25g 或碳酸钾 0.1g，混匀后可使溶液澄清。

（3）氰化钾　HiCN 转化液中氰化钾是剧毒品，要按剧毒品管理程序操作。配制好的 HiCN 转化液中因氰化钾含量低，又有高铁氰化钾存在，毒性不大，但仍应妥善保管。废液不能与酸性溶液混合，防治氰化钾遇酸产生剧毒的氰氢酸气体。废液要集中于广口瓶中，按每升 HiCN 废液加次氯酸钠溶液 40mL，充分混匀，敞开容器至室温 3 小时以上，待 CN^- 氧化成 CO_2 和 N_2 挥发后再排入下水道。

（4）HbCO　HbCO 转换为 HiCN 的速度缓慢，有时可达数小时，故可延长转换时间或加大试剂中 $K_3Fe(CN)_6$ 的用量。

3.HiCN 参考液　若采用 HiCN 参考液比色法测定，参考液应做以下纯度检查。

（1）波长：450 ～ 750nm 的吸收光谱曲线形态应符合文献所述，即波峰在 540nm，波谷在 504nm；540nm/504nm 的吸光度比应为 1.59 ～ 1.63。

（2）用 HiCN 试剂作空白，波长 710 ～ 800nm 处，比色杯光径 1.000cm 时，吸光度应＜ 0.002。

4.其他

（1）引起测定值增高的常见误差：转换液的稀释倍数不准确；红细胞溶解不当；血浆中脂质或蛋白量增加；白细胞计数＞ $20×10^9$/L；血小板计数＞ $700×10^9$/L。

（2）应定期检查标准曲线和换算常数 K 值，并与所用的分光光度计相配。理论上，吸光度与血红蛋白浓度呈线性关系，故标准曲线应为从坐标原点出发的一条直线。

（3）加量液须准确，标准微量吸管必须经过水银称重法校正。

【思考题】

1. 影响血红蛋白测定的因素有哪些？如何进行质量控制？
2. HiCN 转化液在使用过程中应注意的问题有哪些？

（周艳丽）

实验四　白细胞计数

【实验目的】掌握白细胞计数（white blood cell count，WBC）显微镜法的原理及操作方法。

【实验原理】用白细胞稀释液将血液稀释一定的倍数，同时破坏溶解红细胞，将稀释的血液充入改良牛鲍血细胞计数板的计数室，在显微镜下计数一定区域内的白细胞数量，经换算求出每升血液中的白细胞数量。

【实验材料】

1. 器材　显微镜、改良牛鲍计数板、盖玻片、绸布；试管架、试管、刻度吸管、微量吸管、玻璃棒；一次性消毒采血针、消毒棉球、干脱脂棉。

2. 试剂　白细胞稀释液：2% 冰乙酸溶液中加入 10g/L 结晶紫（或亚甲蓝）3 滴，混匀过滤后备用。

3. 标本　EDTA-K$_2$ 抗凝静脉血或末梢血。

【实验操作】

1. 加稀释液　用吸管吸取白细胞稀释液 0.38mL 于小试管中。

2. 采血与加血　用微量吸管吸取抗凝全血或末梢血 20μL，擦去管尖外部余血。将吸管插入小试管中白细胞稀释液的底部，轻轻放出血液，并吸取上层清液漱洗吸管 2～3 次。将试管中的血液与稀释液混匀，待细胞悬液完全变为棕褐色备用。

3. 充池　采用推式法，在改良牛鲍计数板上加盖玻片。再次将小试管中的细胞悬液混匀，用微量吸管取细胞悬液，充入改良牛鲍血细胞计数板的计数室中，室温下静置 2～3 分钟，待白细胞完全下沉后进行计数。

4. 计数　在显微镜下用低倍镜计数四角 4 个大方格内的白细胞总数。

5. 计算

$$\mathrm{WBC}\,(/\mathrm{L}) = \frac{N}{4} \times 10 \times 20 \times 10^6 = \frac{N}{20} \times 10^9$$

注：N 表示 4 个大方格内白细胞数；÷4 表示每个大方格内白细胞数；×10 表示将 1 个大方格白细胞数换算成 1μL 血液内白细胞数；×20 表示血液的稀释倍数；×10^6 表示由 1μL 换算成 1L。

【参考区间】成年男性：（3.5～9.5）×10^9/L；新生儿：（15～20）×10^9/L；儿童：（5～12）×10^9/L。

【临床意义】

1. 生理性变化　不同时间和不同状态可出现生理性变化，如下午较上午高，餐后较餐前高，剧烈运动、情绪激动时较安静状态下高，月经期、妊娠期、分娩、哺乳期亦可增高，新生儿及婴儿明显高于成人，吸烟亦可引起白细胞增高。

2. 病理性增多　①感染：多数细菌感染，特别是革兰阳性球菌感染；少数病毒感染，如乙型脑炎病毒等。②组织损伤：如严重外伤、大手术、大面积烧伤、急性心肌梗死等。③急性大出血、溶血：如肝、脾破裂，宫外孕破裂等。④中毒：如铅、汞等金属中毒；糖尿病酮症酸中毒等代谢性中毒。⑤恶性肿瘤：白血病、各种癌症等。

3. 病理性减少　①某些感染：如多数病毒、少数细菌、某些原虫感染。②某些血液病：如再生障碍性贫血、急性粒细胞缺乏症等。③某些自身免疫性疾病：如系统性红斑狼疮等。④某些药物理化因素：如肿瘤化疗，电离辐射，氯霉素、磺胺类等药物反应。⑤脾功能亢进等。

【注意事项】

1. 采血 采血不能过度挤压，以免组织液混入。针刺深度必须适当，一般在 2 ~ 3mm；速度要快，否则容易造成血内有凝块。新鲜全血或末梢血，血液标本与抗凝剂应充分混匀，避免产生溶血或小凝块。

2. 稀释 稀释液要过滤，以免杂质、微粒混入，取血量和稀释倍数要准确。

3. 充池 标本采集到检测的时间间隔应不超过 4 小时，在 18 ~ 22℃ 直接检测。充池前应适当用力快速振荡白细胞悬液 30 秒，将白细胞悬液充分混匀，但要防止产生气泡。如白细胞悬液未混匀、充液过多或过少、断续充液、计数室内有气泡儿、充液后盖玻片移动、操作平台不平等，均可造成细胞分布不均，细胞计数不准确。

4. 计数 大小方格内压线细胞的计算遵循数上不数下、数左不数右的原则，避免漏数或重复计数；白细胞总数在正常范围内时，各大方格间的细胞数相差不得超过 8 个以上，2 次重复计数差不超过 10%，否则应重新充池计数。

5. 器材 所用器材均需清洁干燥；改良牛鲍计数板、盖玻片、刻度吸管、微量吸管均应符合质量要求，并经严格校准方可使用。

6. 稀释液 必须采用合格检测试剂。

【思考题】 有核红细胞对白细胞计数有何影响？

（周艳丽）

实验五　白细胞分类计数

【实验目的】 掌握外周血白细胞分类计数（differential count，DC）显微镜法的原理与操作方法及各种白细胞的正常形态。

【实验原理】 将血液制成细胞分布均匀的血涂片，用 Wright 染液染色。根据各类细胞的形态特点和颜色差异，区分各类白细胞并进行计数。通常分类 100 个白细胞，计算得出各种白细胞所占的百分率。

【实验材料】

1. 器材 显微镜、分类计数器、香柏油、拭镜纸。

2. 试剂 Wright 染液、磷酸盐缓冲液（pH 值 6.4 ~ 6.8）、清洁液（乙醚与无水乙醇比例为 3∶7）。

3. 标本 制备良好的血涂片。

【实验操作】

1. 染色 将血涂片用 Wright 染液染色，冲洗干净，自然干燥后待用。

2. 低倍镜观察 低倍镜下观察全片，包括白细胞的分布和染色情况。

3. 油镜观察 选择血涂片体、尾交界处细胞分布均匀，着色良好的区域滴加香柏油 1 滴，按一定的方向顺序对所见到的每一个白细胞进行分类，并用白细胞分类计数器做好记录，共计数 100 个白细胞。

4. 计算 求出各类细胞所占的百分率，用各类白细胞所占百分率乘以白细胞总数，即可得出每升血液中各类白细胞数量的绝对值。

【参考区间】正常成人外周血 DC 参考区间，见表 1-1。

表 1-1 正常成人外周血白细胞分类计数参考区间

白细胞分类	百分率（%）	绝对值（×10⁹/L）
中性粒细胞（N）	40～75	1.8～6.3
杆状核（st）	0～5	0～0.5
分叶核（sg）	50～70	2～7
嗜酸性粒细胞（E）	0.4～8.0	0.02～0.52
嗜碱性粒细胞（B）	0～1	0～0.06
淋巴细胞（L）	20～50	1.1～3.2
单核细胞（M）	3～10	0.1～0.6

【临床意义】

1. 中性粒细胞 因中性粒细胞在白细胞中所占百分比最高，中性粒细胞与白细胞总数变化的临床意义通常基本一致。

2. 嗜酸性粒细胞 病理性增多主要见于超敏反应性疾病、寄生虫病和某些皮肤病，也可见于某些恶性肿瘤等。病理性减少多见于伤寒、副伤寒、大手术后及长期应用肾上腺皮质激素等。

3. 嗜碱性粒细胞 增多可见于超敏反应性疾病、慢性粒细胞白血病等。减少多无临床意义。

4. 淋巴细胞 生理性增多见于婴幼儿。病理性增多见于病毒感染性疾病、结核病及淋巴细胞性血液病等。减少多见于某些免疫缺陷病及自身免疫性疾病等。

5. 单核细胞 生理性增多见于儿童。病理性增多见于某些感染性疾病和某些血液病。单核细胞减少意义不大。

【注意事项】

1. 血涂片 制备普遍采用传统的楔形法制备血涂片，即合格的血涂片为 3cm×2cm 的楔形，表面光滑，两边留有小于 0.3cm 的空隙，中间有 1.0～1.5cm 的阅片区。染色后的细胞色彩鲜明，能显示出各种细胞特有的色彩，细胞核结构和细胞质颗粒清楚。

2. 计数 采用低倍镜观察血涂片的染色质量及细胞分布情况，注意血涂片边缘及尾部有无巨大的异常细胞及寄生虫等。区域：由于各种白细胞体积大小不等，体积较小的淋巴细胞在血涂片的头、体部分比较多，而尾部和两侧以中性粒细胞和单核细胞较多，因此分类最佳区域为体、尾交接处或片头至片尾的 3/4 区域。分类规律：分类时要按一定方向、有规律地移动视野，以"城垛式"连续进行，避免重复、遗漏，不能主观选择视野，因为血涂片边缘的大细胞偏多，无代表性，故应避免分类血涂片边缘的细胞。

3. 分类计数 DC 的精确性与分类计数的细胞数量有关，被计数的白细胞占总计数白细胞的比例越大，误差就越小，为兼顾临床的工作效率，分类计数白细胞数量可根据白细胞总数而定。白细胞总数为（3.0～15）×10⁹/L 时，分类计数 100 个白细胞；总数＞15×10⁹/L 时，应计数 200 个白细胞；总数低于 3.0×10⁹/L 时，则应选择两张血涂片计数 50 ～ 100 个白细胞。

4. 影响因素　分类计数中发现幼稚白细胞应分类计数并报告，记录在白细胞比值和百分比中；见到幼稚红细胞，应逐个计数，但不计入 100 个白细胞内，而以分类 100 个白细胞时，见到幼稚红细胞数量来报告（X：100），并注明其所属阶段；若发现异型淋巴细胞，应计算和报告；破坏细胞，如仍能清晰辨认，如嗜酸性粒细胞也应计入，无法辨认的破坏细胞，如涂抹细胞或蓝细胞，则作为其他报告；应注意成熟红细胞和血小板的形态、染色及分布情况，注意有无寄生虫及其他异常情况。

【思考题】显微镜法白细胞分类计数对血涂片的要求有哪些？

（周艳丽）

实验六　血小板计数

【实验目的】掌握血小板计数（platelet count，PLT/PC）显微镜法的原理及操作方法。

【实验原理】血液经血小板稀释液按一定比例稀释和破坏红细胞后，充入改良牛鲍血细胞计数板的计数室内，在显微镜下计数一定区域内的血小板数量，经过换算后求出每升血液中血小板的数量。

【实验材料】

1. 器材　显微镜、牛鲍血细胞计数板、盖玻片、绸布、试管架、试管、刻度吸管、微量吸管、玻璃棒、采血针、消毒棉球、干脱脂棉。

2. 试剂　10g/L 草酸铵稀释液：草酸铵 10g，EDTA–Na_2 0.12g 溶于 1000mL 蒸馏水中，充分混匀。

3. 标本　EDTA–K_2 抗凝静脉血或末梢血。

【实验操作】

1. 加稀释液　吸取草酸铵稀释液 0.38mL 置于清洁小试管中。

2. 采血与稀释　常规消毒无名指，穿刺后让血液自然流出，准确采血 20μL（或 EDTA–K_2 抗凝静脉血），置于含有草酸铵的稀释液中，立即充分混匀，待完全溶血后再混匀 1 分钟。

3. 充液与静置　采用推式法，在改良牛鲍计数板上加盖玻片。轻轻摇动血小板悬液 2 分钟或 200 次以上使其充分混匀，取混匀的血小板悬液 1 滴充入计数室内，室温静置 10 ～ 15 分钟，使血小板充分下沉。

4. 计数　用高倍镜计数中央大方格的四角和中央共 5 个中方格内血小板数量。

5. 计算

$$PLT（/L）=N \times 5 \times 10 \times 20 \times 10^6 = N \times 10^9$$

注：式中 N 表示 5 个中方格内血小板数；×5 表示 5 个中方格内血小板数换算成 1 个大方格血小板数；×10 表示将 1 个大方格血小板数换算成 1μL 血液内血小板数；×20 表示血液的稀释倍数；×10^6 表示由 1μL 换算成 1L。

【参考区间】（125 ～ 350）×10^9/L。

【临床意义】

1. 生理性变化　正常人的血小板数量随时间和生理状态而波动，一般午后高于早晨、冬季高于春季，高原地区高于平原地区，月经后高于月经前，妊娠中晚期增高，运动及餐后增高。小儿出血时血小板略低，两周后显著增加，半年内可达到成人水平。

2. 病理性减少　①血小板生成障碍：如再生障碍性贫血、急性白血病、急性放射病等；②血小板破坏增多：如原发性血小板减少性紫癜、脾功能亢进等；③血小板消耗过多：如弥漫性血管内凝血、血栓性血小板减少性紫癜等；④血小板分布异常。

3. 病理性增多　原发性增多主要见于原发性血小板增多症、慢性粒细胞性白血病、真性红细胞增多症等；反应性增多主要见于急性化脓性感染、急性大失血、急性溶血、肿瘤、外科手术等。

【注意事项】

1. 器材　所用器材必须干燥、清洁且经过校准。

2. 患者　检查前应避免服用阿司匹林及其他抗血小板药物。

3. 稀释液　草酸铵必须是分析纯（AR）或优级纯（GR）试剂，如用化学试剂溶血效果差；应定期检查稀释液质量，草酸铵稀释液要清洁、无菌、无杂质污染，检测前应先做稀释液空白计数，计数值为零方可使用，如存放时间较长应过滤后再使用。

4. 采血　皮肤采血时，针刺深度为3mm，保证血流通畅，拭去第一滴血后立即采血，以防止血小板聚集和破坏。如果同时做白细胞和血小板计数，应先做血小板计数。

5. 血小板悬液制备　血液加入血小板稀释液内要充分混匀，但不可过度振荡，以免引起血小板破坏、聚集或产生气泡，影响计数。

6. 充池　血小板悬液充入计数室要静置10 ～ 15分钟，使血小板完全下沉后再计数；注意保湿，如空气干燥，应将血细胞计数板置于湿盒内，以免水分蒸发影响计数结果；血小板如成簇分布，应重新采血复查；溶血欠佳时应更换稀释液或用200倍稀释法计算中间大方格内的全部血小板数，最后计算出每升血液中的血小板数量。

7. 计数　计数时光线不可太强，注意微有折光性的血小板与尘埃的鉴别。注意附着在血细胞旁的血小板，不要漏数。如果血小板悬液充入计数室时间较长，血小板会失去光泽而不容易辨认，因此应在1小时内计数完毕，否则结果偏低。每份标本最好计数2次，若计数之差在10%以内，取其平均值报告；若计数值差＞10%，则应做第3次计数，取两次相近结果的均值报告。

8. 结果分析　血小板聚集或凝集、异常蛋白血症、巨大血小板、卫星现象、高脂血症等可导致血小板假性减少；含HbH包涵体的红细胞碎片、慢性淋巴细胞白血病患者的淋巴细胞核、细胞质碎片、小红细胞等被误认为血小板，导致血小板假性增多。

【思考题】

1. 哪些因素可致血小板假性增多或减少？

2. 计数过程中应怎样保证结果准确？

（周艳丽）

实验七　网织红细胞计数

（一）试管法

【实验目的】掌握网织红细胞计数（reticulocyte count，Ret）试管法的原理和操作方法。

【实验原理】网织红细胞胞质内残存少量核蛋白体和核糖核酸（RNA）等嗜碱性物质，经煌焦油蓝或新亚甲蓝等染液活体染色后呈蓝色网织状或点粒状，可与完全成熟的红细胞区别，在显微镜下计数一定数量红细胞中的网织红细胞。

【实验材料】

1. 器材　显微镜、香柏油、拭镜纸、清洁液；试管、试管架、玻片、Miller 窥盘（厚度 1mm、直径 19mm 的圆形玻片，玻片上刻有大小两个正方形格子，大方格 B 面积为小方格 A 的 9 倍）。

2. 试剂　10g/L 煌焦油蓝生理盐水溶液：煌焦油蓝 1.0g，枸橼酸三钠 0.4g，氯化钠 0.85g，溶于双蒸水 100mL 中，混匀过滤后储存于棕色试剂瓶中备用；新亚甲蓝 N 溶液：新亚甲蓝 0.5g，草酸钾 1.4g，氯化钠 0.8g，蒸馏水加至 100mL，过滤后储存于棕色试剂瓶中备用。

3. 标本　新鲜 EDTA-K_2 抗凝全血。

【实验操作】

1. 加染液　在小试管中加入染液 2 滴。

2. 加血染色　在加入染液试管内加入新鲜全血 2 滴，立即混匀，室温下放置 15 ～ 20 分钟。

3. 制备涂片　取混匀染色血 1 小滴于载玻片上推制成薄血涂片，自然干燥。

4. 观察　选择红细胞分布均匀、着色好的部位，在低倍镜下观察红细胞的分布和染色情况。

5. 计数　常规法：在油镜下对所选部位计数至少 1000 个红细胞中的网织红细胞；Miller 窥盘计数法：为了提高网织红细胞计数的精度和速度，国际血液学标准化委员会（ICSH）推荐使用 Miller 窥盘，将 Miller 窥盘放置于接目镜内，于 Miller 窥盘的小方格内计数所有成熟红细胞，在大方格及小格内计数网织红细胞数。

6. 计算

（1）常规法

$$Ret（\%）=\frac{计数1000个红细胞中网织红细胞数}{1000}×100\%$$

（2）Miller 窥盘计数法

$$Ret（\%）=\frac{大方格B内网织红细胞数}{小方格A内红细胞数×9}×100\%$$

（3）Ret 绝对值

$$Ret（/L）=RBC（/L）\times Ret（\%）$$

【参考区间】成人、儿童：0.5%～1.5%；新生儿：2.0%～6.0%。成人绝对值：（24～84）×10^9/L。

【临床意义】

1. 网织红细胞增高　表示骨髓红细胞系增生旺盛。溶血性贫血、急性失血性贫血时显著增多；缺铁性贫血、巨幼细胞性贫血时轻度增加。

2. 网织红细胞降低　常与骨髓造血功能降低有关，如再生障碍性贫血、白血病、骨髓纤维化等。

【注意事项】

1. 染液　染液质量直接影响红细胞计数的准确性。煌焦油蓝染液溶解度低，易形成沉渣吸附于红细胞表面；新亚甲蓝是 WHO 推荐使用的染液，对网织红细胞染色力强且稳定，试剂应定期配置，以免变质沉淀；Wright 染液复染可使网织红细胞数值偏低。

2. 染色　染色时间不能过短，室温低时可放置 37℃温箱或适当延长染色时间，染液与血液的比例以 1∶1 为宜。

3. 标本　网织红细胞在体外仍可继续成熟，故其数量随着保存时间的延长而递减，所以标本采集后应及时处理，标本染色后也应及时测定，因染料吸附可人为增高网织红细胞数值。

4. 观察　选择红细胞分布均匀、网织红细胞着色好的部位计数，凡含有 2 个以上网织颗粒的红细胞均应记为网织红细胞。由于网织红细胞体积较大，故应兼顾血涂片边缘和尾部。应注意网织红细胞与血红蛋白 H 包涵体的鉴别，前者为蓝绿色网织状或点粒状结构，分布不均；后者为蓝绿色圆形小体，均匀散在整个细胞内，一般在温育 10～60 分钟后出现。

（二）玻片法

【实验目的】掌握 Ret 玻片法的原理和操作方法。

【实验原理】同试管法。

【实验材料】

1. 器材　显微镜、香柏油、拭镜纸、清洁液；载玻片、推片、Miller 窥盘。

2. 试剂　煌焦油蓝乙醇溶液：煌焦油蓝 1.0g（置于乳钵中研磨），溶于 95% 乙醇 100mL，过滤后储存于棕色试剂瓶中备用。

【实验操作】

1. 加染液　在载玻片的一端加入 10g/L 煌焦油蓝乙醇溶液 1 滴，待其自然干燥后备用。

2. 加血染色　取新鲜全血 1 滴，滴在干燥的染料上，用推片角轻轻将血滴与染料混匀，然后用另一载玻片盖在此载玻片上，使两玻片黏合，以免血液和染料干燥。

3. 制备涂片 室温下放置 15 ～ 20 分钟，移开上层载玻片，取混匀染色血 1 小滴推制成血涂片。

4. 观察 同试管法。

5. 计数 同试管法。

6. 计算 同试管法。

【参考区间】同试管法。

【注意事项】因玻片法染色时，血液中的水分容易蒸发，造成染色时间偏短，结果偏低，因此，染色过程应特别注意防止水分蒸发。

【思考题】

1. 影响网织红细胞计数的因素有哪些？如何进行质量控制？

2. 分组设计试管法和玻片法，并对比进行方法学评价。

（周艳丽）

实验八　红细胞沉降率测定

【实验目的】掌握魏氏法测定红细胞沉降率（erythrocyte sedimentation rate，ESR）的原理及操作方法。

【实验原理】将一定量的枸橼酸钠抗凝全血置于特定血沉管中，直立于血沉架上；由于红细胞比重大于血浆，故在离体抗凝血中能够克服血浆阻力而下沉；1 小时后读取上层血浆高度的毫米数值，即为 ESR。

正常情况下，红细胞因带有负电荷而相互排斥，彼此分散悬浮下沉缓慢。但在某些病理情况下，血浆中出现带正电荷较多的物质，如急性时相反应蛋白和免疫球蛋白，将中和负电荷而使红细胞聚集，形成缗钱状红细胞，表面积减少，摩擦力减小，下沉加快。此外，红细胞减少时 ESR 加快；球形红细胞增多时 ESR 减慢。

【实验材料】

1. 器材 Westergren 血沉管（长度 300mm±1.5mm，两端相通，表面有规范刻度，无色、平头、圆柱形玻璃或塑料管，管内径 2.55mm，管内均匀，误差 < 5%，横轴与竖轴差 < 0.1mm，外径 5.5mm±0.5mm，管壁刻度 200mm，误差 ±0.35mm，最小分度值 1mm，误差 < 0.2mm）；血沉架、0.5mL 吸管、吸耳球、试管、试管架。

2. 试剂 109mmol/L 枸橼酸钠溶液：枸橼酸钠（$Na_3C_6H_5O \cdot 2H_2O$）32g 溶于 1000mL 蒸馏水中。

3. 标本 新鲜全血。

【实验操作】

1. 采血 使用枸橼酸钠抗凝的真空采血管采集全血；在装有 109mmol/L 枸橼酸钠溶液 0.4mL 的试管中加入 1.6mL 静脉血，混匀。

2. 吸血 将混匀全血吸入血沉管内至刻度 "0" 处，拭去管外余血。

3. 立血沉管 将血沉管直立于血沉架上。

4. 读数 1 小时末准确读取红细胞下沉后露出的血浆段高度，即为红细胞沉降率。

【参考区间】男性：0～15mm/h；女性：0～20mm/h。

【临床意义】

1. 生理性增快 血沉受年龄、生理时期等因素影响，12 岁以下的儿童、60 岁以上的高龄及妇女月经期、妊娠 3 个月以上可加快。

2. 病理性增快 ①炎症性疾病：急性炎症、慢性炎症。②组织损伤和坏死：较大组织损伤、手术创伤。③恶性肿瘤：用于鉴别良恶性肿瘤，良性肿瘤多正常，恶性肿瘤多增快。④高球蛋白血症：如多发性骨髓瘤、肝硬化、巨球蛋白血症、系统性红斑狼疮、慢性肾炎等。

【注意事项】

1. 器材 魏氏血沉管应符合 ICSH 规定规格，血沉管、试管均应清洁干燥，以免溶血。

2. 抗凝剂 使用分析纯（AR）枸橼酸钠抗凝剂，配制浓度应准确，配成后液体清晰不浑浊，无沉淀，4℃保存可用一周。如抗凝剂多，血沉加快；反之，血沉减慢。故应准确控制采血量，抗凝剂与血液比例为 1：4。

3. 标本 采血应在 30 秒内完成，不得混入消毒剂，不能有溶血、气泡，避免形成凝块。要求在采血后 3 小时内完成检测，置于 4℃冷藏条件下可延长检测至 6 小时，但测定时应将血液标本温度恢复到 18～25℃。

4. 影响血沉因素 有血浆因素和红细胞因素等。血浆因素包括血浆蛋白的成分与比例，血浆中脂类成分与比例；红细胞因素，包括红细胞数量、大小、厚度和形态等。

5. 立血沉管 血沉架应放置平稳，不移动、不摇动、不振动，且避免阳光直射。血沉管应严格垂直放置，确保直立 90°，防止血液外漏或形成气溶胶影响测定结果。如果血沉管倾斜，红细胞将沿一侧管壁下沉，血浆则沿另一侧管壁上升，因此红细胞下沉时受到的阻力减小，沉降速度可大大加快。血沉管倾斜 3°时，沉降率可增加 30%。

6. 读数 测定室温度要求在 18～25℃，且稳定在 ±1℃。室温过高时血沉加快，应查血沉温度校正表，进行温度校正后报告检查结果。测定时间严格控制在 1 小时，因红细胞沉降率在 1 小时内沉降过程中并不是均衡等速度地沉降，因此不能观察 30 分钟沉降率，将结果乘以 2 作为 1 小时血沉结果。

【思考题】

1. 影响红细胞沉降率快慢的因素有哪些？

2. 分析遗传性红细胞增多症、心肌梗死及心绞痛患者的红细胞沉降率有何不同。

（周艳丽）

实验九 血液分析仪的使用及结果分析

血液分析仪是临床检测应用最广泛的仪器之一，按白细胞分类功能的特点，主要有三分类与五分类两种仪器，但目前三分类血液分析仪已经逐渐被淘汰，临床上广泛应用的是五分类血液分析仪。

【实验目的】掌握五分类血液分析仪的原理、操作方法及结果分析等。

【实验原理】

1. 细胞计数及体积测定（电阻抗原理） 相对于等渗的电解质溶液（稀释液），血细胞为不良导体。当血细胞通过检测器微孔时，可导致微孔两侧电极间的电阻突然增大，引起瞬间电压变化而形成脉冲信号。当细胞连续通过微孔时，就可形成一连串的脉冲信号，其多少反映细胞数量，强弱反映细胞体积。这些脉冲信号经过放大、阈值调节、甄别、整形、计数及自动控制保护系统，完成对血细胞的计数和体积测定。

2. 血红蛋白测定（分光光度法） 在比色池中，被稀释的血液加入溶血剂后，红细胞溶解释放出血红蛋白，后者与溶血剂中的有关成分（大多数仪器采用十二烷基硫酸钠）结合后形成血红蛋白衍生物，在特定波长下比色，其吸光度值与血红蛋白含量成正比，经计算得出血红蛋白浓度。

3. 白细胞分类计数 不同品牌和型号的血液分析仪所采用的原理各不相同，大致可分为激光散射与细胞化学法、体积电导激光散射法（VCS）、电阻抗与射频法、多角度偏振光散射法等。

4. 网织红细胞计数 荧光染料能与网织红细胞内 RNA 结合，通过检测通道时能被特定波长的激光束激发出荧光，据此可测定网织红细胞占成熟红细胞的百分率。根据荧光强度还可将网织红细胞分为低荧光强度网织红细胞（LFR）、中荧光强度网织红细胞（MFR）和高荧光强度网织红细胞（HFR），据此可判断网织红细胞的成熟度。

【实验材料】

1. 器材 全自动五分类血液分析仪。

2. 试剂 仪器配套的稀释液、溶血剂、清洗液等；全血质控品。

3. 标本 末梢血或 EDTA-K$_2$ 抗凝静脉血。

【实验操作】

1. 开机 开机前检查稀释液、溶血剂和废液管的连接和通讯接口，然后开启电源，仪器开始自检和空白本底测试，通过后即可进行下一步操作。

2. 质控品测定 将质控品从冰箱中取出平衡至室温后，轻轻颠倒混匀后上机检测，按照各自实验室所设定的质控规则，质控结果在控后才能进行标本的检测，否则，应查找失控原因并解决，直至质控通过。

3. 样本检测 在仪器的控制界面可设置待测样本的进样模式、编号以及检测项目等，手动进样模式适合单个样本的检测，上机前需手动将标本充分混匀；自动进样模式适合批量标本的检测，仪器可自动对标本进行颠倒混匀。仪器吸样后自动完成各项测试，屏幕显示出各项参数、图形及报警信息等，若与实验室信息系统（laboratory information system，LIS）连接后还可将结果传输至 LIS 系统。

4. 结果显示 各项检测参数和报警信息通常以列表的形式显示。图形显示根据仪器型号的不同常有差别，但常见的图形显示基本包括红细胞直方图、血小板直方图及白细胞分类计数散点图等。此外，还可有嗜碱性粒细胞散点图（WBC/BASO）、网织红细胞散点图、血小板光学法散点图（PLT-O）等。

【注意事项】

1. 主要图形

（1）白细胞分类散点图　不同型号血液分析仪由于所用原理不同，形成的散点图也不完全相同。白细胞散点图可直观地显示出各类白细胞的位置和比例，正常情况下各团细胞位置适当、分界清楚，若出现异常图形通常提示可能存在异常细胞，需进一步进行涂片显微镜检查。

（2）红细胞直方图　横坐标代表红细胞体积，纵坐标代表各对应体积的红细胞出现频率。正常红细胞主要分布在 50～200fL 范围内，可见两个细胞群体，在 50～125fL 区域内有一个较狭窄的两侧基本对称的主峰，其右侧 125～250fL 区域为一较平坦扁阔的峰，该区域内主要为大红细胞和网织红细胞。在分析红细胞直方图时，应注意观察主峰位置、峰底宽度、有无双峰出现等，这些信息通常可提示红细胞体积大小的分布，有助于判断贫血类型及治疗效果等。

（3）血小板直方图　仪器在 2～30fL 内分析血小板，正常图形主要集中在 2～15fL 内，呈左偏态分布，应注意观察峰顶位置是否右移，峰尾是否抬高，曲线低平或不够流畅等，提示可能存在大血小板、小红细胞、PLT 聚集等情况，可进一步涂片镜检。

2. 复检规则　血液分析仪的检测结果只能是一种筛查手段，在实际工作中，要结合仪器检测参数、图形、报警信息、患者临床信息等情况进行综合判断，必要时涂片镜检。各实验室应参照 2005 年国际实验室血液学学会（ISLH）提出的 41 条复检规则，结合实际情况，建立各自的血常规复检规则，最大限度地减少不必要的复检数量。

3. 环境条件　血液分析仪属于高精度设备，应保持合适的温度、湿度，远离电磁干扰等环境。周围留有合适的空间保证主机散热，电压应符合要求。

4. 抗凝剂　推荐的血常规标本抗凝剂为 EDTA-K$_2$，但若遇到 EDTA 依赖性 PLT 聚集导致 PLT 假性减低的患者，可更换为枸橼酸钠抗凝剂（1：9）检测 PLT 值，最终所报告的 PLT 值应根据抗凝剂的比例进行换算。

5. 标本　应于 4 小时内测试完毕，置于室温，不宜于冰箱保存，低温可能使血小板计数减低。

6. 质控　实验室每天应至少进行一次室内质控，并定期参加室间质评或实验室间能力比对试验。

【思考题】如何运用红细胞直方图进行贫血的类型鉴别和疗效观察分析？

（任伟宏）

第三节　尿液检验

实验十　尿液理学检验

（一）尿量测定

【实验目的】掌握尿量的测定方法和注意事项。

【实验原理】采用有刻度的容器准确测定 24 小时尿量。

【实验材料】

1. 器材　有刻度的容器。

2. 标本　24 小时尿液。

【实验操作】

1. 加尿　将被检患者的全部尿液加入有刻度的容器内。

2. 读数　读取容器与尿液凹面相切的刻度，并记录下来。

【参考区间】成年人：1 ～ 2L/24h，即 1mL/（h·kg 体重）；儿童按千克体重计算尿量，大约为成年人的 3 ～ 4 倍。

【临床意义】

1. 尿量增多　24 小时尿量超过 2500mL，称为多尿，见于应用利尿剂，糖尿病、尿崩症、慢性肾盂肾炎、慢性肾间质肾炎、慢性肾衰早期、急性肾衰多尿期等。

2. 尿量减少　成人尿量低于 400mL/24h 或 17mL/h，称为少尿；而低于 100mL/24h，则称为无尿。见于休克、心衰、脱水、各种肾脏实质性改变及结石等所致的尿路梗阻。

【注意事项】患者须于采集当天排空膀胱并弃去尿液，收集之后 24 小时排出的所有尿液并测量尿液总量。每次留取标本必须排空膀胱；气温过高时注意防腐；需准确测定，精确至毫升。

（二）尿液外观检查

【实验目的】观察尿液的颜色和透明度，判断尿液外观是否正常。

【实验原理】肉眼观察和判断尿液颜色和透明度。

【实验材料】

1. 器材　一次性尿杯。

2. 标本　新鲜尿液。

【实验操作】在自然光下，肉眼观察尿杯内尿液的性状，报告尿液的颜色及透明度。以红色、淡黄色、深黄色、乳白色或咖啡色等表示颜色；用清晰透明、微浑、浑浊等表示透明度。

【参考区间】淡黄色、透明。

【临床意义】

1. 血尿　尿内含有一定量的红细胞，多见于泌尿系统炎症、结石、肿瘤、结核、外伤及血液系统出血性疾病。

2. 血红蛋白尿及肌红蛋白尿　尿液呈浓茶色或酱油色。血红蛋白尿主要见于严重的血管内溶血；肌红蛋白尿常见于挤压综合征等。

3. 胆红素尿　尿内含有大量的结合胆红素，深黄色，常见于阻塞性黄疸和肝细胞性黄疸。

4. 脓尿和菌尿　尿内含有大量脓细胞、炎性渗出物或细菌时，新鲜尿液呈白色浑浊或云雾状，见于肾盂肾炎、膀胱炎等。

5. 乳糜尿和脂肪尿 尿中混有淋巴液称为乳糜尿，见于丝虫病及肾周围淋巴管梗阻。尿中出现脂肪小滴为脂肪尿，见于脂肪挤压损伤、骨折和肾病综合征等。

【注意事项】

1. 除三杯试验外，其余试验均要求留取中段尿。

2. 尿液外观检查以新鲜尿液为准。

3. 新鲜尿液如含盐类浓度过高，尤其是尿酸盐排出时遇冷易析出结晶，使尿液变浑。

4. 尿液颜色受某些食物或药物的影响。

（三）尿比重测定

比重计法

【实验目的】熟悉比重计的构造、使用方法及质量控制。

【实验原理】尿液比密与所含溶质成正比，溶质越多，尿比密越高，对浮标的浮力就越大，浸入尿液中的比重计部分则越小，读数越大；反之，读数越小。

【实验材料】

1. 器材 比重计1套，包括比重计（浮标）1支（标示 1.000～1.060 刻度及标定温度，国产比重计为 20℃）和比重筒 1 个；100mL 洁净容器、尿杯、吸水纸、100℃水银温度计、滴管、镊子。

2. 标本 新鲜尿液（至少 50mL）。

【实验操作】

1. 加入尿液 取新鲜尿液，斜持比重筒，将尿液沿筒壁缓缓倒入，避免激起气泡，若有泡沫可用吸水纸吸去。将比重筒垂直放置于水平工作台上。

2. 放置浮标 将比重计浮标轻轻放入比重筒并加以捻转，使其垂直悬浮于尿液中，勿靠近筒壁。

3. 读数 待比重计悬浮稳定后，读取与尿液凹面相切的刻度（有的比重计为刻度与液体凸面相切），并记录之。

4. 校正 测量尿液温度，经校正后报告尿液的比密值。

【参考区间】成人：晨尿 1.015～1.025，随机尿 1.003～1.030；新生儿：1.002～1.004。

【临床意义】

1. 尿比重增高 血容量不足导致的肾前性少尿、糖尿病、急性肾小球肾炎、肾病综合征等。

2. 尿比重降低 大量饮水、慢性肾小球肾炎、慢性肾衰竭、肾小管间质疾病、尿崩症等。

【注意事项】

1. 尿液标本 要新鲜，防止尿素分解导致比重下降；尿液过少不足以浮起比重计时，应重新留尿测定。

2. 盐类结晶 因低温所致的尿酸或其他盐类沉淀可水浴（37℃）使其溶解，待尿液温度降至比重计所标定的温度时即可测定。

3. 比重计的校正

（1）清洗 选用刻度清晰、能在水中垂直漂浮的比重计，在合成洗涤剂中浸泡 30 分钟，清水冲洗后再以重铬酸钾溶液浸泡 2 小时，然后依次用自来水、蒸馏水清洗待干。

（2）校正液的准备 20℃时双蒸水的密度为（0.9970±0.0005）g/mL。NaCl 标准液的比重为 1.010 和 1.020，用干燥至恒重的 NaCl 配制成 16.6810g/L 和 31.1689g/L 两种浓度的溶液。

（3）校正比重计 在比重计规定温度下测定蒸馏水的比密应为 1.000，16.6810g/L NaCl 溶液比密应为 1.010，31.1689g/L NaCl 溶液比密应为 1.020。其测定的误差应 < 0.002，不符合要求者应更换。也可按下列方法进行粗略校正，即在比重计上的标定温度（15.5℃或 20℃）下测定纯水的比密应为 1.000，8.5g/L NaCl 溶液应为 1.006，50g/L NaCl 溶液比密应为 1.035。

4. 对尿蛋白、尿糖等干扰因素的校正 尿蛋白每增高 10g/L，需将结果减去 0.003；尿葡萄糖增高 10g/L，需将结果减去 0.004。如果测定时尿液温度与比重计上所标定的温度不一致，每增高 3℃，测定结果应增高 0.001。如低于所标温度，应将尿液加温至所标温度后再测定，不提倡机械地减去相对于增高温度时的校正值。

5. 比重计的清洗 浮标上若有蛋白质及盐类物质沉积时，会影响结果的准确性，每次测定完毕均应用纯净水冲洗比重计。

折射仪法

【实验目的】熟悉折射仪的工作原理、使用及校正方法。

【实验原理】折射率与媒质的密度有关，密度越高，折射率越大；与光的波长及温度也有关。经过大批量尿标本的研究，已经建立了折射率、比密和总固体量的经验公式，并将数字列成线图刻在目镜系列的适当位置中，测量时直接读数即可。

【实验材料】

1. 器材 临床折射仪，尿杯、吸水纸、滴管、镊子。

2. 标本 新鲜尿液。

【实验操作】

1. 调整仪器正确的测试状态 将折光棱镜对准光亮方向，调节目镜视度环，直到标线清晰为止。

2. 零点校准 每次测试前必须用纯净水进行零点校准。

3. 标本测定程序 拭干标本室和标本盖上的蒸馏水→在标本室内滴入足够的尿液→按动左侧开关接通电源→通过接目镜读取数值或查表得出结果。

（1）手提式折射仪 ①在测量玻璃板上滴加 1 滴尿液。②把上面平板放下，紧压在液滴上，使两块玻璃板平行，避免产生气泡。③手持折射仪，面对光源，使光线通过尿液和棱镜，肉眼平视目镜中的专用刻度标尺，在明暗场分界线（或蓝白分界线）处读出比重值。

（2）座式折射仪　①开通光路。②按标本测定程序，用蒸馏水调整基准线位置。③加尿液 2 滴，盖上上面的塑料盖以防止产生气泡，即可在目镜中读出相应的比重值。

【参考区间】同比重计法。

【临床意义】同比重计法。

【注意事项】

1. 浑浊尿　尿酸盐所致的浑浊可影响结果，需要加温溶解后再测定，切不可弃去；细胞等有形成分增多引起的浑浊，应离心后测定上清液，测试完毕后用纯净蒸馏水擦拭干净。

2. 折射仪基准线的调整　入射光和温度影响折射率，一般手提式折射仪已有补偿装置；临床折射仪用调整基线的方法来降低温度的影响，也可用 10g/L、40g/L 和 100g/L 蔗糖溶液校正折射仪，它们的折射率分别为 1.3344、1.3388 和 1.3479。

3. 结果的校正　尿液中蛋白和葡萄糖会影响尿比重的测定，尿蛋白每增高 10g/L，需将测得的结果减去 0.005；尿葡萄糖增高 10g/L，需将测得的结果减去 0.004。

【思考题】

1. 尿液的颜色受哪些食物或药物的影响？

2. 尿比重测定中，常见的干扰因素有哪些？这些干扰因素对不同的尿比重测定方法影响有何不同？

实验十一　尿液蛋白质定性检验

（一）磺基水杨酸法

【实验目的】掌握尿蛋白定性的磺基水杨酸法的原理、操作和注意事项。

【实验原理】磺基水杨酸是一种生物碱，在酸性条件下，其磺酸根离子与蛋白质氨基酸阳离子结合，形成不溶性的蛋白盐沉淀，沉淀生成的程度可反映蛋白质含量。

【实验材料】

1. 器材　小试管、滴管、吸管、黑色衬纸及 pH 广泛试纸。

2. 试剂　200g/L 磺基水杨酸溶液：20g 磺基水杨酸溶于 100mL 蒸馏水中。

3. 标本　新鲜尿液或人工蛋白尿。

【实验操作】

1. 加尿液　取小试管 2 支，各加清晰尿液 1mL。

2. 加试剂　于第 1 支试管内滴加磺基水杨酸溶液 2 滴，轻轻混匀；另一支试管不加试剂作空白对照，1 分钟内观察结果。

3. 判断结果

（−）：清晰透明，约含蛋白质 < 0.05g/L。

（±）：无须黑色背景即见轻度浑浊，含蛋白质 0.1 ～ 0.5g/L；在黑色背景下可见轻度浑浊为极微量，含蛋白质 0.05 ～ 0.1g/L。

（＋）：白色浑浊，但无颗粒出现，含蛋白质 0.5 ～ 1.0g/L。

（＋＋）：浑浊并出现颗粒，含蛋白质 1.0 ～ 2.0g/L。

（＋＋＋）：明显浑浊呈絮状，含蛋白质 2.0 ～ 5.0g/L。

（＋＋＋＋）：浑浊，有大凝块，约含蛋白质 ＞ 5.0g/L。

【参考区间】（－）。

【临床意义】

1. 生理性蛋白尿　机体在剧烈运动、发热、寒冷、精神紧张等刺激下导致肾小球毛细血管壁通透性增高而出现的蛋白尿。

2. 病理性蛋白尿　因各种肾脏及肾外疾病所致的蛋白尿，包括肾小球性蛋白尿、肾小管性蛋白尿、混合性蛋白尿及溢出性蛋白尿等。

【注意事项】

1. 如果尿液呈现明显的浑浊，应先离心或过滤。

2. 该法灵敏（50 ～ 100mg/L），极轻微反应无意义。判断结果应及时（1 分钟内），否则会使阳性程度增高或出现假阳性。

3. 尿内含尿酸或尿酸盐过多，可出现假阳性，但反应较为缓慢。含碘造影剂、大剂量青霉素等也可使反应呈假阳性，但其反应与蛋白尿不同，应仔细观察并结合用药情况综合分析。

4. 尿液偏碱（pH ＞ 9）或偏酸（pH ＜ 3）时，磺基水杨酸法可呈假阴性。因此，实验前需先将尿液 pH 值调至 5 ～ 6。

（二）加热乙酸法

【实验目的】掌握加热乙酸法检测尿蛋白的原理、方法和注意事项。

【实验原理】蛋白质遇热变性，加稀乙酸使尿液 pH 值减低并接近蛋白质等电点，促使变性凝固的蛋白质进一步沉淀，并可消除因加热使磷酸盐或碳酸盐析出造成的浑浊。

【实验材料】

1. 器材　酒精灯、大试管（15mm×150mm）、滴管及广泛 pH 试纸。

2. 试剂　0.85mmol/L（5%）乙酸溶液：冰乙酸 5mL，加蒸馏水至 100mL，密闭保存。

3. 标本　新鲜尿液。

【实验操作】

1. 加尿液　取大试管 1 支，加清晰尿液约 5mL 或至试管高度的 2/3 处。

2. 加热　倾斜 45°夹持试管下端，在酒精灯上加热尿液上 1/3 段，煮沸。

3. 观察　轻轻直立试管，在黑色背景下观察煮沸部分有无浑浊。

4. 加酸后再加热　滴加 0.85mmol/L（5%）乙酸溶液 2 ～ 4 滴，再煮沸后立即观察结果。

5. 判断结果

（ - ）：清晰透明，约含蛋白质＜ 0.1g/L。

（±）：在黑色背景下可见轻度浑浊，含蛋白质 0.1 ～ 0.15g/L。

（+）：白色浑浊无颗粒或絮状沉淀，含蛋白质 0.2 ～ 0.5g/L。

（++）：浑浊并出现颗粒，含蛋白质 0.5 ～ 2.0g/L。

（+++）：大量絮状沉淀，含蛋白质 2.0 ～ 5.0g/L。

（++++）：立即出现凝块和大量絮状沉淀，约含蛋白质＞ 5.0g/L。

【参考区间】（ - ）。

【临床意义】同磺基水杨酸法。

【注意事项】

1. 如果尿液呈现明显的浑浊，应先离心或过滤。

2. 为避免因盐类析出所致假性浑浊，操作时务必按照加热→加酸→再加热的程序，以保证检出微量蛋白质。

3. 加入乙酸的量要适当，约为尿量的 1/10，过多或过少均影响结果准确性。

4. 加热试管上段的尿液，以便与下段尿液形成对照。

5. 干扰因素的控制与分析：

（1）pH：尿液偏碱（pH ＞ 9）或偏酸（pH ＜ 3）均会导致加热乙酸法呈假阴性，因此，实验前需先将尿液 pH 值调至 5 ～ 6。

（2）离子强度：如尿液离子强度很低时，可使加热乙酸法呈假阴性。因此，对于限盐或无盐饮食的患者进行尿蛋白定性检查时，需在标本中滴加饱和氯化钠溶液 1 ～ 2 滴后再进行检查。

（3）标本的污染：当尿中混有生殖系统分泌物时，可使定性出现假阳性，因此尽量指导患者采集中段尿，或离心后测定。

6. 要求加热后立即观察结果。

【思考题】哪些因素可导致以上两种尿蛋白定性实验结果的假阳性？

实验十二　尿液绒毛膜促性腺激素定性检验

【实验目的】掌握尿液人绒毛膜促性腺激素（human chorionic gonadotropin，hCG）的胶体金检验方法、原理和注意事项。

【实验原理】两种抗人 β–hCG 单克隆抗体，一种抗体吸附于硝酸纤维素薄膜上，另一种抗体结合于金溶胶颗粒表面。检测时将试带下端浸入尿液中一定时间后取出，尿中 hCG 先与胶体金标记的 β–hCG 单抗结合，层析作用下，行至膜上固定的 hCG 抗体（检测线）处时，形成抗体 –hCG – 金标抗体的夹心式复合物，试带上显紫红色条带。

【实验材料】

1. 器材　胶体金早早孕检测条。

2. 标本　新鲜晨尿。

【实验操作】

1. 插入试带　将测试带标有箭头的一端插入尿液中，插入尿液中的深度不可超过标志线。5 秒钟后取出平放。

2. 观察结果　5 分钟内肉眼观察结果。

（＋）：试带上质控线和检测线均显紫红色。

（±）：试带上质控线为紫红色，检测线为浅红色。

（－）：试带上仅有质控线为紫红色。

试带上质控线和检测线均不显色，表明试带失效。

【参考区间】正常妊娠妇女：（＋）；非孕妇的健康人：（－）。

【临床意义】

1. 诊断早期妊娠：受孕 2 ～ 6 天即呈阳性。

2. 诊断异位妊娠和流产。

3. 辅助诊断滋养细胞疾病和恶性肿瘤。

【注意事项】

1. 尿液要新鲜，并且宜采用晨尿并离心取上清液进行检查。否则应贮存于 2 ～ 8℃环境中，但不超过 48 小时。

2. 不宜使用有严重蛋白尿、血尿、菌尿的标本。

3. 不同试剂盒的方法有差异，以所用试剂盒的操作要求为准。

【思考题】胶体金法检测尿液 hCG 特异性强，是否表示结果阴性可以排除怀孕，结果阳性一定怀孕呢？

实验十三　尿液有形成分非染色显微镜检验

【实验目的】掌握尿有形成分非染色显微镜检验的内容和方法。

【实验原理】采用显微镜观察的方法，根据尿液细胞、管型等有形成分的形态特征，识别并记录其在显微镜一定视野内（或一定体积尿液内）的数量。

【实验材料】

1. 器材　载玻片、离心机（水平式、离心半径 15cm）、刻度离心管、盖玻片（18mm×18mm）、滴管、显微镜、定量尿沉渣分析板。

2. 标本　新鲜尿液。

【实验操作】

1. 未离心尿液直接涂片法

（1）混匀　充分混匀尿液。

（2）制备涂片　取混匀的尿液 1 滴于载玻片上，加盖玻片，注意避免产生气泡。

（3）观察计数　①先用低倍镜观察全片细胞、管型等成分的分布情况，然后用高倍镜确认。注意使用暗视野观察尿液有形成分，特别是透明管型。②管型在低倍镜下观察，至少计数 20 个视野；细胞在高倍镜下观察至少计数 10 个视野，取其平均值报告；结晶按高倍镜视野中分布范围估计报告。

计数时要注意细胞的完整性，还要注意有无其他异常巨大细胞、寄生虫虫卵、滴虫、细菌、黏液丝等，男性尿液标本还要注意有无精子及卵磷脂小体。

2. 离心沉淀涂片法

（1）离心尿液　适用于尿外观非明显浑浊的尿标本。按尿沉渣检查标准化方法的要求，取尿液 10mL 在相对离心力（RCF）为 400g 离心 5 分钟（若水平式离心机，离心半径为 16cm 时，转速为 1500r/min）。

（2）取尿沉渣　手持离心管倾斜 45º ～ 90º，用滴管吸去上层尿液（特制离心管可一次性倾倒），保留下层 0.2mL 尿沉渣。

（3）涂片　轻轻混匀尿沉渣后，取适量（约 20μL）置载玻片上，用盖玻片覆盖后显微镜检查。

（4）观察计数　与未离心尿直接涂片法相同。

3. 定量尿沉渣分析板法　定量尿沉渣分析板由 1 块硬质塑料板制成（图 1-3），每块板内分为 10 个统一深度（0.1mm）的计数池，每 1 个计数池内的计数区为 1.0μL，计数区分为 10 个大方格，每个大方格又分为 9 个小方格。

（1）未离心法　直接取充分混匀的尿液 1 滴充入定量尿沉渣分析板计数池内，在低倍镜下计数 10 个大方格内管型总数，在高倍镜下计数 10 个大方格内细胞总数，此即每微升尿液某种细胞或管型的数量。

（2）离心法　尿液标本处理同离心尿沉淀涂片法，然后充池计数，方法同上。

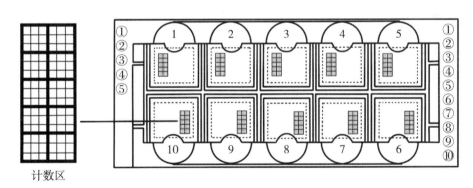

计数区

图 1-3　定量尿沉渣分析板示意图

4. 报告结果

（1）涂片法　①细胞以最低数～最高数 /HP 报告。②管型以最低数～最高数 /LP 报告。③结晶以所占视野面积报告，无结晶为（－）；结晶占 1/4 视野为（＋）；结晶占 1/2 视野为（＋＋）；结晶占 3/4 视野为（＋＋＋）；结晶满视野为（＋＋＋＋）。如果细胞、管型的数量过多，难以计算，也可按结晶的报告方式报告结果。

（2）定量尿沉渣分析板法　以每微升某种细胞或管型数报告。

【参考区间】尿液有形成分的参考区间见表1-2。

表1-2　尿液有形成分的参考区间

方法	红细胞	白细胞	透明管型	上皮细胞	细菌和真菌
未离心直接涂片法	0～偶见/HP	0～3/HP	0～偶见/LP	少见	－
离心后直接涂片法	0～3/HP	0～5/HP	0～偶见/LP	少见	－
定量分析板计数法	男0～5/μL 女0～24/μL	男0～12/μL 女0～26/μL	0～1/μL	少见	－

【临床意义】

1. 急性肾炎、泌尿系统结石、结核或恶性肿瘤患者红细胞增加。

2. 肾盂肾炎等泌尿系统化脓性炎症患者白细胞可明显增加。

【注意事项】

1. 尿液标本　采用新鲜清洁中段尿，排尿1小时之内完成检查，或加甲醛并冷藏；用盐酸或乙酸调节使尿液呈弱酸性（pH值5.5）；用加热、加乙酸的方法消除非晶形尿酸盐、非晶形磷酸盐造成的尿液浑浊；女性患者要防止阴道分泌物等混入尿液标本。

2. 标准化器材　采用满足标准化文件要求的规范化器材。

3. 显微镜检光线调整　未染色的尿液有形成分的分辨率和对比度较低，在进行普通光学显微镜观察时要采用稍弱的光线有利于形态识别，否则易漏诊部分成分，比如透明管型。

4. 报告单的要求　报告单上应有尿液留取时间、标本收到时间及检测完成时间。

【思考题】比较以上几种尿液有形成分检测方法的优缺点。

实验十四　尿液分析仪检验

（一）尿液干化学分析仪

【实验目的】掌握尿液干化学分析仪的原理和使用方法。

【实验原理】

1. 试带反应原理　试带浸入尿液后，各试带模块的试剂与尿液中相应的检测成分产生颜色反应，常用尿液干化学试带测试项目原理见表1-3。由于尿液中所含的各种成分浓度不同，与试带反应所产生的颜色和颜色的深浅不同，对光的吸收反射程度也不同。颜色越深，吸收光量值越大，反射光量值越低，反射率越小；反之，即颜色越浅，吸收光量值越小，反射光量值越大，反射率也高，也就是说试带产生的颜色深浅与尿液中所含相应的成分成正比关系。

表 1-3　尿液干化学试带测试项目及其反应原理

检测项目	英文缩写	反应原理
酸碱度	pH	pH 双指示剂法
比重	SG	多聚电解质离子解离法
蛋白质	PRO	pH 指示剂蛋白误差法
葡萄糖	GLU	葡萄糖氧化酶法
酮体	KET	亚硝基铁氰化钠法
胆红素	BIL	偶氮法
尿胆原	URO	醛反应法或偶氮法
尿隐血	BLD/ERY	过氧化物酶法
亚硝酸盐	NIT	偶氮法
白细胞	LEU/WBC	中性粒细胞酯酶法
维生素 C	Vit C	吲哚酚还原法

2. 仪器检测原理　试带上发生化学反应后的模块被光源照射，其反射光被球面积分仪接收，经光电转换器，反射光信号被转换成电信号，其电流的强度与光反射强度正相关，结合空白和参考模块经计算机处理校正为测定值，最后以定性和半定量的方式报告检测结果。

【实验材料】

1. 仪器　尿液干化学分析仪。

2. 试剂　人工尿质控液，含低浓度和高浓度各 1 份；尿干化学试带。

3. 标本　新鲜尿液 10mL（正常尿和异常尿多份）。

【实验操作】

1. 掌握使用方法　阅读说明书，掌握尿液分析仪和尿多联试带的正确使用方法。

2. 开启电源　仪器开始自检，自检无误后进入测试状态。

3. 检测质控用试带　将专用质控试带置于仪器检测槽内，启动仪器运行键，待仪器打印出质控试带结果显示"正常"后，即取回质控试带保存。

4. 浸渍试带　将多联尿液干化学试带完全浸入尿液 1～2 秒钟，然后立即取出。

5. 沥去多余尿液　沿试管壁将试带上多余尿液除去。

6. 检测标本　将尿液标本试带置于仪器检测槽内，启动仪器运行键，待仪器自行打印出报告。

【参考区间】见表 1-4。

表 1-4　尿液干化学试带法分析结果参考区间

项目	参考区间	项目	参考区间
酸碱度（pH）	4.5～8	尿胆原（URO）	阴性
比重（SG）	1.015～1.025	尿隐血（RBC/ERY）	阴性
蛋白质（PRO）	阴性	亚硝酸盐（NIT）	阴性
葡萄糖（GLU）	阴性	白细胞（WBC/LEU）	阴性
酮体（KET）	阴性	维生素C（Vit C）	阴性
胆红素（BIL）	阴性		

【临床意义】

1. 尿酸碱度　肉食者多为酸性，素食者可致碱性。久置尿和泌尿道感染、脓血尿均呈碱性。磷酸盐、碳酸盐结晶多见于碱性尿；尿酸盐、草酸盐、胱氨酸结晶多见于酸性尿。酸中毒及服用氯化铵等酸性药物，尿可呈酸性。

2. 尿比重　见本节实验十。

3. 尿蛋白质　见本节实验十一。

4. 尿葡萄糖　阳性见于糖尿病、肾性糖尿、甲状腺功能亢进、精神激动等。

5. 尿酮体　阳性见于妊娠剧烈呕吐、长期饥饿、营养不良、剧烈运动后。糖尿病酸中毒患者可呈强阳性。

6. 尿胆红素　阳性见于肝细胞性及阻塞性黄疸。溶血性黄疸通常阴性。

7. 尿胆原　阴性见于完全阻塞性黄疸。阳性增强见于溶血性疾病及肝实质性病变如肝炎。

8. 尿隐血　分为两种情况：尿中出现红细胞，见于肾小球肾炎、尿路结石、泌尿系统肿瘤、感染等；尿中含有血红蛋白，由血管内溶血引起，常见于血型不合输血、阵发性睡眠性血红蛋白尿、大面积烧伤、体外循环、肾透析、疟疾、链球菌败血症等。

9. 尿亚硝酸盐　阳性见于尿路细菌感染，如大肠埃希菌、克雷伯菌、变形杆菌、假单胞菌等感染。

10. 尿白细胞酯酶　阳性提示尿路炎症，如肾脏或下尿道炎症；也可见于前列腺炎。

11. 维生素C　主要用于排除维生素C对于干化学分析结果的干扰，阳性提示试带尿隐血、胆红素、亚硝酸盐和葡萄糖检测结果可能为假阴性。

【注意事项】

1. 测试温度要求　仪器的最佳工作温度一般为 20～25℃。试带从冰箱取出后平衡至室温再打开；试带按需取用，多余试带不得放回。

2. 标本要求　使用一次性洁净尿液容器，防止非尿液成分混入。标本收集后，应在2 小时内完成测试。

3. 仪器保养　保持仪器试纸条检测槽的清洁和无尿渍污物残留，保证测试光路无污物和灰尘阻挡。

4. 使用质控尿液 每天使用"高值"和"低值"2个浓度水平的质控尿液进行室内质控，任一模块的测定结果与"靶值"允许有 1 个定性等级的差异，超过此范围为失控。

5. 结果分析 分析测定结果要结合临床，必要时要进行确证实验。

（二）尿液有形成分分析仪

【实验目的】熟悉自动尿液有形成分分析仪的原理、测定项目。

【实验原理】

1. 显微数码图像分析技术尿液有形成分分析仪 利用机器视觉技术自动显微镜影像分析原理，对尿液有形成分进行检测。首先通过自动调节清晰度、光照等，实现最佳的视觉环境，然后采用自动聚焦技术，通过精密控制及定位跟踪，在低倍、高倍镜下智能采集实景图。根据目标的特征参数，通过图像处理识别软件对有形成分进行识别及分类计数，操作人员可对仪器拍摄下的镜下实景图像在屏幕上进行人工审核及修改，最终提供镜下实景图及图文并茂的检查报告。

2. 层流式－显微数码拍摄图像分析技术尿液有形成分分析仪 采用平板鞘流技术，样本进入流动室时，同时注射泵推动鞘液进入流动池，使样本在鞘液的包裹下以单层细胞的厚度在流动池的薄层结构处流经物镜镜头前，仪器采用高速频闪光源，对运动中的有形成分连续摄影，每个检测样品由数码相机拍摄 650 幅含有有形成分的图像。结合数字成像和自动颗粒识别分析（APR 软件），将每幅图像中的单个粒子的影响进行分离，提取其形态学特征，通过大小、对比度、形状、质地与自动识别系统中的模型进行多图像、多方位比对，从而达到粒子的自动化识别。

3. 流式细胞技术尿液有形成分分析仪 结合半导体激光技术、鞘流技术和核酸荧光染色技术及电阻抗原理，定量吸入的尿液中各种颗粒成分经荧光色素染色后，在鞘液的包围下通过喷嘴以单柱形式喷出，使每个有形成分沿中心竖轴线依次快速通过鞘液流动池。仪器检测单个颗粒的电阻抗变化并捕捉它们不同角度的荧光和散射光强度，综合这些信号来分析相应颗粒的大小、长度、体积和染色质多少等，得到尿液有形成分的直方图和散点图，并给出红细胞、白细胞、上皮细胞、管型和细菌等的散点图报告和定量报告。

【实验材料】

1. 仪器 尿液有形成分分析仪。

2. 试剂 仪器配套的试剂、校准品和质控品。

3. 标本 新鲜尿液 10mL。

【实验操作】各种仪器操作步骤不尽相同，操作前应仔细阅读仪器说明书。

1. 开启电源 仪器自检，自检无误后进行本底测试。

2. 检测质控尿液 本底检测通过后，采用高低两个浓度水平的质控品进行质量控制，确定是在控范围后可进行样品测试。

3. 检测尿液标本 选择自动或手动方式，按仪器说明书操作要求进样，并完成测试。

4. 结果报告 分析报告单，结合尿液干化学结果，筛选异常标本进行人工显微镜复查，最后给出定量参数、提示参数等报告。

【注意事项】

1. 仪器的适宜工作温度在 20 ～ 25℃，相对湿度为 30% ～ 85%，远离电磁干扰。

2. 自动尿液有形成分分析仪对于尿液中某些有形成分并不能准确识别，因此它不能取代人工显微镜镜检。对于异常成分提示或仪器报警的结果，要进行人工镜检复查。

【思考题】

1. 影响尿液干化学分析仪检查结果的常见干扰因素有哪些？如何影响各检查项目？

2. 讨论各种尿液有形成分分析仪原理的区别及与人工镜检结果的差异性。

第四节 粪便检验

实验十五 粪便理学检验

【实验目的】掌握粪便理学检验的方法及内容。

【实验原理】用肉眼观察粪便的颜色、形状及有无寄生虫和异物。

【实验材料】

1. 仪器 一次性带盖粪便标本盒、竹签。

2. 标本 新鲜粪便。

【实验操作】

1. 打开装有新鲜粪便的一次性粪便标本盒盒盖，观察其颜色及性状。

2. 观察特殊成分：选择粪便的异常部分，仔细观察有无黏液、寄生虫等，必要时将粪便过滤再仔细检查有无寄生虫、结石等。

3. 报告方式：根据不同的性状和颜色报告；如浅黄色圆柱形成型便，半成型球形硬便，绿色非成型便，黄色或金黄色、灰白色黏液便，脓样黏液便，米甘样便，红色血样黏液便，棕色便等。

【参考区间】

成人：粪便呈黄褐色，成型或半成型、成圆柱状、质软，无脓血、黏液及寄生虫等病理成分。

婴儿：粪便较稀软、糊状，黄色或金黄色，特殊臭味，无脓血、黏液及寄生虫等病理成分。

【临床意义】脓血或黏液便多见于细菌性或阿米巴痢疾、结肠肿瘤等；鲜红血便多为小肠段或结肠上段出血；米泔样便为霍乱；水样便为食物中毒或急性肠炎等；柏油样便为上消化道出血；白陶土样便为完全性胆道阻塞；凝乳块样便为婴儿消化不良。

【注意事项】

1. 盛取标本的容器应清洁、干燥、有盖，无吸水性和渗漏。注意准确标注患者信息。

2. 一般采集指头大小（3～5g）的新鲜粪便。

3. 标本采集后一般应于 1 小时内检验完毕，否则可因 pH 值改变及消化酶的作用等，使有形成分分解破坏及病原菌死亡而导致结果不准确。检查阿米巴滋养体时，应于排便后立即检验，冬季还需对标本进行保温处理。

4. 应尽可能挑取含有黏液、脓血等异常成分的粪便。外观无明显异常时，应于粪便内外多点取样。

5. 隐血试验时，应嘱咐患者素食 3 天后留取标本，禁服维生素 C 及铁剂等药品。

6. 无粪便排出而又必须检验时，可采用肛门指诊或采便管采集标本。

7. 检查蛲虫时需要用透明薄膜拭子或棉拭子于清晨排便前拭取肛门四周，并立即镜检。

8. 检查胆石、胰石、寄生虫体及虫卵计数时，应收集 24 小时内粪便送检。

【思考题】

1. 简述黏液便、鲜血便、柏油样便等的临床意义。

2. 简述粪便理学检验的注意事项。

实验十六　粪便显微镜检验

【实验目的】掌握粪便显微镜检验的方法；熟悉各种病理成分的形态特点；了解常见植物细胞、植物纤维、植物种子的识别和鉴别。

【实验原理】用生理盐水与粪便混合后涂成薄片，在显微镜下观察粪便中的各种细胞、真菌、寄生虫（卵）、食物残渣、结晶等有形成分。

【实验材料】

1. 仪器　显微镜、载玻片、盖玻片、一次性带盖粪便标本盒、竹签。

2. 试剂　生理盐水、碘液、冰乙酸。

【实验操作】

1. 取生理盐水 1～2 滴滴在载玻片上。

2. 先用肉眼观察粪便，用竹签挑取约豌豆大小外观异常或可疑部分的粪便放在加有生理盐水的载玻片上，与盐水混匀制成载玻片 2/3 面积的涂片，厚度以能透视纸上字迹为佳，盖盖玻片。

3. 用低倍镜观察全片是否有虫卵、原虫滋养体、包囊或食物残渣等可疑成分。

4. 高倍镜下可对虫卵、包囊、原虫滋养体进行鉴别。

5. 在高倍镜下仔细观察有无红细胞、白细胞、巨噬细胞、肠黏膜上皮细胞、肿瘤细胞等成分。观察其形态、结构及数量至少 10 个视野。

【参考区间】

1. 人体细胞　白细胞、上皮细胞无或偶见 / 高倍镜视野（HP）；无红细胞、巨噬细胞。

2. 食物残渣　少量食物残渣，如肌纤维、植物细胞、植物纤维及食物充分消化后的无定形细小颗粒等；脂肪小滴：少于 6/HP。

3. 微生物　较多正常菌群，成人以大肠埃希菌、厌氧杆菌、肠球菌等为主，约占 80%；婴儿粪便中主要为双歧杆菌、拟杆菌、葡萄球菌、肠杆菌等。真菌极少见。无寄生虫卵、原虫滋养体和包囊。

4. 结晶　可见磷酸盐、草酸钙、碳酸钙等多种少量结晶。

【临床意义】消化道出血或下消化道炎症时可见红细胞、白细胞等；寄生虫病时可检到相应的寄生虫卵等。

【注意事项】

1. 检查前准备　排便前停用止泻药、抗酸剂或抗生素，或进行钡剂 X 线检查。若便秘，可服用硫酸镁或硫酸钠。

2. 标本采集　粪便检验应取新鲜的标本，容器要洁净。标本采集后应于 1 小时内检查完毕，否则可因 pH 消化酶等影响导致有形成分破坏分解。无粪便排出而又必须检查时，可经肛门指诊或采便管拭取标本，灌肠或服油类泻剂的粪便常因过稀且混有油滴等而不适于作标本。

3. 标本处理　粪便检验后应将纸类或塑料标本盒投到焚化炉中烧毁。搪瓷容器应泡于消毒液中（如过氧乙酸、煤酚皂液或新洁尔灭等）24 小时，弃消毒液后，流水冲洗干净备用。所用载玻片需用 5% 煤酚皂液浸泡消毒。

4. 寄生虫学检验　①检查痢疾阿米巴滋养体时应于排便后立即检查。从脓血和稀软部分取材，寒冷季节标本传送及检查时均需保温。②检查日本血吸虫卵时应取黏液、脓血部分，孵化毛蚴时至少留取 30g 粪便，且须尽快处理。③检查蛲虫卵须用透明薄膜拭子于晚 12 时或清晨排便前自肛门周围皱裂处拭取并立即镜检。④找寄生虫虫体及作虫卵计数时应采集 24 小时粪便，前者应从全部粪便中仔细搜查或过筛，然后鉴别其种属；后者应混匀后检查。

5. 细菌学检验　做细菌学检验的粪便标本应采集于灭菌有盖的容器内立即送检。

【思考题】简述粪便中人体细胞增多的临床意义。

实验十七　粪便隐血检验

【实验目的】掌握邻联甲苯胺法检测粪便隐血的原理和方法。

【实验原理】血红蛋白中的亚铁血红素有类似过氧化物酶的活性，能催化过氧化氢放出新生态氧，将受体邻联甲苯胺氧化成邻甲偶氮苯而显蓝色，呈色的深浅反映了血红蛋白的多少。可检出 0.2～1mg/L 的血红蛋白，相当于消化道 1～5mL 的出血。

【实验材料】

1. 仪器　一次性有盖粪便盒、竹签、无菌棉签、白瓷板。

2. 试剂　3% 双氧水、邻联甲苯胺冰乙酸溶液。

3. 标本　消化道出血患者的新鲜粪便。

【实验操作】取大便少许涂于白瓷板上，再在标本上滴加 10g/L 邻联甲苯胺冰乙酸溶液 2～3 滴，然后滴加 3% 双氧水后观察。

（-）：2 分钟内不变为蓝色；（+）：30～60 秒钟后呈蓝色；（++）：立即呈蓝绿色；

（+++）：立即呈深绿色；蓝色深浅与出血量呈正比。

【参考区间】（－）。

【临床意义】上消化道出血时阳性；胃癌时可持续阳性；结肠癌早期无任何症状，仅有少量出血，隐血试验可阳性。

【注意事项】

1. 粪便标本在粪块中央挑取，不能混入肛门、直肠的出血，粪便应新鲜。为提高检出便中血液的概率，可多次采集大便样本。

2. 实验前3天内不要食用动物血、肉、肝、铁剂（硫酸亚铁、枸橼酸亚铁、红色补丸、富马酸铁）及富含叶绿素的食物（菠菜、青菜），避免假阳性反应；亦不可大量服用维生素C或其他有还原作用的物质，避免出现假阴性反应。

3. 牙龈出血、鼻出血、经血亦可导致阳性反应。

4. 试剂应按要求保存，如双氧水长时间放置可使反应减弱，导致假阴性，所以实验前可在未染色的血片上滴加双氧水，如产生大量泡沫即为有效。邻联甲苯胺冰乙酸溶液应用棕色避光瓶保存，且存放在4℃的冰箱中。

5. 用具应杀菌处理。

【思考题】

1. 简述粪便隐血实验试剂保存的注意事项。

2. 造成该实验结果假阳性和假阴性的原因可能有哪些？

（王　晶）

第五节　其他体液检验

实验十八　脑脊液常规检验

（一）脑脊液理学检验

【实验目的】掌握脑脊液理学检查方法。

【实验原理】用肉眼观察脑脊液颜色、透明度、凝块或薄膜的形成情况。

【实验材料】

1. 器材　试管、试管架等。

2. 标本　新鲜脑脊液。

【实验操作】

1. 颜色　在自然光下观察脑脊液的颜色，分别以无色、乳白色（米汤样）、红色、暗红色、黄色、绿色、褐色或黑色等如实报告所观察的结果。

2. 透明度　在黑色背景下观察脑脊液的透明度，分别以清晰透明、微浑、浑浊等如实报告所观察的结果。

3. 凝块或薄膜　倾斜试管，观察脑脊液有无凝块或薄膜，分别以无凝块、有凝块、有薄膜等如实报告所观察的结果。

【参考区间】无色；清晰透明；放置后无凝块、沉淀和薄膜形成。

【注意事项】

1. 标本　采集标本后应立即送检，及时检查。细胞计数应尽快，以防标本凝固。

2. 操作

（1）观察颜色和透明度　光线、背景要适宜，标本应混匀。

（2）观察凝块或薄膜　疑为结核性脑膜炎时，标本应在 2～4℃ 环境中静置 12～24 小时，再观察脑脊液表面有无薄膜或纤细凝块形成。疑为化脓性脑膜炎，可将脑脊液在常温下放置 1～2 小时，再观察脑脊液表面有无薄膜、凝块或沉淀。

（二）脑脊液显微镜检验

【实验目的】掌握脑脊液显微镜细胞计数和白细胞分类计数的方法。

【实验原理】细胞计数同外周血细胞计数。

【实验材料】

1. 器材　试管、试管架、吸管、吸耳球、微量吸管、乳胶吸头、改良牛鲍血细胞计数板、载玻片、推片、显微镜、离心机等。

2. 试剂　生理盐水、冰乙酸、Wright 或 Wright-Giemsa 染色。

3. 标本　新鲜脑脊液。

【实验操作】

1. 脑脊液白细胞计数

（1）破坏红细胞　在小试管内加入冰乙酸 1～2 滴，转动试管，使试管内壁黏附冰乙酸后倾去，滴加混匀的脑脊液 3～4 滴，混匀，静置数分钟，待红细胞完全破坏。

（2）充液　用微量吸管吸取处理后混匀的脑脊液，充入改良牛鲍血细胞计数板的上下 2 个计数室，静置 2～3 分钟。

（3）计数　低倍镜下计数 2 个计数室内四角及中央共 10 个大方格的白细胞数。

（4）计算　白细胞数（/L）=10 个大方格内的白细胞总数 $\times 10^6$。

对于浑浊、细胞较多的标本，可用生理盐水倍比稀释后做。

2. 白细胞分类计数（染色分类法）

（1）离心　将脑脊液 1500r/min 离心 5 分钟。

（2）制备涂片　取沉淀物 2 滴，加正常血清 1 滴，混匀后，推片制成均匀薄膜，置室温或 37℃ 温箱内待干。

（3）染色　Wright 或 Wright-Giemsa 染色。

（4）计数　油镜下至少分类计数 100 个有核细胞。

（5）计算　求出各类细胞所占的百分率，用各类白细胞所占百分率乘以白细胞总数，即可得出绝对值。

【参考区间】

1. 白细胞　成人：（0～8）$\times 10^6$/L；儿童：（0～15）$\times 10^6$/L；新生儿：（0～30）$\times 10^6$/L。

2.白细胞分类（染色分类法）　成人：淋巴细胞40%～80%，单核细胞15%～45%，中性粒细胞0～6%。新生儿：淋巴细胞5%～35%，单核细胞50%～90%，中性粒细胞0～8%。偶见内皮细胞。

【注意事项】

1.标本

（1）标本采集后应立即送检，1小时内进行细胞计数。

（2）细胞计数应避免标本凝固，高蛋白标本可用EDTA抗凝剂抗凝。

2.操作

（1）标本　在充液前要充分混匀，充液符合要求。

（2）直接计数　在白细胞计数中，应尽量去尽试管或吸管中的冰乙酸，否则可使标本稀释，导致计数结果偏低。

（3）标本处理　若脑脊液标本陈旧、细胞变形或数量太多，不易区分细胞形态时，白细胞直接分类误差较大，应改用涂片染色分类法计数。

（4）染色分类　如见内皮细胞、室管膜细胞应计入分类百分比中。若见到分类不明的细胞，另行描述报告，如脑膜白血病细胞或肿瘤细胞等。

（5）细胞计数　应注意新型隐球菌与白细胞、红细胞的区别。

3.白细胞校正　为避免因出血引起的白细胞增多的影响，血性脑脊液标本的白细胞须校正。校正方法是首先计数血液中红细胞、白细胞数及脑脊液细胞总数和白细胞数，然后用下面公式校正。

$$校正后脑脊液白细胞数(/L)=\left[校正前脑脊液白细胞数(/L)-\frac{脑脊液红细胞数}{血液红细胞数}\times\right.$$
$$\left.血液白细胞数(/L)\right]\times10^6$$

（三）脑脊液蛋白质定性检查（潘迪试验）

【实验目的】掌握脑脊液蛋白质潘迪定性试验的方法。

【实验原理】脑脊液中球蛋白与苯酚结合形成不溶性蛋白盐，产生白色浑浊或沉淀。

【实验材料】

1.器材　试管、试管架、刻度吸管、滴管。

2.试剂　饱和苯酚溶液（取纯苯酚10mL，加蒸馏水至100mL），充分混匀，置入37℃温箱中数小时，见底层有苯酚析出，取上层即为饱和苯酚溶液，于棕色瓶中避光保存。

3.标本　新鲜脑脊液或模拟标本。

【实验操作】

1.加试剂　取小试管1支，加入饱和苯酚溶液2mL。

2.加标本　用滴管垂直滴入脑脊液1～2滴。

3.观察结果　立即在日光灯下，衬以黑色背景，观察有无白色浑浊或沉淀，以及混浊或沉淀程度，再轻轻混匀，继续观察。

4. 判断结果 见表1-5。

表 1-5　脑脊液潘迪试验结果判断

结果	判断标准
（-）	清晰透明
（±）	呈微白雾状，在黑色背景下才能看到
（+）	灰白色云雾状
（++）	白色混浊或白色薄云状沉淀
（+++）	白色浓絮状沉淀或白色浓云块状
（++++）	立即形成白色凝块

【参考区间】（-）或（±）。

【临床意义】脑脊液异常改变常见于中枢神经系统病变，可以协助诊断和鉴别诊断中枢神经系统感染及肿瘤等疾病。

【注意事项】

1. 试剂　苯酚纯度影响检查结果，如有杂质可引起假阳性。当温度在 10℃ 以下时，应将苯酚保存在 37℃ 温箱中，否则饱和度降低，可导致假阴性。

2. 标本　标本混浊或因穿刺出血，混入血浆蛋白或红细胞过多，可引起假阳性，须离心沉淀，吸取上清液进行检查，同时报告结果时应注明穿刺出血。

3. 操作　加标本时，用滴管将待检标本垂直加于小试管中，注意滴管不要倾斜，不要接触试管壁，以免影响结果。

4. 阳性对照　可取正常脑脊液或者配制与正常脑脊液成分基本相似的基础液中加入不同量的球蛋白，作为阳性对照。

5. 结果分析　正常脑脊液球蛋白含量很低，潘迪试验过于敏感，致使部分健康人脑脊液也出现极弱阳性结果，应注意正确评价实验结果。

【思考题】

1. 如何区分脑脊液中的红细胞、白细胞和新型隐球菌？
2. 影响脑脊液细胞计数及分类计数的因素有哪些？如何控制这些因素？
3. 影响潘迪试验的因素有哪些，如何控制？

实验十九　浆膜腔积液常规检验

【实验目的】掌握浆膜腔积液理学检验的内容和方法；掌握浆膜腔积液细胞计数及细胞分类的方法；掌握浆膜腔积液黏蛋白定性的方法。

【实验原理】由于漏出液与渗出液的产生机制不同，所含蛋白、细胞、细菌等内容物质和量的不同，导致积液颜色、透明度、凝固性及比重差异，可通过感官或简单的方法区别。显微镜可以进行细胞计数和分类计数。渗出液中黏蛋白增多，该蛋白是酸性糖蛋白，可在 pH 值 3 ～ 5 的稀乙酸中出现白色浑浊或沉淀。

【实验材料】

1. 器材　试管、试管架、吸管、吸耳球、微量吸管、改良牛鲍血细胞计数板、盖玻片、显微镜、擦镜纸、载玻片、推片、100mL 量筒、滴管、折射仪。

2. 试剂　生理盐水、冰乙酸、白细胞稀释液、Wright 染液或 Wright–Giemsa 染液、蒸馏水。

3. 标本　新鲜胸水或腹水。

【实验操作】

1. 理学检验

（1）观察颜色　在白色背景下，肉眼观察浆膜腔积液颜色，并报告结果。

（2）观察透明度　在黑色背景下，轻摇标本并肉眼观察浆膜腔积液透明度，并报告结果。

（3）观察凝固性　肉眼观察浆膜腔积液有无凝块形成，并报告结果。

（4）测比密　使用折射仪测比密。

2. 显微镜检验

（1）有核细胞计数

①破坏红细胞：在小试管内加入冰乙酸 1 ～ 2 滴，转动试管，使内壁黏附少许冰乙酸后倾去；滴加混匀的浆膜腔积液 3 ～ 4 滴，混匀，静置数分钟以破坏红细胞。

②充液：用微量吸管吸取适量混匀的浆膜腔积液，充入改良牛鲍血细胞计数板的上、下两个计数室。

③计数：静置 2 ～ 3 分钟，待细胞下沉后，低倍镜下计数 2 个计数室内四角和中央大方格共 10 个大方格内的细胞数。

④计算：1 个大方格内的细胞总数即为每微升浆膜腔积液有核细胞总数，再换算成每升浆膜腔积液的有核细胞总数。

必要时可用白细胞稀释液对标本进行一定倍数稀释，同时破坏红细胞，其他同上。

（2）有核细胞分类

①直接分类法：有核细胞计数后，直接将低倍镜转换为高倍镜，分类计数至少 100 个细胞，分为单个核细胞（包括淋巴细胞、单核细胞和间皮细胞）和多个核细胞（粒细胞）。

②涂片染色分类法：涂片制备：将浆膜腔积液以 1000r/min 离心 5 分钟，弃上清，取沉淀物制成均匀薄片，置于室温下或 37℃恒温箱内尽快干燥。Wright 或 Wright–Giemsa 染色。分类计数：在油镜下分类计数，至少分类 100 个有核细胞。

3. 黏蛋白实验

（1）准备试剂　在 100mL 量筒中加入 0.1mL 冰乙酸，再加入 100mL 蒸馏水，充分混匀。

（2）加标本　用滴管垂直量筒液面滴下 1 ～ 3 滴积液。

（3）观察结果　立即在黑色背景下观察有无白色沉淀生成及其下降速度。

（4）判断结果　结果判断标准及报告方式见表 1-6。

表 1-6　浆膜腔积液黏蛋白定性试验结果判断标准及报告方式

结果	报告方式
清晰不显雾状	（–）
渐呈白雾状	（±）
加入标本立即出现白雾状	（+）
加入标本立即出现白薄云状	（++）
加入标本立即出现白浓云状	（+++）

【参考区间】漏出液：淡黄色，清晰透明，无凝块形成，比重＜ 1.015；细胞总数多＜ $10×10^6$/L，以淋巴细胞、间皮细胞为主；黏蛋白定性结果多为阴性。

渗出液：呈深浅不同的黄色、红色、乳白色等颜色，并有不同程度浑浊，可有凝块生成，比重多＞ 1.018；细胞总数多＞ $500×10^6$/L，以中性粒细胞或淋巴细胞为主；黏蛋白定性结果多为阳性。

【临床意义】浆膜腔积液理学、细胞学和蛋白检查能区分漏出液和渗出液，进而鉴别诊断疾病。

【注意事项】

1. 标本　①采用第 3 管标本用于理学和细胞学检查，以尽量减少穿刺出血对细胞计数的干扰。②采集标本时加 100mg/mL EDTA-K$_2$ 抗凝（每 0.1mL 可抗凝 6mL 标本），避免标本凝固。③第 4 管不加任何抗凝剂，用以观察有无凝固现象。器材均须清洁干燥。标本采集后及时送检，以免标本凝固或细胞破坏，导致结果不准确。

2. 操作　①观察颜色和凝固性要注意光线与背景。②浑浊、细胞较多的浆膜腔积液可稀释后再计数。③直接分类法时如有核细胞不足 100 个，可直接写出单个核和多个核细胞的具体数量。④染色分类计数过程中，如发现间皮细胞和不能分类的异常细胞应另外描述，并行 H-E、巴氏染色查找肿瘤细胞。⑤黏蛋白实验时加冰乙酸的量不宜过多，要悬空、垂直加入标本，加入标本后立即在黑色背景下观察，浑浊半途消失者为阴性。

【思考题】

1. 试从漏出液和渗出液产生的机制来分析浆膜腔积液理学性状的改变及其临床意义。

2. 分析总结黏蛋白定性试验的影响因素，如何控制？

（徐红俊）

第六节 生殖系统分泌物检验

实验二十 阴道分泌物检验

【实验目的】掌握阴道分泌物理学检验的内容和方法；掌握显微镜检验的内容和方法。

【实验原理】通过理学方法对新鲜阴道分泌物进行检查，观察其颜色与性状，检测其 pH 值。应用显微镜对阴道分泌物湿片和染色涂片进行检查，观察其清洁度和有无病原体及细胞等。

【实验材料】

1. 器材 消毒棉拭子、精密 pH 试纸、消毒棉签、试管、载玻片、显微镜。

2. 试剂 生理盐水、10%KOH 溶液、革兰染液。

3. 标本 新鲜阴道分泌物。

【实验操作】

1. 外观观察 肉眼仔细观察阴道分泌物的颜色和性状，并报告。颜色以无色、红色、黄色或黄绿色等表示；性状以透明黏性、脓性、血性、水样、奶油状或豆腐渣样等表示。

2. 测定酸碱度 用 pH 试纸检测阴道分泌物的酸碱度，记录其 pH 值，并报告。

3. 制备涂片 取阴道分泌物适量，滴加 1 滴生理盐水，制备涂片，加盖玻片。

4. 阴道清洁度检查 低倍镜观察整个涂片的细胞等有形成分的分布情况，再用高倍镜检查，根据上皮细胞、白细胞（或脓细胞）、杆菌、球菌的数量，按照阴道清洁度分级标准（表 1-7）来判断阴道分泌物清洁度，并以"Ⅰ～Ⅳ"方式报告结果。

表 1-7 阴道清洁度分级

清洁度分级	杆菌	球菌	白细胞或脓细胞（个 /HPF）	上皮细胞
Ⅰ	多	—	0～5	满视野
Ⅱ	中	少	5～15	1/2 视野
Ⅲ	少	多	15～30	少量
Ⅳ	—	大量	＞30	—

5. 其他病原体检查 观察有无滴虫、真菌、线索细胞和其他病原体，若发现应报告。

【参考区间】无色稀稠状；pH 值 4.0～4.5；清洁度Ⅰ～Ⅱ度；无滴虫；无真菌；无致病菌和特殊细胞。

【注意事项】

1. 标本采集 标本采集前 24 小时，禁止性交、盆浴、阴道灌洗及局部用药等，以免影响检查结果。

2. 器材和试剂　取材用的棉拭子、消毒刮板等必须清洁干燥，不黏有任何化学药品、润滑剂等，生理盐水务必新鲜配制。

3. 取材　根据不同的检查目的选择合适的取材部位。一般采用生理盐水浸润的棉拭子自阴道的后部、宫颈管口等处取材。

4. 送检　取材后及时送检，防止污染，滴虫检查时应注意保温。

5. 检查　检查时涂片应均匀平铺，不能聚集成滴状；滴虫检查涂片时避免在载玻片上做过多的来回搅动，防止损伤毛滴虫的鞭毛。注意观察速度以防涂膜干燥。为了提高滴虫、真菌的阳性检出率，滴虫可采用生理盐水悬滴法检查，真菌可采用低速离心浓集法检查。

6. 染色　湿片检查阴性时，应再做革兰或 Wright 染色，一次阴性不能排除诊断。

【临床意义】阴道清洁度达到Ⅲ或Ⅳ度时，多数情况下可诊断为阴道炎。阴道分泌物病原体检查阳性多见于阴道炎，找到病原体可作为诊断依据。

【思考题】

1. 阴道分泌物的性状和颜色可有哪些异常改变？其临床意义是什么？

2. 阴道杆菌、真菌、滴虫在显微镜下有何形态特征？

实验二十一　精液检验

（一）精液理学检验

【实验目的】掌握精液理学检验的内容和方法。

【实验原理】通过理学方法检查精液的颜色、透明度、量、黏稠度和液化时间，并检测其 pH 值。

【实验材料】

1. 器材　一次性有刻度的精液专用量杯、滴管、37℃温箱、pH 试纸、计时器。

2. 标本　新鲜精液。

【实验操作】

1. 外观　取刚排出的精液，肉眼观察其颜色和透明度。

2. 黏稠度检测　①滴管法：用 Pasteur 滴管小心吸入液化精液，随后让精液依靠重力自然滴落，并观察其拉丝长度。②玻璃棒法：将玻璃棒插入完全液化的精液后提起，观察提棒时拉起的精液黏丝长度。

3. 液化时间测定　刚排出的精液因稠厚，一般难以吸入吸管，将其置于 37℃水浴箱内，每隔 5～10 分钟用口径较细的滴管吸取精液，若精液很容易被吸取且未见未完全液化的精液条索，停止计时，记录时间。

4. 精液量和酸碱度　待精液液化后，观测精液的量，并用精密 pH 试纸测定其酸碱度，记录结果。

【参考区间】

1. 量　每次射精 2～6mL。

2. 颜色和透明度　刚射出的精液呈灰白色或乳白色，不透明；久未射精者的精液可略带淡黄色。精液液化后呈半透明，稍有混浊。

3. 液化时间　完全液化时间 < 60 分钟。

4. 黏稠度　①滴管法：呈水样，形成不连续小滴，液滴长度 < 2cm。②玻璃棒法：黏丝长度 < 2cm。

5. 酸碱度　pH 值 7.2 ～ 8.0。

【注意事项】

1. 标本　收集全部精液，并在采样后 30 分钟内送检，送检温度应在 20 ～ 40℃。

2. 检测时间　精液 pH 测定应在射精后 1 小时内完成，精液放置时间过长，可致其 pH 值下降。

3. 液化时间　精液黏稠度检测应在精液完全液化后进行。

（二）精液显微镜检查

精子计数

【实验目的】掌握精液计数的方法和应用。

【实验原理】新鲜液化精液经精子稀释液稀释后，充入改良牛鲍血细胞计数板，显微镜下计数一定范围内的精子数，再换算成每升精液中的精子数。

【实验材料】

1. 器材　干脱脂棉、小试管、刻度吸管、吸耳球、微量吸管、改良牛鲍血细胞计数板、盖玻片、显微镜。

2. 试剂　精子稀释液（碳酸氢钠 5.0g，40% 甲醛 1mL，加蒸储水至 100mL，混匀，待完全溶解过滤后备用）。

3. 标本　新鲜精液。

【实验操作】

1. 稀释精液　于小试管内加入精液稀释液 0.38mL，再加入充分混匀的液化精液 20μL，立即混匀。

2. 充池　取充分混匀的稀释精液 1 滴充入计数板计数室内，静置 2 ～ 3 分钟。

3. 镜检计数　高倍镜下计数室中央大方格内四角及中央共 5 个中方格内的精子数 N。

4. 计算　精子计数（/L）$= N \times 5 \times 10 \times 20 \times 10^6$

精子总数 = 精子计数（/L）× 精液量（mL）× 10^{-3}

【参考区间】精子计数 $\geq 20 \times 10^9$/L；精子总数 $\geq 40 \times 10^6$/ 次射精。

【注意事项】

1. 标本　精液标本必须完全液化。吸取前必须充分混匀标本，吸取量必须准确。

2. 计数　计数时以精子头部为基准，应计数结构完整的精子（有头和尾），有缺陷的精子（无头或尾）不计数在内，若数量多时应分开计数并记录。

3. 检查次数 精子数量变异较大，最好在 2～3 个月内间隔 2～3 周分别取 3 份或以上的精液检查，方能得出较准确结果。

4. 离心检查 若直接涂片检查未发现精子，应将精液标本离心后取沉淀物再检查，若仍无精子，才可报告"无精子"。

【思考题】

1. 试述精子计数的注意事项。

2. 简述精子稀释液的组成成分及其作用。

精子形态检查（改良巴氏染色法）

【实验目的】掌握精子形态检查的方法和应用。

【实验原理】将液化精液涂成薄片，经干燥和固定后进行巴氏染色，油镜下观察计数 200 个精子，计算正常形态精子百分率；观察有无异常精子，辨别其类型并计算异常精子百分率及各种异常类型的百分率。

【实验材料】

1. 器材 染色缸、载玻片、显微镜、香柏油。

2. 试剂 巴氏染液、精子固定液（无水乙醇∶乙醚为 1∶1 的混合液）。

3. 标本 新鲜精液。

【实验操作】

1. 涂片 取液化精液 1 滴（约 10μL）于载玻片上，采用压拉涂片或推片法制片，待干。

2. 固定 将涂片置于乙醇乙醚混合液固定 5～15 分钟。

3. 染色 进行巴氏染色。

4. 显微镜检查 油镜下观察至少 200 个精子，计数正常与异常形态的精子数量及其百分率。

5. 结果判断 精子头部顶体染成淡蓝色，顶体后区域染成深蓝色，中段染成淡红色，尾部染成蓝色或淡红色，胞质小滴位于头部后面或中段呈绿色。

【参考区间】正常形态精子＞30%。

【注意事项】

1. 制备涂片 若精子数＞10×10^9/L，可直接涂片检查；若精子数＜10×10^9/L，则应将精液 2000rpm 离心 10～15 分钟后，取沉淀物涂片检查。

2. 制片 涂片厚薄应适宜，以免影响着色、透明效果。

3. 异常精子 评价精子形态时，只有头、颈和尾部都正常的精子才正常，所有形态学处于临界状态的精子均列为异常。形态学异常的精子若有多种异常同时存在，只需记录 1 种，应先记录头部异常，其次记录颈和中段异常，最后记录尾部异常。游离的精子头作为形态异常精子计数，但游离的精子尾不计入。卷尾与精子衰老有关。衰老的精子体部也可膨大并有被膜，不宜列入形态异常精子。

4. 显微镜观察 在观察精子形态的同时应注意观察有无红细胞、白细胞、上皮细胞和肿瘤细胞等。注意观察有无未成熟的生精细胞，若发现，应计数 200 个生精细胞（包括精子），计算其未成熟生精细胞百分率。

【思考题】

1. 简述精子形态检查的注意事项。

2. 导致精子形态异常的因素可能有哪些?

精子活动率、存活率和活动力检查

【实验目的】掌握精子活动率、精子存活率、精子活动力的检查方法。

【实验原理】将液化精液滴于载玻片上并用伊红 Y 染色，在显微镜下观察精子的活动情况及着色精子和不着色精子的情况，计算精子活动率及活力。

【实验材料】

1. 器材 显微镜、载玻片、盖玻片、玻棒或滴管。

2. 试剂 5g/L 伊红 Y 染色液（伊红 Y 5.0g，加 9g/L 生理盐水溶液至 1000mL）。

【实验操作】

1. 精子活动率 取完全液化精液 1 滴于载玻片上，加盖玻片，静置 1 分钟，在高倍镜下观察 100 个精子，计数有尾部活动的精子数，并计算其百分率。

2. 精子存活率 取液化精液和伊红 Y 染色液各 10 滴于载玻片上，混匀，加盖玻片，放置 30 秒。高倍镜下观察 5 ～ 10 个视野，计数 200 个精子，计算不着色精子（活精子）的百分率，并报告结果。

3. 精子活力 取液化精液 1 滴于载玻片上，加盖玻片，静置后高倍镜下观察至少 5 个视野，对 200 个精子进行分级、计数。依据 WHO 精子活动力分级，将精子活动力分为 3 级（表 1-8），即前向运动（progressive motility，PR）、非前向运动（non-progressive motility，NP）和无运动（immotility，IM）。

表 1-8 WHO 精子活动力分级

分级	特点
前向运动（PR）	精子运动积极，表现为直线或大圈运动，速度快
非前向运动（NP）	精子所有的运动方式都缺乏活跃性，如小圈的游动、鞭毛力量难以带动头部，或只有鞭毛的抖动
无运动（IM）	精子没有运动

【参考区间】排精后 60 分钟内，精子活动率为 80% ～ 90%（至少 > 60%）。总活动力（PR+NP）≥ 40%，前向运动（PR）≥ 32%。

【临床意义】精液液化异常及精子数、精子活动力、精子活动率等任何异常都可影响男性生育能力，但不育症的诊断需结合各个检查项目结果综合评估。

【注意事项】

1. 标本采集 禁止采用安全套法采集精液标本，因安全套内含有杀精剂等对精子有害的物质。

2. 送检　标本应在排精后 30 分钟内送检；送检和检查时应注意保温。

3. 操作　检查用的精液量及盖玻片大小应当标准化，以保证分析的一致性。建议采用精液分析计数的专用工具，如 Makler 计数板。

【思考题】影响精子活动力和活动率的因素可能有哪些？

实验二十二　前列腺液检验

【实验目的】掌握前列腺液理学检验及显微镜检验的内容和方法。

【实验原理】理学检验新鲜前列腺液的颜色、性状、pH 值等；涂片后显微镜下观察其有形成分的种类和数量。

【实验材料】

1. 器材　精密 pH 试纸、载玻片、盖玻片、显微镜。

2. 试剂　乙醚乙醇固定液（乙醚 49.5mL、95% 乙醇 49.5mL 和冰乙酸 1mL 混匀）、Wright-Giemsa 染液、HE 染液或巴氏染液。

3. 标本　新鲜前列腺液。

【实验操作】

1. 观察外观　取新鲜前列腺液 1 滴于载玻片上，肉眼观察其颜色、性状。

2. 测定 pH 值　用精密 pH 试纸测定前列腺液的酸碱度，并记录其 pH 值。

3. 直接涂片法

（1）制备涂片　取新鲜前列腺液 1 滴于载玻片上，加盖玻片。

（2）显微镜观察　低倍镜下观察涂片及有形成分的分布情况；高倍镜下连续观察 10 个视野内有形成分的种类、形态和数量，并报告结果。

（3）报告方式　①磷脂酰胆碱小体：按照"+ ～ ++++"方式报告（+：占高倍视野 1/4；++：占高倍视野 1/2；+++：占高倍视野 3/4；++++：高倍镜下满视野均匀分布），若未发现磷脂酰胆碱小体则报告为"未见磷脂酰胆碱小体"。②细胞：白细胞、红细胞、前列腺颗粒细胞均按照"X 个 /HP"方式报告。

4. 涂片染色法

（1）固定涂片　将常规制备的前列腺液涂片，干燥后置于乙醚乙醇固定液中固定 10 分钟。

（2）染色　自然干燥后，根据检查目的的不同，进行染色。

（3）显微镜观察　在高倍镜下观察各种细胞成分及其形态变化（特别是肿瘤细胞）。

【参考区间】淡乳白色，有蛋白光泽；稀薄；pH 值 6.3 ～ 6.5；磷脂酰胆碱小体满视野 /HP；白细胞 < 10/HP；红细胞偶见，< 5/HP；前列腺颗粒细胞 < 1/HP。

【注意事项】

1. 标本采集前　检查前 72 小时内应避免性生活。

2. 标本采集时　采集标本时，应弃去尿道流出的第一滴液体。如采集未成功时，可重复按摩一次，但不可强求收集。

3. 标本采集后　标本采集后应立即送检，以免干涸。

4. 显微镜检查　观察时，先用低倍镜浏览全片，再换用高倍镜，至少应观察 10 个高倍视野。

【临床意义】前列腺液检查异常可用于诊断前列腺炎、前列腺癌等疾病。

【思考题】

1. 简述前列腺液理学检验的临床意义。
2. 简述前列腺液检验的临床意义。

（徐红俊）

第七节　综合性实验

实验二十三　白细胞计数及误差因素探讨

【实验目的】掌握白细胞计算方法及分类计数；认识周围血液中正常白细胞形态；熟悉白细胞计数常见的误差因素。

【实验原理】全血经乙酸定量稀释并破坏成熟红细胞，在血细胞计数池内计数规定区域的白细胞总数，换算成每升血液中白细胞数。

【实验背景】白细胞包括中性粒细胞：圆形，胞浆淡红色，胞浆内有多量紫红色细小颗粒，核为蓝紫色；嗜酸性粒细胞：大小形态与中性粒细胞大体相似，胞浆内含有粗大的鲜红色颗粒，核多数为两叶；嗜碱性粒细胞：大小形态与中性粒细胞大体相似，胞浆内含有粗大的深蓝色颗粒，核分叶不明显；淋巴细胞：分大小两种，小淋巴细胞圆形，核染成深紫色，胞浆很少成蓝色，大淋巴细胞核圆形或肾形，胞浆相对较多成天蓝色，在胞浆与核之间有淡染带，有时内含少数紫红色大颗粒；单核细胞：核染成紫色，其染色质疏松，核形不规则，胞浆较多，染成浅灰蓝色。

改良牛鲍血细胞计数板由优质厚玻璃制成。由"H"形凹槽分为 2 个同样的计数池，在各池的平面玻璃上精密刻有 9mm² 面积的刻度，配以特制、专用盖玻片覆盖其上，形成刻度区域内的标准体积。每个计数池平均划分为 9 个大方格，每个大方格容积为 $0.1\mu L$。

误差是指一个量在测量、计算或观察过程中由于某些错误或不可控因素影响而造成的测量值与真值之差异。血细胞计数板的应用过程中，误差来源主要有三个方面，即仪器（或器材）误差、技术误差和分布误差（或计数域误差）。仪器误差可因器材配置不够完善、未经很好校准或质量不合要求等原因而产生，如计数池刻度不准、深度不足及盖玻片平整度、厚度影响等。技术误差来自操作者的操作规范程度、熟练程度及反应速度、分辨能力、固有习惯等，具体体现在吸样、稀释、混匀、充池、计数等实验过程中。分布误差因充池后血细胞在计数池内呈随机分布且分布不均匀所造成。血细胞在计数池内的分布符合 Poisson 分布，因此，可以根据统计学中 Poisson 分布的公式来计算所需的计数范围和计数量，以保证尽量将样品重复测定的误差降到最低，将变异系数控制在允许的最高限 5% 以内。

Poisson 分布是一种统计与概率学里常见的离散概率分布，常用于描述单位时间内随机事件发生的次数。根据其"总数的分布"特性，以血细胞计数板一定区域为一观察单元，总计数值为 m，则可认为 m 为平均数附近的一个观察值，近似于均数 $\bar{x}$；其均数分布与正态分布极为接近，那么方差 $s^2=m$，标准差 $s=\sqrt{m}$，计数误差：

$$CV = \frac{s}{\bar{x}} \times 100\% = \frac{\sqrt{m}}{m} \times 100\% = \frac{1}{\sqrt{m}} \times 100\%$$

【实验材料】

1. 试剂　白细胞稀释液：冰乙酸、10g/L 亚甲蓝、蒸馏水。

2. 器材　改良牛鲍血计数板及专用盖片、微量吸管、带孔吸头、移液管、小试管、纱布、玻璃棒、干棉球、光学显微镜、统计功能计算器、目镜测微器、微米千分尺、游标卡尺。

3. 标本　抗凝静脉血。

【实验设计】

1. 证实是否存在仪器误差影响实验结果，如何减少影响？如仪器是否校准、计数板或盖玻片是否合格、计数池刻度是否存在不精准等。

2. 证实是否存在技术误差影响实验结果，如何减少此类影响？如吸样量准确与否、稀释度、混匀充分与否、充池规范程度等。应通过熟练操作减少或避免。

3. 证实是否存在分布误差，由于计数池内每次血细胞分布不可能完全相同而产生误差，与计数细胞量成反比。

4. 证实是否存在核红细胞对实验结果影响，如何减少此类影响？

【实验提纲】

1. 白细胞计数实验过程中哪些操作会产生误差？

2. 要将误差控制在合理范围内，应该如何操作？

3. 如何进行白细胞计数准确性和精密度的评价？

4. 白细胞的增加或减少具有什么临床意义？

【实验报告要求】实验要求 4 ~ 6 名同学为一组，在老师指导下，根据设计提示，通过自行查阅资料，设计出具体方案，并组织和实施实验，最后进行实验结果分析和实验报告撰写。每组提供一份格式正确、内容完整的实验报告，包括实验题目、作者、设计方案、材料与方法、实验流程、原始记录、实验结果、结果分析与讨论、参考文献等。

（王　晶）

实验二十四　尿液白细胞检验的方法学评价

尿液白细胞检验是尿液分析的重要内容之一，常用方法有干化学法和显微镜法，两者实验原理不同，故其灵敏度、准确度、特异性和影响因素等均不相同。严格的方法学评价是保证实验室质量管理的重要内容之一，学习和掌握方法学评价实验的设计原理和基本方法是保证实验室质量、合理解释实验室数据并将其运用于较高层次临床诊断分析的基础。

【实验目的】掌握尿白细胞检查的2种常用方法的原理和操作技术；熟悉2种方法常见的影响因素，能在指定影响因素条件下，设计实验方案对2种方法进行灵敏度、准确性和特异性等方面的实验研究和对比评价；掌握尿白细胞检查的实验原理和基本方法，能从方法学角度合理解释不同影响因素条件下尿标本白细胞检查结果的变化，能根据不同的检验对象，在充分考虑其影响因素的基础上选择合适的检查方法。

【实验背景】

1. 尿液白细胞检验的基本原理和影响因素 正常情况下由于肾小球的滤过作用，尿液中几乎无白细胞；当泌尿系统感染及肾小球病变时，肾小球滤过膜通透性增加或受损，尿液中白细胞数量增加。尿液白细胞检查常用方法有干化学法和显微镜法。

干化学法是尿白细胞常用的筛查方法，操作简单，检测速度快。干化学法利用中性粒细胞和巨噬细胞胞质中的酯酶能水解吲哚酚酯生成吲哚酚和有机酸，吲哚酚与重氮盐反应，生成紫红色缩合物，颜色深浅与粒细胞和巨噬细胞数量成正比。试验主要针对中性粒细胞酯酶进行定性检查。干化学法常见定性因素有阴道分泌物、甲醛、大剂量头孢氨苄、庆大霉素、呋喃妥因等。

显微镜法是尿白细胞检验的参考方法，结果准确，干扰因素少。显微镜下直接观察白细胞有无。显微镜法常见影响因素有标本久置。

2. 实验方法学评价的常用评价指标 定性诊断性实验方法评价的常用评价项目有灵敏度、准确度、精密度、特异度等。

（1）灵敏度 又称敏感度、真阳性率。灵敏度越高，则假阴性的病例（漏诊率）越少，有助于排除相应疾病。

（2）准确度 反映实验结果和患病情况的一致性程度。

（3）精密度 又称重复性、可能性，指诊断性试验方法在完全相同的条件下进行重复试验得到相同结果的稳定程度。

（4）特异度 又称为特异性、真阴性率。特异度越高，则假阳性的病例（误诊率）越少，有助于确定诊断。

【实验材料】

1. 器材 小试管、试管架、吸管、显微镜、干化学分析仪及试纸等。

2. 标本 采集各种不同影响因素的临床新鲜尿标本。

【实验设计】

1. 选择无影响因素的尿标本，证实尿白细胞检验的2种方法的灵敏度和特异性。

2. 证实不同标本因素对尿白细胞检验2种方法的影响。

3. 证实药物因素对尿白细胞检验2种方法的影响。

4. 证实操作因素如标本久置对2种方法的影响。

【实验报告要求】每4～5名同学为一组，根据设计题设选择其中一个问题，通过查阅资料设计出具体实施方案，组织完成实验，最后进行实验结果分析和实验报告撰写。

每组完成一份内容完整的实验报告，包括实验题目、设计方案、材料方法、实验步骤、原始记录、结果分析、实验讨论。

（徐红俊）

第八节　单元讨论

临床基础检验技术是实验诊断的重要检测手段，也是临床疾病诊断的重要筛检技术，将其应用于中医药的基础和临床研究，可为中医辨病辨证诊断提供有力的数据支持，为中药的药理药机分析提供实验参考。

一、临床基础检验技术辅助中医的辨病辨证诊断

在《中医病证诊断和疗效标准》中，临床基础检验技术"三大常规"的检测指标被广泛应用于各中医学科辨病诊断和疗效评定。尤其血液一般性检查，在除眼科之外的各中医学科诊断标准中均被提及，并被作为许多中医病种的疗效判断依据。

虽然在《中医病证诊断和疗效标准》中，临床基础检验指标尚未在证候分类中应用，但与中医辨证诊断关系的研究也日益增多。例如，急性脑梗死患者痰热腑实证及风火上攻证的中性粒细胞总数和比率明显高于气虚血瘀证、风痰阻络证及阴虚风动证。红细胞计数能较好鉴别痰浊阻肺型与痰瘀互阻型的慢性阻塞性肺疾病患者。

中医的病证诊断具有经验性和宏观性，而临床基础检验技术则是通过对常规检测指标进行定量检测，具有实验性和微观性。将二者有机结合，可推动中医微观辨证学的发展，也为临床基础检验技术的学科发展提供更广阔的空间。

二、临床基础检验技术揭示中药的药理作用机制

中医学认为疾病的发生是机体阴阳失衡的结果，因此中药治病是扶正固本、协调阴阳的系统性治疗。临床基础检验技术具有多手段、多项目、多指标的特点，可以全方位地反映中药治疗过程中疾病证候的变化，揭示中药的药理作用，评估中药的疗效。

活血化瘀中药应用于血瘀证的辨证论治，其药机是通畅血脉、消散瘀滞，从而祛除血瘀，达到临床治疗目的。大量动物实验和临床研究发现，具有养血补血功效的部分活血化瘀中药能提高血常规中红细胞、血红蛋白等参数的水平，降低血小板的水平。这些检测指标的变化揭示了中药药理作用机制，并为进一步分析研究和临床选择用药提供了一定的参考依据。临床基础检验与中医药的交叉融合，丰富了中医药的微观视角，促进了中医药的发掘传承，推动了中医药的现代化发展。

（孙玉洁，周艳丽，张国军）

第二章　临床血液学检验技术 ▷▷▷▷

　　临床血液学检验技术是以血液学理论为基础，利用多种医学检验技术分析血液成分的生理病理变化的学科。血液成分的改变通常是疾病的早期反应，并且能够提示感染、贫血、血栓及肿瘤等疾病的病情进展和预后，让临床医生更准确地了解机体的病理生理状态，有助于疾病的诊治。本章重点介绍临床血液学常用实验的基本知识与操作技术，包括造血检验技术、红细胞检验技术、白细胞检验技术，以及出血与血栓性疾病检验技术等，从实验目的、实验原理、操作步骤、实验结果、临床意义及注意事项等方面进行了简要阐述，并配有图谱、表格、思考题及单元讨论，不仅帮助学生掌握临床血液学检验技术的基础知识与操作技能，而且有利于提高学生综合分析和解决临床问题的能力。

第一节　造血检验技术

　　造血检验技术包括正常血细胞形态学、血细胞化学染色等检验技术。正常血细胞的形态学检验技术通过观察骨髓中各种血细胞数量、形态有无异常以协助诊治疾病，是诊断血液系统及其相关疾病的基本技术；血细胞化学染色技术常用于辅助急性白血病的亚型诊断及鉴别诊断，也是诊断血液系统等疾病的常用检验技术。

实验一　正常血细胞形态学检验

　　骨髓中造血细胞分为六大系统：粒细胞系统、红细胞系统、淋巴细胞系统、单核细胞系统、浆细胞系统、巨核细胞系统。每个系统造血细胞的发育包括原始、幼稚及成熟三个阶段。除此之外，骨髓片中还可见非造血细胞。掌握以上各种细胞的形态特点是诊断血液系统疾病的基础，同时对疾病的鉴别诊断、疗效观察等具有重要意义。本实验按系统介绍了 Wright–Giemsa 染色后光学显微镜下正常血细胞形态学特征，还将进一步介绍骨髓细胞检验步骤。

（一）粒细胞系统

【实验目的】掌握各阶段粒细胞形态特征及其四种颗粒的鉴别要点。

【实验标本】正常骨髓涂片、慢性粒细胞白血病骨髓涂片和血涂片。

【观察内容】

　　1. 形态特征　低倍镜下选择合适部位，在油镜下观察各阶段粒细胞。各阶段粒细胞特征见表 2–1；根据细胞质出现的特异性颗粒不同，中幼粒细胞及以下阶段又分为三种。四种颗粒鉴别见表 2-2。

表 2-1　各阶段粒细胞形态特征（以中性粒细胞为例）

辨识点	原始粒细胞	早幼粒细胞	中幼粒细胞	晚幼粒细胞	杆状核粒细胞	分叶核粒细胞
胞体	10～20μm，圆或类圆形	12～25μm，圆或椭圆形	10～20μm，圆形	10～16μm，圆形	10～15μm，圆形	10～14μm，圆形
核形	圆或类圆形	圆或椭圆形	椭圆形或略凹陷	肾形、半月形等	带状、杆状、S形等	分叶，多2～5叶
核仁	2～5个，小	有或消失	多无	无	无	无
染色质	细如薄纱	聚集、稍粗	条索或块状	块状，出现副染色质	粗块状，副染色质多	粗块状，副染色质多
胞质	透明的蓝或深蓝	天蓝或深蓝	淡蓝色或淡粉	淡蓝或淡粉	淡粉	淡粉
颗粒	无或少许细小非特异颗粒	非特异颗粒增多	出现粉色中性颗粒，同时非特异颗粒也较多	充满中性颗粒，非特异颗粒少或无	充满中性颗粒	充满中性颗粒

表 2-2　粒细胞胞质中四种颗粒的鉴别

辨识点	非特异颗粒	中性颗粒	嗜酸性颗粒	嗜碱性颗粒
形态	比中性颗粒粗大，大小不一	细小、一致颗粒	粗大、一致的圆形颗粒	粗大、不均一
颜色	紫红	淡粉	橘红，不成熟时呈棕色或紫黑色	深紫
数量	少或中等量	多	多	不多
分布	不均	均匀	均匀	不均，常覆盖胞核上
所在细胞	原始粒细胞、早幼粒细胞、中幼粒细胞	中性中幼粒及以下阶段	嗜酸性中幼粒及以下阶段	嗜碱性中幼粒及以下阶段

2. 形态学变化规律　熟知粒细胞系统形态学变化规律有助于各类粒细胞辨识。①胞体：圆形或椭圆形，由大变小，但早幼粒细胞大于原始细胞；②胞质：无颗粒→非特异性颗粒→特异性颗粒增多、非特异性颗粒减少→特异性颗粒；③胞核：圆形→椭圆→肾形→杆状→分叶。

【注意事项】

1. 先在低倍镜下选择细胞分布均匀的部位（多选体尾交界处）进行粗略观察，然后转为油镜仔细观察细胞形态，注意骨髓涂片或血涂片应正面朝上放置于载物台，滴油后观察。

2. 初学者先选择各阶段典型粒细胞观察特征，把特征熟记于心后再进一步辨认形态特征不典型者或其他系统的细胞。

3. 细胞形态变化多样，应全面观察细胞并注意与周围典型细胞比较识别，不可只观察一两个特征而轻下结论。

4. 嗜酸性粒细胞注意双染性嗜酸性颗粒，多见于中幼粒细胞或晚幼粒细胞；嗜碱性粒细胞胞核多不清楚，在正常骨髓片中一般多为成熟细胞，故一般笼统归为嗜碱性粒细胞。慢性粒细胞白血病骨髓片有利于观察嗜酸或嗜碱性粒细胞。

【思考题】嗜酸性粒细胞的不成熟嗜酸性颗粒如何与嗜碱性粒细胞的嗜碱性颗粒鉴别？

（二）红细胞系统

【实验目的】掌握各阶段红细胞形态特征及形态变化规律。

【实验标本】正常骨髓涂片、增生性贫血骨髓涂片。

【观察内容】

1. 形态特征 低倍镜下选择合适部位后在油镜下观察各阶段红细胞。各阶段有核红细胞形态特征见表 2-3。

表 2-3 各阶段有核红细胞形态特征

辨识点	原始红细胞	早幼红细胞	中幼红细胞	晚幼红细胞
胞体	15～25μm，圆形，可见瘤状凸起	15～20μm，圆形，可见瘤状凸起	8～15μm，圆形	7～10μm，圆形
核形	圆形，居中	圆形，居中	圆形，居中	圆形，居中或偏位
核仁	1～3个，较大	模糊或无	无	无
染色质	颗粒状	粗颗粒、聚集	块状，副染色质明显	固缩呈团块，"炭核"
胞质	较多，深蓝不透明，无颗粒	深蓝不透明，可见核周淡染区，无颗粒	灰蓝或灰红，无颗粒	灰红或浅红，无颗粒

2. 形态学变化规律 熟知红细胞系统形态学变化规律有助于各类红细胞辨识。①胞体：圆形或类圆形，但原始红细胞及早幼红细胞可见瘤状突起；②胞质：无颗粒，油墨画感的深蓝→蓝灰→灰红→淡红；③胞核：圆形、居中。

【注意事项】

1. 粒系和红系在正常骨髓涂片中数量较多，观察细胞时注意对照各系特征思考其系别或发育阶段。

2. 红系与粒系鉴别要点：红系细胞胞质无颗粒；原、幼红细胞胞质深蓝；随着中幼红细胞及以下阶段血红蛋白的增多，胞质颜色逐渐变红。

【思考题】如何鉴别各阶段有核红细胞？

（三）淋巴细胞系统

【实验目的】掌握各阶段淋巴细胞形态特征及形态变化规律。

【实验标本】正常骨髓涂片、急性淋巴细胞白血病骨髓涂片。

【观察内容】

1. 各阶段形态特征 低倍镜下选择合适部位后在油镜下观察各阶段淋巴细胞。各阶段淋巴细胞形态特征见表 2-4。急性淋巴细胞白血病骨髓涂片可见大量原始、幼稚淋巴细胞，正常骨髓涂片中一般为淋巴细胞（成熟）。

表 2-4　各阶段淋巴细胞形态特征

辨识点	原始淋巴细胞	幼稚淋巴细胞	大淋巴细胞	小淋巴细胞
胞体	10～18μm，圆或类圆形	10～16μm，圆或类圆形	12～15μm，圆或类圆形	6～9μm，圆、类圆形或蝌蚪形
核形	圆或类圆形	圆或类圆形	椭圆形，常偏位	类圆形或小切迹
核仁	1～2个	模糊或无	无	无
染色质	颗粒状	粗颗粒	浓密均匀	紧密块状，副染色质不明显
胞质	少，蓝色，无颗粒	少，蓝色，偶有少许颗粒	稍多，清澈淡蓝色，常有少许紫红颗粒	极少，浅蓝无颗粒

2. 重要形态特征　①胞体小，呈圆形或类圆形；②胞质少，呈蓝色或淡蓝色；常无颗粒或颗粒数量可数。

【注意事项】

1. 原、幼淋巴细胞形态相似，对于初学者不易区分。而原、幼淋巴细胞与淋巴细胞的划分更重要。

2. 淋巴细胞与其他细胞鉴别：①小淋巴细胞和晚幼红细胞：小淋巴细胞胞质极少，常位于一侧呈月牙形或有切迹；晚幼红细胞胞质环绕胞核周边，胞质较多。②大淋巴细胞与中性中幼粒细胞：大淋巴细胞胞质通透、淡蓝色，颗粒可数，染色质致密；中性中幼粒细胞胞质呈淡粉或淡蓝，不通透，染色质粗颗粒或副染色质明显。

【思考题】如何鉴别各阶段淋巴细胞？

（四）单核细胞系统

【实验目的】掌握各阶段单核细胞形态特征及形态变化规律。

【实验标本】正常骨髓涂片、急性单核细胞白血病骨髓涂片。

【观察内容】

1. 各阶段形态特征　低倍镜下选择合适部位后在油镜下观察各阶段单核细胞。各阶段单核细胞形态特征见表 2-5。急性单核细胞白血病骨髓涂片可见大量原始、幼稚单核细胞，正常骨髓涂片中一般为单核细胞（成熟）。

表 2-5　各阶段单核细胞形态特征

辨识点	原始单核细胞	幼稚单核细胞	单核细胞
胞体	14～25μm，圆形或不规则，可有伪足	15～25μm，圆形或不规则，可有伪足	12～20μm，圆形或不规则，可有伪足
核形	圆形或不规则，可折叠、扭曲	常不规则，折叠、扭曲	常不规则，折叠、扭曲
核仁	1～3个，大而清晰	模糊或无	无
染色质	纤细、疏松，细丝网状	开始聚集，呈丝网状	疏松，粗网状或条索状
胞质	较多，蓝或灰蓝，无或少许细颗粒，可有空泡	增多，灰蓝，可见粉尘样紫红颗粒	多，灰蓝，可见粉尘样紫红颗粒

2.重要形态特征　①胞体：较大，可不规则或伪足状突起；②胞质：量多，灰蓝色不透明，可有空泡、粉尘样颗粒；③胞核：大，常不规则，扭曲、折叠，染色质细致、疏松。

【注意事项】

1.原、幼单核细胞特征接近，对于初学者不易区分，而原、幼单核细胞与单核细胞的划分更重要。

2.单核细胞是较难辨识的细胞，形态变化大，应注意与其他细胞鉴别。单核细胞和中性中幼粒细胞的形态鉴别，见表2-6。

表 2-6　单核细胞和中性中幼粒细胞的形态鉴别

辨识点	单核细胞	中性中幼粒细胞
胞体	12～20μm，圆形或不规则，可有伪足	10～20μm，圆形
核形	常不规则，折叠、扭曲	椭圆、半圆
染色质	疏松，粗网状或条索状	索块状
胞质	较多，灰蓝，毛玻璃状，可见粉尘样紫红颗粒，多有空泡	增多，含中性颗粒而呈淡红或淡蓝，可有非特异颗粒，多无空泡

【思考题】如何鉴别单核细胞和中性粒细胞？

（五）浆细胞系统

【实验目的】掌握各阶段浆细胞形态特征及形态变化规律。

【实验标本】正常骨髓涂片、多发性骨髓瘤的骨髓涂片。

【观察内容】

1.各阶段形态特征　低倍镜下选择合适部位后在油镜下观察各阶段浆细胞。各阶段浆细胞形态特征见表2-7。多发性骨髓瘤骨髓涂片中可见一定数量的原始、幼稚浆细胞，其他涂片多为浆细胞（成熟）。

表 2-7　各阶段浆细胞形态特征

辨识点	原始浆细胞	幼稚浆细胞	浆细胞
胞体	12～25μm，圆或椭圆形	12～16μm，常椭圆形	8～15μm，常椭圆形
核形	圆形，偏位	圆形，偏位	圆形，偏位
核仁	2～5个	模糊或无	无
染色质	粗颗粒	增粗	块状，副染色质明显
胞质	多，深蓝不透明，核周淡染区，可有空泡，无颗粒	多，深蓝不透明，核周淡染区，常有空泡，偶有少许颗粒	多，深蓝不透明，核周淡染区，空泡多，偶有少许颗粒

2.主要形态特征　①胞质丰富，呈深蓝色且常有核旁淡染区及空泡；②胞核：圆形，偏位；③核质比：小。

【注意事项】

1.原、幼浆细胞特征接近，对于初学者不易区分，而原、幼浆细胞与浆细胞的划分更重要。

2.反应性浆细胞增多骨髓涂片：可观察到数个浆细胞围绕巨噬细胞或组织细胞分布，称为浆细胞造血岛。应注意与成骨细胞区分。

【思考题】如何鉴别各阶段浆细胞？

（六）巨核细胞系统

【实验目的】掌握各阶段巨核细胞形态特征及形态变化规律。

【实验标本】正常骨髓涂片、原发免疫性血小板减少症骨髓涂片。

【观察内容】

1.各阶段形态特征 低倍镜下寻找巨核细胞，找到后在油镜下辨识各阶段巨核细胞。各阶段细胞形态特征见表2-8。

表2-8 各阶段巨核细胞形态特征

辨识点	原始巨核细胞	幼稚巨核细胞	颗粒型巨核细胞	产板型巨核细胞	裸核型巨核细胞
胞体	15～30μm，圆形或不规则，可有指状突起	30～50μm，不规则形	40～100μm，不规则形	40～100μm，胞膜不完整	30～70μm，圆形
核形	圆形或椭圆形	不规则	不规则，多分叶，常重叠	不规则，多分叶，常重叠	不规则，多分叶，常重叠
核仁	2～3个，不清晰	模糊或无	无	无	无
染色质	粗颗粒，排列紧密	粗或小块状	条索或块状	条索或块状	条索或块状
胞质	少，蓝或深蓝，无颗粒	较丰富，天蓝或深蓝，近核处有细小均匀紫红颗粒	极丰富，充满细小均匀淡紫红色颗粒	极丰富，除淡紫红色颗粒外，外侧可见释放的血小板	无

2.巨核细胞系统（除原始巨核细胞外）形态特征 ①胞体：巨大不规则；②胞质：成熟巨核细胞（颗粒型及产板型）胞质极丰富，充满细小颗粒；③胞核：巨大，成熟巨核细胞胞核高度分叶且重叠。

【注意事项】

1.巨核细胞胞体巨大，数量少，常位于骨髓涂片边缘，故先低倍镜观察涂片边缘部分，找到巨核细胞后移至视野正中转换油镜观察。

2.骨髓涂片原始巨核细胞很少，与其他原始细胞区别：巨核细胞胞体常有指状突起，有血小板附着，含两个或多个胞核。

3.注意观察血小板形态、数量、大小及分布。正常情况下血小板成堆分布，当血小板减少或骨髓液抗凝后血小板呈散在分布。

【思考题】各阶段巨核细胞如何鉴别？

（七）非造血细胞

【实验目的】了解常见的非造血细胞形态特征。

【实验标本】再生障碍性贫血、白血病化疗后、噬血细胞综合征等骨髓涂片。

【观察内容】各种非造血细胞种类多、数量少、胞体大，一般应在低倍镜下寻找，找到疑似细胞后再转到油镜下进一步辨认。各种非造血细胞形态特征见表2-9。

表 2-9　各种非造血细胞形态特征

细胞种类	胞体	胞核	核仁	染色质	胞质
肥大细胞	15～30μm，不规则	1个，圆或椭圆形	无	块状	丰富，充满深紫色均匀颗粒
组织细胞	20～50μm，不规则	1个，长椭圆形	1～2个	粗网状	丰富，淡蓝色，少许紫红色颗粒，胞膜常不完整
吞噬细胞	大小不定，不规则	常1个，圆形、椭圆或不规则	有或无	疏松	灰蓝色，可有紫红颗粒，可见吞噬物
成骨细胞	20～40μm，长椭圆形或不规则	1个，偏位，圆形或椭圆形	1～3个	粗网状	丰富，深蓝或淡蓝，偶有少许颗粒
破骨细胞	60～100μm，不规则，边缘可不整齐	1～100个，椭圆形	1～2个	粗网状	极丰富，淡蓝或淡红，大量细小紫红颗粒
脂肪细胞	30～50μm，圆或椭圆形	1个，小，偏位	无	致密	多，充满大小不一空泡
内皮细胞	25～30μm，梭形或长尾形	1个，椭圆或不规则	无	网状	较少，淡蓝或淡红，可有细小紫红颗粒
纤维细胞	＞200μm，条索状	多个到数十个，椭圆形	1～2个	网状	丰富，淡蓝或淡红，可有少许紫红颗粒，含有网状物

【注意事项】

1.在骨髓小粒中可见非造血细胞，如肥大细胞、网状细胞、脂肪细胞、纤维细胞等。

2.非造血细胞与各种血细胞的鉴别：

（1）成骨细胞与浆细胞的鉴别，见表2-10。

（2）破骨细胞与巨核细胞的鉴别，见表2-11。

表 2-10　成骨细胞与浆细胞的鉴别

细胞种类	胞体	核仁	染色质	胞质	淡染区	存在方式
成骨细胞	20～40μm，长椭圆形或不规则	1～3个	粗网状	更丰富，深蓝或淡蓝	距胞核远，呈椭圆形	多成堆存在
浆细胞	8～15μm，圆形或椭圆形	无	块状	丰富，多深蓝色	位于胞核旁，呈半月形	常单个散在

表 2-11　破骨细胞与巨核细胞的鉴别

细胞种类	核形	核仁	染色质	胞质颗粒
破骨细胞	圆或椭圆形，1～100个，彼此孤立，无核丝相连	每个胞核可见1～2个	粗网状	大量细小紫红颗粒或同时有粗大紫红颗粒
巨核细胞	不规则形，高度分叶但彼此重叠，各叶可见细丝相连	无	条块状	大量细小均匀的紫红颗粒

3. 涂抹细胞的识别：涂抹细胞多为推片时人为造成，有时为细胞衰老退化所致。涂抹细胞大小不一，通常只有一个核而无胞质，胞核肿胀模糊不清或碎裂成数个。退化的淋巴细胞结构模糊，有时形如扫帚或竹篮，故又称"篮细胞"。

【思考题】再生障碍性贫血的骨髓片有何特征？

（八）骨髓细胞形态学检验

【实验目的】掌握骨髓涂片检验步骤及报告单书写；掌握骨髓增生程度判断方法及正常成人骨髓象特点。

【实验标本】正常骨髓涂片。

【实验操作】

1. 骨髓涂片染色

（1）选择 2 ~ 4 张取材满意、涂片良好的新鲜骨髓涂片。

（2）骨髓涂片血膜面朝上放平，滴加 Wright 染色液使其覆盖整个血膜，固定 15 ~ 30 秒。

（3）滴加磷酸盐缓冲液（pH 值 6.4 ~ 6.8），Wright 染色液与缓冲液之比 1 : 2 ~ 1 : 3 为佳，吸耳球轻吹混匀两液后染色 10 ~ 15 分钟。

（4）流水冲洗染液后晾干涂片，显微镜下观察。

2. 低倍镜观察

（1）肉眼粗略观察涂片颜色、厚薄及骨髓小粒等情况。染色良好时涂片为淡紫红色，片尾骨髓小粒居多，因含大量有核细胞，肉眼观察为深蓝色颗粒状。低倍镜观察内容见表 2-12。

表 2-12 骨髓涂片低倍镜观察内容

观察类别	具体内容
骨髓涂片质量	涂片厚薄、骨髓小粒多少、油滴、染色等情况；选择合适的区域油镜下进行有核细胞分类、计数
骨髓增生程度	根据有核细胞多少，初步判断骨髓增生程度
巨核细胞计数及分类	巨核细胞大、量少，一般在低倍镜下计数（计数 1.5cm × 3.0cm 区域或全片巨核细胞数），再油镜或高倍镜下分类
异常细胞	观察全片（尤其在血膜尾部及上、下缘）有无体积较大或成堆分布的异常细胞，如骨髓转移癌细胞、淋巴瘤细胞、戈谢细胞、尼曼 – 匹克细胞等

（2）骨髓增生程度通常根据涂片有核细胞数的多少判断。在涂片上选择细胞分布均匀部位观察，观察多个视野后取平均值。如果增生程度介于两级之间，应划为上一级。见表 2-13。

表 2-13 骨髓增生程度分级及标准

分级	有核细胞 红细胞	有核细胞数 一个高倍镜视野	临床意义
增生极度活跃	1:1	>100	各种白血病等
增生明显活跃	1:10	50~100	各种白血病、增生性贫血等
增生活跃	1:20	20~50	正常人、贫血等
增生减低	1:50	5~10	造血功能低下、再生障碍性贫血、部分稀释等
增生极度减低	1:200	<5	再生障碍性贫血、完全稀释等

注：一个高倍镜视野有核细胞 10~20 个时，根据具体情况（如年龄等）判断。

3. 油镜观察 通过骨髓特有细胞等再次判断骨髓取材是否合格；然后观察有核细胞形态进行分类并计数，同时观察有无异常细胞等。通常先快速浏览全片进行粗略观察得出初步印象，然后再仔细观察进行分类计数。

（1）有核细胞计数及分类。①计数部位：选择厚薄合适且均匀、细胞结构清楚、红细胞呈淡红色、背景干净的部位计数，一般在体尾交界处。选择计数部位不合适会导致判断错误。②计数顺序：按一定顺序计数，避免重复计数。可从右到左、从上到下，呈"S"形走势。③计数细胞：计数除巨核细胞、破碎或退化细胞、分裂象细胞以外的所有有核细胞，包括各阶段造血细胞及非造血细胞等。一般单独对巨核细胞计数和分类。④计数数目：至少计数 200 个有核细胞。增生明显活跃以上者最好计数 500 个；对于增生极度减低者可计数 100 个。计数细胞需注意：通常大、小淋巴细胞一并计数；巨幼细胞贫血患者的各阶段巨幼红细胞与正常有核红细胞分别计数；急性粒细胞白血病异常增殖的粒细胞与正常同阶段粒细胞分别计数。

（2）观察内容，见表 2-14。观察应全面，包括各类细胞胞体、胞核及胞质的形态特点等，对于病变系更应仔细观察。

表 2-14 骨髓涂片油镜观察内容

观察点	观察内容
粒细胞系统	增生程度，各阶段粒细胞比例及形态，有无中毒颗粒、杜勒小体、空泡，核质发育是否平衡，棒状小体等
红细胞系统	增生程度、有核红细胞比例及形态、核质发育是否平衡等，同时观察红细胞形态，有无缗钱状排列、Howell-jolly 小体、嗜碱性点彩、多色性细胞等
淋巴细胞系统	淋巴细胞比例、形态，有无原始、幼稚淋巴细胞
浆细胞系统	浆细胞比例、形态，有无原始、幼稚浆细胞
单核细胞系统	单核细胞比例、形态，有无原始、幼稚单核细胞
巨核细胞系统	计数全片或 1.5cm×3.0cm 骨髓涂片中巨核细胞数量并分类一定数量。观察其形态，有无微小巨核细胞、小巨核细胞、单圆核巨核细胞、多圆核巨核细胞和分叶过度巨核细胞等。观察血小板数量、形态等。此系统无明显异常时分类 25 个巨核细胞，异常时至少分类 50 个巨核细胞
骨髓小粒	骨髓小粒中有核细胞量、有核细胞种类、油滴等
其他	非造血细胞、退化细胞、分裂象细胞等，全片油滴情况，有无寄生虫及其他明显异常细胞，如疟原虫、淋巴瘤细胞、戈谢细胞、尼曼-匹克细胞、转移性癌细胞等

细胞计数、分类完成后应再一次全面观察。注意细胞分类情况与其他区域是否一致。必要时采用单独快速计数（即计数一定数量有核细胞，但只对某类细胞分类）来验证或重新计数，同时注意其他部位有无异常细胞等。如有血涂片应对有核细胞观察，至少计数并分类 100 个有核细胞。

4. 骨髓涂片检查结果计算

（1）各阶段细胞百分比 ①有核细胞百分比（all nucleate cell，ANC）；②非红系细胞百分比（non erythroid cell，NEC）；③各系细胞百分比；④粒红比值（granulocyte/erythrocyte，G/E）。计算方法见表 2-15。

表 2-15 骨髓涂片检查结果计算方法

统计指标	具体内容
有核细胞百分比（ANC）	计数一定数量有核细胞数时，某种细胞所占一定数量有核细胞的百分比
非红系细胞百分比（NEC）	减去有核红细胞、淋巴细胞、浆细胞、巨噬细胞、肥大细胞以外的有核细胞百分比，多用于红白血病
各系细胞百分比	某系中各种有核细胞百分比总和
粒红比值	各阶段粒细胞（包括中性、嗜碱性及嗜酸性粒细胞）百分率的总和与各阶段有核红细胞百分率总和之比

（2）巨核细胞结果计算 计数全片或 1.5cm×3.0cm 骨髓涂片中的巨核细胞总数，以及各阶段巨核细胞的个数或百分比。

（3）血涂片和细胞化学染色的结果计算 血涂片分类后采用 ANC 方法计算各系、各阶段有核细胞百分比；细胞化学染色结果包括阳性率、积分或阳性状态。

5. 填写骨髓检查报告单 填写内容见表 2-16。如果各系基本正常，只需简要描述（重点是粒系、红系及巨核系）；如果某系明显异常，首先详细描述异常系别，其他系别描述顺序不变。报告单样本见图 2-1。骨髓检查诊断意见性质及特点见表 2-17。

表 2-16 骨髓检查报告单填写内容

填写项目	具体内容
一般情况	姓名、性别、年龄、科室、床号、骨髓穿刺部位及时间、临床诊断、本次骨髓涂片号等
检验数据	各阶段细胞百分比、粒红比值、计数的有核细胞总数等，验证各阶段百分比总和为100%
涂片描述： 　　骨髓涂片	此项是重点，描述应简单扼要、条理清楚： （1）涂片取材、制备及染色情况 （2）骨髓增生程度、粒红比值 （3）粒系增生程度，百分比，各阶段细胞比例及形态 （4）红系增生程度，百分比，各阶段细胞比例及形态 （5）各阶段淋巴细胞及浆细胞比例及形态 （6）各阶段单核细胞比例及形态 （7）全片或1.5cm×3.0cm骨髓涂片中巨核细胞数，各阶段巨核细胞数量及形态，血小板大致数量、分布及形态 （8）其他方面异常，如是否见到寄生虫、明显异常细胞等
血涂片	有核细胞数量、比例和形态；红细胞形态；血小板数量及形态有无异常；有无异常细胞及寄生虫等
化学染色	对每项细胞化学染色结果进行描述，一般包括阳性率、积分或阳性状态
诊断意见及建议	根据以上检查情况结合临床资料等提出诊断意见或参考意见，必要时提出建议（如进一步检查、随访、换位复查等）。对于诊断明确疾病，与之前骨髓涂片比较，得出疾病完全缓解、部分缓解、复发等意见
报告日期及签名	目前国内骨髓报告单多采用专用软件系统出具，可采集涂片中的典型彩图

注：复查患者一般不需做细胞化学染色；初诊者多需要同时送检血涂片，也可根据具体情况决定。

姓名：吴某　　年龄：55　　性别：男　　科室：血液内科　　床号：05　　骨髓片编号：2020-99
取材日期：2020 年 10 月 28 日　　穿刺部位：左髂后上棘　　临床诊断：白细胞增高待查

细胞名称		血片 (%)	骨髓图片		
			$\bar{X}$	$\pm SD$	(%)
粒细胞系统	原始粒细胞	27	0.65	0.33	44.0
	早幼粒细胞	1	1.57	0.60	2.4
中性	中幼	1	6.49	2.04	6.0
	晚幼	2	7.9	1.97	0.8
	杆状核	6	23.72	3.50	2.8
	分叶核	10	9.44	2.92	5.6
嗜酸性	中幼		0.38	0.23	0.4
	晚幼		0.49	0.23	0.4
	杆状核		1.25	0.61	
	分叶核		0.86	0.61	
嗜碱性	中幼		0.02	0.05	
	晚幼		0.06	0.07	
	杆状核		0.06	0.09	
	分叶核		0.03	0.05	
红细胞系统	原始红细胞		0.57	0.30	
	早幼红细胞		0.92	0.41	0.4
	中幼红细胞		7.41	1.91	0.8
	晚幼红细胞		10.75	2.36	1.6
	早巨幼红细胞				
	中巨幼红细胞				
	晚巨幼红细胞				
淋巴系	原始淋巴细胞		0.05	0.09	
	幼稚淋巴细胞		0.47	0.84	
	淋巴细胞	4	22.78	7.04	2.8
	异性淋巴细胞				
单核系	原始单核细胞		0.01	0.04	6.0
	幼稚单核细胞	49	0.14	0.19	25.2
	单核细胞	3	0.88		0.4
浆细胞	原始浆细胞		0.001	0.02	
	幼稚浆细胞		0.104	0.16	
	浆细胞		0.71	0.42	0.4
其他细胞	组织细胞		0.16	0.21	
	组织嗜碱细胞		0.03	0.09	
	吞噬细胞		0.18	0.19	
	分类不明细胞				
巨核细胞系统	原始巨核细胞		0~3		
	幼稚巨核细胞		0~10		2
	颗粒型巨核细胞		10~30		18
	产板型巨核细胞		40~70		3
	裸核型巨核细胞		0~30		2
	巨核总数				25
计数（个）		100	250		

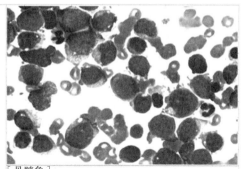

[骨髓象]
　　取材良好，涂片可，染色良好。
　　1. 骨髓增生明显活跃。粒系占 62.4%，红系 2.8%，粒：红 =22.29：1。
　　2. 粒系增生明显活跃，原始粒细胞占 44.0%。该细胞中等大小，规则，呈圆形；胞质量少，浅蓝色；胞核呈圆形或椭圆形，核染色质细致，部分可见核仁 1~3 个；晚幼粒及以下各阶段均减少。
　　3. 红系增生减少，成熟红细胞大致正常。
　　4. 单核系异常增生，原、幼单占 31.2%。该细胞体大，以幼单为主，多不规则；胞浆丰富，呈淡蓝色；胞核大，不规则，有折叠、扭曲、凹陷，核染色质呈细网状，核仁大，1～3 个。
　　5. 淋巴细胞比例降低，形态大致正常。浆细胞可见，大致正常。
　　6. 全片可见巨核细胞 25 个。分类 25 个，其中幼稚巨核细胞 2 个、颗粒巨核细胞 18 个、产板型巨核细胞 3 个、裸核型巨核细胞 2 个。血小板散在可见。
[细胞化学染色]
　　1.POX：原、幼细胞阳性率 62%，积分 169。规则原始细胞以强阳性为主，不规则原始细胞以弱阳性为主。
　　2.PAS：原、幼细胞阴性。
　　3.NAE：原、幼细胞阳性率 15%，积分 21。
NAE+NaF：原、幼细胞阳性率 13%，积分 16。
[血象]
　　白细胞总数增高，原始粒细胞占 27%，幼稚单核细胞占 49%，成熟红细胞大致正常，血小板散在少见。

[诊断意见]
　　1.ANLL–M4。
　　2. 建议免疫分型、染色体检查及分子生物学检查。

报告人：×× 　审查人：×× 　送检日期：2020-10-28 　审核日期：2020-10-29 　报告日期：2020-11-01

图 2-1　骨髓细胞形态学检查报告单（样本）

表 2-17 骨髓检查诊断意见性质及特点

诊断意见类型	特点
肯定性诊断	骨髓呈特异性变化，临床表现典型者，如各种白血病、巨幼细胞贫血、多发性骨髓瘤、骨髓转移癌、戈谢病、尼曼－匹克病等
提示性诊断	骨髓有改变但特异性不强，如再生障碍性贫血、缺铁性贫血、急性白血病亚型等
符合性诊断	骨髓呈非特异性改变，但结合临床及其他检查可解释临床者，如溶血性贫血、原发免疫性血小板减少症、原发性血小板增多症、脾功能亢进等
疑似性诊断	骨髓象有变化或出现少量异常细胞，临床表现不典型，可能为某种疾病的早期、前期或不典型病例，如骨髓增生异常综合征等
排除性诊断	临床怀疑为某种血液病，而骨髓象大致正常或不支持，可考虑排除此病，但有时也存在疾病早期或病灶呈灶性分布的可能性
形态学描写	骨髓象有改变但还不能做出上述性质的诊断意见时可简述其主要特点

【参考区间】目前无统一参考区间，大致正常骨髓象可参考表 2-18。

表 2-18 健康成人骨髓象特点

观察项目	特点描述
骨髓增生程度	增生活跃
粒红比值	（2～4）：1
粒细胞系统	占 40%～60%，其中原始粒细胞 < 2%，早幼粒细胞 < 5%，中性中幼粒细胞约 8%，中性晚幼粒细胞约 10%，中性杆状核粒细胞约 20%，中性分叶核粒细胞约 12%，嗜酸性粒细胞 < 5%，嗜碱性粒细胞 < 1%
红细胞系统	占 15%～25%，以中、晚幼红细胞为主（各占 10%），原始红细胞 < 1%，早幼红细胞 < 5%
淋巴细胞系统	占 20%～25%，均为淋巴细胞。原始淋巴细胞罕见，幼稚淋巴细胞偶见
浆细胞系统	< 2%，均为浆细胞，原始浆细胞罕见，幼稚浆细胞偶见
单核细胞系统	< 4%，均为单核细胞，原始单核细胞罕见，幼稚单核细胞偶见
巨核细胞系统	在 1.5cm×3.0cm 的血膜上可见巨核细胞 7～35 个，其中原始巨核细胞 0%～5%，幼稚巨核细胞占 0%～10%，颗粒型巨核细胞占 10%～50%，产板型巨核细胞占 20%～70%，裸核型巨核细胞占 0%～30%。血小板较易见，成堆存在
其他细胞	如组织细胞、成骨细胞、吞噬细胞等偶见，分裂象细胞少见，寄生虫和异常细胞未见
细胞形态	红细胞、血小板及各种有核细胞形态正常

【注意事项】

1. 细胞形态变化多样，应全面观察细胞的胞体大小、形态；胞核大小、形态、位置、核染色质、核仁；胞质的量、颜色、颗粒、空泡等，还应与周围细胞比较，不能根据一两个特点轻易判断。

2. 血细胞发育是连续过程，细胞发育阶段是人为划分的，故观察中常会遇到介于两阶段之间的细胞，一般归为更成熟阶段细胞。

3. 个别细胞介于两系统之间，难以判断归系时，可采用大数归类法即归入细胞多的细胞系统。

4. 对于难识别细胞可参考涂片其他细胞判断，如仍不能确定，可归入"分类不明"细胞，但不宜过多；若有一定数量则应通过细胞化学染色或会诊等方法识别。

【思考题】

1. 如何判断骨髓取材满意或被稀释？

2. 骨髓增生程度如何分级？其判断标准是什么？

3. 正常骨髓象有哪些特点？

（马雪莲，杨　帆）

实验二　血细胞化学染色检验

细胞化学染色以细胞形态学为基础，通过化学反应对细胞内的各种化学物质染色，从而进行定性、定位、半定量分析，主要用于急性白血病类型的鉴别、血液系统疾病的辅助诊断和鉴别诊断等。

细胞化学染色基本过程包括固定、显色、复染等步骤。细胞化学染色的方法很多，包括髓过氧化物酶染色、过碘酸－希夫反应、中性粒细胞碱性磷酸酶染色、氯乙酸 AS–D 萘酚酯酶染色、α－ 醋酸萘酚酯酶染色、铁染色等。下面介绍几种常用细胞化学染色方法的原理、操作及注意事项。

（一）髓过氧化物酶染色（四甲基联苯胺法）

【实验目的】掌握髓过氧化物酶（myeloperoxidase，MPO）染色原理、方法、结果分析及注意事项。

【实验原理】髓过氧化物酶位于粒细胞和部分单核细胞的溶酶体。此酶能分解 H_2O_2 释放新生态氧，可氧化四甲基联苯胺（tetramethylbenzidine，TMB）为四甲基联苯胺蓝，四甲基联苯胺蓝再自行脱氢氧化成棕色的四甲苯醌二胺，定位于酶所在部位；也可与亚硝基铁氰化钠结合，氧化成稳定的蓝色沉淀。

【实验材料】

1. 器材　显微镜等。

2. 试剂

（1）0.1%TMB– 乙醇溶液：需 88% 乙醇溶液配制。

（2）亚硝基铁氰化钠饱和溶液（360g/L）。

（3）染液（现配）：亚硝基铁氰化钠饱和溶液 10μL 加 0.1% TMB– 乙醇溶液 1mL。

（4）H_2O_2 工作液（现配）：1%H_2O_2（现配）1 滴加 10mL 蒸馏水。

（5）Wright 染液。

【实验步骤】

1. 在新鲜干燥涂片上加染液 0.5mL，放置 1 分钟。

2. 加 H_2O_2 工作液 0.7mL，吹匀，染色 6 分钟。

3. 流水冲洗，待干。

4.Wright 染液复染 15 ～ 20 分钟。

5. 流水冲洗，晾干，油镜观察。

【实验结果】胞质中出现蓝色或蓝黑色颗粒为阳性反应。结果判断见表 2-19。

表 2-19　髓过氧化物酶染色结果判断

实验结果	胞质阳性颗粒情况
－	无颗粒
±	颗粒小，稀疏
+	颗粒较粗大，聚集，约占胞质面积的 1/4
++	颗粒弥散状分布，有一定空隙，约占胞质面积的 1/2
+++	颗粒均匀分布于胞质或聚集，约占细胞质面积的 3/4
++++	阳性颗粒充满整个胞质，没有空隙

正常血细胞的染色反应见表 2-20。

表 2-20　正常血细胞的 MPO 染色反应

细胞系统	胞质阳性颗粒情况
粒细胞系统	原始粒细胞多阴性，少量阳性。早幼粒细胞及以下阶段细胞均含不同程度的蓝黑色颗粒，随粒细胞成熟阳性逐渐增强，中性成熟粒细胞为强阳性；衰老的中性粒细胞可阴性；嗜酸性粒细胞阳性最强，颗粒更粗大，嗜碱性粒细胞阴性
单核细胞系统	各阶段单核细胞常呈阴性或弱阳性
其他细胞	组织细胞及吞噬细胞可阳性；淋巴细胞、浆细胞、红细胞、巨核细胞系统等均阴性

【临床意义】过氧化物酶染色是临床最常用和最有价值的鉴别白血病类型的细胞化学染色方法，主要用于急性淋巴细胞白血病（ALL）与急性非淋巴细胞白血病（ANLL）的鉴别。

急性白血病时 MPO 反应强弱顺序为 M3 > M2b > M2a > M6（粒）> M4 > M1 > M5 > HAL > ALL。急性、慢性淋巴细胞白血病 MPO 均为阴性。MPO 是判断急性白血病类型的首选细胞化学染色。

【注意事项】

1. 涂片新鲜，厚薄适宜。

2. TMB- 乙醇溶液以 85% ～ 88% 的乙醇染色效果好，浓度不宜过高。

3. H_2O_2 溶液需新鲜配制，其浓度、量要严格按实验要求（H_2O_2 最适浓度 0.05mol/L）。将其加于新鲜血片上无气泡则表示无效。

4. 试剂低温（4℃）、避光保存；染液适宜 pH 值为 5.5，过低会呈假阳性。

【思考题】简述 MPO 染色呈阴性的细胞。

（二）过碘酸－希夫反应

【实验目的】掌握过碘酸－希夫反应（periodic acid Schiff reaction，PAS）的原理、操作方法、结果判断及注意事项。

【实验原理】过碘酸氧化细胞内含有 1, 2- 乙二醇基的多糖类物质而产生双醛基，后者与希夫染料作用，使无色的亚硫酸品红变成紫红色化合物，定位于胞质中多糖类物质存在处。

【实验材料】

1. 器材　染色缸、水浴箱、显微镜等。

2. 试剂

（1）10g/L 高碘酸溶液。

（2）希夫染液。

（3）偏重亚硫酸液（现配）：100g/L 偏重亚硫酸钠 6mL 与 1mol/L 盐酸 5mL 混匀于 100mL 蒸馏水中。

（4）20g/L 甲基绿。

【实验步骤】

1. 新鲜干燥骨髓涂片用 95% 乙醇固定 10 分钟，晾干。

2. 滴加过碘酸溶液覆盖标本，15 ～ 20 分钟，蒸馏水冲洗，晾干。

3. 涂片置 37℃ 希夫染液中染色 20 分钟。

4. 偏重亚硫酸溶液冲洗 3 次（此步可略），再流水冲洗 2 ～ 3 分钟，晾干。

5. 20g/L 甲基绿复染 1 ～ 2 分钟。

6. 水洗，晾干，镜检。

【实验结果】胞质中出现弥散状、颗粒状或块状红色为阳性。

正常血细胞的染色反应见表 2–21。

表 2–21　正常血细胞 PAS 染色

细胞系统	胞质阳性反应情况
粒细胞系统	原始粒细胞为阴性或阳性；自早幼粒细胞及以下阶段均呈阳性，并随细胞的成熟阳性反应逐渐增强，成熟中性粒细胞最强；嗜酸性粒细胞的颗粒本身不着色，颗粒之间的胞质呈阳性；嗜碱性粒细胞的颗粒为阳性而颗粒之间的胞质不着色
红细胞系统	有核红细胞和红细胞均阴性
单核细胞系统	原始单核细胞为阴性或阳性；幼稚单核细胞及单核细胞多为细颗粒阳性
淋巴细胞系统	各阶段淋巴细胞多呈阴性，少数呈颗粒或块状阳性，阳性率通常 < 20%
巨核细胞系统	巨核细胞为阳性反应，呈颗粒状或块状；血小板为阳性，呈颗粒状或小块状
其他细胞	浆细胞一般为阴性，少数可呈细颗粒状阳性反应；巨噬细胞可呈细颗粒状阳性

【临床意义】

（1）红细胞系统　①红血病或红白血病及骨髓增生异常综合征时，幼红细胞可呈阳性反应；②巨幼细胞性贫血、缺铁性贫血、珠蛋白生成障碍性贫血、溶血性贫血、再生障碍性贫血等疾病时，幼红细胞为阴性反应。

（2）白细胞系统　①急性淋巴细胞白血病时，白血病性原始淋巴细胞的阳性反应物质为红色块状或粗颗粒状，底色不红；②急性粒细胞白血病时，白血病性原始粒细胞的阳性反应物质呈均匀分布的红色或红色细颗粒状；③急性单核细胞白血病时，白血病性原始单核细胞的阳性反应物质呈红色细颗粒状，弥散分布。

（3）其他细胞 ①辅助鉴别不典型巨核细胞和霍奇金细胞或 Reed-Sternberg 细胞，前者呈强阳性反应，后者呈阴性或弱阳性反应；②辅助鉴别戈谢细胞和尼曼 - 匹克细胞，前者呈强阳性反应，后者呈阴性或弱阳性反应；③辅助鉴别白血病细胞和腺癌骨髓转移的腺癌细胞，后者呈强阳性反应。

【注意事项】

1. 固定试剂不同，染色结果不同。常用 95% 乙醇、无水甲醇及甲醛。其中乙醇固定后糖原颗粒明显，易判断阳性反应程度。

2.10g/L 过碘酸溶液变黄则不能用。氧化时间以 20 分钟为宜，过长会使醛基进一步氧化为羧基，影响结果。

3. 希夫染液应避光、密封保存。试剂应为无色，变红则失效。

4. 染色后涂片及时检查，以免褪色。

【思考题】简述红白血病和巨幼细胞性贫血的 PAS 染色区别。

（三）中性粒细胞碱性磷酸酶染色

【实验目的】掌握卡氏偶氮偶联法中性粒细胞碱性磷酸酶（neutrophil alkaline phosphatase，NAP）染色原理、方法、结果判断及注意事项。

【实验原理】中性粒细胞胞质中的碱性磷酸酶在 pH 值 9.2 ～ 9.6 时能水解磷酸萘酚钠生成萘酚，后者与重氮盐偶联形成不溶性有色沉淀，定位于胞质酶所在部位。

【实验材料】

1. 器材 染色缸、水浴箱、显微镜等。

2. 试剂

（1）10% 甲醛甲醇固定液。

（2）丙二醇缓冲液贮备液（0.2mol/L）。

（3）丙二醇缓冲液应用液（0.05mol/L，pH 值 9.75）。

（4）基质孵育液（pH 值 9.5 ～ 9.6）（现配）：α- 磷酸萘酚钠 20mg 溶于 0.05mol/L 丙二醇缓冲液 20mL，再加坚牢紫酱 GBC 盐（或重氮坚牢蓝）20mg 混合后滤纸过滤，即用。

（5）Mayer 苏木素染液。

【实验步骤】

1. 新鲜涂片用冷 10% 甲醛甲醇液固定 30 秒，流水冲洗，待干。

2. 将涂片浸入基质孵育液，室温温育 10 ～ 15 分钟。

3. 流水冲洗 1 ～ 2 分钟，待干。

4. 苏木素染液复染 5 ～ 8 分钟，流水冲洗，待干，镜检。

【实验结果】

1. 胞质中出现紫黑色或棕红色颗粒为阳性。判断标准见表 2-22。

表 2-22 NAP 染色结果判断

实验结果	分级	胞质阳性颗粒情况
0 分	−	无阳性颗粒
1 分	+	少量颗粒或呈弥漫浅色
2 分	++	中等量颗粒或呈弥漫着色
3 分	+++	较多颗粒或弥漫较深色
4 分	++++	充满粗大颗粒或弥漫深色

2. 计算阳性率和积分值：①阳性率：100 个中性粒细胞中阳性细胞总数。②积分值：100 个中性粒细胞中阳性细胞的积分之和。

3. 正常血细胞的染色反应：成熟中性粒细胞（杆状核及分叶核）阳性，其他细胞均阴性。

【参考区间】NAP 的积分值为 30 ～ 130 分。因各实验室参考区间差异较大，以上值仅供参考。

【临床意义】

1. 生理性变化 NAP 活性可因年龄、性别、应激状态、月经周期、妊娠及分娩等因素有一定的生理性变化。

2. 病理性变化 NAP 积分增加见于细菌性感染，急性淋巴细胞白血病、慢性淋巴细胞白血病、淋巴瘤、骨髓纤维化、原发性血小板增多症、真性红细胞增多症、慢性中性粒细胞白血病、慢性粒细胞白血病（加速期、急变期）、再生障碍性贫血、骨转移癌等。NAP 积分降低见于慢性粒细胞白血病（慢性期）、阵发性睡眠性血红蛋白尿、骨髓增生异常综合征、恶性组织细胞病等。

【注意事项】

1. 涂片新鲜（1 周内），否则酶活性降低，影响染色结果。

2. 低温固定细胞不易破碎，酶不易扩散，准确定位。

3. 基质孵育液须临用前现配：血膜固定干燥后再开始配制。

4. 每次染色应同时做一份感染患者血片作为阳性对照。

【思考题】慢性粒细胞白血病（慢性期）与慢性中性粒细胞白血病 NAP 染色有何不同？

（四）氯乙酸 AS-D 萘酚酯酶染色

【实验目的】掌握氯乙酸 AS-D 萘酚酯酶（naphthol AS-D chloroacetate esterase，NAS-DCE）染色的原理、方法、结果判读及注意事项。

【实验原理】细胞内氯乙酸 AS-D 萘酚酯酶水解氯乙酸 AS-D 萘酚，释放的 AS-D 萘酚与重氮盐偶联，生成不溶性的有色沉淀，定位于酶所在部位。

【实验材料】

1. 器材 染色缸、水浴箱、显微镜等。

2. 试剂

（1）10% 甲醛甲醇固定液。

（2）Veronal- 醋酸缓冲液：甲液：1.94g 三水合醋酸钠、2.94g 巴比妥钠，蒸馏水 100mL 溶解。乙液：0.85mL 盐酸（比密 1.190g/mL）加蒸馏水至 100mL。

甲液 50mL、乙液 45mL、蒸馏水 135mL，用 1mol/L 盐酸调 pH 值至 7.5 ～ 7.6。

（3）基质液（溶解、过滤后立即染色，一次用完）：氯乙酸 AS-D 萘酚 10mg，丙酮 0.5mL，蒸馏水 5mL，Veronal- 醋酸缓冲液 5mL，坚牢紫酱 GBC 盐 10mg。

（4）苏木素染液。

【实验步骤】

1. 新鲜干燥涂片放固定液中 30 ～ 60 秒，水洗，待干。

2. 放入基质液中，37℃孵育 30 分钟，水洗，待干。

3. 苏木素染液复染 5 分钟，水洗，待干，镜检。

【实验结果】阳性反应为胞质中出现红宝石色颗粒。

正常血细胞的染色反应见表 2-23。

表 2-23 正常血细胞 NAS-DCE 染色反应

细胞系统	胞质阳性反应情况
粒细胞系统	分化好的原始粒细胞呈弱阳性，早幼粒细胞及以下阶段细胞呈阳性或强阳性；嗜酸性粒细胞阴性；嗜碱性粒细胞可弱阳性
单核细胞系统	各阶段单核细胞呈阴性，个别呈弱阳性
其他细胞	肥大细胞呈阳性；巨核细胞、血小板、淋巴细胞和红细胞系均呈阴性

【临床意义】

1. 急性粒细胞白血病时，白血病性原始粒细胞可出现阳性反应。

2. 急性单核细胞白血病及急性淋巴细胞白血病时，白血病细胞均呈阴性反应。

3. 急性粒单核细胞白血病时，原粒和早幼粒细胞呈阳性反应，原始单核和幼单核细胞呈阴性反应。

【注意事项】

1. 需新鲜标本，存放过久则酶活性降低会影响染色结果。

2. NAS-DCE 染色反应最适宜 pH 值为 7.0 ～ 7.6，此酶不被氟化钠抑制。

3. 配制基质液时可先将萘酚在丙酮溶解后再加其他液体，37℃温箱促进溶解。底物配制后可出现混浊，但不影响染色效果。

【思考题】在粒细胞系统中，NAS-DCE 染色阳性最强的细胞有哪些？

（五）铁染色

【实验目的】掌握骨髓铁染色的原理、方法、结果判断及注意事项。

【实验原理】骨髓中三价铁经稀盐酸处理后游离，并能与酸性亚铁氰化钾溶液发生普鲁士蓝反应（反应式见下），生成蓝色亚铁氰化铁沉淀，定位于胞质中含铁部位。根据反应强弱可反映骨髓中细胞内铁（幼稚红细胞内）和细胞外铁（骨髓小粒中含铁血黄素）的含量。

$$4Fe^{3+}+3K_4\left[Fe\left(CN\right)_6\right]\rightarrow Fe_4\left[Fe\left(CN\right)_6\right]_3\downarrow+12K^+$$

【实验材料】

1.器材 染色缸、水浴箱、显微镜等。

2.试剂

（1）酸性亚铁氰化钾溶液（现配）：200g/L 亚铁氰化钾溶液 20mL，缓缓滴加 5mL 浓盐酸，边滴边搅拌，如有白色沉淀则加少量亚铁氰化钾溶液使其消失，加入亚铁氰化钾溶液的总量为 25mL。

（2）2g/L 核固红 – 硫酸铝溶液：硫酸铝 2g 溶于 100mL 蒸馏水，加入核固红 0.2g，置 37℃水浴振荡 1 小时溶解，过滤备用。

【实验步骤】

1.干燥骨髓涂片放入酸性亚铁氰化钾溶液中染色 30 分钟。

2.用蒸馏水冲洗，待干。

3.核固红染液复染 10 ～ 15 分钟。

4.流水冲洗，待干，镜检。

【实验结果】幼红细胞胞核呈鲜红色，胞质呈淡黄红色，铁粒呈蓝绿色。

1.细胞内铁 油镜观察 100 个中幼红细胞、晚幼红细胞，计算胞质中含有蓝色铁颗粒的幼红细胞（铁粒幼红细胞）的百分率。根据细胞内铁颗粒的数目、大小、染色深浅和颗粒分布的情况，将铁粒幼红细胞分为四型。

Ⅰ型：幼红细胞内含 1 ～ 2 个小铁颗粒。

Ⅱ型：幼红细胞内含 3 ～ 5 个小铁颗粒。

Ⅲ型：幼红细胞内含 6 ～ 10 个小铁颗粒或 1 ～ 4 个大铁颗粒。

Ⅳ型：幼红细胞内含 10 个以上小铁颗粒或 5 个以上大铁颗粒。

环形铁粒幼红细胞是指幼红细胞胞质内铁颗粒在 5 颗以上并围绕核周 1/3 以上者。

2.细胞外铁 低倍镜观察，注意涂片尾部和骨髓小粒附近有无蓝色铁颗粒。常分为五级。

（－）：无颗粒。

（＋）：有少数铁颗粒或偶见铁小珠。

（＋＋）：有较多的铁颗粒或小珠。

（＋＋＋）：有很多铁颗粒、小珠和少量小块状。

（＋＋＋＋）：有极多铁颗粒、小珠，并有很多成堆的小块。

【参考区间】

细胞外铁：（＋）～（＋＋）。

细胞内铁：阳性率为 12% ～ 44%；以Ⅰ型为主，少数为Ⅱ型，无环形铁粒幼红细胞。

【临床意义】

1. 缺铁性贫血：细胞外铁明显减低甚至为阴性，细胞内铁阳性率减低或为零。

2. 铁粒幼细胞贫血：细胞外铁明显增多，细胞内铁阳性率增多，出现较多环形铁粒幼细胞。

3. 骨髓增生异常综合征：细胞外铁明显增多，环形铁粒幼细胞＞15%。

4. 感染、肝硬化、慢性肾炎及尿毒症、血色病及多次输血后，骨髓细胞外铁增加；非缺铁性贫血细胞外铁和内铁正常或增加。

【注意事项】

1. 选择骨髓小粒丰富的涂片进行铁染色，取材不佳影响结果。

2. 酸性亚铁氰化钾溶液须新鲜配制。加浓盐酸时要慢，否则会产生不溶性沉淀。

3. 已做瑞氏染色的骨髓片可浸入甲醇中褪去颜色后再行铁染色。

【思考题】简述铁染色中细胞内铁和细胞外铁的结果判断。

（马雪莲，杨　帆）

第二节　红细胞检验技术

临床上红细胞疾病以贫血最为常见，对贫血的诊断思维步骤包括确定有无贫血、贫血程度、类型和病因，并结合病史、症状及其他检验项目综合分析确诊。本节根据贫血的病因主要介绍临床上常用的红细胞检验技术。

实验三　缺铁性贫血的细胞形态学检验

【实验目的】掌握缺铁性贫血的血涂片、骨髓涂片细胞形态学特征；正确书写骨髓象报告单。

【实验标本】缺铁性贫血 Wright 染色血涂片、骨髓涂片。

【实验操作】

1. 外周血象　血涂片可见成熟红细胞部分呈小细胞低色素性改变，大小不等，以小细胞为主，中心淡染区明显扩大；可见嗜多色性红细胞或嗜碱性红细胞，偶见靶形、椭圆形或其他不规则形态红细胞；白细胞数量、分类及形态无明显异常；血小板正常或增多，形态无明显异常（文末彩图 2-1）。

2. 骨髓象　骨髓象呈增生性贫血特点。骨髓有核细胞增生活跃或明显活跃，粒/红比例降低。红细胞系明显增生，以中幼红细胞、晚幼红细胞为主，其中分裂象较易见。幼红细胞形态特征："小"，胞体、胞核较正常细胞体积小，胞质量少；"蓝"，胞质因血红蛋白合成不足而表现为嗜碱性，着色偏蓝，边缘不整齐，呈破布状或锯齿状；"密"，核染色质致密、浓染。核浆发育不平衡（核老浆幼），这种变化以中幼红细胞更为突出。成熟红细胞呈小细胞低色素性改变。粒系细胞比值相对降低，各阶段比例及形态大致正常。巨核细胞系及血小板数量和形态正常。单核细胞、淋巴细胞及其他细胞系无明显异常（文末彩图 2-2）。

3. 细胞化学染色 ①铁染色：可见铁粒幼红细胞 < 15%，细胞外铁消失；② PAS 染色：幼红细胞呈阴性。

【注意事项】

1. 血涂片或骨髓涂片时，应选择厚薄适宜、细胞分布均匀、结构清楚的部位进行分类计数。涂片厚的部位，细胞体积较小、结构不清楚，正常的幼红细胞也看似缺铁样改变，而片尾的幼红细胞体积较大，缺铁性幼红细胞体积偏大，胞质的量也可正常，有的成熟红细胞淡染区消失。

2. 由于骨髓中幼红细胞缺铁样改变并非缺铁性贫血所特有，所以贫血的患者或怀疑为缺铁性贫血的患者均要做骨髓铁染色。

3. 书写骨髓报告单时，应将红系置于首位并详细描述幼红细胞的比例、形态特征和成熟红细胞形态。骨髓检查不能确诊缺铁性贫血，可做出提示性诊断意见。

【思考题】

1. 缺铁性贫血幼红细胞有何形态特征？
2. 对缺铁性贫血患者诊断价值较大的实验室检查项目有哪些？

实验四 巨幼细胞贫血的细胞形态学检验

【实验目的】掌握巨幼细胞贫血（megaloblastic anemia，MA）的外周血涂片、骨髓涂片细胞形态学特征；正确书写骨髓象报告单。

【实验材料】MA Wright 染色外周血涂片、骨髓涂片。

【实验操作】

1. 外周血象 成熟红细胞呈大细胞正色素性，形态不规则，明显大小不均，以卵圆形大红细胞居多，可见泪滴形红细胞、点彩红细胞、嗜多色性红细胞、有核红细胞、巨红细胞及 Howell–Jolly 小体，偶见 Cabot 环。白细胞正常或轻度减少，中性粒细胞胞体偏大，核分叶过多（5 叶以上 > 5%），呈"核右移"现象，严重的病例可见巨型中性中、晚幼粒细胞。血小板正常或轻度减少，可见巨大血小板。中性粒细胞"核右移"和大红细胞同时存在是 MA 的重要诊断依据（文末彩图 2-3）。

2. 骨髓象 骨髓有核细胞增生活跃或明显活跃，红系细胞增生明显，粒/红比值降低甚至倒置，并以粒系、红系、巨核系三系细胞均出现巨幼变为特征（文末彩图 2-4）。

各阶段幼红细胞增多，成熟障碍，体积增大，巨幼红细胞常 > 10%，早、中、晚幼红细胞巨幼变均可见。巨幼红细胞可见核畸形、碎裂、双核及多核等病理改变，易见核分裂象和 Howell–Jolly 小体。巨幼红细胞与同阶段正常幼红细胞相比，其形态特征如下：①胞体大，胞质丰富。②胞核大、肿胀，核染色质疏松，排列松散呈粗粒状、粗逗点状，随着细胞的成熟逐渐密集，但不能形成明显的块状；副染色质明显，核着色较同阶段正常幼红细胞浅。③核、质发育不平衡，呈现胞核发育迟缓而胞质发育正常的所谓"核幼浆老"现象。胞核形态和"核幼浆老"的改变是其两大识别要点。

粒系细胞比例相对降低，伴明显成熟障碍，可见巨幼变，以巨晚幼、巨杆状核粒细胞多见，形态特征：①细胞体积增大，直径可达 30μm；②胞质着色呈灰蓝色，可见空泡，内含的特异性颗粒减少；③胞核肿胀、粗大，可不规则或畸形，染色质疏松；④部分中性分叶核粒细胞分叶过多，常多于 5 叶，各叶大小不一，可畸形，称为巨多叶核中性粒细胞。

巨核细胞数正常或减少，伴成熟障碍，可见胞体过大、核碎裂、分叶过多、胞质内颗粒减少等现象。血小板生成障碍，可见巨大血小板。单核细胞也可见巨幼变，淋巴细胞形态一般无变化。

【注意事项】

1. 注意观察点彩红细胞、嗜多色性红细胞、嗜碱性红细胞、Howell-Jolly 小体及细胞分裂象等增生性贫血的骨髓象特征。

2. 书写骨髓报告单时，应将红系置于首位并详细描述巨幼红细胞的比例、形态特征和成熟红细胞形态特征，并详细描述粒系巨幼变细胞的形态特征。

【思考题】

1. MA 骨髓细胞的形态特征有哪些？

2. MA 出现"核幼浆老"的原因是什么？

实验五　再生障碍性贫血的细胞形态学检验

【实验目的】掌握再生障碍性贫血（aplastic anemia，AA）的血涂片、骨髓涂片细胞形态学特征及正确书写 AA 的骨髓象报告单。

【实验材料】AAWright 染色外周血、骨髓涂片。

【实验操作】

1. 外周血象　AA 患者表现为全血细胞减少。贫血多为正细胞正色素性，成熟红细胞形态大致正常；中性粒细胞明显减少，淋巴细胞相对增多；血小板减少，形态大致正常（文末彩图 2-5）。

2. 骨髓象观察　急性 AA 骨髓涂片外观脂肪滴增多，骨髓小粒很少或缺乏。有核细胞增生极度减低，粒系、红系细胞严重减少，巨核细胞常缺如，淋巴细胞相对增多，非造血细胞（肥大细胞、网状细胞、脂肪细胞、吞噬细胞、浆细胞、组织嗜碱细胞等）比例增高，各系细胞形态无明显异常。如有骨髓小粒，染色后镜下常见空网状结构，造血细胞明显减少。

慢性 AA 骨髓增生减低，粒系、红系细胞均减少，巨核细胞明显减少，淋巴细胞相对增多，非造血细胞比例增高。如穿刺遇增生灶，可见骨髓增生活跃，红系可代偿性增生，常以"炭核"样晚幼红细胞多见，粒系细胞减少，可见粒细胞内颗粒变粗，巨核细胞减少（文末彩图 2-6）。

【注意事项】

1. AA 骨髓穿刺液稀薄，骨髓涂片脂肪滴明显增多，有时会出现"干抽"，有时需多部位穿刺才能诊断，必要时应做骨髓活检。

2. AA 骨髓小粒内造血细胞多被脂肪组织和非造血细胞取代，骨髓小粒内结构（有核细胞数、细胞种类）的组成对 AA 诊断有重要意义，在书写骨髓报告单时应详细描述。

3.AA 骨髓有核细胞少，应注意与取材不良（脂肪滴少见或无，无骨髓小粒，无骨髓特有的细胞如浆细胞、巨核细胞、成骨细胞、破骨细胞、组织细胞、肥大细胞等）或骨髓转移癌导致的增生减低（骨髓涂片中可找到恶性肿瘤细胞）鉴别。应注意全片观察，以免误诊或漏诊。

【思考题】AA 如何与低增生性 MDS、PNH 疾病相鉴别？

实验六 溶血性贫血的细胞形态学检验

【实验目的】掌握溶血性贫血（hemolytic anemia，HA）的血涂片、骨髓涂片细胞形态学特征及正确书写溶血性贫血的骨髓象报告单。

【实验材料】Wright 染色溶血性贫血外周血、骨髓涂片。

【实验操作】

1. 外周血象 溶血性贫血类型较多，贫血轻重不一，其一般特征是红细胞大小不均，多见大细胞，可见红细胞碎片、嗜碱性点彩红细胞、嗜多色性红细胞、靶形红细胞、有核红细胞，红细胞内可见 Howell-Jolly 小体、Cabot 环等异常形态，可见中性粒细胞核左移（文末彩图 2-7）。

2. 骨髓象 骨髓有核细胞增生明显活跃，红系显著增生，粒/红比值明显降低甚至倒置。红系以中、晚幼红细胞增生为主，核分裂象多见。各期幼红细胞形态大多正常，少数可见核畸形，胞质中可出现嗜碱性点彩、Howell-Jolly 小体等。成熟红细胞形态与血象相同。粒系、巨核系及其他系比例、形态一般无明显异常（文末彩图 2-8）。

【注意事项】

1.溶血性贫血原因多、类型多，实验室检查项目也多，外周血及骨髓细胞学检验可提示溶血性贫血的一般特点，提供其是否存在的线索。不同类型的溶血性贫血有不同的形态学特征，在实验过程中应留意，如球形红细胞异常增多可以提示遗传性球形红细胞增多症或自身免疫性溶血性贫血；靶形红细胞增多可见于珠蛋白生成障碍性贫血；裂红细胞增多对机械性溶血性贫血等有诊断价值等。

2.溶血性贫血的病因复杂，确诊需结合相关的溶血检查。考虑为红细胞膜缺陷如遗传性球形红细胞增多症或遗传性椭圆形红细胞增多症时，应进行红细胞渗透脆性试验、红细胞膜蛋白电泳分析及应用分子生物学技术检测膜蛋白基因的突变位点；考虑为 PNH，应进行酸化血清溶血试验、Rous 试验、蔗糖溶血试验和流式细胞术测 CD55 和 CD59 等检查；考虑为红细胞酶缺陷性溶血性贫血，应进行 G-6-PD 或丙酮酸激酶的检测；考虑由血红蛋白/珠蛋白缺陷所致的溶血性贫血，可用血红蛋白电泳或基因分析以确诊；怀疑为自身免疫性溶血性贫血，可做 Coombs 试验、冷凝集素试验等血清学试验。

【思考题】HA 常见的实验室检查有哪些？

实验七　铁代谢检验

（一）血清铁蛋白检测

【实验目的】掌握化学发光酶免疫分析法检测的原理、操作方法及临床意义。

【实验原理】在包被有抗铁蛋白单克隆抗体的固相载体上，依次加入待测样本和碱性磷酸酶（alkaline phosphatase，ALP）标记的抗铁蛋白单克隆抗体，形成固相抗体 – 铁蛋白 –ALP– 标记抗体复合物，经洗涤后，加入发光底物金刚烷衍生物（AMPPD），通过检测酶促化学发光的强度，结合标准曲线对待测样本中的铁蛋白进行定量分析。

【实验材料】

1. 器材　微孔板化学发光分析仪、微量加样器、漩涡振荡器、玻璃试管。

2. 试剂

（1）聚苯乙烯微孔板（平板，48 或 96 孔）。

（2）包被稀释液：0.05mol/L pH 值 9.6 Na_2CO_3–$NaHCO_3$ 缓冲液。

（3）封闭液：0.02mol/L pH 值 7.4 磷酸盐缓冲液（PBS），1% BSA，0.5% NaN_3。

（4）洗涤液：0.02mol/L pH 值 7.4 Tris–HCl–Tween 20。

（5）抗体：抗铁蛋白单克隆抗体、ALP 标记的抗铁蛋白单克隆抗体。

（6）铁蛋白标准品（现用现配）。

（7）化学发光底物：AMPPD。

【实验操作】

1. 包被抗体　准备微孔板，用 Na_2CO_3–$NaHCO_3$ 缓冲液稀释抗铁蛋白单克隆抗体后，微孔板内每孔加入 100μL，4℃过夜。

2. 洗涤　弃去孔中液体，用洗涤液洗 3 次，每次 1 分钟。将微孔板倒扣于吸水纸上，使孔中洗涤液流尽。

3. 封闭　每孔加封闭液 300μL，室温封闭 2 小时。

4. 洗涤　同第 2 步。冷冻干燥，密封，于 4℃保存备用。

5. 加样　将铁蛋白标准品或待测样本加入包被板中，每孔 50μL，加入 ALP 标记抗体 50μL，振荡混匀，置 37℃温育 1 小时。

6. 洗涤　弃去孔中液体，每孔用 300μL 洗涤缓冲液洗 5 次，于吸水纸上充分拍干。

7. 加发光底物液　每孔加 AMPPD 100μL，室温避光反应 30 分钟。

8. 测定　在微孔板化学发光分析仪上测量相对发光强度单位（relative light units，RLU）。

【结果计算】用双对数坐标分别以标准品 RLU 值对铁蛋白标准品的浓度作图，通过标准曲线对待测血清中的铁蛋白实现定量分析。

【参考区间】成年男性：30 ～ 400μg/L；成年女性：13 ～ 150μg/L。

【注意事项】

1. 标准管和测定管均应进行复孔检测，测定结果取均值。

2. 加入发光底物后应在 30 ～ 90 分钟内检测 RLU 值。

3. 本实验为定量分析，需注意准确加样。

【临床意义】

1. 铁蛋白降低　常见于体内贮存铁减少，是早期诊断缺铁性贫血的重要指标；也见于失血或营养缺乏，可作为孕妇、儿童铁营养状况调查的流行病学指标。

2. 铁蛋白增高　常见于体内贮存铁增加，如原发性血色病、频繁输血；或铁蛋白合成增加，如感染、恶性肿瘤等；或组织内铁蛋白释放增加，如肝癌、病毒性肝炎等肝脏疾病等。

【思考题】血清铁蛋白检测的常用方法学有哪些？

（二）血清铁检测

【实验目的】掌握吡啶比色法测定血清铁的原理；熟悉吡啶比色法测定血清铁的操作和注意事项。

【实验原理】血清中的铁以 Fe^{3+} 的形式与转铁蛋白结合，在酸性介质中，Fe^{3+} 与转铁蛋白解离，经还原剂还原成 Fe^{2+} 后与 2, 2′ - 联吡啶结合生成粉红色复合物，比色测定吸光度值，并与经同样处理的铁标准液比较，即可得出血清铁含量。

【实验材料】

1. 器材　分光光度计、离心机、微量加样器、水浴锅、玻璃试管等。

2. 试剂

（1）0.5mol/L 醋酸缓冲液：分别量取 0.5mol/L 醋酸溶液 150mL、0.5mol/L 醋酸钠溶液 350mL，混合后调 pH 值至 5.0。

（2）显色剂：称取 2, 2′ - 联吡啶 0.375g，盐酸羟胺 0.5g，溶于 500mL 0.5mol/L 醋酸缓冲液中，储存于棕色瓶中，4℃冰箱保存。

（3）1.79mmol/L 铁标准贮存液：精确称取优级纯硫酸高铁铵 0.8635g，溶于约 50mL 去离子水中，逐滴加入浓硫酸 2mL，后转移至 1L 容量瓶中，加去离子水至 1L，混匀。置棕色瓶中可长期保存。

（4）铁标准应用液（17.91μmol/L）：取 1mL 铁标准贮存液于 100mL 容量瓶中，加入约 50mL 去离子水和 0.5mL 浓硫酸，后加去离子水稀释至刻度，混匀。

【实验操作】取 3 支干净玻璃试管，按表 2-24 操作。

表 2-24　联吡啶比色法测定血清铁操作步骤

加入物（mL）	空白管（B）	标准管（S）	测定管（U）
血清	—	—	1.5
铁标准应用液	—	1.5	—
去离子水	1.5	—	—
显色剂	5.5	5.5	5.5

混匀各管液体，煮沸 5 分钟，冷却后离心，取上清比色。用空白管调零，530nm 波长比色，读取测定管吸光度值 AU 和标准管吸光度值 AS。

【结果计算】

$$血清铁（\mu mol/L）= \frac{A_U}{A_S} \times 17.91$$

【参考区间】 成年男性：$11.6 \sim 31.3\mu mol/L$。成年女性：$9.0 \sim 30.4\mu mol/L$。

【注意事项】

1. 受肾上腺皮质功能和自主神经系统影响，检测时标本采集时间以早晨 8 时为宜。

2. 标本应避免溶血、黄疸及乳糜样血清对比色的影响。

3. 所用试剂要求高纯度，且玻璃器材须用 10%（v/v）盐酸浸泡 24 小时，取出后再用去离子水冲洗干净方可使用，防止铁污染。

4. 离心、煮沸时间要准确，如煮沸离心后的上清液浑浊，可加入 1.0mL 氯仿振荡片刻，离心后得到上清液再进行比色。

5. 血清铁呈色只在 30 分钟内稳定，应在 1 小时内完成比色。

【临床意义】

1. 血清铁降低　常见于生理性铁需要量增加（如婴幼儿、青少年和妊娠妇女）、感染、恶性疾病、肾病综合征和慢性失血等。

2. 血清铁增高　常见于肝脏疾病、铁粒幼细胞贫血、再生障碍性贫血、慢性溶血性贫血、巨幼红细胞性贫血、慢性酒精中毒和反复输血等。

【思考题】 吡啶比色法的检测影响因素有哪些？

实验八　红细胞膜缺陷检验

（一）红细胞渗透脆性试验

【实验目的】 掌握红细胞渗透脆性试验的原理、操作步骤、注意事项及临床意义。

【实验原理】 在低渗盐水中，由于红细胞内渗透压较高，水分子向细胞膜内渗透，致使红细胞肿胀破裂而发生溶血。利用这一原理，将红细胞置于不同浓度低渗盐水中，观察溶血情况来判断其对低渗盐水的抵抗能力。红细胞对低渗盐水的抵抗能力越小，红细胞越容易破裂，称为红细胞脆性增加；反之，称为渗透脆性降低。

【实验材料】

1. 器材　分析天平、注射器、小试管等。

2. 试剂　10g/L NaCl 溶液：精确称取 1.000g 经 100℃烘干的分析纯 NaCl，加少量蒸馏水溶解后，于 100mL 容量瓶中用蒸馏水定容。

【实验操作】

1. 取 12 支试管编号，按表 2-25 配制不同浓度的 NaCl 溶液。

2. 抽取待测者肝素抗凝全血 $1 \sim 2mL$，立刻通过 6 号针头向各试管中加入 1 滴（约

50μL，中度以上贫血的标本加 2 滴），轻轻摇匀，室温静置 2 小时后观察实验结果。

3. 判断结果：从 1 号管开始观察溶血情况，上清液呈透明浅红色且管底有未溶解的红细胞为开始溶血管，溶液呈透明红色且管底无红细胞为完全溶血管。

4. 每次试验应以相同方法做正常对照。

表 2-25　红细胞渗透脆性试验低渗盐水浓度梯度一览表

试剂（mL）	1管	2管	3管	4管	5管	6管	7管	8管	9管	10管	11管	12管
10g/L NaCl	0.85	0.80	0.75	0.70	0.65	0.60	0.55	0.50	0.45	0.40	0.35	0.30
蒸馏水	0.40	0.45	0.50	0.55	0.60	0.65	0.70	0.75	0.80	0.85	0.90	0.95
NaCl（g/L）	6.80	6.40	6.00	5.60	5.20	4.80	4.40	4.00	3.60	3.20	2.80	2.40

【参考区间】开始溶血：NaCl 浓度 3.8～4.6g/L。完全溶血：NaCl 浓度 2.8～3.2g/L。

【注意事项】

1. NaCl 必须经 100℃干燥后精确称量，临用前新鲜配制。

2. 本实验忌用抗凝剂，如遇特殊情况可用肝素抗凝，不能用其他抗凝剂，以免增加离子强度，影响溶液的渗透压。

3. 所有实验器材应干燥清洁，血液应滴入而不是沿管壁注入低渗盐水中。

4. 每次试验均应设正常对照，其结果应在正常范围内。被检者与正常对照溶血管的 NaCl 浓度相差 0.4g/L 即有诊断价值。

5. 在白色背景下观察判断每管溶血情况，必要时可低速离心后观察。

6. 黄疸患者溶血不易观察，重度贫血患者红细胞过少，均可用等渗盐水洗涤后配成 50% 的红细胞悬液再进行试验。

【临床意义】

1. 渗透脆性降低　见于各型珠蛋白生成障碍性贫血，血红蛋白 C、D、E 病，缺铁性贫血，脾切除术后，阻塞性黄疸等。

2. 渗透脆性增高　见于遗传性球形红细胞增多症，也可见于自身免疫性溶血性贫血伴球形红细胞增多者。

【思考题】红细胞渗透脆性试验检测的临床意义？

（二）自身溶血及其纠正试验

【实验目的】掌握自身溶血试验及其纠正试验的原理；熟悉自身溶血试验及其纠正试验的操作和注意事项。

【实验原理】自身溶血试验（autohemolysis test）是将红细胞在 37℃孵育 48 小时后，观察其自发产生溶血的情况。在孵育时，加入葡萄糖或 ATP 作为纠正物，可使溶血得到一定程度的纠正，称为红细胞自身溶血试验的纠正试验（autohemolysis correcting test）。当红细胞膜或酶异常时，不能维持内外钠离子的平衡，使红细胞在自身血清中经孵育后逐渐发生溶血。

【实验材料】

1. 器材　分光光度计、试管、水浴箱、离心机等。

2. 试剂

（1）无菌生理盐水。

（2）556mmol/L 葡萄糖溶液（无菌）：100g 葡萄糖溶于 1000mL 蒸馏水中，于 112℃灭菌 15 分钟。

（3）0.4mol/L ATP 液：用无菌生理盐水配制 ATP，用无菌 $NaHCO_3$ 溶液调 pH 值至 7.0。

（4）HICN 转化液。

【实验操作】

1. 取肝素抗凝血 6mL。

2. 用无菌带塞试管按表 2-26 操作。

表 2-26　自身溶血及其纠正试验操作表

加入物（mL）	检测管①	检测管②	检测管③	空白管	对照管
待测抗凝血	1.0	1.0	1.0	1.0	1.0
生理盐水	–	–	0.05	–	–
ATP 液	–	0.05	–	–	–
葡萄糖液	0.05	–	–	–	–
1、2、3 检测管于 37℃孵育 48 小时，测定各管的 HCT；空白对照及溶血对照 4℃贮存孵育后离心					
分离血浆	0.2	0.2	0.2	0.2	全血 0.1
HICN 转化液	4.8	4.8	4.8	4.8	9.9

3. 用分光光度计在 540nm 处比色，以空白管调零，测定各管的吸光度值（A）。

4. 按下式计算出 3 个测定管的溶血率：

$$溶血率（\%）= \frac{A_{测定管} \times (1 - HCT)}{A_{对照管} \times 4} \times 100\%$$

5. 以正常人血标本做正常对照。

【参考区间】正常人血液在无菌条件下孵育 48 小时后，溶血率很低，一般＜4%；加葡萄糖或 ATP 后，溶血率更低（＜1%）。

【注意事项】

1. 空白管溶血程度须在正常参考范围内。

2. 所有试管及试剂均应灭菌，整个操作过程均严格无菌。

【临床意义】HS 自身溶血率增加，能被葡萄糖或 ATP 纠正；G-6-PD 缺乏症等戊糖旁路代谢缺陷的患者自身溶血率增加，能被葡萄糖纠正；PK 缺乏症时，由于不能利用葡萄糖产生 ATP，其自身溶血率明显增加，不能被葡萄糖纠正，但能被 ATP 纠正。

【思考题】自身溶血试验及其纠正试验方法学的应用评价？

实验九　血红蛋白异常检验

血红蛋白病主要包括珠蛋白生成障碍性贫血和异常血红蛋白病，主要的实验室检查方法包括红细胞包涵体试验、抗碱血红蛋白测定、异丙醇试验、血红蛋白电泳试验和定量分析等。

（一）异丙醇沉淀试验

【实验目的】掌握异丙醇试验的原理，熟悉实验操作和注意事项。

【实验原理】异丙醇沉淀试验（isopropanol test）是因不稳定血红蛋白较正常血红蛋白更易裂解，在异丙醇这种能降低血红蛋白分子内部氢键的非极性溶剂中，不稳定血红蛋白会更快裂解沉淀。当溶血液在加入异丙醇后很快混浊，并形成绒毛状沉淀，可筛查含有不稳定血红蛋白。

【实验材料】

1. 器材　水浴箱、离心机等。

2. 试剂

（1）0.1mol/L Tris 缓冲液（pH 值 7.4）：取 Tris 1.21g 溶于少量蒸馏水中，滴加 1mol/L 盐酸溶液调节 pH 值至 7.4，加蒸馏水至 100mL。

（2）17%（v/v）异丙醇缓冲液：取 17mL 异丙醇加入上述 Tris 缓冲液至 100mL，充分混匀后，加塞置于 4℃冰箱保存。

【实验操作】

1. 取抗凝血制备溶血液（方法见血红蛋白电泳）。

2. 于有塞的试管中加入 17% 异丙醇缓冲液 1mL，37℃水浴，预热 20～30 分钟。

3. 加入新鲜制备的 10% 溶血液 0.1mL，混匀，加盖计时，37℃水浴，分别于 5、10、20、30 分钟观察。

【结果计算】阳性者 5 分钟内出现混浊，当 20 分钟内出现大块沉淀为强阳性（++++）；20 分钟内出现混浊为弱阳性（+）；介于两者之间为（++）或（+++）；30 分钟内澄清透明为阴性（-）。

【参考区间】健康成人血液标本呈阴性，脐血呈阳性，新生儿出生 1 个月后逐渐转为阴性，6 个月后为阴性。

【注意事项】

1. 严格控制试验温度，试剂预温时间要够。

2. 标本要新鲜配制，因血红蛋白可氧化成高铁血红蛋白而出现假阳性；每批试验可取正常人血标本和脐血标本作为阴性对照和阳性对照。

3. 溶血液浓度应合适（10% 左右），血红蛋白浓度应 < 100g/L；但血红蛋白浓度如果过低可出现假阴性。

4. 异丙醇浓度应严格控制，pH 值不能低于 7.2。

5. 本试验特异性差，易出现假阳性，只作为不稳定血红蛋白的过筛试验。

【临床意义】不稳定血红蛋白存在时，常于 5 分钟时出现混浊，20 分钟开始出现绒毛状沉淀。血液中含有较多 HbF、HbH、HbE 时也可出现阳性结果。

【思考题】异丙醇沉淀试验的检测原理及应用评价？

（二）血红蛋白电泳

【实验目的】掌握醋酸纤维素薄膜血红蛋白电泳的原理，并熟悉实验操作和注意事项。

【实验原理】血红蛋白电泳（hemoglobin electrophresis）是根据组成血红蛋白的珠蛋白肽链不同，所含氨基酸不同，因此具有不同的等电点，在一定 pH 的缓冲液中带有不同电荷。当血红蛋白等电点小于缓冲液 pH 时带负电荷，电泳时在电场中向阳极泳动；反之，血红蛋白带正电荷向阴极泳动。在一定电压下经过一定时间的电泳，不同的血红蛋白由于所带电荷不同、分子量不同，其泳动方向和速度不同，可分离出各自的区带；对泳动出的各区带进行比色或扫描，可对各种血红蛋白进行定量分析。本节主要介绍最常用 pH 值 8.5 的碱性血红蛋白电泳。

【实验材料】

1. 器材 电泳仪、分光光度计、微量加样器、离心机等。

2. 试剂

（1）TEB 缓冲液（浸膜缓冲液，pH 值 8.5）：Tris 10.29g、EDTA0.6g、硼酸 3.2g，加蒸馏水至 1000mL。

（2）硼酸盐缓冲液（电泳槽缓冲液，pH 值 8.5）：硼砂 6.87g、硼酸 5.56g，加蒸馏水至 1000mL。

（3）染液及漂洗液可选用以下任一组：①丽春红 S 染液：丽春红 S 0.1g，二氯醋酸 1.4g，加蒸馏水至 100mL。3% 醋酸溶液作为漂洗液。②联苯胺染液：联苯胺 0.1g 溶于 10mL 甲醇中，加入 500mL 缓冲液（冰醋酸 1.2mL，结晶醋酸钠 0.8g，加蒸馏水至 500mL），混匀于 4℃保存。临用时，取上述液体 30mL 再加入 1 滴 30% H_2O_2 溶液和 1 滴 5% 亚硝基铁氰化钠溶液。其固定液为 10% 磺柳酸溶液，漂洗液为蒸馏水。③氨基黑溶液：氨基黑 10B 1g、磺基水杨酸 10g、冰醋酸 20mL，加蒸馏水定容至 400mL。其漂洗液为无水乙醇 45mL、冰醋酸 5mL，加蒸馏水至 100mL。

【实验操作】

1. 血红蛋白电泳

（1）制备 Hb 液 取肝素抗凝血 3mL，2000r/min 离心 10 分钟，弃去血浆，再用生理盐水洗涤红细胞 3 次（1000r/min 离心 10 分钟），最后 1 次（3000r/min 离心 10 分钟）弃上清。向红细胞沉淀中加入等体积的蒸馏水充分振摇，再加入 0.5 倍红细胞体积的四氯化碳，用力振摇，3500r/min 离心 15 分钟，上清液即为 Hb 液。

（2）浸膜 将醋酸纤维薄膜（3cm×8cm）纸条浸入 pH 值 8.5 TEB 缓冲液中，浸透后取出，用滤纸吸去多余的缓冲液。

（3）点样 用微量加样器吸取血红蛋白液约 10μL，然后垂直加于醋酸纤维薄膜（无光泽面）距一端 1.5cm 处。

（4）电泳 将硼酸盐缓冲液作为电泳缓冲液，将点样后的醋酸纤维薄膜放于电泳槽架上，点样在阴极端，无光泽面向下，端电压 200～250V，电泳 20～30 分钟。

（5）染色 可选用丽春红染料、联苯胺染料或氨基黑染料进行染色。丽春红染色利于观察；电泳出的条带是否是血红蛋白带，可用联苯胺染色证实；HbA₂定量检测多选用氨基黑染色。①丽春红染色：将薄膜浸入染液中浸泡 10 分钟，移入漂洗液中漂洗至背景为无色，贴于玻片上干燥后观察结果。②联苯胺染色：将薄膜用 10% 磺柳酸溶液固定 3 分钟，用蒸馏水充分冲洗后，浸于联苯胺染液中，至显现清晰的蓝色区带后取出水洗，观察结果。③氨基黑染色：将薄膜浸入氨基黑染液中，染色约 30 分钟，移入漂洗液中浸泡漂洗，更换漂洗液数次直至背景干净为止。贴于玻璃板上干燥后观察结果。

2.HbA₂ 及其他异常血红蛋白的定量测定

（1）电泳 方法同上。

（2）染色 方法同上，多选用氨基黑染色。

（3）洗脱 分别剪下 HbA、HbA₂ 及与 HbA₂ 大小相当的空白带，如有异常 Hb 带（如 HbH）也应剪下，将各带放入试管内，再分别加入 10mL、2mL 和 2mL 的 0.4mol/L 的 NaOH 溶液浸泡 15～20 分钟，不时轻轻振摇，待 Hb 完全洗脱后，混匀。

（4）比色 将以上各管洗脱液用空白带管调零，在 600nm 波长处测定吸光度 A 值。

【结果计算】

$$HbA_2(\%) = \frac{A_{HbA_2}}{A_{HbA} + A_{HbA_2}} \times 100\%$$

$$异常Hb（\%） = \frac{A_{异常Hb管}}{A_{HbA} + A_{HbA_2} + A_{异常Hb管}} \times 100\%$$

【参考区间】pH 值 8.5 TEB 缓冲液醋酸纤维膜电泳，结果如下：

1. 正常 Hb 电泳区带 HbA > 95%，HbF < 2%，HbA₂ 1.0%～3.1%，1～2 条非血红蛋白成分（NHb₁、NHb₂）区带。但正常情况下 HbF 与 HbA 很难分开，因此形成如图 2-2 所示的条带。

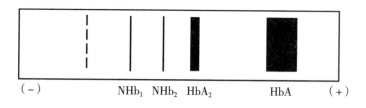

图 2-2 pH 值 8.5 醋酸纤维薄膜电泳正常血红蛋白分带示意图

2. 异常 Hb 区带 以 HbA 为标准，异常 Hb 分为快速异常 Hb（如 HbH、HbJ、HbK）和慢速异常 Hb（如 HbG、HbD、HbE 等），如图 2-3 所示。

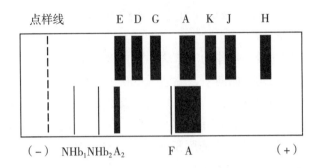

图 2–3　pH 值 8.5 醋酸纤维薄膜电泳异常血红蛋白分带示意图

【注意事项】

1. 所选缓冲液的浓度与样品和醋酸纤维薄膜厚薄有关。缓冲液浓度过低，区带泳动速度快，区带扩散变宽；缓冲液浓度过高，区带泳动速度慢，区带分布过于集中，不易分辨。

2. 点样量要适宜，点样过多，色带容易脱落，染色效果不佳，可出现 HbA_2 相对增高的假阳性结果；点样过少则洗脱后 HbA_2 吸光度太低，影响检测准确性。点样时不要到达膜的边缘，以免引起拖尾。

3. 电泳时间不能太长，故观察到 HbA 和 HbA_2 清晰分开时就应停止电泳，电泳时间过长区带反而扩散模糊。

4. 避免醋酸纤维素薄膜被蛋白质污染，手指尽量不触及薄膜或只能触及薄膜的两端。

5. 一般电流强度为 0.4 ～ 0.6mA/cm 膜宽度。电流强度高，则热效应高，血红蛋白条带分不开；电流过低，则样品泳动速度慢且易扩散。

6. 为保证电泳效果，电泳槽内缓冲液最多重复使用两次。

7. 染色和漂洗时间与气温有关，室温低时，染色时间延长，洗脱要完全；室温高时，洗脱时间不宜过长，否则洗脱液蓝色渐褪，并逐渐变为紫红色。

8. 洗脱后尽快比色，超过 30 分钟逐渐褪色而影响测定结果。

9. 检测时应设正常对照组和已知异常血红蛋白组作为阳性对照。

10. 血红蛋白定量测定时，电泳后也可不染色，直接剪下各血红蛋白区带，用蒸馏水洗脱，于 415nm 波长比色。

【临床意义】通过与健康人图谱比较，可发现异常血红蛋白区带，如 HbH、HbE、Hb Bart′s、HbS、HbD 和 HbC 等，为相关血红蛋白病的诊断提供实验依据。

【思考题】珠蛋白生成障碍性贫血的诊断与鉴别诊断?

实验十　阵发性睡眠性血红蛋白尿症有关检验

阵发性睡眠性血红蛋白尿症（paroxysmal nocturnal hemoglobinuria，PNH）是一种获得性造血干细胞基因突变引起红细胞膜缺陷所致的溶血病。其筛选试验包括蔗糖溶血试验、热溶血试验和尿含铁血黄素试验，确诊试验包括酸化血清溶血试验、流式细胞术检测 CD55 及 CD59 和 Flaer。

（一）蔗糖溶血试验

【实验目的】掌握蔗糖溶血试验的原理，熟悉试验的操作和注意事项。

【实验原理】蔗糖溶液离子强度低，孵育后促进补体与红细胞膜结合，使对补体敏感的红细胞膜造成缺损，导致蔗糖溶液进入红细胞内，引起渗透性溶血。正常人红细胞则不发生溶血。

【实验材料】

1. 器材　37℃孵箱、离心机、分光光度计、试管。

2. 试剂

（1）10% 蔗糖溶液：蔗糖 10g，加蒸馏水 100mL，4℃可保存几个月。

（2）正常新鲜血清：与患者同血型健康者或 AB 型新鲜血清。

（3）生理盐水。

（4）0.01mol/L 氢氧化铵溶液。

【实验操作】

1. 定性法

（1）取患者枸橼酸钠抗凝血，按表 2-27 加入试剂。

表 2-27　蔗糖溶血试验定性法检测操作步骤

试剂与标（mL）	试验管	对照管①	对照管②
患者全血	0.1	0.1	0.1
10% 蔗糖溶液	0.9	–	–
生理盐水	–	0.9	–
蒸馏水	–	–	0.9

（2）混匀各管，置于 37℃水浴 30 分钟。

（3）低速离心后观察上清液溶血现象。对照管①应不溶血或轻度溶血（PNH 患者），对照管②应完全溶血。试验管出现溶血为阳性。

2. 定量法

（1）取患者抗凝血，用生理盐水洗涤 3 次，并配制成 50% 红细胞悬液。

（2）按表 2-28 加入标本和试剂。

表 2-28　蔗糖溶血试验定量法操作步骤

试剂与标本（mL）	试管①	试管②	试管③	试管④
10% 蔗糖溶液	0.90	0.95	0.95	–
50% 红细胞悬液	0.05	0.05	–	0.05
正常血清	0.05	–	0.05	–
0.01mol/L NH$_4$OH	–	–	–	0.95

（3）各管置于室温 1 小时，先肉眼观察有无溶血现象，然后每管加生理盐水 4mL，离心取上清液，以蒸馏水作空白管，于 540nm 波长进行比色。

【结果计算】

$$溶血率（\%）=\frac{A_{管①}-(A_{管②}+A_{管③})}{A_{管④}-A_{管②}}\times100\%$$

【参考区间】定性试验：正常人为阴性。定量试验：正常人无溶血，第 1 管溶血率＜5%。

【注意事项】

1. 采血时应操作规范，避免溶血。

2. 所用器具必须清洁干燥，以免溶血造成假阳性。

3. 每次实验应同时做正常对照。

4. 血清不新鲜而致补体含量太少可出现假阴性。

5. 加入血清量过多时可出现假阳性。

【临床意义】

1. 试验阳性常见于 PNH 患者，亦可见于 AA-PNH 综合征患者。

2. 弱阳性反应或溶血率在 1%～5%，可见于巨幼细胞贫血、再生障碍性贫血、自身免疫性溶血性贫血、遗传性球形红细胞增多症等。

【思考题】蔗糖溶血试验检测原理及应用评价？

（二）酸化血清溶血试验

【实验目的】掌握酸化血清溶血试验的原理，熟悉试验的操作和注意事项。

【实验原理】酸化血清溶血试验也称 Ham 试验。正常人红细胞在酸化的自身新鲜血清中（含补体），经 37℃温育后不会发生溶血。而 PNH 患者由于红细胞膜缺陷，对补体敏感性增高，可被健康人血清补体作用而发生溶血，特别在酸性（pH 值 6.6～6.8）条件下，经 37℃温育，溶血现象更明显。如血清经 56℃加热 30 分钟，使补体灭活，则患者红细胞不溶解。

【实验材料】

1. 器材　37℃孵箱、离心机、试管等。

2. 试剂

（1）0.2mol/L HCl。

（2）生理盐水。

【实验操作】

1. 取患者静脉血 5mL 于三角烧瓶内，用竹签或玻璃珠轻轻搅动制备去纤维蛋白血。倒入试管内，用 3 倍生理盐水洗涤，1200r/min 离心 5 分钟，弃上清。共洗涤 3 次，最后一次离心 10 分钟，弃上清。取压积红细胞，加入等量生理盐水配制成 50% 的红细胞悬液。

2. 取与待检标本相同血型或 AB 型健康人静脉血 10mL，置 8mL 于试管中，待凝固后分离血清作为正常血清，并取 1/3 量血清置 56℃水浴中 30 分钟作为正常灭活血清。另取 2mL 血如上法制成 50% 红细胞悬液。

3. 取 6 支试管，按表 2-29 加入试剂和标本。

表 2-29 酸化血清溶血试验检测操作步骤

试剂与标本（mL）	试验管			对照管		
	1	2	3	4	5	6
正常人新鲜血清	0.50	0.50	–	0.50	0.50	–
正常人灭活血清	–	–	0.50	–	–	0.50
0.2mol/L HCl	–	0.50	0.50	–	0.50	0.50
50% 患者红细胞	0.50	0.50	0.50	–	–	–
50% 健康人红细胞	–	–	–	0.50	0.50	0.50
加塞混匀，置于 37℃水浴中 1 小时（其间轻混 1 次）后离心沉淀						
阳性结果（溶血）	±	3+	–	–	–	–

4. 各试验管经 800r/min 离心 5 分钟直接观察上清液有无溶血现象。

【结果分析】对照管全部不溶血，PNH 患者第 1 管（未酸化的血清）通常不溶血或极轻微溶血；第 2 管部分溶血；第 3 管（加正常人灭活血清管）也溶血，则表明此溶血不依赖补体，故不是 PNH，可能是红细胞有其他缺陷，如球形红细胞增多症等，应做进一步鉴别。

【参考区间】正常人阴性。

【注意事项】

1. 所用器具要干燥，红细胞悬液要直接滴入液体，不要沿管壁流下，以免溶血出现假阳性。

2. 血清酸化后，如不将试管塞紧，则 CO_2 逸出，使血清酸度降低，溶血能力将成比例减低。

3. 所有抗凝剂均可阻碍凝血机制，因而阻碍溶血，故本试验常选用去纤维蛋白血。

4. 若患者经多次输血，其血中所含的异常红细胞相对减少，可呈弱阳性或阴性，对此可延长保温时间（4～6 小时），再观察有无溶血。

【临床意义】阳性主要见于 PNH 患者。伴有缺铁的患者有时可呈假阴性，但经铁剂治疗纠正后又可出现阳性。某些 AIHA 发作严重时也可阳性。

【思考题】Ham 试验的检测原理及应用评价？

（龙一飞）

第三节 白细胞检验技术

白血病（leukemia）是造血细胞克隆性增殖的恶性血液病，其特点为骨髓中造血细胞恶性增殖、分化阻滞和凋亡受抑。患者主要表现为贫血、出血、感染和组织器官浸润。白血病分型方案经历了从以形态学为主的 FAB 分型到以细胞形态学（morphology）、免疫学（immunology）、细胞遗传学（cytogenetics）、分子生物学（molecular biology）为特征的 MICM 分型的演变。因为白血病细胞在骨髓组织中恶性增殖、大量生成，进而释放到外周血中，引起骨髓和外周血异常改变，这是白血病外周血和骨髓细胞形态学检查的理论基础，所以无论是哪种分型，细胞形态学检查均为白血病诊断的重要方法。

本节主要介绍各种急慢性白血病、骨髓增生异常综合征、浆细胞瘤及传染性"单个核细胞"增多症的细胞形态学检查，以下文中论及的血象、骨髓象检查的细胞计数和细胞百分比，除特殊注明外，均参照 FAB 分型法（表 2-30）。

1. 急性髓系白血病（acute myelogenous leukemia，AML） 以髓系起源的白血病细胞在血液、骨髓和其他组织中克隆性增殖为主要特征，部分亚型具有重现性遗传学异常和异性融合基因。髓系白血病细胞可具有一系或多系的特征。

表 2-30 急性髓系白血病 FAB 分型

分型	分型标准
M0	原始细胞 ≥ 30%，无 T、B 淋巴系标记，至少表达一种髓系抗原，免疫化学或电镜 MPO（+）
M1	骨髓中原始粒细胞 ≥ 90%（NEC）
M2	骨髓中原始粒细胞 ≥ 30% ～＜ 90%（NEC），早幼粒及其以下阶段细胞＞ 10%，单核系细胞＜ 20%
M3	骨髓中异常早幼粒细胞 ≥ 30%（NEC），胞质内有大量密集甚至融合的粗大颗粒，常有成束的棒状小体。M3v 为变异型，早幼粒细胞胞质内颗粒较少或无
M4	骨髓及外周血中粒系及单核系细胞同时增生。骨髓中原始细胞 ≥ 30%（NEC），单核系细胞为 20% ～ 80%，其余为粒细胞；外周血单核系细胞 ≥ 5×10^9/L；若＜ 5×10^9/L，需要血清溶菌酶或细胞化学染色（+）等证明单核系细胞存在 M4Eo：除 M4 特征外，骨髓中异常嗜酸性粒细胞增多，常 ≥ 5%（NEC），此类细胞除有典型的嗜酸性颗粒外，还有大的"嗜碱性颗粒"，还可有不分叶的胞核
M5a	骨髓中原始单核细胞 ≥ 80%（NEC）
M5b	骨髓中原始及幼稚单核细胞 ≥ 30%（NEC），原始单核细胞＜ 80%（NEC）
M6	骨髓中有核红细胞 ≥ 50%（ANC）且有形态异常，骨髓中原始细胞 ≥ 30%（NEC）或外周血中原始细胞 ≥ 20%
M7	骨髓中原始巨核细胞 ≥ 30%，电镜细胞化学 PPO（+），血小板膜糖蛋白 GPIb、Ⅱb/Ⅲa 或凝血因子Ⅷ相关抗原（vWF）（+）

2. 急性淋巴细胞白血病（acute lymphocytic leukemia，ALL） 发病时骨髓中异常的原始淋巴细胞及幼稚淋巴细胞即白血病细胞大量增殖并抑制正常造血，可广泛浸润肝、脾、淋巴结等各种脏器。FAB 分型将急性淋巴细胞白血病按形态学分型为三种：① ALL1 型：以小细胞为主，胞体小而一致，核形规则，核仁小且不清；胞质少，空泡

不明显。② ALL2 型：以大细胞为主，大小不一，核形不规则，核仁较大，一个或数个，胞质量较多，空泡不定。③ ALL3 型：以大细胞为主，细胞大小一致，核形规则，核仁一个或多个，胞质量较多，空泡明显，呈蜂窝状。

实验十一 急性白血病

（一）急性髓系白血病微分化型（FAB M0）形态学检查

【实验目的】掌握急性髓系白血病微分化型的血象、骨髓象特点，正确书写骨髓检查报告单。

【实验标本】制备良好的急性髓系白血病微分化型血片和骨髓片。

【形态观察】

1. 血象 红细胞和血红蛋白有明显减少，白细胞一般会升高，部分病例出现降低，可 $\leqslant 3 \times 10^9/L$，甚至低达 $0.6 \times 10^9/L$。血小板计数明显减低，伴正常色素性贫血（文末彩图 2-9）。

2. 骨髓象 有核细胞增生明显活跃或极度活跃，原始细胞 $\geqslant 30\%$，可达 90% 以上。原始细胞多中等大小，圆形或类圆形；核圆形或轻度边缘不齐，核染色质细致均匀，有 1~2 个核仁；胞质呈不同程度的嗜碱性，无颗粒。个别情况下，胞体小，染色质更加浓集，核仁不明显，胞质量少，似原始淋巴细胞。红系、巨核系有不同程度抑制（文末彩图 2-10）。

3. 细胞化学染色 细胞化学染色髓过氧化物酶（MPO）、苏丹黑 B（SBB）和氯乙酸 AS-D 萘酚酯酶（NAS-DCE）呈（-），α- 醋酸萘酚酯酶（α-NAE）和丁酸萘酚酯酶（NBE）呈（-）或不典型的（±），或者呈现不同于单核细胞的局灶（+）。电镜 MPO 和 NAS-DCE 显示胞质颗粒、内质网、高尔基体和 / 或核膜上有细小（+）表现。部分病例可见成熟的中性粒细胞，但是原始细胞 MPO、SBB 呈（-），没有 Auer 小体，与 AML 成熟型不同。

【注意事项】

1. 注意观察细胞内是否有 Auer 小体，如果出现则诊断为 M1。

2. M0 的细胞形态与原始淋巴细胞相似，细胞较小，胞质量较少，核染色质聚集，核仁不明显，需要注意的是其常规细胞化学染色阴性为（-），可与 ALL 进行鉴别。

3. 细胞形态学不能作为 M0 的肯定性诊断，因此，诊断 M0 需结合免疫学、细胞化学染色，以及细胞超微结构观察。

4. 免疫学分型呈现髓系分化抗原，至少一种为阳性（+）；T 和 B 细胞系分化抗原阴性（-）；MPO 阳性（+）。

【思考题】简述原始粒细胞和原始淋巴细胞的区别。

（二）急性髓系白血病无成熟型（FAB M1）形态学检查

【实验目的】掌握急性髓系白血病无成熟型的血象、骨髓象特点，正确书写骨髓检查报告单。

【实验标本】制备良好的急性髓系白血病无成熟型血片和骨髓片。

【形态观察】

1. 血象　红细胞和血红蛋白明显减低，可见幼稚红细胞。白细胞常升高，部分病例的白细胞正常或减低。血小板明显减低。易见原始粒细胞，有时高达 90% 以上，可见 Auer 小体（文末彩图 2-11）。

2. 骨髓象　有核细胞增生极度活跃或明显活跃，少数病例增生活跃甚至降低，粒系细胞增生明显活跃或极度活跃，以原始粒细胞明显增多为最主要的形态学特征，比值 ≥ 90%（NEC）。可见小原粒细胞，胞体较小，与淋巴细胞大小相似；胞核呈圆形，核染色质呈细颗粒状，较正常原粒细胞密集，核仁 1 ~ 2 个，有伪足；胞质量少，多为蓝色，胞质内常可以见到细小粉尘样颗粒，以此可与原始淋巴细胞鉴别。早幼粒细胞很少，中幼粒细胞及以下各阶段罕见或不见，早幼粒细胞以下比值之和 ≤ 10%。少数病例的白血病细胞内可见 Auer 小体，多见核分裂象（文末彩图 2-12）。红系增生常受到抑制，各阶段幼红细胞比值减少。巨核细胞常减少，血小板减少明显。

3. 细胞化学染色

（1）髓过氧化物酶（MPO）染色和苏丹黑 B（SBB）染色，原始细胞的髓系特征通过 MPO 或 SBB（≥ 3% 原始细胞）阳性和 / 或可见 Auer 小体来确定。MPO 阳性率常在 10% 以上，阳性率低者的阳性产物为细小或粗大颗粒，这也是与淋系细胞相鉴别的重要特征。MPO 阴性不能排除不是原始髓细胞，而原始细胞的 MPO 阳性率 ≥ 3% 则证明一定有原始髓细胞。AML-M1 的原始细胞 SBB 阳性率常在 50% 以上。

（2）糖原（PAS）染色多数原始粒细胞呈（−），少数病例原粒呈弥散（＋）。

（3）AML-M1 中细胞的氯醋酸 AS-D 萘酚酯酶（NAS-DCE）染色多呈阳性（＋）。

（4）α- 醋酸萘酚酯酶（α-NAE）染色常呈点状阳性（＋）或弥散轻、中度（＋），不被氟化钠（NaF）抑制。

（5）丁酸萘酚酯酶（NBE）染色呈（−）。

（6）碱性磷酸酶（NAP）染色活性明显降低；合并感染时，积分可一过性增高。

【注意事项】

1. 观察血涂片，要选择血涂片较薄、细胞结构清楚的部位。

2. AML-M1 中原始粒细胞和原始淋巴细胞在形态上比较相似，可通过 MPO 或 SBB 细胞化学染色阳性率 ≥ 3% 来进行鉴别比较。

3. Auer 小体在 AML-1 中比较常见，呈粗短棒状，一般是 1 ~ 2 条；在 M3 中则可见数条甚至数十条，呈柴捆状；在急性单核细胞白血病中，常为 1 条细而长的棒状小体；在 ALL 中不出现。因此，Auer 小体是急性白血病细胞鉴别的重要参考依据。

4. AML 可出现"白血病裂孔"现象，即在急性白血病时可见大量幼稚细胞，而较成熟的中间细胞在一个或者几个阶段缺如，或者残留少量成熟粒细胞。

5. 在书写骨髓报告单时，粒细胞系置各系之首，对原始粒细胞的比例、形态特点及 Auer 小体的形态特点进行详细描述。

【思考题】简述急性髓系白血病的 FAB 分型。

（三）急性髓系白血病伴成熟型（FAB M2）形态学检查

【实验目的】掌握急性髓系白血病伴成熟型的血象、骨髓象特点，正确书写骨髓检查报告单。

【实验标本】制备良好的急性髓系白血病伴成熟型血片和骨髓片。

【形态观察】

1. 血象　红细胞、血红蛋白和血小板常明显减少，有些病例可见幼稚红细胞。白细胞计数常升高，部分病例可减低。可见原始粒细胞及各阶段幼稚粒细胞，部分患者原始粒细胞中可见 Auer 小体（文末彩图 2-13）。

2. 骨髓象　有核细胞增生明显活跃或极度活跃，少数病例增生活跃甚至降低。原粒细胞占 30% ～ 89%（NEC）。细胞胞体大小不一，呈圆形、椭圆形、不规则形，可有瘤状突起；胞核大，核形不规则，可见凹陷、折叠、扭曲、不规则或分叶；胞质量较少，染蓝色，部分胞质内可见少数嗜苯胺蓝颗粒和 Auer 小体；易见核质发育失衡现象。早幼粒以下各阶段粒细胞所占比例 > 10%，单核细胞所占比例 < 20%，巨核细胞常减少。血小板明显减少（文末彩图 2-14）。

3. 细胞化学染色　M2 细胞 MPO、SBB 染色呈较强（+），阳性颗粒较粗、颜色深，聚集于细胞一侧。NAS-DCE 染色多呈较强（+）。α-NAE 染色呈弱至中等强度（+），且不被氟化钠（NaF）抑制。NBE 染色呈（−）。多数原始粒细胞 PAS 染色呈（−），早幼粒细胞多呈（±）或弥散细颗粒状（+）。

【注意事项】

1. 观察血涂片时，要选择涂片较薄、细胞结构清楚的部位。

2. 急性髓系白血病伴成熟型（M2b 型）的骨髓象中单核细胞数量小于 20%，若骨髓象中单核细胞数量大于 20%，则诊断为急性粒 - 单核细胞白血病。

3. 在书写骨髓报告单时，要将粒细胞系置各系之首位，并对粒细胞的比例、形态特点及 Auer 小体形态特点进行详细描述。

【思考题】急性髓系白血病伴成熟型的细胞化学染色特点？

（四）急性早幼粒细胞白血病（FAB M3）形态学检查

【实验目的】掌握急性早幼粒细胞白血病的血象、骨髓象特点，正确书写骨髓检查报告单。

【实验标本】制备良好的急性早幼粒细胞白血病血片和骨髓片。

【形态观察】

1. 血象　红细胞和血红蛋白明显减少，可见幼稚红细胞。白细胞常减少，部分病例可升高。可见少数原始粒细胞及其他各阶段的粒细胞，易见 Auer 小体、柴捆细胞。血小板计数中度至重度减低（文末彩图 2-15）。

2. 骨髓象　绝大部分病例有核细胞增生明显活跃或极度活跃，个别病例增生低下。红系增生常受到抑制，巨核细胞和血小板显著减少。粒系细胞增生极度活跃，以颗粒增多的早幼粒细胞为主，≥ 30%（NEC），且细胞形态较一致，原始细胞以下各阶段细胞较少，细胞核形态多不规则。异常早幼粒细胞易见，其胞质内可见长而粗大的 Auer 小体，有时呈多根堆积的柴捆样，故称之为"柴捆细胞"（文末彩图 2-16）。胞质中有大小不均的颗粒，根据颗粒的大小可分为：

M3a（粗颗粒型）：胞质中充满粗大的嗜苯胺蓝颗粒，且密集融合分布，颗粒也可以覆盖在核上。

M3b（细颗粒型）：胞质中嗜苯胺蓝颗粒细小，且密集分布。

M3v（微颗粒型）：细胞边缘部位的外胞质层无或仅含有少许嗜天青颗粒，并常见伪足样突起，而内胞质层（近核周）则颗粒密集。

3. 细胞化学染色　MPO 染色，异常早幼粒细胞呈强（+）。PAS 染色，异常早幼粒细胞呈弥散（+）。NAS-DCE 染色，异常早幼粒细胞呈强（+）。α-NAE 染色，异常早幼粒细胞呈（+），且不被氟化钠抑制。NBE 染色，异常早幼粒细胞呈（-）。

【注意事项】

1. 当患者外周血中白细胞数减少时，血片观察要注意血膜尾部，因为早幼粒细胞体积较大，在尾部多见。

2. 异常早幼粒细胞颗粒密集，且颜色与胞核相似，要仔细辨认，并注意区分核形和颗粒成分，特别是要观察棒状小体的形状，是否有柴捆细胞。M3b 的胞质内颗粒细小，细胞核显著变形，因此，这类细胞与单核细胞形态类似，容易被误诊为 M5，通过细胞化学染色、染色体检查、细胞遗传学和分子生物学检查、电镜观察进行鉴别比较。

3. 异常早幼粒细胞的形态特点比较明显，一般可通过骨髓细胞形态学检查就可做出肯定性诊断。遇到细胞形态不典型的片子，需要结合细胞遗传学、分子生物学检查，特别是特异性的 t（15；17）（q22；q11 ~ 12）和 *PML-RARα* 融合基因在大多数 M3 患者中都存在。

4. APL 白血病细胞的 MPO 染色呈强阳性（+），但极个别过氧化物酶缺乏的 APL 病例的 MPO 染色呈弱阳性（±）或阴性（-）；也有极个别急性单核细胞白血病病例的 MPO 染色呈强阳性，当形态疑似 APL 或 AML，还可做 α-NAE 染色和氟化钠抑制实验进行鉴别比较。

5. 在书写骨髓报告单时，将粒细胞系置各系之首，对异常早幼粒细胞的形态特点、棒状小体和柴捆细胞的形态特征进行详细描述。

【思考题】

1. 什么是柴捆细胞？

2. 急性早幼粒细胞白血病根据颗粒的大小可分为哪几型？

（五）急性粒 - 单核细胞白血病（FAB M4）形态学检查

【实验目的】掌握急性粒 - 单核细胞白血病的血象、骨髓象特点，正确书写骨髓检查报告单。

【实验标本】制备良好的急性粒 - 单核细胞白血病血片和骨髓片。

【形态观察】

1.血象 红细胞、血红蛋白和血小板常明显减少。白细胞数常升高，部分病例可减低。可见原始及幼稚阶段的粒细胞和单核细胞，原始细胞（包括幼稚单核细胞）可≥20%。有的 M4 细胞胞质中可见 Auer 小体（文末彩图 2–17）。

2.骨髓象 有核细胞增生明显活跃或极度活跃。红系、巨核系细胞增生明显受抑制或缺如，可见小巨核细胞，血小板常少见。粒、单两系同时增生，胞质内有时可见棒状小体。原始细胞明显增多，比值≥20%，且有证据表明存在粒系和单核系两个方向的分化，即中性粒细胞及其前体细胞、单核细胞及其前体细胞分别≥20%。原始粒细胞胞体较小，胞质量少，核染色质细颗粒状，可见较短的 Auer 小体。原始单核细胞胞体较大，核染色质细致、疏松网状，有一个或多个大而明显的核仁；胞质量较丰富，嗜碱性强，可有散在的嗜天青颗粒，胞质中可见较长的 Auer 小体。幼单核细胞核形不规则，明显扭曲、折叠（文末彩图 2–18）。

3.细胞化学染色 MPO 染色，原始单核细胞和幼稚单核细胞呈（−）或（±），而原始粒细胞呈（±）或（+）。PAS 染色呈弥散、细颗粒状（+）。NAS–DCE 染色部分细胞呈（+）。α–NAE 染色，部分细胞阳性反应较强，且不被氟化钠抑制。α–NBE 染色部分细胞（+），可被氟化钠抑制。

【注意事项】

1. 观察涂片时，注意选择涂片较薄、细胞结构清楚的部位。

2. 注意粒系、单核系两个系统的细胞特征。诊断一定要依靠细胞化学染色，尤其是酯酶双染色，对诊断 M4 具有重要的价值。M4 可分别呈现 NAS–DAE 阳性细胞、NAS–DCE 阳性细胞或双酯酶阳性细胞。

3. 对于伴有嗜酸性粒细胞增多的急性白血病患者要考虑 M4Eo 的可能性，大多数 M4Eo 病例的染色体出现特异性的 inv（16）（p13；q22）或 t（16；16）（p13；q22），和 *CBEβ-MYH11* 融合基因，因此，M4 的诊断有条件时需结合细胞遗传学检查和分子生物学检查。

4.M4a、M4b 和 M4c 由于形态特点和细胞化学染色结果不典型，所以鉴别诊断相对困难。

【思考题】急性粒 – 单核细胞白血病细胞 PAS 染色特点？

（六）急性单核细胞白血病（FAB M5）形态学检查

【实验目的】掌握急性单核细胞白血病的血象、骨髓象特点，正确书写骨髓检查报告单。

【实验标本】制备良好的急性单核细胞白血病血片和骨髓片。

【形态观察】

1.血象 红细胞、血红蛋白常减少。白细胞数常升高，部分病例可减低。可见原始和幼稚单核细胞。部分患者原始单核细胞、幼稚单核细胞胞质中可见 Auer 小体。血小板数常减少（文末彩图 2–19）。

2. 骨髓象 有核细胞增生明显活跃或极度活跃。原始单核细胞比例≥80%（NEC）。白血病细胞胞体较大，呈圆形、椭圆形或不规则形，可有伪足状突起；胞核较大，呈圆形、类圆形或不规则形，可见扭曲、折叠，核染色质细致，呈疏松颗粒状，无聚集，着色较淡，核仁多为1个，较大；胞质量较丰富，呈较深蓝色或灰蓝色，不透明，似"磨玻璃"样，通常无颗粒，或有少量细小紫红色粉尘样颗粒，可见空泡（文末彩图2-20）。红系和粒系增生多受抑制，巨核细胞常减少，血小板明显减少。

3. 细胞化学染色 MPO染色少数细胞呈（＋），阳性率>3%。PAS染色部分呈细颗粒状（＋）。NAS-DCE染色呈（－），部分呈（±）。α-NAE染色呈较强阳性反应，且被氟化钠抑制。α-NBE染色呈（＋），也可被氟化钠抑制。

【注意事项】

1. 观察涂片时，要选择涂片较薄、细胞结构清楚的部位。

2. 注意观察粒系和单核系细胞中Auer小体的特征，以及各期单核细胞的形态，区分幼稚单核细胞和成熟单核细胞。

3. 白血病的原始细胞形态变化较大，注意区别原始单核细胞、原始粒细胞和原始淋巴细胞。

4. 在书写骨髓报告单时，可将单核细胞置各系之首位，对单核细胞的比例、形态特点及Auer小体的特征进行详细描述。

【思考题】 对急性粒细胞白血病和急性单核细胞白血病鉴别最大的细胞化学染色是？

（七）急性红白血病（FAB M6）形态学检查

【实验目的】 掌握急性红白血病的血象、骨髓象特点，正确书写骨髓检查报告单。

【实验标本】 制备良好的急性红白血病血片和骨髓片。

【形态观察】

1. 血象 红细胞、血红蛋白和血小板常明显减少。白细胞数常升高，部分病例可减低。可见各阶段的幼红细胞，以中、晚幼红细胞为主，有时可见原始和早幼红细胞（文末彩图2-21）。

2. 骨髓象 有核细胞增生明显活跃或极度活跃，少数增生活跃。常分为红白血病阶段（erythroleukemia，EL）和红血病阶段（pure erythroleukemia，PEL）（文末彩图2-22）。

EL：红系和粒系（或单核系）细胞同时呈恶性增殖。髓系早期细胞可以是原始粒细胞或原始、幼稚单核细胞，比值≥20%（NEC），有核红细胞比值≥50%。大部分病例以异常中、晚幼红细胞为主，原始红细胞和早幼红细胞亦增多，增生细胞可见形态异常。部分原始细胞可见Auer小体。

PEL：原始红细胞和早幼红细胞多见，红系早期细胞呈肿瘤性增生，比值≥80%。原始红细胞和早幼红细胞胞体变大，胞核圆形，可见双核或多核，染色质细致，有1个或多个核仁，胞质呈深蓝色，常有突起。中、晚幼红细胞常有形态异常，如类巨幼样变、核碎裂、双核和畸形核等。粒系和单核系增生常受抑制。巨核细胞常减少。血小板明显减少（文末彩图 2-22）。

3. 细胞化学染色　原始粒细胞 MPO 染色呈（＋）。原始、幼稚单核细胞 α-NAE 染色呈（＋），且可被氟化钠抑制。幼红细胞 PAS 染色常呈强（＋），多呈粗颗粒、块状，或弥漫状分布。

【注意事项】

1. 观察涂片时，要选择涂片较薄、细胞结构清楚的部位。

2. 该病骨髓片中红系、粒系的细胞形态变化特征明显，所以通过骨髓细胞形态学检查一般可以做出肯定性诊断意见。形态不典型的病例要结合分子生物学检查和免疫学检查，大多数病例可检测到特异性的 GlyA 和 CD71 阳性。

3. 填写骨髓报告单时，要详细描写粒、红两系细胞的比例和形态。

4. 按照 FAB 分型，红血病期属于 MDS-RA 范畴，白血病期属于急性白血病。

【思考题】鉴别红白血病与巨幼细胞性贫血，首选的化学染色是？

（八）急性巨核细胞白血病（FAB M7）形态学检查

【实验目的】掌握急性巨核细胞白血病的血象、骨髓象特点，正确书写骨髓检查报告单。

【实验标本】制备良好的急性巨核细胞白血病血片和骨髓片。

【形态观察】

1. 血象　红细胞、血红蛋白和血小板常明显减少。白细胞常减低，部分病例可升高。可见原始巨核细胞。血涂片中可见到类似淋巴细胞的小巨核细胞，易见到畸形和巨大血小板（文末彩图 2-23）。

2. 骨髓象　有核细胞增生活跃或明显活跃。巨核系细胞异常增生，骨髓原始细胞≥20%，其中巨核系细胞≥50%。可见小原始巨核细胞，其形态类似于小淋巴细胞，多数直径 12～18μm，少数达 20μm，胞体呈圆形或不规则形；染色质粗而浓集，多数核仁不明显，偶见蓝染核仁；胞质蓝色或灰蓝色，不透明，可有伪足样突起。幼稚巨核细胞也增多，体积较原始巨核细胞略大，胞质易脱落成大小不一的碎片。血小板易见，形态明显异常，常可见巨大血小板。红系增生常受抑制（文末彩图 2-24）。

3. 细胞化学染色　MPO 染色呈（－）。ACP 及 PAS 染色呈（＋），后者呈大小不等颗粒状、块状阳性。α-NAE 染色（＋）。

【注意事项】

1. 观察涂片时，要选择涂片较薄、细胞结构清楚的部位。

2. 异常原始巨核细胞形态较难辨认，细胞化学染色有助于鉴别。

3. 部分病例的骨髓中伴有纤维组织增生，从而导致"干抽"，建议做骨髓活检进行诊断。

4. 在细胞形态典型的情况下，可通过巨核细胞特异性单抗或者透射电镜观察血小板过氧化物酶（PPO）来确诊。如果细胞形态不典型，容易与急性淋巴细胞白血病混淆，可通过免疫学检查特异性单抗 CD41a(GP Ⅱ b/ Ⅲ a)、CD41b(GP Ⅱ b)、CD42b(GP Ⅰ b) 和 CD61（GP Ⅲ a），以及 vWF 阳性进行鉴别诊断。

【思考题】急性巨核细胞白血病的骨髓象有何特点？

（九）急性淋巴细胞白血病形态学检查

【实验目的】掌握急性淋巴细胞白血病的血象、骨髓象特点，正确书写骨髓检查报告单。

【实验标本】制备良好的急性淋巴细胞白血病（ALL）血片和骨髓片。

【形态观察】

1. 血象　红细胞及血红蛋白低于正常，血片中可见少量幼红细胞。白细胞计数多数增高，可正常或减少。分类中原始及幼稚淋巴细胞增多。血小板计数低于正常，晚期明显减少（文末彩图 2–25）。

2. 骨髓象　骨髓增生极度或明显活跃，少数病例呈增生活跃，以原始和幼稚淋巴细胞为主，大于 25%，伴有形态异常，粒细胞系统增生受抑制，红细胞系统增生也受抑制。巨核细胞系显著减少或不见，血小板减少。退化细胞明显增多，篮细胞（涂抹细胞）多见，这是急性淋巴细胞白血病的特征之一（文末彩图 2–26）。

根据 FAB 分型，急性淋巴细胞白血病（ALL）可分为 3 型：

第一型（L1）：原始和幼稚淋巴细胞以小细胞（直径 < 12μm）为主，核圆形，偶有凹陷与折叠，染色质较粗，结构较一致，核仁少而小，不清楚，胞质少，轻或中度嗜碱，POX 或 SBB 染色阳性的原始细胞一般不超过 3%。

第二型（L2）：原始和幼稚细胞以大细胞（直径可大于正常小淋巴细胞 2 倍以上，> 12μm）为主，核形不规则，可见凹陷和折叠，染色质较疏松，结构较不一致，核仁较清楚，一个或多个；胞质量常较多，轻或中度嗜碱，有些细胞深染。

第三型（L3）：似 Burkitt 型，原始和幼稚淋巴细胞大小较一致，以大细胞为主，核型较规则，染色质呈均匀细点状，核仁明显，一个或多个，呈小泡状；胞质量较多，深蓝色，空泡常明显，呈蜂窝状。

3. 细胞化学染色　MPO 染色呈（–）（FAB 规定阳性率 < 3%，阳性细胞为残留的原始粒细胞）。PAS 染色常（+），阳性率多数为 20% ～ 80%，常呈粗颗粒状、块状。ACP 染色 T 细胞（+），B 细胞（–）。

【注意事项】

1. 观察涂片时，要注意选择涂片较薄、细胞结构清楚的部位。否则，血膜太厚，体积较小的细胞则看不清楚结构，容易误判。ALL 骨髓片中成熟淋巴细胞的比例一般较低，如果观察到较多成熟淋巴细胞，要考虑是否将幼稚淋巴细胞和成熟淋巴细胞区分准备，或者选择的观察部位是否合适。

2. ALL 的骨髓片中常见篮细胞，但不见 Auer 小体。

3. ALL 有时易与 M1、M0 等混淆，单靠形态学分型容易误判，因此，需要结合细胞遗传学、分子生物学等分型技术。

4. 当 ALL 形态学分型与免疫学分型相冲突时，以免疫学分型为准。

5. 急性白血病细胞分类，对于少数形态不典型细胞应采用大数归类法，即介于两个系统之间的细胞难以判断时，应归入细胞数多的细胞系中。

6. 在书写骨髓报告单时，将淋巴细胞系置各系之首，对淋巴细胞的比例和形态特点进行详细描述。

【思考题】急性淋巴细胞白血病预后的良好指标是什么？

实验十二 慢性髓系和慢性淋巴细胞白血病形态学检验

（一）慢性髓系白血病形态学检验

WHO 分型（2008 年）将慢性髓系白血病归入骨髓增殖性肿瘤，分为慢性髓系白血病，*bcr-abl* 阳性（CML）和不典型慢性髓系白血病，*bcr-abl* 阴性（aCML）两大类。

【实验目的】掌握慢性髓系白血病（chronic myelogenous leukemia，CML）慢性期的血象、骨髓象特点，正确书写 CML 骨髓检查报告单。

【实验标本】制备良好的 CML 血片和骨髓片。

【形态观察】慢性髓系白血病起病多数较缓慢，早期症状不明显，临床上可分为慢性期、加速期及急变期。本实验重点介绍慢性期形态学检查。

1. 慢性期血象 红细胞和血红蛋白早期正常，少数略增高，随病情发展呈轻、中度降低，急变期重度降低。可见核红细胞、点彩红细胞和嗜多色性红细胞。一般呈正细胞正色素性贫血。白细胞常显著增高，一般为（100～600）×10^9/L，有时可达 1000×10^9/L。分类可见各阶段粒细胞，以中、晚幼粒细胞增多为主，原始细胞常<2%，常伴嗜碱性粒细胞和嗜酸性粒细胞增多，单核细胞也可增多，但比例一般<3%。随病情进展，原始细胞可增多。初诊患者血小板常明显增多，可达 1000×10^9/L；加速期和急变期可进行性减少。血小板形态可发生异常，可见巨大血小板和畸形血小板，也可见少量微小巨核细胞（文末彩图 2-27）。

2. 慢性期骨髓象 骨髓增生明显或极度活跃，粒红比值明显增高，可达（10～50）：1。粒系增生极度活跃，以中性中幼粒细胞、晚幼粒细胞和杆状核粒细胞居多，原粒细胞和早幼粒细胞易见，原粒细胞≤10%，原粒细胞＋早幼粒细胞<15%，嗜碱性粒细胞和嗜酸性粒细胞明显增多。异常增生的粒细胞常有形态异常，细胞大小不一，核质发育不平衡，有些细胞核染色质疏松，胞质内有空泡，或有细胞破裂现象，偶见 Auer 小体，疾病晚期可见到 Pelger-Huët 样畸形，分裂期细胞增加，可见异常分裂细胞。

红系细胞早期增生活跃，晚期受抑制，各阶段幼红细胞减少。巨核细胞和血小板早期增多或正常，晚期减少，巨核细胞多的患者全片可见巨核细胞数百个，甚至上千个。有时可见小巨核细胞。血小板早期易见，呈大堆分布。骨髓中可出现与戈谢细胞和海蓝细胞相似的吞噬细胞，骨髓活检可见轻度纤维化（文末彩图 2-28）。

3. 细胞化学染色 CML 慢性期 NAP 积分和活性明显下降，甚至为零，若合并感染、妊娠或者发生急性变，NAP 染色积分可升高。

【注意事项】

1. 观察涂片时，注意选择涂片较薄、细胞结构清楚的部位。

2. CML（慢性期）要注意粒系各阶段细胞形态改变及细胞数量的变化。在书写骨髓报告单时，可将粒系置各系之首，重点描述原始细胞的数量及嗜酸性粒细胞、嗜碱性粒细胞、病态巨核细胞的比例与形态特点。

3. 90% ～ 95% CML 患者的染色体检查 Ph 染色体呈（＋）；分子生物学检查可检测到 *BCR-ABL1*；免疫学检查，CD13、CD33、CD15 的（＋）表达较高。

4. CML 可向各系列细胞急变，以急粒变（急性粒细胞白血病）最常见，其次是急淋变（急性淋巴细胞白血病），还可以变为急性单核细胞白血病、急性巨核细胞白血病、急性红白血病、急性早幼粒细胞白血病、嗜碱性粒细胞白血病等。

5. CML 患者骨髓常发生轻度纤维化，形态学上要与原发性骨髓纤维化相鉴别。

6. 类白血病反应患者血象可见中幼粒细胞、晚幼粒细胞，CML 还要与类白血病在细胞形态上进行鉴别。

【思考题】什么是 Ph 染色体？

（二）慢性淋巴细胞白血病形态学检验

慢性淋巴细胞白血病（chronic lymphocytic leukemia，CLL）简称"慢淋"，是一种淋巴细胞克隆性增殖的肿瘤性疾病，主要表现为形态成熟的小淋巴细胞在外周血、骨髓、淋巴结和脾脏等淋巴组织的侵袭。WHO 分类明确慢淋专指 B 细胞性慢淋，将它命名为"成熟 B 细胞肿瘤"。

【实验目的】掌握慢性淋巴细胞白血病的血象、骨髓象特点，正确书写 CLL 骨髓检查报告单。

【实验标本】制备良好的 CLL 血片和骨髓片。

【形态观察】

1. 血象　红细胞和血小板早期多正常，晚期减少。白细胞数增高，淋巴细胞≥50%，以成熟淋巴细胞为主，形态似正常小淋巴细胞。有时见到少量原始淋巴细胞和幼稚淋巴细胞，幼稚淋巴细胞核染色质疏松、核仁明显。篮细胞易见（文末彩图 2-29）。

2. 骨髓象　骨髓有核细胞增生明显活跃或极度活跃。白血病性淋巴细胞显著增多，占 40% 以上，原始淋巴细胞和幼稚淋巴细胞较少见，通常＜5%。疾病早期骨髓中各类造血细胞均可见到，但至后期几乎全为淋巴细胞。成熟红细胞形态大致正常。易见篮细胞。白血病性淋巴细胞形态学特点：形态似正常小淋巴细胞，胞体略大，核可有深切迹或裂隙，核染色质不规则聚集，无核仁，胞质嗜碱，无颗粒，可见空泡，少数细胞胞质量少，仅在核裂隙或切迹处见到。

粒系、红系、巨核系细胞增生受抑减少。当伴发自身免疫性溶血性贫血时红系可明显增生，多染性红细胞易见（文末彩图 2-30）。

3. 细胞化学染色　PAS 染色，淋巴细胞的阳性率增加，呈粗颗粒状或块状。ACP

染色可呈（－）或者（＋），但阳性可被酒石酸抑制。NAP 染色积分增加。

【注意事项】

1.CLL 白血病性淋巴细胞因为在形态上与正常小淋巴细胞近似，因此，需结合细胞化学染色和细胞免疫学检查进行鉴别诊断。

2.CLL 白血病性淋巴细胞因为在形态上与幼稚淋巴细胞白血病、毛细胞白血病相似，应根据免疫表型进行鉴别。

3. 在书写骨髓报告单时，可将淋巴细胞系置各系之首，需对白血病性淋巴细胞的增生程度、比例、形态特点，以及篮细胞是否易见，进行详细描述。

4. 传染性单个核细胞增多症和百日咳患者会出现淋巴细胞增多，但绝对计数＜$15 \times 10^9/L$。因此，CLL 也需要与传染性单个核细胞增多症、百日咳等感染性疾病进行鉴别。

【思考题】慢性淋巴细胞白血病的免疫学检查表现？

实验十三　骨髓增生异常综合征形态学检验

骨髓增生异常综合征（myelodysplastic syndromes，MDS）是一组高度异质性疾病，FAB 最初根据患者外周血及骨髓中原始细胞比例、发育异常的类型及程度，以及环形铁粒幼细胞的数量等特征将 MDS 分为五类：RA、RAS、RAEB、RAEB-T、CMML。现 WHO 对 MDS 分型诊断修订，主要依据 MDS 伴病态造血等特征进行分类。

【实验目的】掌握骨髓增生异常综合征的血象、骨髓象特点，正确书写 MDS 骨髓检查报告单。

【实验标本】制备良好的 MDS 血片和骨髓片。

【形态观察】

1. 血象　常为全血细胞减少，亦可为一个系列或两个系列血细胞减少，有病态造血表现。

（1）红细胞　可为正色素性或大细胞、小细胞性及双形性贫血。成熟红细胞大小、形态不一，可见各种形态异常，如大红细胞、小红细胞；球形、靶形红细胞；嗜碱性点彩、嗜多色性有核红细胞及（或）有核红细胞。

（2）白细胞　有不同程度的质和量的改变，可有少量的幼稚粒细胞，中性粒细胞胞质内颗粒少和（或）胞核分叶过少伴染色质明显聚集甚至不能分叶。单核细胞增多，并可出现不典型单核细胞，内含空泡。

（3）血小板　可出现小巨核细胞及巨大血小板，血小板颗粒减少（文末彩图2-31）。

2. 骨髓象　多数病例骨髓有核细胞增生活跃或极度活跃，有少数增生减低，伴明显的病态造血。

（1）红细胞系　骨髓中红系多数过度增生（＞60%），出现环形铁粒幼细胞、幼红细胞核碎裂、核分叶、多核、巨幼样变、胞质多嗜性及点彩红细胞；血中出现有核红细胞、巨大红细胞。

（2）粒细胞系　骨髓中原幼细胞比例增多，单核细胞增多，增生活跃或减低，原始粒细胞、早幼粒细胞增多，伴成熟障碍，其表现为部分早幼粒细胞核仁明显、颗粒粗大，有的类似单核细胞，核凹陷或折叠。可见巨大的晚幼粒细胞和杆状核粒细胞。中性粒细胞胞质内颗粒少和（或）胞核分叶过少伴染色质明显聚集（文末彩图 2-32）。

（3）巨核细胞系　骨髓中巨核细胞数量正常、增多或减少。出现淋巴样小巨核、单圆核小巨核、大单核或多个圆核的巨核细胞（文末彩图 2-32）。

3. 细胞化学染色　骨髓铁染色，伴环形铁粒幼红细胞增多，其环形铁粒幼红细胞多于有核红细胞的 15%，细胞外铁也常增加。POX 染色可见中性成熟粒细胞 POX 活性下降。NAP 染色积分下降。

【注意事项】

1. 病态造血是 MDS 的一个重要血液学异常，因此在进行血象和骨髓象观察时，要特别注意观察各系细胞病态造血的特点。MDS 病态造血主要表现在：①粒细胞系：胞质内颗粒粗大或减少，核分叶过多或过少，出现 Pelger-Huët 畸形等；②红细胞系：可见类巨幼样变，核质成熟失衡，红细胞体积大，有嗜碱性点彩、核碎裂和 Howell-Jolly 小体，铁染色能检出环形铁粒幼细胞等；③巨核细胞系：体积小、畸形多见，可见单圆核、多圆核，以及淋巴样小巨核细胞等。

2. MDS 骨髓铁染色，细胞外铁丰富，铁粒幼红细胞增多，可见环形铁粒幼细胞。

3. 骨髓活检时可见原始粒细胞、早幼粒细胞的异常定位，即移位于骨小梁间的中央骨髓区，并聚集成细胞丛，称作前体细胞异常定位（abnormal localization of immature precursor, ALIP）。ALIP 是 MDS 骨髓的一个病理学特征。在 RAEB 高危型病例中，100% 可检出 ALIP。而在 RA、RARS、5q- 综合征等低危病例中，仅约 50% 存在 ALIP。MDS 切片中，常见直径为 10 ~ 15μm 的微巨核细胞，微巨核细胞的 CD61 或 CD41 染色（+），巨核系病态造血主要表现在明显增多的微小巨核细胞，结合 FISH 技术可准确分析巨核细胞的增殖与凋亡情况。

【思考题】请分别描述病态造血时粒细胞、红细胞、巨核细胞三系有何变化。

实验十四　多发性骨髓瘤形态学检验

多发性骨髓瘤（multiple myeloma，MM）是骨髓内单一浆细胞异常增生的一种血液系统恶性肿瘤，其特征表现为恶性浆细胞在骨髓内克隆性异常增殖，血清中出现过量的单克隆免疫球蛋白（monoclonal immunoglobulin）或其多肽链亚单位，即 M 成分或 M 蛋白（monoclonal protein），引起贫血、感染、出血、广泛骨质破坏等一系列临床表现。

【实验目的】掌握多发性骨髓瘤的血象、骨髓象特点，正确书写 MM 骨髓检查报告单。

【实验标本】制备良好的 MM 血片和骨髓片。

【形态观察】

1. 血象　红细胞和血红蛋白呈不同程度的减低，多为正细胞正色素性贫血，随病情的进展进行性加重。血片显示成熟红细胞呈"缗钱状"排列，可伴有少数幼稚粒细胞和

（或）幼稚红细胞。白细胞数正常或减少，分类淋巴细胞可相对增多。外周血涂片可偶见骨髓瘤细胞（如果瘤细胞绝对值＞ 2.0×10^9/L，应诊断为浆细胞白血病）。血小板计数正常或稍低。晚期患者可出现全血细胞减少（文末彩图 2–33）。

2. 骨髓象 骨髓增生活跃或明显活跃，粒细胞系、红细胞系及巨核细胞系早期增生正常，晚期增生受抑制，其受抑制程度与骨髓瘤细胞增生程度成正相关。成熟红细胞常呈"缗钱状"排列。骨髓瘤细胞明显增生，占有核细胞的 10% 以上，可多达 80%。该细胞在骨髓内可呈弥漫性分布，亦可呈局灶性或斑片状分布。典型骨髓瘤细胞的形态特点：较成熟浆细胞大，外形不规则，可有伪足。胞核为长圆形，偏位，有时易见多核、巨大核、畸形核，核染色质疏松、排列紊乱，可有 1～2 个大而清楚的核仁；胞质较丰富，呈深蓝色、灰蓝色或火焰状不透明，常含少量嗜天青（嗜苯胺蓝）颗粒和空泡。骨髓观察有时还可见下列细胞和内容物：①火焰细胞：因瘤细胞分泌黏蛋白（多为 IgA），胞质边缘或整个胞质呈红色而得名；②葡萄状细胞：胞质中含有大量排列似葡萄状浅蓝色空泡；③桑椹状细胞：胞质中有大量空泡，呈桑椹状排列；④ Russel 小体：为粗大红色、圆形的嗜酸性棒状包涵体。骨髓瘤细胞形态见文末彩图 2–34。

根据骨髓瘤细胞的分化程度，将瘤细胞分为四型：

Ⅰ型：小浆细胞型，瘤细胞分化较好，较成熟，形态上与正常成熟浆细胞相似，染色质致密，胞核常偏位，胞质丰富。

Ⅱ型：幼稚浆细胞型，瘤细胞胞体一般较规则，核 / 质比约为 1：1，核染色质较疏松，核偏位。

Ⅲ型：原始浆细胞型，瘤细胞胞体规则，核大居中，有核仁，核染色质疏松呈网状，核 / 质比较大。

Ⅳ型：网状细胞型，瘤细胞形态多样，核仁大且数目多，细胞分化较差，恶性程度高。

3. 细胞化学染色 无特异性改变。

【注意事项】

1. 多发性骨髓瘤初期表现为局灶性浆细胞异常增生，其后才发生整个骨髓病变，所以在初诊时要注意多部位穿刺，尤其在疼痛部位穿刺，并特别观察骨髓涂片尾部及边缘的细胞。

2. 骨髓瘤细胞的分类应按原始、幼稚及成熟阶段来划分。对于以成熟细胞为主且比例增加不明显者，或骨髓瘤数量少但形态有异常，诊断时要慎重。当分化良好的瘤细胞与正常浆细胞很难区分时，可通过 CD38、CD138 免疫组化染色进行鉴别。

3. 观察 MM 骨髓片和血片时，要选择厚薄适宜的部位，因为在厚的部位红细胞几乎都呈"缗钱状"排列，而在尾部由于红细胞比较稀疏，即便是 MM 患者，红细胞也不容易形成"缗钱状"排列。所以，太厚的部位或尾部不能作为观察部位。

4. 在书写骨髓报告单时，对骨髓瘤细胞（包括骨髓增生程度、细胞比例及胞体、胞核、胞质等特点），以及红细胞是否呈"缗钱状"排列，做详细描述。

【思考题】 多发性骨髓瘤细胞分为哪几型？

实验十五　传染性单核细胞增多症形态学检验

传染性单核细胞增多症（infectious mononucleosis，IM）是一种 EB 病毒急性感染引起的单核 – 巨噬细胞系统增生性疾病，外周血中易见到异型淋巴细胞。

【实验目的】掌握传染性"单个核细胞"增多症的血象、骨髓象特点，正确书写 IM 骨髓检查报告单。

【实验标本】制备良好的 IM 血片和骨髓片。

【形态观察】

1. 血象　白细胞数量正常或升高，但多在（10 ～ 30）×10^9/L，早期中性分叶核粒细胞增生，疾病中后期淋巴细胞增多，可达 60% ～ 97%，并伴有异型淋巴细胞增多，比例常 > 20%。红细胞、血红蛋白和血小板多为正常。

Downey 将异型淋巴细胞分为三型：

Ⅰ型（浆细胞型或泡沫型）：细胞大小不一，与正常淋巴细胞相似或略大，多呈圆形，部分为不规则形或阿米巴形；胞核常偏位，呈圆形、肾形或分叶状，染色质粗糙，呈粗网状或成堆排列；胞质量少，呈深蓝色嗜碱性，含有大小不等的空泡或呈泡沫状，无颗粒或有少量细小的嗜苯胺蓝颗粒。

Ⅱ型（单核细胞型或不规则型）：细胞胞体较Ⅰ型大，形态多不规则，胞核呈圆形、椭圆形或不规则形，染色质较Ⅰ型细致，常呈网状；胞质量丰富，呈浅蓝色，无空泡，可有少许嗜苯胺蓝颗粒。

Ⅲ型（幼淋巴样型或幼稚型）：细胞形态与Ⅰ型相似，但胞体较Ⅰ型大，直径 15 ～ 18μm，胞核圆形或卵圆形，染色质细致均匀，呈网状排列，无浓集现象，可见 1 ～ 2 个核仁，胞质呈蓝色，一般无颗粒，可见分布较均匀的小空泡（文末彩图 2-35）。

2. 骨髓象　通常无特征性改变。淋巴细胞比例正常或稍增高，可见异型淋巴细胞，但不及血象中改变明显。组织细胞可增多（文末彩图 2-36）。

3. 细胞化学染色　无特异性改变。PAS 染色，淋巴细胞 PAS 阳性程度轻度增高。

【注意事项】

1. 异型淋巴细胞有时易被误认为是原始或幼稚淋巴细胞、单核细胞、早幼红细胞等，因此要注意与这些细胞的鉴别。

2. 有些异型淋巴细胞的形态学特征介于 Downey 划分的三种类型之间，呈过渡态，不易划分，统称为异型淋巴细胞。

3. 在临床上，通常不需要对异型淋巴细胞进行形态学分型，但需要报告异型淋巴细胞的数量比例。

4. 血片检查对 IM 诊断的意义很重要。因为 IM 骨髓常无明显特征性改变，一般情况下不做骨髓检查。只有在诊断困难，为排除白血病、恶性组织细胞增生症等疾病时，才做骨髓检查进行鉴别诊断。

5. 除 IM 外，还有很多疾病可见异型淋巴细胞增多，如病毒性感冒、单纯疱疹、流行性出血热、风疹、病毒性肝炎、某些细菌及原虫感染、某些免疫性疾病、化疗后等，但上述疾病的嗜异性凝集实验一般为阴性。

【思考题】Downey 将传染性单核细胞增多症的异型淋巴细胞分为哪三型，各有何特点？

（王　晶）

第四节　出血与血栓性疾病检验技术

生理情况下机体的止血、凝血、抗凝血和纤溶系统始终保持动态平衡，因此，血液在血管中流动既不会出血，也不会凝固形成血栓。如果正常的止凝血、抗凝血及纤溶动态平衡失调就会产生出血或血栓形成。本节阐述了血小板、凝血因子、纤溶系统等方面的相关实验室检验技术，在出血病和血栓病的诊断与鉴别诊断、抗凝治疗的监测、疾病预后的判断等方面具有重要意义。

实验十六　血小板聚集试验

【实验目的】掌握光学比浊法血小板聚集试验的原理；熟悉光学比浊法血小板聚集试验的操作方法和注意事项；了解光学比浊法血小板聚集试验的参考范围。

【实验原理】光学比浊法血小板聚集试验（platelet aggregation test，PAgT）是指在特定的连续搅拌条件下，富含血小板血浆（platelet rich plasma，PRP）中加入诱导剂后，引起血小板发生聚集或凝集，PRP 悬液浊度随之下降，透光度增加。血小板聚集仪将浊度变化转换为电信号并记录，绘制血小板聚集曲线。根据血小板聚集曲线可计算出血小板聚集的程度和速度（图 2-4）。

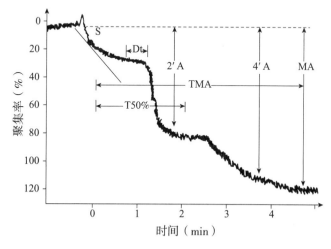

图 2-4　血小板聚集曲线的参数分析

2′ A，2 分钟的幅度；4′ A，4 分钟的幅度；TMA，达到最大幅度的时间；
Dt，延迟时间；T50%，达到 1/2 最大幅度的时间；MA，最大聚集率；S，斜率

【实验材料】

1. 仪器 血小板聚集测定仪及记录仪、血细胞计数板、显微镜、离心机、试管（硅化或塑料制品）等。

2. 试剂

（1）0.109mol/L 枸橼酸钠溶液。

（2）Owren 缓冲液（OBS）：将巴比妥钠 1.155g、氯化钠 1.467g 溶于 156mL 蒸馏水中，加 0.1mol/L 盐酸溶液 43mL，调整 pH 值为 7.35，再加生理盐水至 1000mL。

（3）血小板聚集诱导剂（致聚剂）：腺苷二磷酸钠盐（ADP）、肾上腺素（adrenaline）、胶原（collagen）、瑞斯托霉素（ristocetin）、花生四烯酸（arachidonic acid，AA）等，可选用任意一种诱导剂。

【实验操作】

1. 用硅化注射器采集静脉血 4.5mL，注入含有 0.5mL 0.109mol/L 枸橼酸钠溶液的硅化试管或塑料离心管中，充分混匀。

2. 制备 PRP 及贫血小板血浆（platelet poor plasma，PPP）：

（1）采集的抗凝静脉血 1000r/min，离心 10 分钟，分离上层血浆，即为 PRP，计数血小板并调至（100～200）×10^9/L。

（2）剩余的血液以 3000r/min，离心 20 分钟，分离上层较为透明液体，即为 PPP，血小板数应低于（10～20）×10^9/L。

（3）以 PPP 调整 PRP 血小板数至（150～200）×10^9/L。

3. 按照血小板聚集仪的要求，分别取待检者 PPP 和 PRP 各 0.3mL 加入两只比色杯内，置于聚集仪的两个温浴槽内，37℃预温 3 分钟。将 PPP 置于测定孔内，调节透光度为 0。将 PRP 置于同一测定孔内，调透光度为 10，并加入搅拌磁棒。打开记录仪走纸开关，描记 10 秒的 PRP 基线，将 1/10 体积聚集诱导剂（30μL）加入 PRP 中，同时开始搅拌（1000r/min），观察并记录血小板聚集反应 6～10 分钟，通过记录仪记录曲线变化。

【参考区间】

1. 浓度为 6×10^{-6}mol/L 的 ADP：MAR 为（35.2±13.5）%，坡度为（63.9±22.2）度。

2. 浓度为 4.5×10^{-5}mol/L 的肾上腺素可引起双向聚集曲线：第一相 MAR 为（20.3±4.8）%，坡度为（61.9±32.9）度。

【临床意义】

1. 血小板聚集率增高 反映血小板聚集功能增强，见于血栓性疾病，如急性心肌梗死、心绞痛、糖尿病伴血管病变、脑血管病变、口服避孕药等。

2. 血小板聚集率降低 反映血小板聚集功能减低，见于血小板无力症、贮藏池病、低（无）纤维蛋白原症、尿毒症、肝硬化、Wilson 病等。

【注意事项】

1. 避免反复穿刺将组织液或气泡混入血液。实验中接触血小板的玻璃器皿必须硅化处理或使用塑料制品，否则可影响血小板聚集，甚至使原来正常者出现异常结果。

2. 采血前禁止食用牛奶、豆浆及脂肪性食品。禁服抗血小板治疗的药物，如阿司匹林、双嘧达莫、肝素等。

3. 抗凝剂的选用。最佳抗凝剂是枸橼酸钠，浓度为 0.109mol/L。由于 EDTA 螯合 Ca^{2+} 作用强，影响血小板聚集，因而不用 EDTA 作抗凝剂。肝素本身有诱导血小板聚集的作用，亦不宜作为抗凝剂。血细胞比容（HCT）在 0.2 ~ 0.5 时，血液与抗凝剂比例严格按 9∶1 进行；对严重贫血或 HCT > 0.55 的患者，应按公式调整抗凝剂用量：抗凝剂（mL）=（100–HCT）× 血液（mL）×0.00185。

4. 标本采集后应在 3 小时内完成检测，放置过久会降低血小板聚集的强度和速度。标本在 15 ~ 25℃室温下放置为宜，低温会导致血小板激活，过高则使血小板聚集力减弱。

5. 注意诱导剂的保存。ADP 在保存中会自行分解产生 AMP，配制成溶液后应在 –20℃冰箱中贮存，一般半年内活性不会降低。肾上腺素应避光保存，以减少分解。

【思考题】血小板有哪些主要的生理功能？

实验十七　凝血因子检验

（一）活化部分凝血活酶时间测定（APTT）

【实验目的】掌握血浆活化部分凝血活酶时间测定的原理；熟悉血浆活化部分凝血活酶时间测定的操作方法和注意事项；了解血浆活化部分凝血活酶时间测定的参考区间。

【实验原理】在 37℃下，加入足够量的活化接触因子激活剂（如白陶土）激活因子 Ⅻ、Ⅺ，用脑磷脂（部分凝血活酶）代替血小板第 3 因子提供凝血的催化表面，在 Ca^{2+} 参与下，观察贫血小板血浆凝固所需的时间。从加入 Ca^{2+} 到血浆凝固所需的时间称为活化部分凝血活酶时间（activated partial thromboplastin time，APTT）。该试验是检测内源性凝血系统简便、灵敏和常用的筛查试验。

【实验材料】

1. 仪器　血凝仪、离心机、水浴箱、硅化玻璃试管或塑料试管、秒表等。

2. 试剂　APTT 试剂（含白陶土、硅土或鞣花酸及脑磷脂）、0.025mol/L 氯化钙溶液、0.109mol/L 枸橼酸钠溶液、正常对照血浆。

【实验操作】

1. 试管法

（1）标本采集和处理：静脉采血 1.8mL，加入含有 0.2mL 枸橼酸钠溶液（0.109mol/L）的试管中，充分混匀，3000r/min 离心 10 分钟，获贫血小板血浆。应使用塑料试管，防止血小板激活。

（2）预温活化：取正常对照血浆和 APTT 试剂各 0.1mL，混匀，37℃水浴温育 3 分钟，期间轻轻摇荡数次。

（3）测定：加入经预温至 37℃的 0.025mol/L 氯化钙溶液 0.1mL，立即启动秒表计时。置水浴中不断振摇，20秒后，不时取出试管观察出现纤维蛋白丝的时间，记录凝固时间。重复2次，取平均值作为正常对照血浆的APTT值。

（4）同时按上法测定待测血浆的APTT值。

2. 血凝仪法

（1）标本采集和处理同试管法。

（2）根据仪器要求，准备好APTT试剂和0.025mol/L氯化钙溶液并置于相应的位置。

（3）将正常对照血浆和待测血浆放在相应的样本架上，并准备反应杯。

（4）按仪器操作程序分别检测正常对照血浆和待测血浆的APTT值。

【参考区间】

1. 手工法 男性（31.5～43.5）秒，女性（32.0～43.0）秒，测定值较正常对照值延长超过10秒以上有临床意义。

2. 仪器法 不同品牌仪器及试剂间结果差异较大，需自行制定。

【临床意义】

1.APTT延长 常见于：①因子Ⅷ、Ⅸ、Ⅺ和Ⅻ血浆水平减低，如血友病A、B及Ⅺ、Ⅻ缺乏症和vWD；②严重的凝血酶原、因子Ⅴ、因子Ⅹ和纤维蛋白原缺乏，如肝脏疾病、口服抗凝剂、新生儿出血症及纤维蛋白原缺乏血症等；③纤溶活性增强，如继发性、原发性纤溶亢进及循环血液中FDP增多；④病理或生理性抗凝物质增多，如因子Ⅷ、Ⅸ抗体、狼疮抗凝物质等。

2.APTT缩短 见于：①高凝状态，如DIC、血栓前状态、凝血因子的活性增强；②血栓性疾病，如心肌梗死、肺栓塞等。

【注意事项】

1.采血器材建议使用高质量塑料或聚乙烯试管，或采用硅化的玻璃器皿采血。所用试管要清洁、无划痕，最好使用真空采血管。采血应顺利，尽可能空腹采血，避免溶血，避免组织液混入和气泡产生。不可有凝血块，任何微小的凝块都会影响检测结果。标本应无黄疸。标本应及时检测，最迟不超过2小时。

2.检测样本前应先测定正常混合血浆，其APTT在允许范围内方能检测待检标本，否则应重新配制APTT试剂。

3.激活剂的种类（如白陶土、硅藻土、鞣花酸）及部分凝血活酶（脑磷脂）的来源均可影响APTT测定结果。一般选用对因子Ⅷ、Ⅹ、Ⅺ在血浆浓度为200～250U/L时灵敏的试剂。

4.正常冻干混合血浆及冷藏试剂在使用前应先放室温平衡15分钟。

5.应在明亮处观察血液流动情况，以血液流动减慢或出现混浊的初期凝固为计时终点。

【思考题】试述APTT测定的原理及临床意义。

（二）凝血酶原时间测定（PT）

【实验目的】掌握凝血酶原时间测定的原理；熟悉凝血酶原时间测定的操作方法和注意事项；了解凝血酶原时间测定的参考区间。

【实验原理】在待测血浆中加入足量的含钙组织凝血活酶（主要含 Ca^{2+}、组织因子和脂质），启动外源性凝血系统，使凝血酶原转变为凝血酶，进而使纤维蛋白原转变为纤维蛋白，血浆凝固所需时间即为凝血酶原时间（prothrombin time，PT）。本试验是外源性凝血系统最常用的筛查试验。

【实验材料】

1. 器材　血凝仪、离心机、水浴箱、硅化玻璃试管或塑料试管、秒表等。

2. 试剂　含钙组织凝血活酶试剂、正常对照血浆、0.109mol/L 枸橼酸钠溶液。

【实验操作】

1. 试管法

（1）标本采集和处理：静脉采血 1.8mL，加入含有 0.2mL 枸橼酸钠溶液（0.109mol/L）的试管中，充分混匀，3000r/min 离心 20 分钟，获贫血小板血浆。

（2）预温：将含钙组织凝血活酶试剂、正常对照血浆和待测血浆分别放置 37℃水浴中预温 5 分钟。

（3）测定：取预温的正常对照血浆 0.1mL，37℃预温 30 秒，再加入 0.2mL 预温的含钙组织凝血活酶试剂，立刻混匀，同时启动秒表计时。在明亮处不断地缓慢倾斜试管，观察试管内液体的流动状态，记录液体停止流动所需要的时间。重复测定 2～3 次，取平均值，即为正常对照血浆的 PT 值。

（4）采用同样的方法测定待测血浆 PT 值。

2. 血凝仪法

（1）标本采集和处理同试管法。

（2）根据仪器要求，把含钙组织凝血活酶试剂准备好并置于相应位置。

（3）将正常对照血浆和待测血浆放在相应的样本架上并准备反应杯。

（4）根据仪器操作程序分别检测正常对照血浆和待测血浆的 PT 值。

【参考区间】

1.PT 值

（1）手工法：男性（11～13.7）秒，女性（11～14.3）秒，男女平均（11～13）秒；超过正常对照 3 秒以上有意义。

（2）仪器法：不同品牌仪器和试剂间结果差异较大，需自行制定。

2. 凝血酶原时间比值（PTR）　PTR= 待测血浆 PT 值 / 正常参比血浆 PT 值；PTR：0.82～1.15。

3. 国际标准化比值（international normalized ratio，INR）　$INR=PTR^{ISI}$，ISI 为含钙组织凝血活酶试剂国际敏感指数（international sensitivity index，ISI）；INR：1.0～2.0。

前两者存在较大的偏差，对临床上指导口服抗凝药物治疗用量有一定危险性，而且在国内难以开展室间质量评价，故在报告 PT、PTR 时，一定同时报告 INR。但评价肝病患者凝血功能的指标不推荐使用 PT。

【临床意义】

1.PT 延长或 PTR 增加　见于先天性凝血因子 Ⅱ、Ⅴ、Ⅶ、Ⅹ 缺乏症或低（无）纤维蛋白原血症；获得性凝血因子缺乏，如 DIC、维生素 K 缺乏、原发性纤溶症；血循环中抗凝物质增多，如肝素、FDP 等。

2.PT 缩短或 PTR 降低　见于先天性凝血因子 Ⅴ 增多症、DIC 早期（高凝状态）、口服避孕药、血栓前状态和血栓性疾病等。

3. 口服抗凝剂的监测　在应用口服抗凝剂时，国人 INR 以 1.8～2.5 为宜，一般不超过 3.0。

【注意事项】

1. 标本采集、标本运送及标本处理同 APTT 检测。

2. 来源及制备方法不同的组织凝血活酶对 PT 测定结果影响很大。组织凝血活酶可来自牛脑组织、兔脑组织等的提取物，也可采用纯化的重组组织因子（recombinant-tissue factor，r-TF）加磷脂作试剂，后者比动物源性的凝血活酶对因子 Ⅱ、Ⅶ、Ⅹ 的检测灵敏度更高。为了增加 PT 测定结果的可比性，要求含钙组织凝血活酶必须标注 ISI，以此表示组织凝血活酶试剂的灵敏度。

3. 由于每次使用的含钙组织凝血活酶活性不尽相同，测定条件也有变化，因此每次测定均必须有正常对照。PT 测定时应先检测正常混合血浆，其 PT 值在允许范围内方能测定待测标本。否则，应重新配制 PT 试剂。所有标本应重复测定 2～3 次，取平均值报告。双份结果相差应＜5%，否则应重新检测。

【思考题】试述 PT 测定的原理及临床意义。

实验十八　纤溶活性检验

（一）血浆硫酸鱼精蛋白副凝固试验

【实验目的】掌握血浆硫酸鱼精蛋白副凝固试验的实验原理；熟悉血浆硫酸鱼精蛋白副凝固试验的操作方法和注意事项；了解血浆硫酸鱼精蛋白副凝固试验的参考区间。

【实验原理】血浆硫酸鱼精蛋白副凝固试验（plasma protamine paracoagulation test，3P test）简称 3P 试验，是指纤维蛋白原在凝血酶作用下释放出纤维蛋白肽 A、纤维蛋白肽 B 后转变成纤维蛋白单体（FM），纤维蛋白在纤溶酶作用下可降解形成纤维蛋白降解产物（FDPs），血浆中的 FM 可与 FDPs 形成可溶性复合物。硫酸鱼精蛋白可使该复合物中的 FM 游离出来，并自行聚合成肉眼可见的纤维状、絮状或胶冻状，反映了FDPs（尤其是碎片 X）的存在。

【实验材料】

1. 仪器　离心机、水浴箱、试管等。

2. 试剂　阳性对照血浆、10g/L 硫酸鱼精蛋白溶液（pH 值 6.5）、0.109mol/L 枸橼酸钠溶液。

【实验操作】

1. 静脉采血，并制备贫血小板血浆。

2. 取 500μL 贫血小板血浆于 37℃水浴 3 分钟。

3. 加入 50μL 硫酸鱼精蛋白溶液，充分混匀，37℃水浴 15 分钟，立刻观察结果。

（－）：血浆清晰不变，无不溶解产物。

（＋）：血浆中有细或粗颗粒沉淀出现，或有纤维蛋白丝（网），或有胶冻形成。

【参考区间】（－）。

【临床意义】

1.（＋）　见于 DIC 早期或中期，但大出血（创伤、手术、咯血）以及久置冰箱的样本可呈假阳性。

2.（－）　见于 DIC 晚期、原发性纤溶症。

【注意事项】

1. 本试验必须用枸橼酸钠抗凝剂，不能使用 EDTA、草酸盐和肝素作抗凝剂。

2. 采血后及时送检，可以避免假阳性结果。结果观察须及时，若冷却后出现沉淀者不作参考。

3. 抽血不顺利、抗凝不均或抗凝剂不足、标本反复冻融或久置冰箱、未立即观察结果等均会导致假阳性出现。

4. 应严格控制水浴箱温度和孵育时间，避免出现假阳性或假阴性结果。水浴温度太低或纤维蛋白原的含量过低都会造成假阴性结果。

【思考题】如何根据 DIC 的病理生理改变，选择和应用 DIC 的实验室检查项目？

（二）血浆纤维蛋白（原）降解产物检测

【实验目的】掌握血浆纤维蛋白（原）降解产物（fibrin/fibrinogen degradation product, FDP）测定的实验原理；熟悉胶乳凝集法检测 FDP 的操作方法和注意事项。

【实验原理】胶乳凝集法（latex agglutination test, LAT）：用抗 FDP 特异性抗体包被胶乳颗粒，与待测血浆（或血清）混匀，当标本中含有 FDP 时，则与乳胶颗粒上的抗体结合而发生凝集反应。根据待测血浆稀释度可计算出 FDP 含量。

【实验材料】

1. 仪器　胶乳反应板、混匀用塑料小棒、试管、刻度吸管、秒表、微量加样器、离心机等。

2. 试剂　FDP 阳性对照液、FDP 阴性对照液、0.109mol/L 枸橼酸钠溶液、甘氨酸缓冲液、胶乳试剂。

【实验操作】

1. 静脉取血 1.8mL，与 0.2mL 的枸橼酸钠抗凝剂（0.109mol/L）充分混匀，3000r/min 离心 20 分钟，分离血浆。

2. 吸取 20μL 胶乳试剂置于胶乳反应板的圆圈中，再加入 20μL 待测血浆，用搅拌棒混匀，轻轻旋转反应板 3～5 分钟。

3. 在较强光线下观察结果，若凝集颗粒明显且均匀为（＋）；若无凝集颗粒则为（－）（FDP 含量＜5mg/mL）。

4. 若结果为（＋），进一步用甘氨酸缓冲液将待测血浆按 1∶2、1∶4、1∶8、1∶16 倍比稀释，分别按上述方法进行测定，以发生凝集反应最高稀释度作为反应终点。

5. 本法临界检出阈值为 2.5mg/L，待测血浆中 FDP 含量（mg/L）＝2.5× 最高稀释倍数。如待测血浆最高稀释倍数为 1∶8，则待测血浆中 FDPs 含量为 2.5×8=20mg/L。

【参考区间】＜5mg/L。

【临床意义】

1. 原发性纤溶亢进时，FDP 含量明显增高。

2. 高凝状态、DIC、肺栓塞、恶性肿瘤、静脉血栓等所致的继发性纤溶亢进时，FDP 含量升高。

【注意事项】

1. 试验所用试剂应置于 2～8℃保存，切勿冻结，用前取出平衡至室温。

2. 胶乳反应板应保持清洁干燥。

3. 包被抗体的胶乳试剂使用前应充分摇匀。

4. 血浆分离后应在 2 小时内完成检测。

5. 测定温度应高于 20℃，低温环境应延长 1～2 分钟观察结果。

【思考题】什么是 FDP？其检测方法及临床意义是什么？

（三）血浆 D- 二聚体测定

胶乳凝集法

【实验目的】掌握胶乳凝集法测定血浆 D- 二聚体（D-dimer，DD）的实验原理；熟悉操作方法和注意事项。

【实验原理】将抗 DD 单抗标记的胶乳颗粒加入待测血浆中，如果待测血浆中 DD 含量＞0.5mg/L 时，便与胶乳颗粒上的抗体结合而发生凝集反应。根据待测血浆稀释度即可计算出 DD 含量。

【实验材料】

1. 仪器 胶乳反应板、搅拌棒、离心机、微量加样器、秒表、试管等。

2. 试剂 胶乳试剂、样品稀释缓冲液、0.109mol/L 枸橼酸钠溶液、DD 阳性对照、DD 阴性对照。

【实验操作】

1. 静脉取血 1.8mL，与 0.2mL 枸橼酸钠抗凝剂（0.109mol/L）充分混匀，3000r/min 离心 20 分钟，分离贫血小板血浆。

2. 吸取 20μL 胶乳试剂置于胶乳反应板的圆圈中，再加入 20μL 的待测血浆，用搅拌棒混匀，轻轻摇动 3 ~ 5 分钟。

3. 在较强光线下观察结果，若凝集颗粒明显且均匀为（＋）；若无凝集颗粒则为（－）（DD ＜ 0.5mg/L）。

4. 若结果为（＋），进一步用缓冲液将待测血浆按 1∶2、1∶4、1∶8、1∶16 倍比稀释，并分别按上述方法进行检测，以发生凝集反应最高稀释度作为反应终点。

5. 本法临界检出阈值为 5mg/L，待测血浆中 DD 含量（mg/L）=5× 最高稀释倍数。如待测血浆最高稀释倍数为 1∶8，则待测血浆中 D-dimer 含量为 5×8=40mg/L。

【参考区间】定性:（－）。半定量：＜ 0.5mg/L。

【临床意义】

1. 深静脉血栓、肺栓塞、DIC 等疾病中升高。

2. 可作为溶栓治疗有效的观察指标。

【注意事项】

1. 采集标本时应避免溶血、凝血、细菌污染及高脂血，避免发生非特异性凝集。

2. 血浆分离后应在 2 小时内完成检测。

3. 试剂盒须在 2 ~ 8℃保存，避免冻结，使用前先平衡至室温。实验温度应高于 20℃，低温环境应延长 1 ~ 2 分钟后再观察结果。

4. 胶乳反应板必须保持清洁干燥，胶乳试剂使用前应充分摇匀。

ELISA 法

【实验目的】掌握 ELISA 法测定血浆 DD 的实验原理；熟悉操作方法和注意事项。

【实验原理】在抗 DD 单克隆抗体包被的酶标反应板中加入待测血浆，血浆中的 DD 与抗体结合，再加入酶标二抗后形成复合物，与显色底物反应而显色，用酶标仪测定吸光度，待测血浆中 DD 含量与吸光度成正比。

【实验材料】

1. 仪器 酶标仪、酶标板、微量加样器、试管等。

2. 试剂 酶标抗体（使用时等量稀释液溶解）、10× 稀释液（37℃温育 15 分钟后用蒸馏水 10 倍稀释）、20× 洗涤液（37℃温育 15 分钟后用蒸馏水 20 倍稀释）、终止液、标准品、底物（显色前每瓶底物用 5mL 蒸馏水溶解，并加入 35mL 过氧化氢混匀）、过氧化氢、0.109mol/L 枸橼酸钠溶液。

【实验操作】

1. 静脉取血，枸橼酸钠溶液 1∶9 抗凝，分离血浆。

2. 用稀释液将待测血浆稀释 10 倍。将冻干的标准品溶于 300μL 稀释液（浓度为 1mg/mL），取出其中 150μL，倍比稀释为 1、0.5、0.25、0.125、0.0625、0.03125mg/mL 共 6 个浓度。

3. 在酶标板中加入不同浓度的标准品及稀释好的待测血浆，每孔 100μL，空白对照孔加入 100μL 稀释液，37℃水浴 1.5 小时。

4. 弃去孔内液体，洗涤液清洗 4 次并拍干，每孔加入 100μL 酶标抗体，37℃水浴

30 分钟。

5. 弃去孔内液体，洗涤液清洗 4 次并拍干，每孔加入 100μL 底物溶液，37℃水浴 15 分钟。

6. 弃去孔中液体，每孔加入 50μL 终止液，终止反应。

7. 置于酶标仪 495nm 波长，以空白孔调零，读取各孔吸光度 A 值。

8. 以 DD 含量的对数为横坐标，相应各孔的 A 值为纵坐标，绘制标准曲线。

9. 利用标准曲线，根据待测血浆 A 值计算出 DD 含量。

【参考区间】< 0.5mg/L。

【注意事项】

1. 采集标本时应避免溶血、凝血发生。

2. 待测血浆在 2 ~ 8℃可放置 2 天，–20℃可冻存 1 个月，但应避免反复冻融。

3. 标本可以用 EDTA 或肝素抗凝。

【思考题】有关纤溶功能的检测主要有哪些试验？

实验十九　血栓弹力图

【实验目的】通过血栓弹力图仪动态监测整个凝血过程，通过检测少量全血，全面反映从凝血到纤溶的整个过程中血小板、凝血因子、纤维蛋白原、纤溶系统和其他细胞成分之间的相互作用，分析血块形成的速率、血块的强度及稳定性。

【实验原理】用血栓弹力图仪进行检测。加入全血标本后，37℃的样品杯的盖子和悬垂丝耦合成一体，杯子在磁场的作用下，以 4° 45′ 的角度和每 9 秒一周的速度匀速转动；当血液为液体状态时，样品杯的转动不能带动金属探针（悬垂丝）；当受检血液开始凝固时，杯与金属探针之间因纤维蛋白和血小板的黏附而产生阻力，杯旋转带动金属探针同时运动；当血凝块回缩或溶解时，金属探针与杯壁间的阻力解除，杯的运动不再传递给金属探针。金属探针在旋动过程中由于切割磁力线而产生电流，系统将检测到的凝血开始到纤维蛋白溶解过程中的金属探针的转动幅度描绘到图形上，便形成 TEG 曲线（图 2–5、图 2–6）。

【实验材料】

1. 仪器　血栓弹力图仪、测试杯。

2. 试剂　高岭土、12.9g/L CaCl$_2$ 溶液。

【实验操作】

1. 试剂复温，保证复温时间在 10 分钟以上。

2. 打开电脑及 TEG 主机，进入 TEG 专用分析软件程序。进入 eTest 界面，将测试杆移到 Test 位置，每个通道分别运行 eTest 测试。根据检测项目进行上杯操作，除了肝素酶试验需用肝素酶杯外，其他均为普通杯。血小板图试验需根据检测项目进行试剂配制。

3. 在 TEG 专用分析软件中输入患者信息并选择检测项目。

4. 在 TEG 空杯中加入 20μL 的氯化钙（普通杯或肝素酶杯均需加入氯化钙）；取

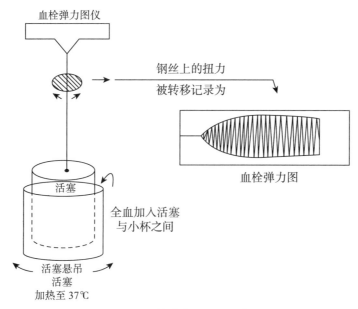

图 2-5 血栓弹力图原理示意图

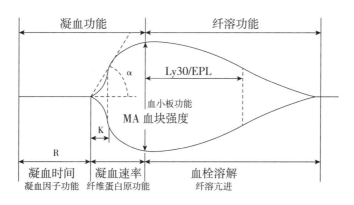

图 2-6 正常血栓弹力图

R，至初始的纤维蛋白织网形成，反映凝血因子活性，活性越高，R 值越短；K/Angle，血块形成速率，反映纤维蛋白原功能；MA，最大血块强度，反映纤维蛋白原和血小板功能；LY30/EPL，血块纤溶指标。

1mL 血样加入高岭土激活杯中，充分震荡；在测试杯中加入高岭土激活 3～5 分钟的血样 340μL；血小板图试验需根据检测项目加入 10μL 激活剂和 360μL 肝素化血样。

5. 将 Lever 杆移到 Test 位置，选中加样的通道，按下"Start"开始检测。

6. 点击 Done 回到 TEG 主界面，查看描记图形。

7. 观察图形。一般情况下当 MA 参数值两面没有星号表示描记已经结束，可以停止；如果怀疑有纤溶时需 CY30 参数值两面没有星号才表示描记已经结束，点击为 stop，停止试验。

8. 将测试杆从 Test 位置移回 Load 位置后，卸下检测杯。

9. 查看结果，打印报告，关闭电脑和主机。

【参考区间】见表 2-31。

表 2-31　TEG 检测的主要参数、意义及参考范围

主要参数	参数意义	参考范围*
R 值（反应时间）	从凝血启动到第一块纤维蛋白凝块形成所需的时间	5 ～ 10 分钟
K 值（凝固时间）	从 R 时间终点至描记图振幅达 20mm 所需的时间	1 ～ 3 分钟
α 角度（Angle）	从血凝块形成点至描记图最大曲线弧度做切线，与水平线的夹角	53°～ 72°
MA 值（最大振幅）	正在形成的血凝块的最大强度或硬度及稳定性	54 ～ 72mm
LY30（血凝块溶解百分数）	MA 值以后 30 分钟内血凝块幅度减少的速率	0 ～ 7.5%
CI（凝血综合指数）	样本在各种条件下的凝血综合状态	–3 ～ +3
EPL（预测纤溶指数）	预测 MA 值以后 30 分钟内血凝块将要溶解的百分比	0 ～ 15%

注：*以高岭土激活的枸橼酸化血样为例。

【临床意义】血栓弹力图检测可以评估凝血全貌，综合诊断患者凝血变化和原因（低凝 / 高凝 / 纤溶亢进）；指导各种成分输血和相关药物使用；判断凝血相关药物如华法林等的疗效；区分原发性和继发性纤溶亢进。

【注意事项】

1. 装杯时避免触碰杯子和针的接触面。

2. 请勿在测试位（Test）状态进行装杯或卸杯。实际运行样本时，上杯卸杯操作一定要配合软件操作进行，而且要注意操作顺序，以免造成操作失误。

3. eTest 结束后，一定要将测试杆移回装载（Load）位置。

【思考题】血栓弹力图仪的原理、主要检测参数及临床意义是什么？

（杨　帆，马雪莲，孙佳欢）

第五节　单元讨论

"血"源于脾胃运化的水谷精微和先天之精，主要由营气和津液所组成。临床血液学检验以化学、物理等检验技术为手段，分析和研究血液病理变化，在中医辨病、辨证中发挥着重要作用。

一、血液检验技术在血瘀证诊断中的应用

1. 辨证标准　检验指标已列入血瘀证诊断标准的参考依据，这对于辨证的客观化、定量化和微观化具有重要意义。《国际血瘀证诊断指南（2021-12-16）》中，血流动力学、血液流变学、血小板功能、凝血功能、纤溶功能纳入血瘀证的次要诊断标准。《冠心病血瘀证诊断标准》中，部分凝血活酶时间或凝血酶原时间缩短、纤维蛋白原升高，纳入冠心病血瘀证诊断次要指标；纤维蛋白原升高纳入辅助指标。《血瘀证中西医结合诊疗共识》中，保留了已普遍公认的与血瘀证相关的血小板聚集性、黏附性及凝血指标的异常，同时还增加了一氧化氮、内皮素水平及其比值作为血瘀证诊断参考指标之一。

2. 辨证诊断　证候与检验诊断指标在人体的变化均具动态性和复杂性，难以捕捉某一检验指标在某一证候的特异变化，但某些血液检验指标成为血瘀证诊断的参考指标。如冠心病血瘀证患者凝血酶原时间、国际标准化比值（international normalized ratio, INR）低于非血瘀证患者，提示冠心病血瘀证患者凝血因子被过度激活，血小板聚集能力增强，血液呈高凝状态，血栓形成风险更高，二元 Logistics 回归分析显示，INR 是冠心病血瘀证血栓形成风险的独立影响因素，INR 降低可作为冠心病血瘀证的辨证参考依据之一。

二、血液检验技术在其他证候诊断中的应用

在《白血病中医证型诊断标准（试行）》中，白血病分为气阴两虚、毒热炽盛、瘀血痰结三证，每一证型均对应诸多实验室参考指标，包括血象、骨髓象、骨髓病理、病理超微结构、细胞免疫分型、染色体等，如白细胞在气阴两虚型 $\leqslant 10 \times 10^9/L$，在毒热炽盛型 $> 10 \times 10^9/L$，而在瘀血痰结型可高可低，并指出实验检查与辨证的有机结合是辨证分型要点。不同急性髓系白血病（AML）中医证型又存在 CTNNA1 基因启动子区异常甲基化等突变基因差异，可以辅助 AML 的中医辨证分型诊断。在《小儿肺虚证、脾虚证、血瘀证及肾虚证诊断标准》中，将血液高凝状态，血小板聚集率升高，红细胞、白细胞、血小板明显升高或降低，血涂片可见破碎和畸形红细胞等作为小儿血瘀证的参考指标。

（梁文杰，杨　帆）

第三章　临床生物化学检验技术 ▷▷▷▷

临床生物化学检验技术是生物学、化学、生物化学和分子生物学等理论与临床医学结合，以化学和医学知识为基础，探讨疾病生物化学标志物及其检测技术的应用性学科。能为临床疾病提供一定的生物化学信息和决策依据。

第一节　临床生物化学检验常规应用实验

本节介绍有关临床生物化学检验常规应用实验。主要包括化学法、酶促反应法、连续监测法测定酶活性实验，选取有代表性的生化检验项目应用。

一、化学法测定实验

实验一　血清总蛋白测定（双缩脲法）

【实验目的】掌握血清总蛋白测定的方法。

【实验原理】2 个尿素分子缩合后生成的双缩脲（$H_2N-OC-NH-CO-NH_2$），在碱性溶液中可与 Cu^{2+} 络合生成紫红色络合物，称双缩脲反应。所有蛋白质中都含有肽键（$-CONH-$），含有 2 个以上肽键的肽、蛋白质分子中的肽键在碱性溶液中亦可与 Cu^{2+} 发生类似双缩脲反应，生成紫红色的络合物。紫红色络合物在 540nm 的吸光度与肽键数量呈正相关，据此可计算总蛋白质含量。反应式如下：

$$H_2N-OC-NH-CO-NH_2+Cu^{2+}\xrightarrow{\quad OH^-\quad}紫红色的络合物$$

【实验材料】

1.器材　分光光度计、比色皿、微量加样器及吸头、刻度吸管、洗耳球、烧杯、容量瓶、天平。

2.试剂　双缩脲试剂（自配或购买商品试剂）、总蛋白标准液。

（1）双缩脲试剂　主要成分是硫酸铜结晶（$CuSO_4 \cdot 5H_2O$）、酒石酸钾钠（$NaKC_4H_4O_6 \cdot 4H_2O$）、碘化钾（KI）、氢氧化钠（NaOH）、去离子水（D.W.）。

①NaOH 溶液的制备：使用电子天平称取 2.4g NaOH 于烧杯中，用少许 D.W. 溶解。

②双缩脲试剂的制备：用称量纸称取 $CuSO_4 \cdot 5H_2O$ 0.3g，置于另一个烧杯中，用 D.W. 彻底溶解；加入 $NaKC_4H_4O_6 \cdot 4H_2O$ 0.9g，彻底溶解后，再加入 KI 0.5g 彻底溶解。

边搅拌边加入已配好的 NaOH 溶液，用 D.W. 定容至 100mL 容量瓶中。密封置于 4℃冰箱可稳定保存半年。

（2）总蛋白标准液　用牛血清白蛋白经过凯氏定氮法定值蛋白含量，做总蛋白标准液。

3. 标本　血清。

【实验操作】

1. 加入待测血清及试剂，详见表 3-1。

表 3-1　双缩脲法测定血清总蛋白操作步骤

加入物（mL）	测定管	标准管	空白管
待检血清	0.1	–	–
蛋白标准液	–	0.1	–
去离子水	–	–	0.1
双缩脲试剂	5.0	5.0	5.0

2. 混匀，37℃反应 10 分钟，分光光度计调波长 540nm，选用 1.0cm 光径比色杯，用空白管调零，读取标准管和测定管的吸光度。

【结果计算】

$$血清总蛋白（g/L）=\frac{测定管吸光度}{标准管吸光度}×蛋白标准液浓度$$

【参考区间】成人男性（女性）：65 ～ 85g/L。

【临床意义】

1. 血清总蛋白浓度升高　大多数血清总蛋白升高见于多发性骨髓瘤，主要是由异常球蛋白增加所致；血液浓缩可导致假性升高。

2. 血清总蛋白浓度降低　低于 60g/L 称低蛋白血症，常见于：①合成障碍，如严重肝病等；②摄入不足，如营养不良等；③丢失过多，如慢性肾病等；④消耗过多，如寄生虫病等。

【注意事项】

1. 如检测原理所述，双缩脲显色仅和蛋白质中肽键数成正比，与蛋白质种类、分子量大小及组成无关，所以总蛋白定量也包含了血清中肽类的含量。

2. 胆红素、葡萄糖、酚酞及严重溶血对本法干扰较大，可以增加标本空白管来消除干扰。

【思考题】

1. 双缩脲试剂中包含哪些成分？各成分的作用是什么？

2. 测定血清总蛋白可以反映哪些病理现象？

3. 请介绍测定血清总蛋白的参考方法及其优缺点。

实验二　血清白蛋白测定（溴甲酚绿法）

【实验目的】掌握血清白蛋白测定的方法。

【实验原理】血清白蛋白可以和阴离子染料溴甲酚绿（BCG）发生特异性结合，而球蛋白基本不具有此特性，因此可以在不分离血清各蛋白的情况下直接测定血清白蛋白的含量。在 pH 值 4.2 的缓冲液中，血清白蛋白 pI= 4.7 带正电荷，在有非离子型表面活性剂存在时，可与带负电荷的溴甲酚绿结合生成蓝绿色复合物，此次复合物在波长630nm 处有特异性吸收峰，其吸光度与血清白蛋白浓度呈正相关。通过与相同处理的白蛋白标准品进行比较，可求得血清中白蛋白的含量。反应式如下：

$$BCG + Alb \xrightarrow{\text{pH值} 4.2} \text{草绿色复合物}$$

【实验材料】

1. 器材　分光光度计、比色皿、微量加样器及吸头、刻度吸管、洗耳球、烧杯、容量瓶、天平。

2. 试剂　溴甲酚绿试剂（自配或购买商品试剂）、白蛋白标准品。

（1）溴甲酚绿试剂　主要成分是琥珀酸缓冲液、溴甲酚绿、叠氮钠、聚氧化乙烯月桂醚（Brij-35）。

①琥珀酸缓冲储存液（0.5mol/L，pH 值 4.0）的配制：精确称取 10g NaOH 和 56g琥珀酸，将其溶解于 800mL 去离子水中；逐渐滴加 1mol/L 的 NaOH 溶液，以精密地调节 pH 值至 4.1±0.05，加入去离子水定容至 1L，置 4℃冰箱中储存。

②溴甲酚绿储存液（10mmol/L）的配制：精准称取 1.8g 溴甲酚绿，溶解于 5mL1mol/L 的 NaOH 溶液中，用去离子水定容至 250mL。

③叠氮钠储存液的配制：称取 4.0g 叠氮钠，用去离子水溶解并定容至 100mL。

④ Brij-35 储存液的配制：称取 25g Brij-35，溶解于约 80mL 去离子水中，加热助溶后，待冷却至室温并定容至 100mL。

⑤溴甲酚绿应用试剂的制备：将 400mL 去离子水和 100mL 琥珀酸缓冲储存液加入1L 容量瓶中。精确加入 8.0mL 溴甲酚绿储存液，用适量去离子水冲洗管壁上残留的染料。再加入 2.5mL 叠氮钠储存液和 2.5mL Brij-35 储存液，用去离子水定容至 1L。混匀后将试剂存放于加塞聚乙烯瓶内，室温保存。

（2）40.0g/L 白蛋白标准液　称取人血清白蛋白 4.0g，叠氮钠 50mg，加去离子水缓慢搅拌助溶后，定容至 100mL，密封置于 4℃冰箱可稳定保存半年。也可购买商品化的血清白蛋白标准液。

3. 标本　血清。

【实验操作】

1. 加入待测血清及试剂，详见表 3-2。

表 3–2　BCG 法测定血清白蛋白操作步骤

加入物（mL）	测定管	标准管	空白管
待检血清	0.02	–	–
蛋白标准液	–	0.02	–
去离子水	–	–	0.02
BCG 试剂	4.0	4.0	4.0

2. 分光光度计调波长 630nm，选用光径 1.0cm 的比色杯，先用空白管调零，将测定管和标准管的样品与试剂混匀，在（30±3）秒内读取标准管和各测定管的吸光度。

【结果计算】

$$血清白蛋白（g/L）=\frac{测定管吸光度}{标准管吸光度}×白蛋白标准液浓度$$

【参考区间】成人男性（女性）：40 ～ 55g/L。

【临床意义】

1. 血清白蛋白浓度升高　见于营养丰富、血液浓缩等。

2. 血清白蛋白浓度降低　低于 25g/L 称低蛋白血症，其原因通常与血清总蛋白降低原因一致。

【注意事项】

1. 该法准确测定的关键是严格控制反应液的 pH 值。

2. 严重的脂血标本需加做标本空白管。

3. 溴甲酚绿不仅与白蛋白呈色，也会与血清中的其他蛋白质成分呈色，包括运铁蛋白、结合珠蛋白等。实验证明，溴甲酚绿在 30 秒内与白蛋白呈色较特异，因此要严格控制反应时间，减少基质效应的影响。

【思考题】

1. 简述溴甲酚紫与溴甲酚绿用于检测血清白蛋白的优缺点。

2. 血清白蛋白水平降低常见于哪些疾病？如何提高患者白蛋白水平？

实验三　血清无机磷测定（磷钼酸还原法）

【实验目的】掌握血清无机磷测定的方法。

【实验原理】血清中的无机磷主要指两种磷酸盐阴离子：$H_2PO_4^-$ 和 HPO_4^{2-}。血清中无机磷在酸性溶液中可与钼酸铵反应生成磷钼酸复合物，用还原剂对甲氨基酚硫酸盐将其还原成钼蓝，与同样处理的标准品进行比较，即可求出血清中无机磷的含量。

【实验材料】

1. 器材　分光光度计、比色皿、微量加样器及吸头、刻度吸管、洗耳球、烧杯、容量瓶、天平。

2. 试剂　钼酸铵显色液（自配或者购买商品试剂）、磷标准液。

（1）钼酸铵显色液的配制　①钼酸铵溶液：将 3.3mL 浓硫酸加入 50mL 去离子水中，随后添加 0.2g 钼酸铵，充分溶解后加入 0.5mL Tween-80，用去离子水定容至 100mL。②米吐尔溶液：称取 2g 对甲氨基硫酸盐，溶于 80mL 去离子水中，再加入 5g 无水硫酸钠，用去离子水溶解并定容至 100mL。③钼酸铵显色液：取 10mL 钼酸铵溶液和 1.1mL 米吐尔液混合即可。

（2）磷标准液（3.22mmol/L）的配制　称取 0.439g 无水磷酸二氢钾，溶解于去离子水并定容至 100mL，额外添加 0.2mL 氯仿进行防腐。该标准液需置于 4℃冰箱贮存。

3. 标本　血清。

【实验操作】

1. 加入待测血清及试剂，详见表 3-3。

表 3-3　磷钼酸还原法测定血清无机磷操作步骤

加入物（mL）	测定管	标准管	空白管
待检血清	0.1	–	–
磷标准液	–	0.1	–
D.W.	–	–	0.1
钼酸铵显色液	4.0	4.0	4.0

2. 混匀，37℃反应 10 分钟，分光光度计波长 650nm，比色杯光径 1.0cm，用空白管调零，读取标准管和各测定管的吸光度。

【结果计算】

$$血清无机磷（g/L）=\frac{测定管吸光度}{标准管吸光度}\times 磷标准液浓度$$

【参考区间】成人男性（女性）：0.85 ～ 1.51mmol/L。

【临床意义】

（1）高磷血症　①吸收增加：甲状旁腺功能减退症，肾小管对磷的重吸收增加；维生素 D 促进肠道吸收钙磷，血清钙磷均可升高。②排出减少：肾功能不全致磷酸盐排泄障碍，血磷滞留而升高。③磷从细胞内释出：如酸中毒、化疗后（白血病、淋巴瘤及骨肿瘤等）。④多发性骨髓瘤、骨折愈合期等。

（2）低磷血症　①肠道吸收减少：维生素 D 缺乏症、肝硬化等。②肾小管重吸收减少：甲状旁腺功能亢进症、肾小管疾病等。③糖利用增加：糖代谢必须经过磷酸化作用，消耗大量无机磷酸盐，糖尿病时血磷与血糖负相关。

【注意事项】

1. 应避免溶血。红细胞中高浓度的有机磷酸酯可自行水解成无机磷，从而产生干扰。

2. 试剂中可加入聚山梨酯 80 以抑制血清中蛋白质的干扰。

【思考题】

1. 血清无机磷升高主要见于哪些疾病？

2. 直接紫外法测定无机磷和本法相比有哪些优缺点？

（金　丹）

二、酶促反应法测定实验

实验四　血清总胆固醇测定（胆固醇氧化酶法）

【实验目的】掌握血清总胆固醇测定的方法。

【实验原理】血清中的总胆固醇包含胆固醇酯和游离胆固醇。胆固醇酯可在胆固醇酯酶（CHER）的催化下水解生成游离胆固醇和游离脂肪酸；游离胆固醇在胆固醇氧化酶（CHOD）的催化下，生成 Δ^4- 胆甾烯酮和过氧化氢（H_2O_2）；H_2O_2 与 4- 氨基安替比林（4-AAP）和苯酚在过氧化物酶（POD）催化下，生成红色醌亚胺。醌亚胺在 505nm 下的吸光度与总胆固醇浓度呈正相关。通过与同样处理的胆固醇标准品进行比较，即可求出血清总胆固醇含量。反应式如下：

$$胆固醇酯 + H_2O \xrightarrow{CHER} 胆固醇 + 脂肪酸$$

$$胆固醇 + O_2 \xrightarrow{CHOD} \triangle^4 - 胆甾稀酮 + H_2O_2$$

$$H_2O_2 + 4 - AAP + 苯酚 \xrightarrow{POD} 醌亚胺 + H_2O$$

【实验材料】

1. 器材　分光光度计、比色皿、微量加样器及吸头、刻度吸管、洗耳球、烧杯、容量瓶、天平。

2. 试剂　总胆固醇测定试剂（自配或购买商品试剂）、胆固醇标准品。

（1）总胆固醇试剂　主要成分是胆固醇酯酶、胆固醇氧化酶、过氧化物酶、4- 氨基安替比林和苯酚。

GOOD'S 缓冲液（pH 值 6.7）50mmol/L，胆固醇酯酶 ≥ 200U/L，胆固醇氧化酶 ≥ 100U/L，过氧化物酶 ≥ 3000U/L，4- 氨基安替比林 0.3mmol/L，苯酚 5mmol/L。

（2）胆固醇标准品　精确称取一定量胆固醇，用异丙醇溶解，配置相应浓度的胆固醇标准液，4℃保存。

3. 标本　血清。

【实验操作】

1. 加入待测血清及试剂，详见表 3-4。

表 3-4　胆固醇氧化酶法测定血清总胆固醇操作步骤

加入物（mL）	测定管	标准管	空白管
待检血清	0.05	–	–
胆固醇标准液	–	0.05	–
去离子水	–	–	0.05
总胆固醇测定试剂	1.0	1.0	1.0

2. 混匀，37℃反应 10 分钟，分光光度计调波长 505nm，选用光径 1.0cm 的比色杯，用空白管调零，读取标准管和各测定管的吸光度。

【结果计算】

$$血清总胆固醇（mmol/L）=\frac{测定管吸光度}{标准管吸光度}\times 胆固醇标准液浓度$$

【参考区间】成人男性（女性）：3.0 ～ 5.2mmol/L。

【临床意义】

1. 血清总胆固醇含量升高 常见于家族性高脂蛋白血症、家族性高胆固醇血症等原发性高脂血症，还见于糖尿病、肾病综合征、动脉粥样硬化、甲减、总胆管阻塞、老年性白内障。

2. 血清总胆固醇含量降低 见于营养不良、肝病、甲减、脑出血、慢性消耗性疾病及家族性低或无 β- 脂蛋白血症。

【注意事项】

1. 样品应采用空腹血清或血浆（EDTA 或肝素抗凝），避免溶血。

2. 试剂中各种工具酶的质量会影响测定结果。

【思考题】

1. 如何测定样本中游离胆固醇的含量？

2. 血清总胆固醇升高主要见于哪些类型的高脂蛋白血症？

实验五 血清甘油三酯测定（GPO–PAP 法）

【实验目的】掌握血清甘油三酯测定的方法。

【实验原理】血清中甘油三酯（TG）可被甘油三酯脂肪酶（LPL）催化水解为甘油和脂肪酸；甘油在甘油激酶（GK）催化下发生磷酸化生成 3- 磷酸甘油；3- 磷酸甘油继续在 3- 磷酸甘油氧化酶（GPO）作用下氧化，生成磷酸二羟丙酮和双氧水（H_2O_2）。H_2O_2 再由过氧化物酶（POD）催化，和 4- 氨基安替比林（4-AAP）与 4- 氯酚（三者合称 PAP）反应，生成红色醌亚胺色素。醌亚胺的最大吸收在 505nm，其吸光度与标本中甘油三酯的含量成正比，通过与同样处理的甘油三酯标准品进行比较，即可求出标本中甘油三酯含量。反应式如下：

$$甘油三酯+H_2O \xrightarrow{LPL} 甘油+脂肪酸$$

$$甘油+ATP \xrightarrow{GK+Mg^{2+}} 3-磷酸甘油+ADP$$

$$3-磷酸甘油+O_2+H_2O \xrightarrow{GPO} 磷酸二羟丙酮+H_2O_2$$

$$H_2O_2+4-AAP+4-氯酚 \xrightarrow{POD} 醌亚胺+H_2O+HCL$$

【实验材料】

1. 器材 分光光度计、比色皿、微量加样器及吸头、刻度吸管、洗耳球、烧杯、容量瓶、天平。

2.试剂　甘油三酯测定试剂（自配或购买商品试剂）、甘油三酯标准品。

（1）甘油三酯测定试剂　主要成分是脂蛋白脂肪酶、甘油激酶、磷酸甘油氧化酶、过氧化物酶、4-氨基安替比林、4-氯酚。

GOOD'S 缓冲液（pH 值 6.7）50mmol/L；脂蛋白脂肪酶 ≥ 4000U/L；甘油激酶 ≥ 40U/L；磷酸甘油氧化酶 ≥ 500U/L；过氧化物酶 ≥ 2000U/L；ATP 2.0mmol/L；硫酸镁 15mmol/L；4-氨基安替比林 0.4mmol/L；4-氯酚 4.0mmol/L。

（2）甘油三酯标准品　精确称取一定量甘油三酯，用抽提剂溶解，配置一定浓度的甘油三酯标准液，4℃保存。

3.标本　血清。

【实验操作】

1.加入待测血清及试剂，详见表 3-5。

表 3-5　GPO-PAP 法测定血清甘油三酯操作步骤

加入物（mL）	测定管	标准管	空白管
待检血清	0.1	–	–
甘油三酯标准液	–	0.1	–
去离子水	–	–	0.1
工作试剂	1.0	1.0	1.0

2.混匀，37℃反应 10 分钟，用 0.5cm 光径的比色杯盛装反应液，在波长 505nm 处用空白管调零，再分别读取标准管和各测定管的吸光度。

【结果计算】

$$血清甘油三酯（mmol/L）=\frac{测定管吸光度}{标准管吸光度}×甘油三酯标准液浓度$$

【参考区间】成年男性（女性）：< 1.7mmol/L。

【临床意义】

1.血清甘油三酯增高　临床上甘油三酯升高常作为动脉粥样硬化性心脑血管病及糖尿病的独立危险因素。常见于冠心病、原发性高脂血症、糖尿病及高脂饮食等。

2.血清甘油三酯降低　见于甲状腺功能亢进症、肾上腺皮质功能减退或肝功能严重低下等。

【注意事项】

1.血清中甘油三酯容易受到多种生理因素的影响，采集标本前应注意空腹、避免剧烈运动、72 小时内不宜饮酒。避免使用脂血、溶血的标本。

2.血清中游离甘油对此法会产生影响，可以通过双试剂法来消除。以甘油激酶、GPO、POD、4-氯酚作为试剂Ⅰ的主要成分，以 4-AAP、LPL 作为试剂Ⅱ的主要成分。先让血清和试剂Ⅰ混合反应，消耗游离甘油的影响；再加入试剂Ⅱ，启动甘油三酯的水解和显色反应。

【思考题】

1. 如何消除血清中游离甘油的影响？

2. 血清甘油三酯含量升高和降低分别见于哪些疾病？

(金　丹)

三、连续监测法测定酶活性实验

实验六　血清丙氨酸氨基转移酶测定

【实验目的】掌握血清丙氨酸氨基转移酶测定的方法。

【实验原理】采用酶偶联反应测定丙氨酸氨基转移酶（ALT）活性，ALT 催化 L-丙氨酸和 α- 酮戊二酸反应生成丙酮酸和 L- 谷氨酸，丙酮酸进一步被工具酶乳酸脱氢酶（LDH）催化还原成乳酸，与此同时，在 340nm 下有特异吸收的还原型辅酶Ⅰ（NADH）被氧化为氧化型辅酶Ⅰ（NAD$^+$），从而导致 340nm 下的吸光度下降。通过监测 NADH 的消耗速率，可以测定 ALT 的活性浓度。反应式如下：

$$L-丙氨酸 + \alpha-酮戊二酸 \xrightarrow{ALT} \alpha-丙酮酸 + L-谷氨酸$$

$$\alpha-丙酮酸 + NADH + H^+ \xrightarrow{LDH} L-乳酸 + NAD^+$$

【实验材料】

1. 器材　分光光度计、比色皿、微量加样器及吸头、刻度吸管、洗耳球、烧杯、容量瓶、天平。

2. 试剂　采用双试剂，自行配制或购买商品试剂。

试剂Ⅰ主要成分：L- 丙氨酸（500mmol/L）、NADH（0.18mmol/L）、LDH（1200U/L）、Tris 缓冲液（pH 值 9.0，100mmol/L）。

试剂Ⅱ主要成分：α- 酮戊二酸（15mmol/L）。

3. 标本　血清。

【实验操作】

1. 加入待测血清及试剂，详见表 3-6。

表 3-6　连续监测法测定血清 ALT 操作步骤

加入物（mL）	测定管	空白管
试剂Ⅰ	1.0	1.0
去离子水	0.1	–
标本	–	0.1
混合均匀，37℃水浴 5 分钟		
试剂Ⅱ	0.1	0.1

2. 使用 0.5cm 光径的比色杯盛装反应液，首先在波长 340nm 处以空白管调零，待 30 秒延滞期后开始连续监测吸光度下降速率 60 秒。根据线性反应期吸光度下降速率（$-\triangle A/\text{min}$），计算 ALT 的活性浓度。

【结果计算】

$$\text{ALT（U/L）}=\triangle A/\text{min}\times\frac{10^6}{6220\times0.5}\times\frac{1.2}{0.1}=\triangle A/\text{min}\times3858$$

注：6220 为 NADH 在 340nm 的摩尔吸光系数。

【参考区间】成年男性：9 ~ 50U/L；成年女性：7 ~ 40U/L。

【临床意义】ALT 主要分布于肝细胞的胞质中。当肝脏因各种因素受损时，肝细胞膜通透性发生改变，ALT 便可释放入血，使血液中该酶活性浓度增加，故 ALT 常作为肝细胞损伤的判断指标。

1. 急性肝炎时，ALT 会显著升高，其活性随肝病进展发生改变。当 ALT 持续处于高水平（100U/L 左右），提示转为慢性活动性肝炎。若患者症状加重，如严重黄疸，ALT 水平反而走低，则提示即将发生肝坏死，预后不佳。

2. 肝纤维化、肝癌时，ALT 仅变现为轻度或中度升高，若症状恶化，ALT 活性下降，提示肝细胞坏死后增生不良，预后不良。通过连续监测 ALT 活性有助于了解病情的走向，帮助预后评估。

3. 脂肪肝或慢性肝炎，ALT 轻度升高，或处于正常范围。

4. 化学药物如异烟肼、氯丙嗪、苯巴比妥等可不同程度地损坏肝功能，导致 ALT 轻度升高。

ALT 除了分布于肝脏以外，还少量分布于心肌、骨骼肌、胆道。因此，这些组织器官的损伤也会引起血液中 ALT 不同程度的升高。

【注意事项】

1. 采用连续监测法测定 ALT 活性，试剂空白测定值来源于工具酶中的杂酶以及 NADH 自氧化，其值应 < 5U/L。

2. 最好采用血清标本。因为枸橼酸钠、肝素等抗凝剂会使反应液轻度浑浊，影响比色。对于严重脂血或黄疸血清，应加做样本空白对照。应避免使用溶血标本。

【思考题】

1. 连续监测法测定 ALT 相对赖氏法有何优势？

2. ALT 升高常见于哪些肝脏疾病？

（金　丹）

实验七　血清碱性磷酸酶测定

【实验目的】掌握血清碱性磷酸酶测定的方法。

【实验原理】碱性磷酸酶（ALP）在碱性条件下与底物磷酸苯二钠作用，使底物水解释放出苯酚和磷酸。苯酚与显色剂 4- 氨基安替比林（4-AAP）、铁氰化钾氧化反应生成红色的醌类化合物，其颜色深浅（吸光度 A）与 ALP 活性呈正相关。通过制作

ALP 校准曲线，可求出标本中 ALP 活性。反应式如下：

$$磷酸苯二钠 + H_2O \xrightarrow{ALP} 苯酚 + 磷酸氢二钠$$

$$苯酚 + 4 - AAP \xrightarrow{铁氰化钾} 红色醌类化合物$$

【实验材料】

1. 器材　分光光度计、比色皿、微量加样器及吸头、刻度吸管、洗耳球、烧杯、容量瓶、天平。

2. 试剂　主要成分：磷酸苯二钠、铁氰化钾、碳酸盐缓冲液、酚标准液。

（1）配制 0.02mol/L 磷酸苯二钠溶液　将 400mL 去离子水煮沸，然后加入 2.18g 磷酸苯二钠（若含结晶水则取 2.54g），保证其充分溶解。冷却后，用煮沸后的冷去离子水定容至 500mL，再添加 2mL 氯仿，最终储存于冰箱中。

（2）配制铁氰化钾溶液　精确称取铁氰化钾 2.5g 和硼酸 17g，分别溶解于 400mL 去离子水中，混合后用去离子水定容至 1000mL，存储于避光的棕色瓶中。

（3）配制 0.1mol/L 碳酸盐缓冲液（pH10.0）　精确称取无水碳酸钠 6.36g、碳酸氢钠 3.36g 和 4- 氨基安替比林 1.5g，将其相继溶解于 800mL 去离子水中，再用去离子水定容至 1000mL 容量瓶中，存储于避光的棕色瓶中。

（4）配制酚标准液　精确称取重蒸馏苯酚 1.0g，将其溶解于 0.1mol/L 盐酸中，用去离子水定容至 1000mL，得到酚标准贮存液（1mg/mL）。取 5mL 酚标准贮存液，用去离子水稀释至 100mL，得到酚标准应用液（0.05mg/mL）。需注意此液仅能保存 2～3 天。

3. 标本　血清。

【实验操作】

1. 校准曲线制作

（1）按表 3-7 加入相应试剂。

表 3-7　磷酸苯二钠法测定 ALP 校准曲线制作步骤

加入物（mL）	B	1	2	3	4	5
0.05mg/mL 酚标准应用液	0	0.2	0.4	0.6	0.8	1.0
去离子水	1.1	0.9	0.7	0.5	0.3	0.1
碳酸盐缓冲液	1.0	1.0	1.0	1.0	1.0	1.0
铁氰化钾溶液	3.0	3.0	3.0	3.0	3.0	3.0
相当于金氏单位	0	10	20	30	40	50

注：ALP 金氏单位定义：100mL 血清在 37℃与底物作用 15 分钟，产生 1mg 酚为一个金氏单位。

（2）充分混匀，在波长 510nm 处比色，以 B 管调零，读取各管吸光度。以吸光度（A）为纵坐标，以相应酶活性金氏单位为横坐标绘制校准曲线。

2. 标本测定

（1）加入待测血清及试剂，详见表 3-8。

表 3-8　磷酸苯二钠法测定 ALP 血清操作步骤

加入物（mL）	空白管	测定管
血清	–	0.1
碳酸盐缓冲液	1.0	1.0
混匀、37℃水浴 5 分钟		
底物溶液	1.0	1.0
混匀、37℃水浴 5 分钟		
铁氰化钾溶液	3.0	3.0
血清	0.1	–

（2）充分混匀，在波长 510nm 处，用去离子水调零，利用 1cm 的比色皿测定测定管和空白管吸光度。

【结果计算】根据测定管吸光度减去空白管吸光度的差值，在校准曲线上查出标本血清中 ALP 的金氏单位数。

【参考区间】成人：3 ～ 13 金氏单位；儿童：5 ～ 28U/L。

【临床意义】ALP 在人体内分布广泛，除了肝脏以外，还分布于肾脏、肠、骨骼、以及胆道。人体血液中的 ALP 主要来源于肝脏和胆道，少量来源于骨骼。因此，血清中 ALP 活性浓度的测定主要用于肝胆疾病和骨骼疾病的诊断与鉴别诊断。

肝胆疾病：急慢性黄疸型肝炎、阻塞性黄疸，ALP 明显升高；肝癌、肝脓肿引起的肝内局限性胆道阻塞，ALP 表现为中度升高；肝炎时 ALP 轻度升高。

骨骼疾病：成骨细胞内高浓度的 ALP 会因骨骼损伤（骨折、骨裂）或骨骼疾病（佝偻病、骨肉年、恶性肿瘤骨转移、成骨不全等）而不同程度释放到血液中，引起血清 ALP 活性升高。

儿童期骨骼的迅速生长、妊娠以及脂肪餐等生理因素也会引起血清 ALP 活性升高。

血清 ALP 降低较少见，可见于呆小症、维生素 C 缺乏等。

【注意事项】

1. 磷酸苯二钠有自身水解的特性，如果底物液呈红色，则说明基质液中磷酸苯二钠已经部分水解为酚，则不能再使用，需新鲜配合。

2. 黄疸及溶血患者的血清 ALP 测定需加做各自的对照管，以减少非特异性呈色。

【思考题】

1. 除了磷酸苯二钠以外，还有哪些物质可作为底物来检测 ALP 活性？

2. ALP 升高除了见于肝胆疾病外，还见于哪些类别的疾病？

（金　丹）

实验八　血清肌酸激酶测定

【实验目的】掌握血清肌酸激酶测定的方法。

【实验原理】肌酸激酶（CK）可催化肌酸和 ADP 生成磷酸肌酸和 ATP，以 N- 乙酰半胱氨酸为激活剂，偶联己糖激酶（HK），以葡萄糖 6- 磷酸脱氢酶（G6P-DH）作指示酶，连续监测 NADPH 在 340nm 处的吸光度上升速率来计算酶活性。反应式如下：

$$肌酸 + ADP \xrightarrow{CK} 磷酸肌酸 + ATP$$

$$ATP + 葡萄糖 \xrightarrow{HK} 6-磷酸葡萄糖 + ADP$$

$$6-磷酸葡萄糖 + NADP^+ \xrightarrow{G6P-DH} 6-磷酸葡萄糖酸 + NADPH + H^+$$

【实验材料】

1. 器材　分光光度计、比色皿、微量加样器及吸头、刻度吸管、洗耳球、烧杯、容量瓶、天平。

2. 试剂　自行配制或购买商品试剂。

（1）128mmol/L 咪唑-醋酸盐缓冲贮存液（pH 值 7.0，25℃）　称取咪唑 8.72g，溶于 950mL 蒸馏水中，加 EDTA-Na$_2$ 0.95g 及醋酸镁 2.75g，完全溶解后，用 1mol/L 醋酸调至 pH 值 6.7（25℃），定容至 1L。

（2）应用试剂 I　取上述缓冲液 90mL，加 ADP 98mg，AMP 211mg，二腺苷-5′-磷酸锂盐（AP5′A）1.1mg，D-葡萄糖 414mg，NADP 二钠盐 181mg 及 N-乙酰半胱氨酸 375mg，用 1mol/L 醋酸调至 pH 值 6.7（30℃），再加 HK 260～290U 及 G6P-DH 175U，以蒸馏水定容至 100mL。

（3）应用试剂 II　取磷酸肌酸二钠盐 1.25g，以蒸馏水溶解并定容至 10mL。

3. 标本　血清。

【实验操作】

1. 吸取应用试剂 I 2mL 加入测定管中，加血清 100μL，混合，放入 37℃水浴至少 5 分钟。

2. 在 37℃水浴中预温应用试剂 II，至少 5 分钟。

3. 加入应用试剂 II 200μL，混合，转入 3mL 比色皿（1.0cm 光径），立即放入恒温比色槽内。

4. 待 120 秒的延滞期后，在波长 340nm 处，连续监测线性反应期吸光度变化速率（120 秒），以吸光度增加的速率（$\Delta A/min$）计算血清中 CK 的活性浓度。

【结果计算】

$$CK（U/L）= \triangle A/min \times \frac{10^6}{6220} \times \frac{2.3}{0.1} = \triangle A/min \times 3698$$

式中 6220 为 NADPH 在 340nm 的摩尔吸光度，2.3 为反应液的总体积（mL），0.1 为血清用量（mL），$\Delta A/min$ 为平均每分钟的吸光度变化值。

【参考区间】男性：38～174U/L（37℃）；女性：26～140U/L（37℃）。

本法在不同温度下所测出的活性浓度单位可互相转化，假定 30℃下 CK 活性为 1.0，25℃则约为 0.68 倍，37℃为 1.72 倍。

【临床意义】CK 主要用于心肌梗死的诊断：AMI 后 4～8 小时升高，12～48 小时达高峰，2～4 天恢复正常水平。CK 升高还见于病毒性心肌炎、皮肌炎、肌营养不良、骨骼肌损伤等。甲亢、长期卧床者 CK 可下降。

【注意事项】

1.本法线性范围至少达 3000U/L，更高活性的血清样本用生理盐水稀释后再测，结果乘以稀释倍数。试剂空白的速率（$\Delta A/min$）应< 0.001，即< 3.7U/L。

2.红细胞及几乎所有组织中均含有腺苷酸激酶（AK），催化 2ADP → ATP+AMP，反应中产生的 ATP 导致表观 CK 活性增加。氟化物、AMP 及 AP5′ A 可抑制 AK 活性。氟离子可与镁离子形成不溶性的 MgF_2，故不宜用氟化物为 AK 抑制剂。

3.最好用血清标本，肝素血浆也可用。CK 活性不稳定，室温 4 小时、4℃下 8 ～ 12 小时、冰冻后 2 ～ 3 天维持活性不变。–20℃可长期保存，活性损失最小。标本采集后应尽快将血清冷却到4℃。

【思考题】简述肌酸激酶在体内的生理作用。

（张 宇）

第二节 临床生物化学检验质量控制评价实验

临床实验室的工作核心是为临床提供准确、可靠、及时的检验结果。本节介绍有关临床生物化学检验常用质量控制方法，主要包括以批内精密度实验为基础的性能验证评价以及实验室内部质量控制常用工具如 Levey–Jennings 质控图的绘制和 Westgard 多规则质控等。

一、精密度评价实验

精密度（precision）是指在规定条件下对同一或类似被测量对象重复测量所得值或测量值之间的一致程度，通常以不精密度来表达，是表示测定结果中随机误差大小程度的指标。其量值以规定测量条件下的标准差（standard deviation，SD）和变异系数（coefficient of variation，CV）来表示。标准差或变异系数越小，表明检测系统的精密度越好，检测结果的重复性越好，反之则差。重复性试验是评价检测系统精密度的常用方法，一般分为重复精密度、中间精密度和复现精密度。

1.重复精密度 又称批内精密度，指在重复测量条件下（使用同一仪器、同一试剂、由同一操作人员对同一份样本），在尽可能短的时间内进行多次重复检测（20 ～ 30 次）表现出的精密度。

2.中间精密度 又称批间精密度，指在期间精密度条件下（使用同一仪器、将同一份样本每天一次插入常规样本中检测），连续检测较长一段时间（20 ～ 30 日）表现出的精密度。

3.复现精密度 又称实验室间精密度，指在复现性测量条件下（同一检测方法不同检测体系、不同地点、不同操作人员、同一被测量对象）表现出的精密度。

实验九 批内精密度实验

以血糖检测项目为例，实验方法选用己糖激酶手工速率法，现对该检测系统的批内精密度进行性能验证。

【实验目的】掌握批内精密度验证的基本操作步骤、统计方法；熟悉评价标准、注意事项。

【实验原理】

1. 批内精密度 在重复测量条件下（使用同一仪器、同一试剂、由同一操作人员对同一份样本），在尽可能短的时间内进行多次重复检测（20～30次），由于随机误差的影响，检测结果以正态分布的规律表现。计算其均值、标准差和变异系数并与厂家声明的精密度或权威机构规定的允许误差进行比较，从而判断该检测系统批内精密度的表达可否接受。

2. 己糖激酶法 在己糖激酶（HK）的催化下，葡萄糖和三磷酸腺苷（ATP）发生磷酸化反应，生成葡萄糖-6-磷酸（G-6-P）与二磷酸腺苷（ADP）。G-6-P在葡萄糖-6-磷酸脱氢酶（G-6-PD）催化下脱氢，氧化生成6-磷酸葡萄糖酸（6-PG），同时使烟酰胺腺嘌呤二核苷酸磷（$NADP^+$）或烟酰胺腺嘌呤二核苷酸（NAD^+）分别还原成还原型烟酰胺腺嘌呤二核苷酸磷酸（NADPH）或还原型烟酰胺腺嘌呤二核苷酸（NADH）。过程中NADPH或NADH的生成速率与样本中葡萄糖浓度呈正比且在波长340nm有吸收峰，可用紫外可见分光光度计监测340nm吸光度升高速率，计算标本中葡萄糖浓度。

【实验材料】

1. 器材 生化半自动分析仪、37℃水浴箱、试管、移液器。

2. 试剂 酶混合试剂：根据试剂盒说明书复溶后，混合配制成酶试剂，置棕色瓶中放冰箱保存，约可稳定7天。

3. 标本 血糖7.0mmol/L左右、11.0mmol/L左右患者血清标本各1mL。

【实验操作】

1. 血糖批内重复检测

（1）手工速率法测定：将预温的酶混合试剂和血清样本混合，37℃反应，吸入半自动分析仪，比色杯光径1.0cm，在340nm处连续读取吸光度值，监测吸光度升高速率 $\triangle A/\min$。

（2）结果计算：血葡萄糖（mmol/L）= $\triangle A/\min \times 8.2$。

（3）两水平浓度标本，短时间内分别重复检测20～30次。

2. 血糖批内重复检测结果统计

（1）将所有血糖检测结果记录，检查数据中的离群值。任何结果与均值的差值（离均差）超过4倍SD时，可认为是离群值，统计时应剔除。若离群值数量≥2个，应怀疑是否为方法不稳定或操作者不熟悉所致，解决问题后再进行新的评估实验。

（2）计算均值、标准差和变异系数。举例如表3-9所示。

表3-9　血糖批内精密度统计数据举例

重复次数	血糖检测结果（mmol/L）		重复次数	血糖检测结果（mmol/L）	
	水平1（7.0）	水平2（11.0）		水平1（7.0）	水平2（11.0）
1	6.86	11.10	12	6.84	11.01
2	7.01	11.06	13	7.08	11.17

（续表）

重复次数	血糖检测结果（mmol/L）		重复次数	血糖检测结果（mmol/L）	
	水平1（7.0）	水平2（11.0）		水平1（7.0）	水平2（11.0）
3	6.92	10.89	14	7.16	10.79
4	6.99	11.2	15	6.88	10.95
5	7.16	10.96	16	6.96	11.24
6	7.20	10.94	17	6.99	10.89
7	7.20	11.32	18	7.03	10.88
8	6.98	11.40	19	7.1	10.93
9	6.79	10.93	20	7.19	11.22
10	7.09	10.87	21	6.92	11.31
11	7.42	10.99	22	6.89	10.77
水平1均值		7.03mmol/L	水平2均值		11.04mmol/L
水平1标准差		0.15mmol/L	水平2标准差		0.18mmol/L
水平1变异系数		2.15%	水平2变异系数		1.64%

3. 可接受性能判断标准

（1）临床实验室制定可接受的血糖批内精密度分析性能标准：结合厂家声明与权威机构规定的总允许误差（TEa）制定，一般情况下，重复性精密度 ≤ 1/4TEa，中间精密度 ≤ 1/3TEa，复现精密度 ≤ 1/2TEa。

（2）将统计得到的标准差和变异系数与临床实验室制定的可接受性能标准进行比较：如果统计数据得到的精密度≤制定的标准，则表明该检测系统血糖批内精密度性能验证通过；如果统计数据得到的精密度＞制定的标准，则应分析产生的原因，纠正后再重新实施验证。

【注意事项】

1. 试验样本的选择 进行精密度验证的样本必须具有良好的稳定性和唯一性，患者标本或混合血清常用于短时间内可完成的试验如重复精密度。校准品与质控品成分稳定，常用于较长时间内完成的试验如中间精密度，但应注意标准品类物质与真实患者标本基质不同而带来的试验结果影响。

2. 分析物浓度的选择 宜选择该项目临床决定值浓度，通常选择 2 ～ 3 个不同浓度水平的样本。

3. 批内精密度样本检测时间 尽可能短时间内完成，做批内样本连续检测。

【思考题】什么是随机误差？它对检测结果有哪些影响？

二、临床生物化学检验质量控制

质量控制（quality control，QC）是指通过一系列的技术手段和活动来确保临床实验室的质量能够完全达到预期的要求。质量控制能够监控检测分析的全过程，在可能产生有误结果时向检测者提出警告，找出并控制或消除产生误差的原因，以确保检测结果准确、可靠。

　　检验流程是从临床医生开具检验申请单至检验报告单发出临床应用的整个过程，可将其分成检验前（开具检验申请单、患者准备、样本采集与运送、检测前处理等）、检验中（标本到达实验室后至检测结果完成）、检验后（结果审核、结果报告、结果发布、检后标本保存等）三个阶段。为保证检验结果的准确，必须进行全过程的质量控制，即对检验前、检验中和检验后的各个阶段进行质量控制。

　　检验中阶段的质量控制措施包括实验室内部质量控制、实验室间质量评价、实验室内比对和实验室间比对等，本节重点介绍实验室内部质量控制。

实验十　Levey-Jennings 质控图的绘制

　　【实验目的】掌握 Levey-Jennings 质控图的绘制操作流程，熟悉注意事项。

　　【实验原理】实验室内部质量控制（internal quality control，IQC）简称室内质控，是实验操作人员按照一定的策略对稳定样本进行检测，并对测定结果进行统计学分析，从而对同批次检测结果的可靠性进行评价，确定患者的检测报告是否正常发放并及时发现和排除质量环节中的不满意因素。室内质控结果可反映检测体系的精密度。

　　【实验材料】

　　1. 质控品　又称质控物，是在室内质控过程中重复检测的稳定样本。定量试验质控品至少选择正常值、异常值 2 个浓度水平；定性试验质控品至少选择阴性、阳性 2 个浓度水平；质控品浓度宜尽量选择覆盖该项目临床决定值或覆盖最多的患者人群水平。

　　2. 质控图　是对过程质量加以测定和记录，从而评估和监察过程是否处于控制状态的一种统计方法设计的图。图上有中心线（central line，CL）、上控制限（upper control limit，UCL）和下控制限（lower control limit，LCL），并有按时间顺序排列的质控结果或质控结果统计量值的描点序列。根据质控品的均值和控制限绘制 Levey-Jennings 质控图（单一浓度水平），或将不同浓度水平绘制在同一图上的 Z- 分数图或 Youden 图。目前运用最广的质控图为 Levey-Jennings 质控图。如图 3-1 所示。

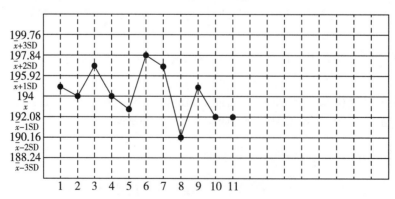

图 3-1　Levey-JennIngs 质控图

　　Levey-Jennings 质量控制法的理论依据来源于正态分布曲线：以质控结果均值作为

中心线，由均值和预期的质控变异来计算出 $\bar{x}\pm1s$、$\bar{x}\pm2s$、$\bar{x}\pm3s$ 作为上下控制限。如图 3-2 所示。

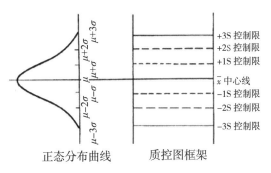

图 3-2　正态分布曲线

【实验规则】质控规则是解释质控数据和判断分析批是否在控的标准，常以符号 A_L 表示，其中 "A" 是超过控制限 "L" 的质控测定结果个数或质控测定结果的统计量。如 1_{2s}（A=1，L=2s）含义是一个质控测定结果超过 2s 控制限。当质控测定结果满足规则要求的条件时，则判断该分析批违背此规则。下面分别说明几种常用的质控规则。

1. 1_{2s}　1 个质控测定结果超过 $\bar{x}+2s$ 或 $\bar{x}-2s$ 的控制限。一般用于 "警告" 规则，在 Westgard 多规则判断中用于启动其他规则进一步判断检测系统是否在控（图 3-3）。

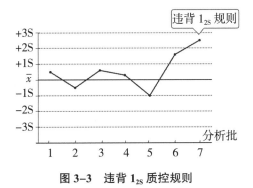

图 3-3　违背 1_{2s} 质控规则

2. 1_{3s}　1 个质控测定结果超过 $\bar{x}+3s$ 或 $\bar{x}-3s$ 控制限。如违背此规则，提示存在随机误差（图 3-4）。

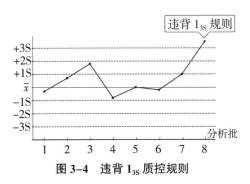

图 3-4　违背 1_{3s} 质控规则

3.R_{4S} 同批两个质控测定结果之差值超过4s，即一个质控测定结果超过 $\bar{x}+2s$，另一质控测定结果超过 $\bar{x}-2s$。如违背此规则，提示存在随机误差（图3-5）。

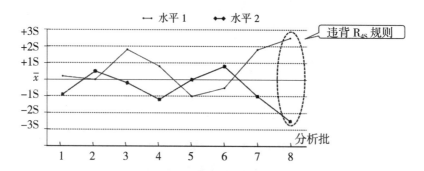

图3-5 同批两个质控测定结果之差值超过4s，违背 R_{4S} 质控规则

4.2_{2S} 两个连续质控测定结果同时超过 $\bar{x}+2s$ 或 $\bar{x}-2s$。如违背此规则，提示存在系统误差（图3-6）。

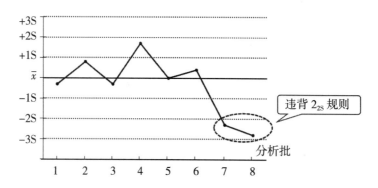

图3-6 两个连续质控测定结果同时超过 $\bar{x}+2s$，违背 2_{2S} 质控规则

5.4_{1S} 一个质控品连续四次测定结果都超过 $\bar{x}+1s$ 或 $\bar{x}-1s$，或两个质控品连续两次测定结果都超过 $\bar{x}+1s$ 或 $\bar{x}-1s$。如违背此规则，提示存在系统误差（图3-7）。

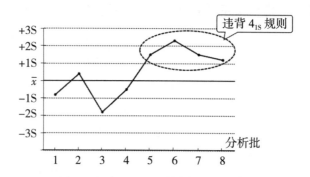

图3-7 一个质控品连续四次测定结果都超过 $\bar{x}-1s$，违背 4_{1S} 质控规则

6.10$\bar{x}$　十个连续的质控测定结果落在中心线的同一侧（对偏离中心线的程度无要求）。如违背此规则，提示存在系统误差（图3-8）。

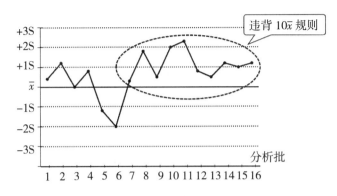

图3-8　十个连续的质控测定结果落在中心线的同一侧，违背10$\bar{x}$质控规则

7. 其他　如8$\bar{x}$表示八个连续的质控测定结果在平均数一测，如违背此规则，提示存在系统误差；1$_{2.5s}$表示一个质控测定结果超过$\bar{x}$+2.5s或$\bar{x}$-2.5s，如违背此规则，提示存在随机误差。

【实验操作】

1. 开展室内质量控制前的准备工作

（1）培训实验室检测人员　在开展质量控制前，每个实验室检测人员都应对质量控制的重要性、基础知识、质量控制的方法有较充分的了解，并在质量控制的实际工作中不断进行培训提高。

（2）建立标准操作规程　实施质量控制需要有一套完整的标准操作规程（standard operation procedure，SOP）。例如仪器的使用、维护操作规程及试剂、质控品、校准品等的使用操作规程等。

（3）质控品的选择　选择稳定性、同源性较好的质控品，如条件允许，可储存一年或以上的用量。瓶间变异性应小于分析系统的变异。如果没有商品化质控品，实验室可以自制质控品。

（4）制定质量控制策略　质量控制策略指质控品种类、每种检测频次、放置的位置，以及用于质控数据解释和确定分析批是在控还是失控的规则。质控策略的制定需要通过综合项目质量的需求以及实验方法质量控制难度，制定质量控制目标，并据此选择适当的质控策略。

2. 暂定均值（中心线）和标准差（控制限）

（1）质控品平行检测：现用批号质控品剩余量不多时，为避免室内质控中断，应尽快完成新批号质控品暂定均值和控制限的累积，即拟使用的新批号质控品应与当前使用的质控品一起进行平行测定。

（2）临床生物化学检验类项目的质控品稳定性较长，平行检测累积时间一般要求不少于20天，每天随机插入患者样本中一起测定。统计平行检测期间新批号质控的所有数据，剔除超过 $\bar{x}\pm3s$ 的离群值，根据 20 次或更多独立批获得的至少 20 次质控测定结果，计算出平均数，作为暂定均值；计算出标准差，作为暂定标准差。

3. 累积均值（中心线）和标准差（控制限） 旧批号质控品使用完毕，启用新批号质控品使用暂定均值和标准差作为这个月室内质控图的中心线和控制限进行质量控制。

（1）新批号质控品随机插入待检样本中，与患者样本一起检测。

（2）将质控品检测结果以数据点形式绘制在暂定 Levey–Jennings 质控图的相应位置，并与同一质控品上一分析批检测结果数据点用短线相连，最后形成一条质量控制折线图。

（3）根据质控规则判断该分析批是否在控。如果在控，进入结果审核发放环节；如果失控，进入失控处理流程（详见实验十一 Westgard 多规则质控及失控处理）。

（4）一个月结束后，将该月的在控结果与前 20 个质控测定结果汇集在一起，计算累积均值和标准差，以此累积的均值和标准差作为下一个月质控图的中心线和控制限。

（5）重复上述操作过程，连续三至五个月，或逐月不断进行累积。

4. 建立常规均值（中心线）和标准差（控制限） 以最初 20 个数据和 3～5 个月的在控数据，计算累积均值和标准差作为质控品有效期内的常用均值和标准差，并以此作为以后室内质控图的中心线和控制限。对个别在有效期内质控品浓度水平不断变化的项目，则需不断调整均值（中心线）。

【注意事项】

1. 质控品的特性 稳定性是质控品的重要指标，质控品中被测物质的稳定性越好，意味着质控结果监控检测体系波动性的代表意义越强。影响质控品稳定性的因素很多，主要包括质控品效期、瓶间差及质控品的运输、复溶、分装等人为因素。临床生物化学检测项目常见的质控品多为冻干粉物质，在规定保存条件下至少稳定 1～2 年，开瓶复溶后稳定时间大大缩短。同时要注意复溶操作的标准化，否则实验室可因自身复溶不当造成新的瓶间差。质控品的另一个重要指标是同源性，质控品和患者样本的基质越接近，同源性越好，质控结果就能够越真实地反映患者标本在检测体系中可能出现的问题。在实际工作中制备质控品所用的基础材料一般为来自人体或动物的血清或其他体液，经过处理，又添加了其他材料如有机或无机化学品、防腐剂等，这些是造成质控品同源性下降的主要因素。

2. 质控品的赋值 常用生化质控品可分为定值和不定值两种。定值质控品在使用时不能将质控品说明书标注的项目测定结果允许范围作为控制的允许范围。无论定值还是非定值质控品，都必须在本实验室的检测系统条件下重新累积确定均值和标准差，并在日常质量控制工作中加以应用。

3. 质控品的检测要求 质控品应与患者标本同条件下检测，包括：是否由日常检测患者标本的检验人员对质控品测定；质控品是否按照患者标本的检测模式如稀释模式、微量模式等进行检测；质控品的检测前处理是否和患者标本一致，如上样前复温、预处理等。理想的质控品测定应该是将其作为未知的患者样本进行检测。

4. 质控品的检测频率 在每一个分析批内至少对质控品做一次检测。临床实验室通过了解检测系统厂商推荐的每个分析批使用质控品数量，结合本实验室实际情况，制定质控品测定次数。

5. 质控图的内容　质控图上除了设置中心线和控制界限、记录质控结果绘制质控数据点外，还应记录所用质控物名称、浓度、批号和有效期、所用分析仪器名称和方法学名称、检验项目名称、试剂和校准物批号等信息、质控检测人员及审核人员签字、失控时的分析和纠正措施等。

【思考题】选择临床实验室室内质控品注意事项有哪些？

实验十一　Westgard 多规则质控及失控处理

【实验目的】掌握 Westgard 多规则质控及失控处理流程，熟悉失控处理措施与意义，了解常见失控原因。

【实验介绍】

1.Westgard 多规则质控方法　是指同时使用多个质控规则来进行室内质控检测数据判断的方法。相比 Levey-Jennings 质控方法使用单一规则，多规则质控可以选择同时发现随机误差和系统误差的质控规则组合方式，也可以选择更倾向于发现随机误差或更倾向于发现系统误差的质控规则组合方式，灵活多样，具有更高的误差检出概率和更低的假失控概率。

Westgard 多规则质控组合中，常用的 6 个质控规则组合为 $1_{2s}/1_{3s}/2_{2s}/R_{4s}/4_{1s}/10\bar{x}$，这里 1_{2s} 为警告规则，其余为失控规则，1_{3s}、R_{4s} 对随机误差敏感，2_{2s}、4_{1s}、$10\bar{x}$ 对系统误差敏感。

2. 室内质控失控的处理原则　室内质控的目的是对同批次患者检测结果的可靠性进行评价，失控意味着检测结果也可能包含较大的误差，所以一旦发现室内质控失控应立即停止该分析批次报告的检测、审核和发布。同时应对可能发生错误的临床报告进行评估，包括前一次室内质控在控后到本次室内质控失控前的所有报告。评估的关键在于分析室内质控失控的原因，如果是质控品失效、数据转录错误等人为误差，那么本次失控将可能不会对患者标本的检测结果造成影响；如果失控的原因是仪器故障、试剂污染、环境温湿度超出规定范围等系统误差，那么本次失控意味着患者标本的检测结果很可能也受到该系统误差带来的影响，此时需要采取患者标本抽样比对等方法对可能发生错误的临床报告进行评估。实验室部门技术负责人根据评估结果，确定是否需要追回室内质控失控前已发出的患者标本报告，并需详细记录评估情况。

【实验步骤】

1.Westgard 多规则质控方法　根据图 3-9，应用 Westgard 多规则质控方法逻辑图对分析批是否在控进行判断。

1_{2s} 作为警告规则，是启动其他质控规则来检查质控数据的基础。如果该分析批中的两个浓度质控品测定值均没有超过 $\bar{x}+2s$ 或 $\bar{x}-2s$ 控制限，则判断该分析批在控，可以进入检测结果审核发放环节。两个浓度质控品测定值，如果其中一个超过了 $\bar{x}+2s$ 或 $\bar{x}-2s$ 控制限，应依次启动 1_{3s}、2_{2s}、R_{4s}、4_{1s}、$10\bar{x}$ 规则进一步判断质控数据是否在控：如果均未触发这些规则，判断该分析批在控，可以进入检测结果审核发放环节；如果违

背 1_{3S}、2_{2S}、R_{4S}、4_{1S}、$10\bar{x}$ 中任一规则，则判断该分析批失控，患者结果不可发出，并根据违背规则的情况初步推断误差的类型。

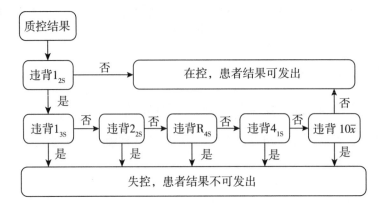

图 3-9 Westgard 多规则质控方法逻辑图

Westgard 多规则质控方法并非仅限于上述 6 种质控规则的组合模式，也可以根据实验室的具体要求进行相应的调整。如将 4_{1S}、$10\bar{x}$ 规则修改为警告规则，用于启动预防性维护过程；或者将 $1_{2.5S}$ 规则增加入失控判断的确认规则，用于提高误差的检出率。

2. 室内质控失控的处理流程 室内质控失控后，各临床实验室应按照自己制定的室内质控处理流程执行，一般的处理流程包括：

（1）立即停止同分析批患者标本的检测，停止已完成检测的患者标本结果审核和发放。

（2）查找分析失控原因，评估可能受到分析误差影响的临床报告范围，判断是否需要追回已经发出的临床报告。

（3）根据失控原因进行有针对性的处理。

（4）通过失控处理后质控品复测结果在控情况、仪器间比对、失控前后患者标本比对等方式评估失控处理的有效性，直至确认失控情况处理完成。

（5）查验处理流程和结果，判断是否可以继续进行标本检测和临床报告发放。

（6）填写失控相关记录：失控项目、触发规则、失控时间、失控原因分析、处理后验证、患者报告评估等。由有资质且授权的人员签字确认。

3. 室内质控失控的原因查找 导致室内质控失控的影响因素很多，包括操作失误，试剂、校准品、质控品失效，仪器故障或维护不良等。失控原因分析一般需要注意以下几点。

（1）观察质控图上质控数据点的分布特征 充分利用质控图，根据质控数据分布及触发质控规则种类能大致确定误差的类型，即是随机误差还是系统误差。

（2）建立误差类型与常见失控原因的联系 系统误差和随机误差的引起原因往往不同，因此在确认误差类型后就较容易分析出误差来源。如生化的化学发光检测系统，产生系统误差的常见因素是项目定标有误以及光路系统老化。此外引起系统误差的常见因素还有校准品批号更换、试剂批号更换后未及时校准、仪器用水的水质纯度不符合要求、仪器温控系统失灵等。仪器随机误差的常见原因有试剂通道中混入气泡、电压不稳、个别比色杯不洁净等。

（3）全面考虑可能影响检测系统的因素　除了仪器、试剂等较易关注到的因素外，还应对环境温湿度、电压、磁场、操作人员变更、结果的传输和转换等因素加以分析排查。

（4）检测系统的改变与失控之间的关系　在确定误差类型后，应仔细回顾失控前整个检测系统的改变如校准品或质控品的更换、仪器维修、定标等，分析其与失控的内在联系。对于生化分析仪等大型自动化仪器，如果是多个项目失控，应寻找失控项目之间的共同因素，如 ALT、AST、己糖激酶法检测葡萄糖等项目的共同特点是都以 340nm 为测定波长，如果它们同时失控，应首先核实光源灯在 340nm 处的光量值是否明显下降，或者该波长的滤光片是否损坏。如果是个别项目失控，则可以基本确定分析仪工作正常。

4. 室内质控失控处理措施及意义　在分析出失控原因的基础上，有针对性地采取一些处理措施，并在处理后再次测定质控品加以验证。常见的处理措施和主要意义如下：

（1）重测同一质控品　主要用于查明人为误差或偶然误差。如果是偶然误差，则重测的结果应判读为在控。如果结果仍然失控，则可进行下一步。

（2）新开一瓶质控品，重测失控项目　如果新开的质控品结果在控，考虑原来的质控品可能存在过期或室温下放置时间过长而变质，或被污染情况。如果结果仍然失控，则可进行下一步。

（3）更换试剂，重测失控项目　如果更换试剂后重测的质控品结果在控，考虑原来的试剂可能存在变质或超出开瓶稳定期情况。如果结果仍然失控，则可进行下一步。

（4）进行仪器维护保养，重测失控项目　怀疑失控原因在于仪器的系统误差时，检查仪器状态，查明光源灯是否衰减需要更换，穿刺针、样品针是否达到使用寿命，近期是否按照规定执行周期性维护保养等。对仪器重新进行清洗等维护保养或对关键零部件进行更换后重测质控应该变为在控。如果结果仍然失控，则可进行下一步。

（5）重新校准或定标，重测失控项目　校准或定标后重测质控品加以验证，可以解决系统漂移问题。

（6）请专家帮助　如果以上措施均未能得到在控结果，可以联系仪器或试剂厂家工程师，请求技术支援。

【思考题】临床实验室生化专业常见室内质控失控原因有哪些？

（肇玉博）

第三节　综合性实验

本节介绍有关临床生物化学检验综合性实验。主要包括生化检验在中医临床的应用——消渴、肾病、黄疸、腹痛，选取有代表性的生化检验项目，结合在临床的诊断及鉴别诊断应用展开讨论。

一、生化检验在中医临床的应用——消渴

消渴是以多饮、多食、多尿、消瘦，或尿浊、尿有甜味为特征的病证。消渴之名，首见于《内经》，根据病机与症状不同，有"消瘅""膈消""肺消""消中"等名称。中医消渴病与西医糖尿病相似。本节主要介绍血糖、糖化血红蛋白等实验。

实验十二　血液葡萄糖测定（己糖激酶法）

【实验目的】掌握葡萄糖（glucose，Glu）己糖激酶法测定血清（浆）Glu 的基本原理；熟悉手工法测定 Glu 的操作过程；了解仪器法测定 Glu 的操作过程。

【实验原理】Glu 和三磷酸腺苷（ATP）在己糖激酶（HK）的催化作用下发生磷酸化反应，生成葡萄糖 –6– 磷酸（G–6–P）和二磷酸腺苷（ADP）。G–6–P 在葡萄糖 –6– 磷酸脱氢酶（G–6–PD）催化下脱氢，氧化生成 6– 磷酸葡萄糖（6–PG），同时使烟酰胺腺嘌呤二核苷酸磷酸（$NADP^+$）或烟酰胺腺嘌呤二核苷酸（NAD^+）分别还原成还原型烟酰胺腺嘌呤二核苷酸磷酸（NADPH）或烟酰胺腺嘌呤二核苷酸（NADH）。反应式如下：

$$Glu + ATP \xrightarrow{HK} G-6-P + ADP$$

$$G-6-P + NAD(P) \xrightarrow{G-6-PD} 6-PG + NAD(P)H + H^+$$

反应生成 NADPH 或 NADH 的速率与样本中 Glu 浓度成正比，均在波长 340nm 处有吸收峰，通过监测 340nm 处吸光度可计算 Glu 浓度。

【实验材料】

1. 器材　紫外可见分光光度计、恒温水浴箱、全自动生化分析仪。

2. 试剂

（1）酶混合试剂：三乙醇胺盐酸缓冲液（pH 值 7.5）50mmol/L；$MgSO_4$ 2mmol/L；ATP 2mmol/L；NADP 2mmol/L；HK ≥ 1500U/L；G–6–PD 5mmol/L。

（2）葡萄糖标准液。

【实验操作】

1. 手工检测

（1）速率法测定　将预温的混合试剂和样本混合，37℃反应，吸入自动分析仪，比色杯光径 1cm，340nm 处连续读取吸光度值，监测吸光度升高速率（$\triangle A/min$）。

（2）终点法测定　①按表 3–10 操作。②将表 3–10 中各管充分混匀，在 37℃水浴 10 分钟后，紫外可见分光光度计比色（波长 340nm，比色杯光径 1cm，蒸馏水调零），分别读取各管吸光度（A_U、A_C、A_S、A_B）。

表 3–10　己糖激酶法测定 Glu 操作步骤

加入物（mL）	测定管（U）	标准管（S）	校准管（C）	空白管（B）
血清	0.02	–	0.02	–
葡萄糖标准液	–	0.02	–	–
生理盐水	–	–	2.0	0.02
酶混合试剂	2.0	2.0	–	2.0

2. 仪器检测 按自动生化分析仪使用说明书操作。

【结果计算】

1. 速率法

$$Glu(mmol/L)=\triangle A/min\times\frac{1}{6.22}\times\frac{1.02}{0.02}=\triangle A/min\times8.2$$

2. 终点法

$$Glu(mmol/L)=\frac{A_U-A_C-A_B}{A_S-A_B}\times Glu标准液浓度$$

【参考区间】空腹血清（浆）Glu：3.9～6.1mmol/L（成人）。

【临床意义】血糖检测是目前诊断糖尿病（DM）的主要依据，也是监测 DM 病情和控制程度的主要指标。

1.Glu 升高 生理性增高见于餐后 1～2 小时、摄入高糖食物、注射葡萄糖后、情绪激动或剧烈运动、肾上腺素分泌增加等。病理性升高主要见于糖尿病、应激及肝源性血糖升高。

2.Glu 降低 生理性降低主要见于饥饿、剧烈运动后等。病理性降低主要见于激素失调、磺胺药及水杨酸等药物影响。

【注意事项】

1. 严重溶血、黄疸及乳糜血样本应先制备无蛋白血滤液再测定。

2. 全血葡萄糖浓度比血浆或血清低 12%～15%。

3. 取血后如全血放置室温，血细胞中的糖酵解会使葡萄糖浓度降低，样本采集后应立即分离血清或血浆。

4. 若用草酸钾－氟化钠抗凝，可有效抑制糖酵解，血中葡萄糖在 72 小时内相对稳定。

【思考题】

1. 葡萄糖己糖激酶法测定血液葡萄糖的基本原理是什么？

2. 严重溶血、黄疸及乳糜血样本应如何处理？

3. 如何降低体外糖酵解对血液葡萄糖检测结果的影响？

实验十三 糖化血红蛋白测定（离子交换层析法）

【实验目的】掌握离子交换层析法测定糖化血红蛋白的操作；熟悉其原理及在糖化血红蛋白检测的应用；了解糖化血红蛋白测定的临床意义。

【实验原理】离子交换层析法是基于高效液相层析原理，使用阳离子交换柱通过与不同带点离子作用将血红蛋白组分离。利用 3 种不同盐浓度所形成的梯度洗脱液使得包括 HbA1c 在内的血红蛋白中多种成分被分离。其中，带负电荷的 Bio-Rex 70 阳离子交换树脂与带正电荷的 HbA 及 HbA1 有亲和力，但 HbA1 的两个 β 链 N- 末端正电荷被糖基清除，正电荷较 HbA 少，造成二者对树脂的附着力不同。用 pH 值 6.7 磷酸盐缓冲液可首先将带正电荷较少、吸附力较弱的 HbA1 洗脱下来，用分光光度计测定洗脱液中的 HbA1 及总 Hb 的吸光度值，计算 HbA1 占总 Hb 的百分数。

【实验材料】

1. 器材　玻璃或塑料层析柱，分光光度计。

2. 试剂

（1）试剂 I：0.2mol/L 磷酸氢二钠溶液。称取无水 Na_2HPO_4 28.396g，溶于蒸馏水中并定容至 1L。

（2）试剂 II：0.2mol/L 磷酸二氢钠溶液。称取 $NaH_2PO_4 \cdot 2H_2O$ 31.206g，溶于蒸馏水中并定容至 1L。

（3）溶血剂：取 25mL 试剂 II，加 Triton X-100 100mg，加蒸馏水定容至 100mL。

（4）洗脱剂 I：磷酸盐缓冲液，pH 值 6.7。取试剂 I 100mL、试剂 II 150mL，加蒸馏水定容至 1L。

（5）洗脱剂 II：磷酸盐缓冲液，pH 值 6.4。取试剂 I 300mL、试剂 II 700mL，加蒸馏水 300mL，混匀。

（6）Bio-Rex 70 阳离子交换树脂 200 ~ 400 目，钠型，分析纯。

【实验操作】

1. 溶血液制备　取 EDTA 抗凝血或毛细管血 20μL，加入 2.0mL 生理盐水中，摇匀，离心弃上清液，仅留下红细胞。加溶血剂 0.3mL，摇匀，置 37℃ 水浴 15 分钟（以除去不稳定的 HbA1）。

2. 树脂处理　称取 Bio-Rex 70 阳离子交换树脂 10g，加 0.1mol/L 氢氧化钠溶液 30mL，搅匀，置室温 30 分钟（其间搅拌 2 ~ 3 次）。然后加浓盐酸数滴，调 pH 值至 6.7，弃上清液。用约 50mL 蒸馏水洗 1 次，用洗脱剂 II 洗 2 次，再用洗脱剂 I 洗 4 次。

3. 装柱　将上述处理好的树脂加洗脱剂 I 搅匀，用毛细滴管加入塑料微柱内，使树脂床高度达 3 ~ 4cm。树脂床填充应均匀，无气泡无断层。

4. 微柱准备　将微柱颠倒摇动使树脂混悬，去掉上下盖，将柱插入 1.5cm×15cm 的大试管中，让柱内缓冲液完全流出。

5. 上样　用微量加样器取溶血液 100μL，加至微柱内树脂床上，待其完全进入树脂床后，将柱移入另一支 1.5cm×15cm 的试管中。

6. 洗脱　取 3mL 洗脱剂 I，缓缓加至树脂床上，注意勿冲动树脂，收集流出物，此液即为 HbA1（待测定）。

7. 对照　取制备好的溶血液 50μL，加蒸馏水 7.5mL，摇匀，此液即为总 Hb 管。

8. 比色　蒸馏水作空白，比色杯光径 10mm，于 415nm 波长下测定各管吸光度。

9. 微柱的清洗和保存　用过的柱子先加洗脱剂 II 3mL，使 Hb 全部洗下；再用洗脱剂 I 洗 3 次，每次 3mL。最后加洗脱剂 I 3mL，加上下盖，保存备用。

【结果计算】

$$HbA1(\%) = \frac{A_{测定}}{A_{对照} \times 5}$$

【参考区间】成年 HbA1（%）：5.0%～8.0%；成年 HbA1c（%）：3.6%～6.0%。

【临床意义】

1.评价糖尿病控制程度 HbA1 水平反映近 2～3 个月的平均血糖水平，不受每天血糖波动的影响，可作为糖尿病长期控制的良好观察指标。

2.HbA1 对于糖尿病发生有较好的预测能力 2010 年，美国糖尿病协会（ADA）发布的糖尿病诊治指南中正式采纳以 HbA1c ≥ 6.5% 作为糖尿病的诊断标准之一。

3.鉴别高血糖 糖尿病高血糖的 HbA1 水平增高，应激性高血糖的 HbA1 正常。

4.预测血管并发症 HbA1c > 10% 提示并发症重，如糖尿病视网膜病变、肾脏病变、神经病变、心血管事件等发生风险均相应增加。

【注意事项】

1.环境影响 层析环境温度对结果影响较大，需严格控制温度。一般 22℃较为适宜，冬季应将柱子置于 22℃温箱中洗脱。

2.干扰因素 溶血性患者 HbA1c 结果偏低；含 HbC、HbS 的患者结果偏低；HbF、HbH 等与 HbA1 一起洗脱使结果呈假阳性；长期大剂量服用维生素 C 和维生素 E 可以使结果假性降低；长期使用慢性麻醉剂、嗜酒可以使结果假性升高；进展迅速的 I 型糖尿病结果假性降低；严重黄疸、高脂血症使测定结果假性升高。

3.标本因素 室温下超过 24 小时结果可增高，4℃冰箱可稳定 5 天。抗凝剂肝素可使结果增高，EDTA 和氟化物不影响测定结果。

【思考题】

1.离子交换层析法测定 HbA1 的基本原理是什么？

2.简述离子交换层析法测定 HbA1 的影响因素及解决方案。

（杨 梅）

二、生化检验在中医临床的应用——肾脏疾病

肾脏疾病主要包括急性肾炎、慢性肾炎、肾病综合征等。急性肾炎与中医学"皮水"相似，可归属于"水肿""尿血"等病证范畴。慢性肾炎与中医学"石水"相似，可归属于"水肿""虚劳""腰痛""尿血"等范畴。肾病综合征可归属于中医学"肾水"范畴。本节主要介绍血清尿素、肌酐及尿酸等实验。

实验十四 血清尿素测定

【实验目的】掌握脲酶－波氏比色法测定血清尿素（serum urea，SUr）的操作；熟悉其基本原理及临床意义。

【实验原理】尿素酶水解尿素，产生 2 分子 NH_4^+ 和 1 分子 CO_2。在亚硝基铁氰化钠的催化下，NH_4^+ 在碱性介质中与苯酚及次氯酸反应，生成蓝色的吲哚酚。蓝色吲哚酚的生成量与尿素含量成正比，在 560nm 波长处比色测定。

【实验材料】

1.器材 分光光度计、试管、5～50μL 加样枪、2mL 吸管。

2. 试剂

（1）尿素标准贮存液（100mmol/L） 称取干燥纯尿素 0.6g，蒸馏水溶解后定容至 100mL，加 0.1g 叠氮钠防腐，4～8℃存放稳定 6 个月。

（2）尿素标准应用液（5mmol/L） 取 5mL 尿素储存液，用去氨蒸馏水稀释至 100mL。

（3）酚显色剂 苯酚 10g，亚硝基铁氰化钠（含 2 分子水）0.05g，溶于 1000mL 去氨蒸馏水中，4～8℃存放可稳定 60 天。

（4）碱性次氯酸钠液 氢氧化钠 5g 溶于去氨蒸馏水中，加"安替福民"（次氯酸水溶液，相当于次氯酸钠 0.42g）8mL，蒸馏水定容至 1000mL，置棕色瓶内 4～8℃存放可稳定 2 个月。

（5）尿素酶贮存液 尿素酶（比活 3000～4000U/g）0.2g 悬浮于 20mL 50%（v/v）甘油中，4～8℃存放可稳定 6 个月。

（6）尿素酶应用液 尿素酶贮存液 1mL，加 10g/L EDTA–Na$_2$ 溶液（pH 值 6.5）至 100mL，4～8℃存放可稳定 1 个月。

【实验操作】按表 3–11 操作。

表 3–11　尿素脲酶比色法测定操作步骤

加入物	测定管（U）	标准管（S）	空白管（B）
尿素酶应用液（mL）	1.0	1.0	1.0
血清（μL）	10	–	–
尿素标准应用液（μL）	–	10	–
蒸馏水（μL）	–	–	10

混匀，37℃水浴 15 分钟，向各管迅速加入酚显色剂 5mL，混匀，再加入碱性次氯酸钠溶液 5mL，混匀。37℃水浴 20 分钟，充分显色。

【结果计算】

$$SUr（mmol/L）=\frac{A_U}{A_S}×标准液浓度$$

【参考区间】成人血 Urea：男（20～59 岁）3.1～8.0mmol/L，男（60～79 岁）3.6～9.5mmol/L；女（20～59 岁）2.6～7.5mmol/L，女（60～79 岁）3.1～8.8mmol/L。

上述参考区间引自 WS/T404.5《临床常用生化检验项目参考区间》。

【临床意义】SUr 减少较少见，常见严重的肝病患者。SUr 生理性增多见于高蛋白饮食后，病理性增多可分为肾前性、肾性及肾后性。

1. 肾前性 ①肾血流量不足：充血性心力衰竭、肾动脉狭窄等导致肾灌注减少及急性失血、休克、脱水、烧伤等有效循环血量减少等；②体内蛋白分解代谢亢进：如甲状腺功能亢进、上消化道出血、大面积烧伤等。

2. 肾性 肾小球滤过功能损伤：①原发性肾小球疾病，如肾小球肾炎、肾病综合征；②继发性肾小球疾病，如狼疮性肾炎、紫癜性肾炎、慢性肾盂肾炎等。

3. 肾后性　见于前列腺肿大、尿路结石、尿道狭窄、膀胱肿瘤等致尿道受压，尿路受阻。

【注意事项】

1. 测定波长除 560nm，还可用 630nm。

2. 空气中氨气可污染试剂或玻璃器皿，或使用铵盐抗凝剂，均可引起结果偏高。高浓度氟化物可抑制尿素酶，引起结果假性偏低。

3. 样品 2 ~ 8℃保存可稳定 3 天，–20℃可保存 1 个月，忌反复冻融。

4. 轻度溶血、乳糜血、黄疸对测定结果没有明显干扰。

【思考题】

1. 请分析引起 SUr 增高的因素。

2. 简述脲酶 – 波氏比色法测定血清尿素的注意事项。

实验十五　血清肌酐测定

【实验目的】掌握肌氨酸氧化酶法测定血清肌酐（serum creatinine，SCr）的操作；熟悉其基本原理和临床意义。

【实验原理】肌酐在肌酐酶的催化下水解生成肌酸，在肌酸酶的催化下肌酸水解成肌氨酸和尿素，肌氨酸在肌氨酸氧化酶催化下氧化成甘氨酸、甲醛、过氧化氢，最后偶联 Trinder 反应，反应形成的色素与肌酐的浓度成正比。

反应式如下：

第一反应：消除内源性物质干扰反应。

$$肌酸 + H_2O \xrightarrow{\text{肌酸（脱氢酶）}} 尿素$$

$$肌氨酸 + O_2 + H_2O \xrightarrow{\text{肌氨酸氧化酶}} 甘氨酸 + 甲醛 + H_2O_2$$

第二反应：正式启动反应。

$$肌酐 + H_2O \xrightarrow{\text{肌酐酶}} 肌酸$$

$$肌酸 + H_2O + O_2 \xrightarrow{\text{脱酸（脱氢）酶}} 肌氨酸 + 尿素$$

$$肌氨酸 + O_2 + H_2O \xrightarrow{\text{肌氨酸氧化酶}} 甘氨酸 + H_2O_2 + 甲醛$$

$$H_2O_2 + 4 - 氨基安替比林 + TOOS \xrightarrow{\text{过氧化物酶}} 醌类色素 + 5H_2O$$

注：TOOS 为 N– 乙基 –N（2– 烃基 –3– 丙磺基）–3– 甲基苯胺。

【实验材料】

1. 器材　紫外可见光分光光度计、试管、5 ~ 50μL 加样枪、2mL 吸管。

2. 试剂

（1）试剂Ⅰ：TAPS（N– 三羟甲基代甲基 –3– 氨基丙氨酸）缓冲液（pH 值 8.1）

30mmol/L；肌酸酶（微生物）≥ 333μKat/L；肌氨酸氧化酶（微生物）≥ 133μKat/L；抗坏血酸氧化酶（微生物）≥ 33μKat/L；HTIB（2,4,6- 三碘 -3- 羟基苯甲酸）5.9mmol/L。

（2）试剂Ⅱ：TAPS 缓冲液（pH 值 8.1）50mmol/L；肌酸酶（微生物）500μKat/L；辣根过氧化物酶≥ 16.7μKat/L；4- 氨基安替比林 2mmol/L；亚铁氰化钾 163μmol/L。

（3）肌酐标准液。

【实验操作】按表 3-12 操作。

表 3-12　肌酐肌氨酸氧化酶法测定操作步骤

加入物（mL）	测定管（U）	标准管（S）	空白管（B）
血清	0.05	–	–
标准液	–	0.05	–
蒸馏水	–	–	0.05
试剂Ⅰ	2.0	2.0	2.0
混匀，37℃水浴 5 分钟，波长 546nm，空白管调零，测定各管吸光度 A_1			
试剂Ⅱ	1.0	1.0	1.0
混匀，37℃水浴 5 分钟，波长 546nm，空白管调零，测定各管吸光度 A_2			

【结果计算】

$$\mathrm{SCr}（\mu mol/L）=\frac{A_{U_2}-A_{U_1}}{A_{S_2}-A_{S_1}}\times 肌酐标准液浓度$$

【参考区间】成人 SCr：男（20 ～ 59 岁）57.0 ～ 97.0μmol/L，男（60 ～ 79 岁）57.0 ～ 111μmol/L；女（20 ～ 59 岁）41.0 ～ 73.0μmol/L，女（60 ～ 79 岁）41.0 ～ 81.0μmol/L。

上述参考区间引自 WS/T404.5《临床常用生化检验项目参考区间》。

【临床意义】

1. 肾小球滤过功能减退导致 SCr 增高　急性肾衰竭时 SCr 表现为进行性升高。慢性肾衰竭时 SCr 用于评估病变程度及分期：肾衰竭代偿期，SCr < 178μmol/L；肾衰竭期，SCr > 455μmol/L；尿毒症期，SCr > 707μmol/L。

2. 鉴别肾前性及肾性少尿　肾衰竭 SCr 常超过 200μmol/L。肾前性少尿，如心力衰竭、脱水、肝肾综合征、肾病综合征等所致的有效血容量下降，使肾血流量减少，SCr 一般不超过 200μmol/L。

3.SUr/SCr　肾衰竭时 SUr 与 SCr 同时增高，SUr/SCr ≤ 10∶1。肾前性少尿，肾外因素所致的氮质血症时 SUr 可快速上升，但 SCr 不相应上升，此时 SUr/SCr > 10∶1。

【注意事项】

1. 溶血对测定结果有明显干扰，标本于 4℃保存可稳定 7 天。

2. 乳糜≤ 125mg/dL 对测定结果没有明显干扰。如试剂浑浊，或在 546nm 波长下以蒸馏水为空白，试剂吸光度 > 0.2 时，勿用。

【思考题】比较肌氨酸氧化酶法和苦味酸法测定血清肌酐的优缺点。

实验十六 血清尿酸测定

【实验目的】掌握尿酸酶 – 过氧化物酶偶联法测定血清尿酸（uric acid，UA）的操作；熟悉基本原理及临床意义。

【实验原理】UA 在尿酸酶催化下，氧化生成尿囊素、CO_2 和 H_2O_2，与 3,5- 二氯 -2- 羟苯磺酸（DHBS）和 4- 氨基安替比林（4-AAp）在过氧化物酶催化下，生成醌亚胺化合物，波长 520nm 下比色，吸光度的高低与样品中 UA 的含量成正比。

$$尿酸+O_2+H_2O \xrightarrow{尿酸酶} 尿囊素+CO_2+H_2O_2$$

$$2H_2O_2+4-AAP+DHBS \xrightarrow{过氧化物酶} 醌亚胺化合物+H_2O$$

【实验材料】

1. 器材 紫外可见分光光度计、试管、5 ～ 50μL 加样枪、2mL 吸管。

2. 试剂

（1）酶混合试剂 ①尿酸酶 160U/L；②过氧化物酶 1500U/L；③ 4-AAP 0.4mmol/L；④ DHBS 2.0mmol/L；⑤磷酸盐缓冲液（pH 值 7.7）100mmol/L。

（2）UA 标准液 ① 6.0mmol/L 尿酸标准贮存液：称取碳酸锂 60mg，溶解于 60℃蒸馏水 40mL 中，加入尿酸（$C_5H_4O_3$，MR 168.11）100.9mg，溶解后冷却至室温，移入 100mL 容量瓶中定容，置棕色瓶保存。② 300μmol/L 尿酸标准应用液：取尿酸标准贮存液 5mL 于 100mL 容量瓶中，加乙二醇 33mL，加蒸馏水稀释至刻度。

【实验操作】按表 3-13 操作。

表 3-13 尿酸酶 – 过氧化物酶法测定 UA 操作步骤

加入物（mL）	测定管（U）	标准管（S）	空白管（B）
血清	0.1	–	–
尿酸标准应用液	–	0.1	–
蒸馏水	–	–	0.1
酶试剂	1.5	1.5	1.5

混匀，室温放置 10 分钟，分光光度计波长 520nm，比色杯光径 1.0cm，空白管调零，读取各管吸光度 A。

【结果计算】

$$UA（μmol/L）=\frac{A_U}{A_S}×标准液浓度$$

【参考区间】成人男性：208 ～ 428μmol/L；成人女性：155 ～ 357μmol/L。

上述参考区间引自 WS/T 404.5《临床常用生化检验项目参考区间》。

【临床意义】血 UA 增高是诊断高尿酸血症和痛风的主要依据。增高常见于：①排泄障碍，如各种肾炎、肾结石、尿道阻塞及中毒性肾病等；②生成增加，如白血病、多发性骨髓瘤、真性红细胞增多症等；③摄入过多；④药物影响，长期使用抗结核药等。降低多见于重症肝病以及尿酸生成有关酶的缺陷。

【注意事项】

1. 血清标本中的 UA 在室温条件下可稳定 3 天。

2. UA 在水中溶解度极低，但易溶于碱性碳酸盐溶液中。

3. 乳糜和抗坏血酸对测定结果有干扰。

【思考题】

1. 简述血清 UA 增高的临床意义。

2. 何为 Trinder 反应？简述其影响因素。

（杨 梅）

三、生化检验在中医临床的应用——黄疸

黄疸是以身黄、目黄、小便黄为主要特征的疾病。《素问·平人气象论》中指出："溺黄赤，安卧者，黄疸……目黄者曰黄疸。"中西医黄疸含义基本一致。本节主要介绍黄疸的胆红素测定。

实验十七　血清总胆红素测定

【实验目的】 掌握改良重氮法（改良 J–G 法）测定血清总胆红素（total bilirubin，TB）的操作；熟悉基本原理和注意事项。

【实验原理】 血清 TB 由结合胆红素（conjugated bilirubin，CB）与非结合胆红素（unconjugated bilirubin，UCB）组成。在 pH 值 6.5 环境下，血清 CB 可直接与重氮试剂反应，生成红色偶氮胆红素；UCB 在加速剂（咖啡因 – 苯甲酸钠 – 醋酸钠）作用下，破坏其分子内氢键，与重氮试剂发生反应，生成偶氮胆红素。加入碱性酒石酸钠后，使红色偶氮胆红素（吸收峰 530nm）转变成蓝绿色偶氮胆红素（吸收峰 600nm），提高了检测的灵敏度和特异性。

$$结合胆红素 + 重氮试剂 \xrightarrow{pH6.5} 偶氮胆红素（紫色）$$

$$未结合胆红素 + 重氮试剂 \xrightarrow[加速剂]{pH6.5} 偶氮胆红素（紫色）$$

$$偶氮胆红素（紫色）\xrightarrow{碱性酒石酸} 偶氮胆红素（蓝绿色）$$

【实验材料】

1. 器材　紫外可见分光光度计、恒温水浴箱、试管、5 ～ 50μL 加样枪、2mL 吸管。

2. 试剂

（1）咖啡因试剂：1g EDTA·2Na、56g 无水醋酸钠、56g 苯甲酸钠溶于约 700mL 蒸馏水中，再加入 37.5g 咖啡因，搅拌直至完全溶解，蒸馏水定容至 1L，若浑浊，过滤，室温保存。

（2）碱性酒石酸溶液：320g 酒石酸钾钠（$NaKC_4H_4O_6 \cdot 4H_2O$）、75g 氢氧化钠用蒸

馏水溶解，定容至 1L，若浑浊过滤，室温保存。

（3）5g/L 亚硝酸钠溶液：0.5g 亚硝酸钠于蒸馏水溶解，定容至 100mL，4 ～ 8℃ 冰箱保存可稳定 2 周。

（4）5g/L 对氨基苯磺酸溶液：5g 对氨基苯磺酸溶于约 700mL 蒸馏水，加 15mL 浓盐酸，溶解后蒸馏水定容至 1000mL，室温保存。

（5）偶氮试剂：使用前配置，0.5mL 5g/L 亚硝酸钠溶液和 20mL 5g/L 对氨基苯磺酸溶液混合。

（6）5.0g/L 叠氮钠溶液：叠氮钠 0.5g，蒸馏水溶解定容至 100mL。

（7）胆红素标准液。

【实验操作】按表 3-14 操作。

表 3-14 改良 J-G 法测定 TB 操作步骤

加入物（mL）	测定管（U）	测定对照管（UC）	校准管（S）	校准对照管（SC）
血清	0.2	0.2	–	–
TB 标准液	–	–	0.2	0.2
咖啡因试剂	1.6	1.6	1.6	1.6
		混匀		
对氨基苯磺酸溶液	–	0.4	–	0.4
		混匀		
偶氮试剂	0.4	–	0.4	–
	混匀，室温放置 10 分钟			
碱性酒石酸溶液	1.2	1.2	1.2	1.2

混匀，紫外可见分光光度计比色（波长 598nm，比色杯光径 1cm，蒸馏水调零），分别读取各管吸光度（A_U、A_{UC}、A_S、A_{SC}）。

【结果计算】

$$血清TB(\mu mol/L)=\frac{A_U-A_{UC}}{A_S-A_{SC}}\times TB标准液浓度$$

【参考区间】成人血清 TB：男 ≤ 26.0μmol/L；女 ≤ 21.0μmol/L。

上述参考区间引自 WS/T 404.4《临床常用生化检验项目参考区间》。

【临床意义】见实验十八。

【注意事项】见实验十八。

【思考题】改良重氮法测定 TB 的基本原理是什么？

实验十八 血清结合胆红素测定

【实验目的】掌握改良重氮法（改良 J-G 法）测定 CB 的操作；熟悉基本原理和注意事项。

【实验原理】同实验十七。

【实验材料】同实验十七。

【实验操作】按表 3-15 操作。

表 3-15　改良 J-G 法测定 CB 操作步骤

加入物（mL）	测定管（U）	测定对照管（UC）	校准管（S）	校准对照管（SC）
血清	0.2	0.2	–	–
CB 标准液	–	–	0.2	0.2
		混匀		
对氨基苯磺酸溶液	–	0.4	–	0.4
		混匀		
偶氮试剂	0.4	–	0.4	–
		立即混匀，37℃水浴 10 分钟后		
叠氮钠溶液	0.05	0.05	0.05	0.05
		立即混匀		
咖啡因试剂	1.6	1.6	1.6	1.6
碱性酒石酸溶液	1.2	1.2	1.2	1.2

混匀，紫外可见分光光度计比色（波长 598nm，比色杯光径 1cm，蒸馏水调零），分别读取各管吸光度（A_U、A_{UC}、A_S、A_{SC}）。

【结果计算】

$$血清 CB（\mu mol/L）= \frac{A_U - A_{UC}}{A_S - A_{SC}} \times CB 标准液浓度$$

【参考区间】成人血清 CB（10 分钟）：0 ~ 3.4μmol/L。

上述参考区间引自 WS/T 404.4《临床常用生化检验项目参考区间》。

【临床意义】临床常根据引起黄疸的原因不同，将黄疸分为溶血性黄疸、肝细胞性黄疸和梗阻性黄疸。胆红素测定对黄疸的诊断和鉴别诊断、黄疸程度及类型的判断、黄疸原因的分析、预后评估等有重要价值。

1. 判断黄疸有无及程度　血清 TB 在 17.1 ~ 34.2μmol/L 为隐性黄疸或亚临床黄疸；TB > 34.2μmol/L 为临床肉眼可见的显性黄疸；TB 在 34.2 ~ 171μmol/L 为轻度黄疸；TB 在 171 ~ 342μmol/L 为中度黄疸；TB > 342μmol/L 为重度黄疸。

2. 推断黄疸原因　根据血清 TB 升高的程度可推断产生黄疸的病因。

（1）溶血性黄疸通常为轻度黄疸，TB < 85.5μmol/L，UCB 增高较肝细胞性黄疸及梗阻性黄疸明显，见于各种溶血及溶血性疾病、输血反应、大面积烧伤等。

（2）肝细胞性黄疸为轻、中度黄疸，TB 为 17.1 ~ 171μmol/L，见于各种肝实质性损伤，如急性肝炎、慢性肝炎、肝硬化及药物性、中毒性肝实质损伤等。

（3）梗阻性黄疸通常为中、重度黄疸，TB 及 CB 增高较前两者明显，见于肝内外胆道阻塞性疾病和肝内胆汁淤积。

3. 判断黄疸类型　TB 与 UCB 增高明显时为溶血性黄疸；TB 与 CB 增高明显时为梗阻性黄疸；TB、CB 及 UCB 均增高，常见于肝细胞性黄疸。

【注意事项】

1. 改良 J-G 法是经典方法，其线性、特异性达到，其缺点是不能自动化。

2. 氮反应法可用甲醇或二甲亚砜等作加速剂，做成单一试剂，反应和显色 pH 都在酸性。在 560nm 波长下比色，易于自动化，但灵敏度比改良 J–G 法略低，Hb 干扰明显。

3. 叠氮钠或抗坏血酸（40g/L）能破坏重氮试剂，终止偶氮反应。

4. 严重溶血、脂血及脂溶性色素对测定有干扰。

5. 血液样本和标准液避免阳光直晒，防止胆红素被氧化为胆绿素。

6. 血样本避光置 4 ～ 8℃冰箱保存可稳定 3 天。

【思考题】

1. 改良重氮法测定 CB 的基本原理。

2. 目前血清胆红素的测定方法有哪些？各有哪些优缺点？

（杨　梅）

四、生化检验在中医临床的应用——腹痛

腹痛是指腹部即胃脘以下、耻骨毛际以上的范围内发生疼痛为主症的病证。腹痛一证首见于《内经》。西医学所指的胰腺炎、阑尾炎、出血性坏死性肠炎、肠系膜淋巴结炎、腹膜炎等引起的疼痛，均属"腹痛"范畴。本节主要介绍血清淀粉酶、脂肪酶等测定实验。

实验十九　血清淀粉酶测定

【实验目的】掌握血清淀粉酶（amylase，AMY/AMS）测定的方法。

【实验原理】血清 AMY 水解 4,6- 亚乙基（G1）–4– 硝基苯基（G7）–4–α–D– 麦芽七糖（E–G_7–NP），生成 4,6– 亚乙基麦芽五糖（E–G_5）、4,6– 亚乙基麦芽四糖（E–G_4）、4,6– 亚乙基麦芽三糖（E–G_3）以及 4– 硝基苯基麦芽糖（G_2–NP）、4– 硝基苯基麦芽三糖（G_3–NP）、4– 硝基苯基麦芽四糖（G_4–NP）等片段，生成的三种 4– 硝基苯基麦芽多糖在 α– 葡萄糖苷酶作用下水解为 4– 硝基苯酚（NP）和葡萄糖。NP 在反应液 pH 下解离为 4– 硝基苯氧离子，呈黄色，在 405nm 左右有较强吸收。在底物过剩的情况下，4– 硝基苯基麦芽多糖的生成速率与血清 AMY 浓度成正比，NP 生成速率与 4– 硝基苯基麦芽多糖的生成速率成正比，因而可通过监测 NP 生成测定血清 AMY 活性浓度。

【实验材料】

1. 器材　生化分析仪。

2. 试剂

（1）试剂 I　①N–（2- 羟乙基）哌嗪 –N′ –2– 乙烷磺酸（HEPES）50mmol/L；②氯化钠 70mmol/L；③氯化钙 1mmol/L；④ α– 葡萄糖苷酶 8100U/L。

（2）试剂 II　E–G_7– NP 5mmol/L。

3. 标本　血清。

【实验操作】

1. 试剂 I 500μL 加入待测血清 20μL，混匀 37℃反应 5 分钟。

2. 加试剂 II 100μL，混匀，反应 3 分钟，生化分析仪波长 405nm，间隔时间 30 秒，

监测时间 3 分钟。计算平均 $\triangle A$/min。

【结果计算】血清 AMY（U/L）= $\triangle A$/min×K（K 值计算详见各试剂说明书）。

【参考区间】成人血清 AMY（37℃）：35 ～ 135U/L。

【临床意义】淀粉酶主要由唾液腺和胰腺分泌，相对分子质量约 50000，可通过肾小球滤过。血清 AMY 测定主要用于急性胰腺炎的实验诊断。

1. 急性胰腺炎　血和尿中的 AMY 活性显著增高。升高幅度一般和疾病严重程度无关，但升高幅度越大，急性胰腺炎的可能性越大。急性胰腺炎发病后 8 ～ 12 小时血清 AMY 开始升高，12 ～ 24 小时达高峰，2 ～ 5 天下降至正常。达 350U 时应怀疑此病，如超过 500U，即有诊断意义。尿 AMY 于起病后 12 ～ 24 小时开始增高，下降也比血清 AMY 慢，所以在急性胰腺炎后期测定尿 AMY 更有价值。

2. 肝病　正常人血清中的 AMY 主要来源于肝脏，故血清及尿中 AMY 同时减低见于肝病。

3. 其他疾病　急性阑尾炎、肠梗阻、胰腺癌、胆石症、溃疡病穿孔以及吗啡注射后等均可见血清 AMY 升高，但常低于 500U。肾功能障碍时，血清 AMY 也可升高。

【注意事项】

1. 应用血清测定，若紧急情况下需用血浆测定，应用肝素抗凝，其余抗凝剂均对本法产生干扰。

2. 血清 AMY 测定需用定值可溯源至 IFCC 参考方法的定标品校准。

3.Tris 缓冲液能抑制 α- 葡萄糖苷酶的活性。

4. 各种商品试剂盒的组分及方法不尽相同，需按说明书操作。

5. 血清 AMY 比较稳定，室温下可保存 4 天，4℃下 2 周，–20℃以下可保存数年。

【思考题】连续监测法测定血清 AMY 的原理是什么？

实验二十　血清脂肪酶测定

【实验目的】掌握血清脂肪酶（lipase，LIP/LPS）测定的方法；熟悉原理和临床意义。

【实验原理】血清 LIP 催化 1, 2- 二脂肪酰甘油水解，生成 2- 脂肪酰甘油和脂肪酸，2- 脂肪酰甘油在单脂肪酰甘油脂肪酶作用下水解为甘油和脂肪酸，甘油在甘油激酶作用下被 ATP 磷酸化，生成 α- 磷酸甘油，α- 磷酸甘油在磷酸甘油氧化酶作用下被氧化为磷酸二羟丙酮和过氧化氢，过氧化氢在过氧化物酶作用下使色原物质（4- 氨基安替比林和苯胺衍生物）缩合产生有色物质（Trinder 反应），有色物质产生量的多少（即反应液颜色的深浅）与血清标本中 LIP 的含量成正比，可通过比色法测定。

【实验材料】

1. 器材：分光光度计。

2. 试剂：

（1）试剂 I（R I）：①1.2- 甘油二酯 630mg/L；②单酸甘油酯脂肪酶 870U/L；③甘油激酶 1.33kU/L；④磷酸甘油氧化酶 40kU/L；⑤N- 乙基 –N- 磺酸丙基苯胺

670mg/L；⑥ ATP 400mg/L；⑦过氧化物酶 133kU/L；⑧共脂肪酶 40kU/L。

（2）试剂Ⅱ（RⅡ）：4- 氨基安替比林 1.2g/L。

3. 标本：血清。

4. 标准品。

【实验操作】

1. 按表 3-16 操作。

表 3-16　酶偶联显色法测定血清脂肪酶操作步骤

加入物（mL）	测定管（U）	标准管（S）	空白管（B）
待检血清	0.01		
LIP 标准液		0.01	
蒸馏水			0.01
试剂Ⅰ	0.6	0.6	0.6
37℃温浴 5 分钟			
试剂Ⅱ	0.2	0.2	0.2

2. 混匀，37℃反应 5 分钟，分光光度计波长 546nm、比色杯光径 1.0cm，用空白管调零，读取标准管和测定管的吸光度。

【结果计算】

$$血清 LIP（U/L）= \frac{A_U}{A_S} \times LIP 标准液浓度$$

【参考区间】健康成年人：血清脂肪酶：1 ～ 54U/L。

【临床意义】胰腺是人体 LIP 最主要来源。血清 LIP 测定主要用于急性胰腺炎的实验诊断，其增高常见于急性胰腺炎及胰腺癌，偶见于慢性胰腺炎。急性胰腺炎时，血清 AMY 增加的时间较短，而血清 LIP 升高时间早、幅度大、持续时间长，其上升可持续 10 ～ 15 天。诊断敏感性和特异性优于血清 AMY，尤其在急性胰腺炎与其他急腹症（如胃肠穿孔、肠梗阻等）的鉴别诊断中有重要价值。腮腺炎未累及胰腺时 LIP 通常在正常范围。此外，肝胆等疾病 LIP 亦可增高。

【注意事项】

1. 胆固醇、甘油三酯等的测定试剂中含脂肪酶，需注意交叉污染。

2. 血清 LIP 相对稳定，室温下可稳定数天，4℃下可稳定数周，冷冻状态下可稳定数年。

3. 胆红素＜ 50μmol/L，无干扰。但当浓度在 51 ～ 307μmol/L 时，可使检测结果降低 10% ～ 15%；游离甘油浓度＞ 0.4mmol/L 时，有明显的正干扰。建议对血清标本进行甘油空白测定。

【思考题】简述血清 LIP 测定的实验原理。

（李彦魁）

第四节　单元讨论

生物化学检验是研究健康和疾病状态下人体内的生物化学过程及指标测定方法的一门科学，21世纪后，生物化学检验技术飞速发展，在中医药领域的应用也日益广泛。从20世纪80年代末，国内就有学者将生物化学技术应用于药用植物的鉴定及组织培养与次生代谢研究。此处简述生物化学检验技术在中药学方面的应用。

一、生化检验技术在中药遗传学中的应用

随着生物化学技术在中医药领域内的应用研究不断深入，可以通过电泳及PCR等技术，对各种中药材进行遗传物质DNA鉴定和划分，并建立遗传学资料库，有助于中药材的正确有效选用。早在1994年，用低pH介质及高盐沉淀蛋白质的方法从银杉、矮牡丹等植物中提取并部分纯化细胞总DNA，用于限制性片断长度多态性及随机扩增多态性DNA（random amplified polymorphic DNA，RAPD）等分子水平的遗传标记，为检测濒危植物的遗传多样性提供了一套迅速、简便和可靠的技术方案。2010年，陈士林等完成了常用中药材原植物DNA条形码的鉴定研究，编著了《中药DNA条形码分子鉴定》，《中国药典》（2010年版）首次采用了DNA分子鉴定技术鉴定川贝母及蛇类药材物种。

二、生化检验技术在中药研发中的应用

在中药材培育和新型中草药的研发方面，利用组织培养快速繁殖技术、菌根技术等生化技术，可以对生物体内的碱类、蛋白质等实现最大程度上的复制和批量制造，提高中药材的培育效率，降低死亡率，研发出高效、低毒、高产且更利于种植和推广的新型转基因中草药，以满足中医临床对于中药材的需求。例如，用反义技术调节亚麻植物Linum flavum毛状根中肉桂醇脱氢酶活性，抑制木质素的合成，使主要抗癌活性成分5-甲氧基鬼臼素含量提高。

三、生化检验技术在中药鉴别中的应用

生物化学技术在名贵中药材真伪的鉴别上发挥了巨大作用。对处理后的中药样品进行聚丙烯酰胺凝胶电泳，根据蛋白电泳图谱的谱带分布和数量的不同，可作为鉴别中药真伪的依据。日本东京大学分离了3种人参植物及2种人参制品的基因组DNA，通过RAPD分析不仅可以鉴别人参与其他药材，还可以鉴别人参制剂的中药品种。

此外，许多生化检验指标可反映中药的疗效及副作用。在新的历史条件下，生物化学及检验技术和中医药领域的深度融合，将为中医药学高质量发展创造有利契机。

（张　宇，马艳侠）

第四章 临床免疫学检验技术 ▷▷▷▷

临床免疫学检验技术是以医学免疫学为基础，重点阐述各类免疫学技术的基本原理、方法类型及其在临床疾病的诊断与鉴别诊断、发生机制、疗效评价和预后判断等方面应用的一门学科。其主要利用多种免疫学技术对各种免疫物质进行检测并应用于临床。本章分为非标记免疫技术、标记免疫技术、免疫细胞检测技术、综合性实验和单元讨论 5 个小节，共计 14 个实验项目。非标记免疫技术是指对抗原、抗体和补体的体外实验，是最基本的检测技术；标记免疫技术具有快速、定性、定量甚至定位的特点，是应用最广泛的免疫学检测技术；免疫细胞检测技术是对免疫应答相关细胞进行检测的技术，对临床相关疾病的诊疗及预后判断具有重要指导意义。本章内容秉承了系统性、综合性和实用性原则，同时增加了中医药元素，将免疫检验技术与中医药现代化相结合，以促进学科交叉，更好地服务于中西医临床。

第一节 非标记免疫技术

抗原抗体结合反应具有高度特异性，故利用已知抗体（抗原）检测未知抗原（抗体），从而达到诊断或辅助诊断疾病的目的。用于临床免疫检验的抗原抗体反应可分为非标记免疫技术和标记免疫技术。本章节根据非标记免疫技术的抗原或抗体性质、参与反应的成分、抗原抗体结合反应的现象和结果等，着重介绍免疫凝集实验、免疫比浊实验、对流免疫电泳以及补体活性检测实验等。

实验一 免疫凝集实验

凝集反应是一种血清学反应。当颗粒性抗原与相应抗体发生结合，在适当电解质存在的条件下，即可出现肉眼可见的凝集小块，称之为凝集现象。参与凝集的抗原被称为凝集原，相应的抗体被称为凝集素。

胶乳凝集试验是一种以 0.8μm 大小的聚丙乙烯胶乳颗粒为惰性载体的间接凝集试验，分为试管凝集法和玻片凝集法。本实验以测定患者血清中 C 反应蛋白（C-reactive protein，CRP）为例来阐述玻片凝集试验。

【实验目的】掌握胶乳凝集试验的原理及操作方法。

【实验原理】将待检血清与纯化的抗人 CRP 抗体致敏的胶乳试剂混合，若标本中含有 CRP，则与 CRP 抗体结合而出现凝集颗粒。

【实验材料】

1. 器材　微量加样枪等。

2. 试剂　商品化 CRP 测定试剂盒（胶乳凝集法），包括胶乳液、阳性对照血清、阴性对照血清和反应卡片。

3. 抗原　急性炎症性疾病患者血清，如急慢性感染、严重创伤、风湿性关节炎和放射性损伤等。

【实验操作】

1. 样品准备　准备新鲜血清样本或于本实验前 8 小时内储存于 2～8℃的血清样本。

2. 试剂准备　CRP 胶乳悬浮液在使用前需要摇匀且没有凝块，试剂盒各组分使用时需恢复至室温（18～25℃）。

3. 加待测血清和对照样品　分别滴加 50μL 待测血清、阳性对照血清和阴性对照血清于相应的反应卡片上，并在上述样本和对照血清样品中滴加 50μL CRP 胶乳悬浮液。

4. 混匀　将 CRP 乳胶悬浮液分别与待测血清、阴性对照和阳性对照血清充分混匀，使之遍布整个圆圈表面。

5. 凝集　摇动反应卡片，2 分钟内在光线良好的条件下观察有无凝集现象。

6. 结果判读　阴性对照无凝集现象；阳性对照出现清晰的凝集现象。待测血清若出现明显的凝集现象，表明血清样本中 CRP 的结果为（＋）；反之，则为（－）。

【参考区间】（－）。

【临床意义】CRP 是一种在感染或炎症状态下出现的急性时相反应蛋白，可作为炎症诊断标志物之一。

【注意事项】

1. 本方法检测的灵敏度与所滴液体体积有关，滴液时要保证液滴下落方向与反应卡片垂直。

2. 类风湿因子对本实验会产生干扰效应，从而产生假阳性结果，因此类风湿关节炎患者的血清需要进行预处理，破坏样本中的类风湿因子后再进行 CRP 检测。

3. 若室温低于 20℃，加胶乳试剂后应延长反应时间。

4. 严重溶血或脂血的样本不宜用此方法检测。

5. 高浓度 CRP 血清可能出现假阴性结果，可将所有阴性检测结果的样本重新检测，建议所用液滴体积为 10μL。

【思考题】本实验为胶乳凝集定性试验，通过目测凝集程度判断待测样本中是否存在 CRP？是否可以通过设计半定量或定量的检测方法来判定 CRP 的含量？

（田　星）

实验二　免疫比浊实验

免疫比浊实验属于液相沉淀实验，利用合适比例的可溶性抗原与相应抗体结合，在增浊剂聚乙二醇（PEG）作用下形成免疫复合物微粒，使反应液浊度发生变化。根据检测光信号性质的不同，常分为透射免疫比浊法和散射免疫比浊法。此外，为解决形成的免疫复合物分子较小，很难形成浊度或抗原分子大小极度不一，影响检测结果准确性的问题，建立了改良的免疫比浊测定法，即胶乳颗粒增强免疫比浊法（又称免疫胶乳比浊测定法）。本实验以测定人前白蛋白（prealbumin，PA）含量为例，介绍透射比浊法；以测定人血清 IgG 含量为例，介绍终点散射免疫比浊法；以测定人血清 CRP 含量为例，介绍胶乳颗粒增强免疫比浊法。

（一）透射免疫比浊法——人前白蛋白含量测定

PA 相对分子量 5.4 万，由肝细胞合成，电泳时迁移在白蛋白之前，故得此名。

【实验目的】掌握透射免疫比浊法的原理和操作方法；了解其临床应用。

【实验原理】PA 和抗 PA 抗体在液相中反应生成 PA 抗原抗体复合物，使反应液呈一定浊度。在波长 340nm 处检测免疫复合物浊度的变化，该变化与 PA 含量成正相关（图 4-1）。

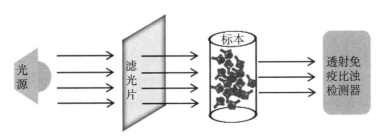

图 4-1　透射免疫比浊法原理示意图

【实验材料】

1. 器材　加样器、96 孔聚苯乙烯反应板、水浴箱或恒温培养箱、酶联免疫检测仪等。

2. 试剂　待测血清、PA 标准血清、羊抗人前白蛋白抗体血清、Tris-HCl 缓冲液、氯化钠、PEG 组成的缓冲液（可采购商品化试剂）。

【实验操作】

1. 在聚苯乙烯反应板空白孔内加入羊抗人 PA 抗体血清 205μL。

2. 在标准孔内加入羊抗人 PA 抗体血清 200μL，再加入 PA 标准血清 5μL。

3. 在待测孔内加入羊抗人 PA 抗体血清 200μL，再加入待测血清 5μL。微量振荡器上混匀 1 分钟，置 37℃温育 30 分钟。

4. 酶联免疫检测仪上用空白孔调零，测定标准孔、待测孔 340nm 波长下的吸光度值。

5. 结果判断：利用下述公式进行结果计算。

$$PA（mg/L）=\frac{待测孔吸光度}{标准孔吸光度}\times 标准液浓度$$

【参考区间】成人：250～400mg/L，儿童约为成人一半。

【临床意义】PA 是反映营养状态及肝功能的敏感指标，也是一种敏感的负性急性时相反应蛋白。

PA 100～150mg/L 为轻度营养不良，50～100mg/L 为中度营养不良，< 50mg/L 为严重营养不良。肝功能损伤时，PA 下降。在急性炎症、恶性肿瘤、创伤等急需合成蛋白质的情况下，血清 PA 均迅速下降。PA 增高可见于霍奇金病。

【注意事项】

1. 试剂避免反复冻融，以免失效或效率下降。

2. 本法属于浊度反应，若试剂有可见混浊，应弃用。

（二）终点散射免疫比浊法——人血清 IgG 含量测定

IgG 作为血清中最主要的抗体成分，约占人体血清中总免疫球蛋白含量的 75%，是唯一能通过胎盘的免疫球蛋白。IgG 是血液和细胞外液中的主要抗体，也是机体再次免疫应答的主要抗体，大多数抗感染抗体与自身抗体都为 IgG。临床常用终点散射免疫比浊法定量测定人血清 IgG。

【实验目的】掌握终点散射免疫比浊法的原理和操作方法；了解临床应用。

【实验原理】当 IgG 与其抗体在特殊稀释系统中反应而且比例合适时，形成的免疫复合物在稀释系统中的促聚剂（聚乙二醇等）作用下，自液相析出，形成微粒，使反应液出现浊度。当抗体浓度固定时，产生的散射光强度与形成的免疫复合物的量成正比，该免疫复合物随着待测抗原量的增加而增加，反应液的浊度也随之增加。通过测定反应终点反应液的浊度，与一系列标准品对照，即可计算出待测抗原的含量（图 4-2）。

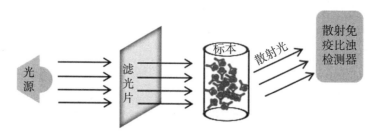

图 4-2　终点散射比浊法原理示意图

【实验材料】

1. 器材　加样器、96 孔聚苯乙烯反应板、水浴箱或恒温培养箱、酶联免疫检测仪等。

2. 试剂　待测血清、人 IgG 标准品（用缓冲液将人 IgG 标准品稀释成系列浓度）、缓冲液（PEG6000 43.5g、NaF 21.0g、NaCl 9.0g、NaN₃ 1.0g，加蒸馏水溶解后补水至 100mL，玻璃滤器过滤，室温保存）、抗人 Ig 血清（预实验选定最适稀释度）。

【实验操作】

1. 在聚苯乙烯反应板空白孔内加入抗人 IgG 血清 335μL。

2. 在聚苯乙烯反应板待测孔内加入抗人 IgG 血清 330μL，再加入待测血清 5μL。微量振荡器上混匀 1 分钟，置 37℃温育 30 分钟。

3. 酶联免疫检测仪上用空白孔调零，测定待测孔 495nm 波长下的吸光度值。

4.将稀释好的系列浓度的人 IgG 标准品同上测定，以 IgG 含量为横坐标，相应吸光度值为纵坐标，制作标准曲线。

5.结果判断：根据待测血清的吸光度值，利用标准曲线计算待测血清 IgG 含量。

【参考区间】16 岁以上成人血清：7.0 ～ 16.6g/L。

【临床意义】

1. 降低　见于原发性免疫缺陷疾病，以及晚期恶性肿瘤、淋巴细胞白血病、多发性骨髓瘤和瓦尔登斯特伦病等继发性免疫缺陷疾病。

2. 升高　见于多克隆或寡克隆免疫球蛋白增殖性疾病，如肝脏疾病（肝炎、肝硬化）、急性或慢性感染、自身免疫性疾病，以及子宫内和围生期感染。

【注意事项】

1.溶血和脂血可能会影响测定结果。

2.抗人 IgG 血清要求特异性强且效价高（双向免疫扩散实验效价 1：32 以上）。

3.标准曲线与待测血清需同时制备，标准曲线不可一次绘制反复使用。

4.为保证实验精度，需建立室内质控。

（三）乳胶颗粒增强免疫比浊法——人血清高敏 C 反应蛋白含量测定

高敏 C 反应蛋白（high-sensitivity C-reactive protein，hsCRP）是采用高敏感检测技术，准确地检测极低浓度的 CRP。

【实验目的】掌握乳胶颗粒增强免疫比浊法的原理；熟悉操作方法及临床应用。

【实验原理】样本中的 CRP 与交联了抗 CRP 抗体的乳胶颗粒试剂反应，形成免疫复合物。在波长 570nm 处检测免疫复合物形成的浊度变化，其变化程度与样本中的 CRP 含量成正比（图 4-3）。

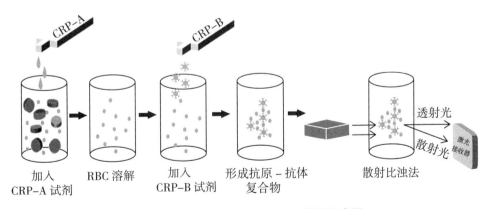

图 4-3　乳胶颗粒增强免疫比浊法原理示意图

【实验材料】

1. 器材　加样器、96 孔聚苯乙烯反应板、水浴箱或恒温培养箱、酶联免疫检测仪等。

2. 试剂　待测血清、试剂 A（氨基己酸缓冲液）、试剂 B（超敏化的 CRP 抗体乳胶颗粒）、CRP 标准品（用试剂 A 将 CRP 标准品稀释成系列浓度）。

【实验操作】

1. 在聚苯乙烯反应板空白孔内加入试剂 A153μL，再加入试剂 B150μL，混匀。

2. 在聚苯乙烯反应板待测孔内加入试剂 A150μL、待测血清 3μL，混匀，37℃温育 5 分钟；再加入试剂 B150μL，混匀。

3. 酶联免疫检测仪上用空白孔调零，测定待测孔 570nm 波长下的吸光度值。

4. 将稀释好的系列浓度的 CRP 标准品同上测定，以 CRP 含量为横坐标，相应吸光度值为纵坐标，制作标准曲线。

5. 结果判断：根据待测血清的吸光度值，利用标准曲线计算待测血清 CRP 含量。

【参考区间】血清：0.0 ～ 60.0mg/L。

【临床意义】hs-CRP 对冠心病具有预测价值，是急性冠脉综合征系列炎症的标志物，有助于心血管疾病的初级预防及风险评估；还可用于新生儿的细菌感染、各种炎症过程的筛查、检测、评估与药物疗效判断。

【注意事项】

1. 溶血、脂血和高胆红素血可能会影响测定结果。

2. 抗 CRP 抗体要求特异性强、效价高且亲和力强。

3. 标准曲线需与待测血清同时制备，不可一次做成反复使用。

4. 为保证实验精度，需建立室内质控。

【思考题】

1. 免疫比浊技术为何需抗体过量（固定）？

2. 免疫比浊技术包括哪些技术类型？有何优点？

3. 本实验采用的免疫比浊技术适用于人体内哪几种 Ig 检测？

（杨　琳）

实验三　对流免疫电泳

对流免疫电泳（counter immunoelectrophoresis，CIEP）是可溶性抗原和抗体在双向免疫扩散的基础上与电泳相结合的定向加速免疫扩散技术。

【实验目的】掌握对流免疫电泳的原理及操作步骤；能根据沉淀线的形态判断抗原抗体的性质。

【实验原理】抗原和抗体在一定条件下电泳时向相对方向泳动，在抗原抗体最适比处形成白色沉淀线，根据沉淀线相对位置判断抗原抗体的比例关系。在偏碱性缓冲液中，大部分抗原蛋白等电点低，解离时带较强的负电荷，分子量较小，受电渗作用弱（电渗作用指电场中溶液对于一个固定固体的相对移动；琼脂是一种酸性物质，在碱性缓冲液中带有负电荷，而与其相接触的溶液带正电荷，因此便向负极泳动），在电场中向正极泳动。而大部分抗体蛋白等电点偏高，在碱性条件下只带微弱的负电荷，分子量大，暴露的极性基团少，在电场中泳动缓慢，不能对抗电渗作用的影响，因此在电泳时向负极移动。由此抗原、抗体蛋白在电场作用下实现对流泳动，在最适比处形成白色沉淀线，根据沉淀线相对位置判断抗原抗体特性。因抗原抗体对向泳动，能缩短试验时间并提高灵敏度，可用于各种蛋白的定性和半定量测定（图 4-4）。

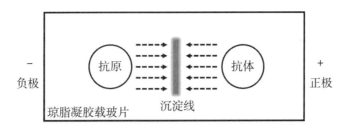

图 4-4 对流免疫电泳试验示意图

【实验材料】

1. 器材 电泳槽、电泳仪、孔型模板、打孔器滤纸、纱布条、微量加样器、载玻片、水浴箱、湿盒、吸管、吸球等。

2. 试剂 抗原、抗体、pH 值 8.6 浓度为 0.05mol/L 的巴比妥缓冲液、琼脂、75% 乙醇、纯水等。

【实验操作】

1. 配制巴比妥琼脂凝胶 将 1g 琼脂粉溶解于 100mL 巴比妥缓冲液，加热至完全溶解，置于 56℃水浴箱中温浴备用；用吸管吸取 4 ～ 4.5mL 琼脂溶液滴加于洁净的玻片上室温放置，待琼脂凝固后在载玻片上打孔，孔径 3mm，孔距 10mm。

2. 加样 用微量加样器吸取 10μL 抗原加入阴极侧孔内，取等体积的抗体加入阳极侧孔内，注意加样时动作轻柔，切勿造成样品外溢。

3. 电泳 连接好电泳槽，将加样完毕的琼脂板放到电泳槽的支架上，将加抗原的孔置于电泳槽的负极端，加有抗体的孔置于正极端，将 pH 值 8.6 0.05mol/L 巴比妥缓冲液缓缓加入电泳槽，琼脂板两端分别用纱布与缓冲液相连；接通电源，控制电流在 3 ～ 4mA/cm 板宽或端电压为 5 ～ 6V/cm 板长，电泳 30 ～ 60 分钟。

4. 结果判读 电泳完毕后切断电源，在抗原和抗体两孔之间形成的白色沉淀线即为抗原抗体复合物。根据沉淀线的位置、形状，对抗原和抗体相对浓度进行分析。

【临床意义】该实验方法简便、快捷，敏感性比双向免疫扩散实验高 8 ～ 16 倍，可用于 AFP、HBsAg 等蛋白的检测。可定性检测，也可半定量检测。

【注意事项】

1. 抗原和抗体比例适当，浓度相近。抗体或抗原浓度相差太大时，沉淀线会偏向浓度低的一侧，不能出现明显可见的沉淀线。

2. 待检抗原孔的邻近并列一个阳性抗原孔，若待检样品中的抗原与抗体所形成的沉淀线和阳性抗原抗体沉淀线完全融合时，则待检样品中所含的抗原为特异性抗原。

【思考题】根据沉淀线，能判断抗原抗体的哪些信息？

（刘 坤）

实验四 血清总补体活性测定

补体测定包括含量测定和活性测定，补体活性测定往往更能反映体内补体功能状态。检测血清总补体活性时，通常以红细胞溶解为指示，以 50% 溶血为判断终点，称 50% 补体溶血试验（50% complement hemolysis，CH_{50}）。包括用于检测经典途径的 CH_{50}（classical pathway–CH_{50}，CP–CH_{50}）和用于检测旁路途径的 CH_{50}（alternative pathway–CH_{50}，AP–CH_{50}）。CP–CH_{50} 通常简称 CH_{50}，AP–CH_{50} 通常简称 AH_{50}。

（一）经典途径 CH_{50} 测定

【实验目的】掌握 CH_{50} 的测定原理和测定方法；熟悉临床意义。

【实验原理】绵羊红细胞（sheep red blood cells，SRBC）表面抗原与相应抗体（溶血素）结合形成致敏羊红细胞，当加入受检血清时，血清中补体可与红细胞膜上抗原与抗体复合物结合，通过经典活化途径引起细胞膜破裂，发生 SRBC 溶血。当致敏红细胞的浓度恒定时，溶血程度与补体的量及活性呈正相关。由于溶血程度在 30% ~ 70% 之间时，血清中补体的量和活性与溶血程度之间呈直线正相关性，尤其 50% 溶血率时溶血程度对补体量的轻微变动非常敏感。故以 50% 溶血程度（CH_{50}）作为判定反应终点指标，以引起 50% 溶血所需的最小补体量为一个 $CH_{50}U$，从而计算出待检血清中补体经典激活途径的溶血活性，以 $CH_{50}U/mL$ 表示。

【实验材料】

1. 器材 试管、刻度吸管、离心机、恒温水浴箱、721 分光光度计、比色杯等。

2. 试剂

（1）巴比妥缓冲液（barbiturate buffer，BBS，pH 值 7.4） NaCl 85g、巴比妥 5.75g、巴比妥钠 3.75g、$MgCl_2$ 1.017g、无水 $CaCl_2$ 0.166g，上述逐一加入热蒸馏水中溶解，冷却后加蒸馏水至 2000mL 过滤，4℃保存。使用当日，取上述配制贮存液 1 份，以 4 份蒸馏水稀释，即用。

（2）2%SRBC 悬液 新鲜脱纤维或 Alsever 液保存的绵羊血，加入数倍量生理盐水，以 2000r/min 离心 5 分钟，洗涤 2 次，第 3 次以 2500r/min 离心 10 分钟，弃上清。管底压积红细胞用 BBS 配成 2% 细胞悬液。为使红细胞浓度标准化，可取少量 2% 细胞悬液用 BBS 稀释 25 倍，再用 0.5cm 比色杯于 721 分光光度计（波长设定 542nm）比色，调整透光率为 40%。每次实验用红细胞悬液必须一致，否则予以调整。

（3）溶血素（抗 SRBC 抗体） 按效价用 BBS 稀释至 2 个单位（U）。如效价为 1：4000，用时稀释至 1：2000。

（4）制备致敏 SRBC 取适量新鲜 2% SRBC 悬液，逐滴加入等体积 2U 的溶血素，边滴边混匀，然后置于 37℃水浴 10 分钟。致敏 SRBC 悬液最好现配现用，亦可 4℃过夜保存。

（5）其他 待检血清、生理盐水、17g/L 高渗盐水。

【实验操作】

1. 稀释待检血清 吸取待检血清 0.2mL，加入 BBS 3.8mL，将血清稀释 20 倍。

2. 制备 50% 溶血标准管 吸取 2% SRBC 悬液 0.5mL，加蒸馏水 2.0mL，混匀至 SRBC 完全溶解，即 100% 溶血管；然后加入 17g/L 高渗盐水 2.0mL 成为等渗溶液，再加 2% SRBC 悬液 0.5mL，即为 50% 溶血管。

3. 试管操作 取 10 支试管按顺序编号，按照表 4-1 所示加入各试剂，将各管混匀，置 37℃ 水浴 30 分钟后测定补体活性。

表 4-1 血清总补体溶血活性测定（剂量单位 :mL）

试管号	BBS	1：20 稀释血清	SSRBC	实验条件	CH$_{50}$（U/mL）
1	1.50	-	1		-
2	1.40	0.10	1		200
3	1.35	0.15	1		133
4	1.30	0.20	1		100
5	1.25	0.25	1	37℃，水浴 30 分钟	80
6	1.20	0.30	1		66.6
7	1.15	0.35	1		57.1
8	1.10	0.40	1		50
9	1.05	0.45	1		44.4
10	1.00	0.50	1		40

注：CH$_{50}$（U/mL）=$1/x \times 20$，x 代表引起 50% 溶血所用最小血清量，20 是稀释倍数。表中数值代表对应试管在所用血清量时的 CH$_{50}$。

4. 总补体溶血活性检测 将各试验管经 2500r/min 离心 5 分钟后，先用目测法，将各管与 50% 溶血标准管比较观察，选择溶血程度与标准管最接近的两管；然后再用分光光度计于波长 542nm 处进行比色，以 BBS 作为空白，校正零点，测出透光率与标准管最接近的一管，根据该管所用血清量，求出总补体溶血活性。

5. 结果判读 血清总补体活性。

$$CH_{50}（U/mL） = \frac{1}{\text{所用血清量（mL）}} \times 20（\text{血清稀释倍数}）$$

【参考区间】50 ～ 100U/mL。

【临床意义】CH$_{50}$ 检测补体经典激活途径的溶血功能，反映 C1 ～ C9 等经典途径补体成分活性的综合水平。

（1）CH$_{50}$ 增高 多见于急性感染、肿瘤、组织损伤、自身免疫性疾病。

（2）CH$_{50}$ 降低 ①合成减少：如肝病患者、原发性补体缺陷等；②消耗增加：如急性肾小球肾炎、SLE 活动期；③丢失过多：如大面积烧伤、肾病综合征等。

【注意事项】

1. 待测血清应新鲜，室温放置时间＞ 2 小时，会使得补体活性下降。还应避免血清的溶血、污染等。

2. 缓冲液、致敏 SRBC 均应新鲜配制，避免污染，防止出现抗补体现象。

3. 接触血清的实验器材应清洁干净，残留的酸碱等化学物质可能会引起补体活性丧失。

4. 因所测得值与反应体积有关，试管加各种液体时，保证液体体积的准确性，否则会导致所测值产生误差。

5. 补体的溶血活性与 BBS 的 pH 值、SRBC 数量、反应总体积及反应温度均有关，因此操作过程中必须严格控制各个环节。

6. 水浴箱不加盖或试管加盖，防止凝结水滴入试管，造成溶血。

7. 补体的溶血活性可受多种因素的影响，如溶液的酸碱度变化、钙和镁离子增加等可使补体溶血活性下降。SRBC 浓度和致敏 SRBC 吸附溶血素的量可直接影响溶血程度，当每一致敏 SRBC 吸附的抗体分子少于 100 时，溶血程度随红细胞浓度的增加而减少；当用高浓度溶血素致敏时，溶血程度则随红细胞浓度的增加而增加。

8. 从试剂的稳定性、操作复杂性及实验敏感性等方面，该法不适合临床大批量样本的自动化操作。

【思考题】

1. 哪些因素可能影响 CH_{50} 检测结果？

2. 为何总补体的溶血活性以 50% 溶血程度作为判定反应终点指标，而不用 100% 溶血程度？

（二）旁路途径血清补体总活性测定

【实验目的】掌握 AH_{50} 测定原理和测定方法；熟悉临床意义。

【实验原理】在正常情况下，涎酸能抑制 B 因子的活性。在反应体系中加入乙二醇双（2- 氨基乙基醚）四乙酸［ethylene-bis(oxyethylenenitrilo)-tetraacetic acid, EGTA］，可以跟待检标本中 Ca^{2+} 螯合，而 EGTA 与 Mg^{2+} 结合能力很弱，故经典途径被封闭；而兔红细胞（Rabbit red blood cells, RE）通过激活血浆中的 B 因子，导致补体旁路途径激活，使其损伤而溶解。当兔红细胞量一定时，溶血程度与血清中参与旁路激活的补体量及活性呈正相关。与 CH_{50} 测定相似，以引起 50% 溶血所需要的最小补体量为一个 $AH_{50}U$，从而计算出待检血清中补体旁路激活途径的溶血活性，以 $AH_{50}U/mL$ 表示。

【实验材料】

1. 器材 吸管、试管、移液器、恒温水浴箱、离心机、分光光度计、比色杯等。

2. 试剂

（1）0.5% 兔红细胞 取新鲜 Alsever 液保存兔血（4℃可保存 2 周），加生理盐水混匀，2000r/min 离心 10 分钟，弃去上清，如此反复洗涤 3 次，取压积红细胞以 EGTA-GVD_2 配成 0.5% RE 悬液。

（2）其他试剂 生理盐水、17g/L 高渗盐水、蒸馏水、待检血清和 pH 值 7.5 EGTA- 巴比妥缓冲液（EGTA-GVD_2）。

【实验操作】

1. 稀释待测血清 取新鲜待测血清 0.3mL，加入 EGTA-GVD_2 0.9mL，将待测血清进行 4 倍稀释，于 37℃水浴箱水浴 10 分钟。

2. 制备 50% 溶血标准管 吸取 0.5% RE 0.2mL，加蒸馏水 0.8mL，混匀，使红细胞完全溶解，为 100% 溶血管；加入 17g/L 高渗盐水 0.8mL 使之成为等渗溶液，再加入 0.5% RE 0.2mL，混匀即成为 50% 溶血标准管。

3. 试管操作 取试管 10 支按顺序编号，按表 4-2 操作。

表 4-2 旁路途径血清补体活性测定（mL）

试管号	EGTA-GVD$_2$	1：4 稀释血清	0.5% RE	实验条件
1	1.50	–	1	
2	1.40	0.10	1	
3	1.35	0.15	1	
4	1.30	0.20	1	
5	1.25	0.25	1	37℃水浴 30 分钟
6	1.20	0.30	1	
7	1.15	0.35	1	
8	1.10	0.40	1	
9	1.05	0.45	1	
10	1.00	0.50	1	

4. 总补体溶血活性检测 将各反应管经 2000r/min 离心 5 分钟，先目测观察各反应管，并与 50% 溶血标准管比较，选择溶血程度与标准管最接近的两管，用分光光度计于 542nm 进行比色。以缓冲液作为空白调零，找出透光率最接近 50% 溶血标准管的一管，根据该管的血清用量，求出总补体溶血活性。

5. 结果判断

$$AH_{50}（U/mL）= \frac{1}{血清用量（mL）} \times 4（血清稀释倍数）$$

【参考区间】16.3 ～ 27.1 U/mL。

【临床意义】AH_{50} 检测补体旁路激活途径的溶血功能，反映 C3、C5 ～ C9、P 因子、D 因子、B 因子等旁路途径补体成分活性的综合水平。AH_{50} 增高多见于甲亢、急性感染、肿瘤、自身免疫性疾病等。降低多见于肝病和急性肾炎等。

【注意事项】

1. 缓冲液、RE 均应新鲜配制，避免污染，防止出现抗补体现象。

2. 确保待检血清标本新鲜、无溶血、无乳糜、无污染。

3. 实验所用器材要清洁，酸碱均能影响测定的准确性。

4. 补体的溶血活性与反应所用缓冲液、RE 量、反应总体积及反应温度均有关，因此操作过程中必须严格控制各个环节。

【思考题】旁路途径血清补体总活性测定中为何使用兔红细胞而不用绵羊红细胞？

（杨 琳）

第二节 标记免疫技术

标记免疫技术是将抗原－抗体结合反应的高特异性和标记物示踪检测技术的高灵敏度相结合而建立的现代分析技术。其基本原理是将各种标记物标记到抗体或抗原上，加入抗原－抗体反应体系中，与相应的抗原或抗体反应，通过检测标记物来间接反映样本中待检抗原或抗体的存在与否以及量的多少。以放射性核素为标记物的放射免疫分析技术是标记免疫技术的开端。近年来,随着新型标记物(如酶、荧光物质、化学发光剂、胶体金等)的不断推出,非放射性标记免疫分析在临床检验医学、医学和生物学研究等领域广泛地应用。本节将重点介绍酶联免疫吸附实验、间接免疫荧光实验、胶体金免疫层析实验和免疫印迹实验。

实验五 酶联免疫吸附实验

酶联免疫吸附实验(enzyme-linked immunosorbent assay, ELISA)是以酶作为标记物,以抗原抗体免疫反应为基础的固相吸附测定方法,包括夹心法、间接法、竞争法和捕获法等。本实验着重介绍双抗体夹心法。

【实验目的】以双抗体夹心法检测乙型肝炎表面抗原(HBsAg)为例,掌握酶联免疫吸附实验(ELISA)的基本原理和操作方法。

【实验原理】HBsAg 为含有多种抗原表位的大分子蛋白。应用双抗夹心法检测时,包被于固相载体上的抗 HBsAg 抗体和液相中酶标抗 HBsAg 抗体分别与标本中待测HBsAg 分子上两个不同抗原表位结合,形成"固相化抗体 – 待测抗原 – 酶标抗体"复合物。经过洗涤去除游离的酶标抗体和其他成分后加入底物,酶催化底物由无色变成有色产物,且底物显色的深浅与标本中待测抗原的含量成正比。通过测定标准品的吸光度值(用光密度 OD 表示)绘制出标准曲线,待测样本中抗原含量可由标准曲线计算获得。

【实验材料】

1. 器材 96 孔酶标反应板、酶标仪。

2. 试剂

(1)标准品:购买商品化 HBsAg,用标本稀释液(5% BSA-0.1M PBS,pH 值 7.2)稀释成不同浓度备用。

(2)酶标抗体:辣根过氧化物酶(HRP)标记抗 HBsAg 抗体,用标本稀释液稀释到工作浓度。

(3)质控血清:购买商品化质控血清。

(4)阴性对照:健康人血清样本。

(5)待检样本。

(6)显色底物:使用商品化试剂盒显色液 A 和显色液 B,其中,显色液 A 中含有 H_2O_2;显色液 B 中含有底物四甲基联苯胺(TMB)。

(7)终止液:可使用商品化试剂盒终止液,或自配 0.1mol/L H_2SO_4 溶液。

(8)洗涤液:Tris-HCl 溶液(0.02M,pH 值 7.4),其中含有表面活性剂 Tween-20。

【实验操作】

1. 制备酶标反应板 将抗 HBsAg 用 0.05mol/L pH 值 9.6 碳酸盐缓冲液稀释至工作浓度(一般为 3 ~ 10μg/mL),即为包被液。取空白 96 孔酶标反应板,加入包被液(150μL/ 孔),37℃孵育 2 小时,或 4℃孵育过夜。弃去包被液,并用碳酸盐缓冲液洗涤。然后再加入封闭液(含 1%BSA 碳酸盐缓冲液),250μL/ 孔,37℃孵育 2 小时。弃封闭液并用碳酸盐缓冲溶液洗涤，干燥后备用。

2.平衡　实验前将待测样本、已包被的酶标反应板及所需试剂平衡至室温。

3.加样　取出已包被的酶标反应板并做标记，分别加入：①不同稀释浓度的标准品HBsAg，100μL/孔；②待测样本，100μL/孔；③阴性对照（正常人血清标本），100μL/孔；④阳性对照（质控血清），100μL/孔；⑤空白对照（标本稀释液），100μL/孔，37℃孵育30分钟。

4.洗涤　弃去孔中液体，用洗涤液加满各孔，置3分钟，倾去，如此反复3～5次，并将孔中液体拍干。

5.加酶标抗体　加入已稀释的HPR标记抗HBsAg，100μL/孔，37℃，孵育30分钟。

6.洗涤　弃去孔中液体，用洗涤液加满各孔，置3分钟，倾去，如此反复3～5次，并将孔中液体拍干。

7.显色　每孔加显色液A和显色液B各50μL，室温，避光反应15分钟。

8.终止　每孔加入终止液50μL。混匀后，应用酶标仪并选用合适波长的滤光片测定各孔的光密度（OD）值。

【结果判断】本实验通过绘制标准曲线可对待检样本中HBsAg进行定量分析。在标准曲线中，以HBsAg标准品浓度为X轴，所测得的OD值为Y轴，一般采用四参数Logistic拟合算法进行标准曲线拟合。待测样本中HBsAg含量可由标准曲线计算获得。

【临床意义】ELISA既可用于测定抗原，也可用于检测抗体，已成为临床最常用的免疫标记技术之一，广泛应用于临床疾病血液及其他体液标志物的检测。

【注意事项】

1.在加入已稀释的标准品HBsAg时，应从低浓度管开始，避免将高浓度管的HBsAg带入低浓度孔引起实验误差。

2.注意观察阳性对照（质控血清）的测定结果是否在一定范围内，以确保实验结果的准确性。

【思考题】

1.HBsAg定量分析的临床价值是什么？

2.根据ELISA的基本原理，除双抗夹心法以外你还能用什么方法检测样本中的HBsAg？

（沈　昕）

实验六　间接免疫荧光实验

荧光免疫技术是将抗原抗体反应的特异性与荧光物质检测的敏感性和直观性结合起来的一种免疫分析技术，可对抗原/抗体进行定性、定位或定量检测。荧光免疫技术包括荧光抗体技术和荧光免疫测定技术两部分，其中前者常分为直接法、间接法、补体法、双标记法等；后者包括时间分辨荧光免疫测定和荧光偏振免疫测定等。

间接免疫荧光实验又称为荧光抗体染色技术，属于荧光抗体技术，即用已知的抗体（抗原）标记上荧光素制备成荧光标记物，再用这种荧光抗体（荧光抗原）结合标本中的抗原（抗体），形成荧光素－抗原－抗体复合物，利用荧光显微镜观察，荧光素受激发光的照射而发出明亮的荧光，从而确定抗原（抗体）的性质、定位乃至定量，故又被称为免疫荧光显微技术。本实验项目以间接免疫荧光实验检测抗核抗体（anti-nuclear antibody，ANA）的滴度及核型。

【实验目的】掌握间接免疫荧光法的原理和操作方法；了解 ANA 检测的临床意义。

【实验原理】将待测血清加到预先制备好的抗原片（动物肝组织或者细胞）上，若血清中含有特异性 ANA，就与抗原片上的相应组织或细胞的核抗原特异性结合；再加入荧光素标记的抗人 IgG 抗体，其与已结合在抗原片上的 ANA 结合，在荧光显微镜下观察到抗原片上 ANA 的荧光着染程度和核型。

【实验材料】

1. 器材　荧光显微镜、温箱、微量加样器、吹风机、冰箱、试管、载玻片、盖玻片、有盖湿盒、玻璃缸、玻片架、吸水纸、手术刀片、枪头。

2. 试剂　FITC- 抗人 IgG（按说明书用 0.01mol/L pH 值 7.4 PBS 稀释至应用限度）、阳性和阴性对照血清、0.01mol/L pH 值 7.2 PBS-Tween 20 缓冲液、封固剂（0.1mol/L 磷酸盐缓冲甘油）、95% 乙醇。

3. 动物　小白鼠。

【实验操作】

1. 制备抗原片（可自行采购商品化的肝细胞抗原片）

（1）制备肝细胞印片　将小白鼠断颈处死取肝，用手术刀片切约 0.5mm×0.5mm 的平面块，用吸水纸吸干渗出的浆液。将切面轻压于载玻片上，使载玻片上黏下薄层肝细胞。

（2）固定　迅速用冷风吹干，95% 乙醇固定后，取出吹干，密封于塑料袋内，置冰箱冷冻室保存。

2. 待测血清加样

（1）稀释　将待测血清按照试剂说明书的效价判断标准（1∶40、1∶80、1∶100），用 0.01mol/L pH 值 7.4 PBS 稀释至正常上限。

（2）加样　将稀释后的待测血清 50μL 加于抗原片上，平置于有盖的湿盒内，于 37℃温箱温育 30 分钟。

（3）洗涤　用 PBS-Tween 20 缓冲液冲洗抗原片 1 秒，然后按 1～3 顺序立即分别浸入装有 PBS-Tween 20 缓冲液的玻璃缸中，各振荡浸洗 5 分钟（漂洗 3 次）。

3. 染色

（1）加 FITC- 抗 IgG　取出抗原片，在 5 秒内用吸水纸擦去背面和边缘的水分。立即滴加 FITC- 抗人 IgG 50μL，平置于有盖的湿盒内，于 37℃温箱温育 30 分钟。

（2）洗涤　取出抗原片，重复步骤 2 的洗涤方法。

（3）封片　取出抗原片，用吸水纸吸去背面和边缘的水分。加 1 滴封固剂，覆以盖玻片。

4. 观察结果　荧光显微镜下观察荧光染色类型和荧光强度。每次实验均应设阳性对照、阴性对照和空白对照。

5. 结果判读

（1）着染程度 细胞核发黄绿色荧光，胞浆不发荧光，表明待检血清 ANA 为阳性。细胞核不显示特异荧光，表明待检血清 ANA 为阴性。阳性待测血清连续稀释后可测定效价，多数试剂盒以 1：100 以上具有临床诊断价值。

（2）核型 根据细胞核着染荧光的图像，可分为以下四种荧光核型。①均质型：细胞核呈均匀一致的荧光。②斑点型：细胞核呈现斑点状荧光。③核膜型：细胞核周围呈现荧光，而核中央染色弱或无荧光。④核仁型：核内呈现块状荧光。

【注意事项】

1. 滴加的血清或荧光标记抗体应充分盖满抗原片，同时温育时不让其流失，否则将出现假阴性。

2. 每次冲洗抗原片时应彻底，防止非特异荧光的干扰。

3. 荧光受温度影响较大，封固后应低温避光保存。

4. 荧光染色后的片子应及时观察，不宜放置过久。一般室温可放置 1 小时或 4℃放置 4 小时。

5. 反应时应置于湿盒内，防止干燥。

6. 观察结果时应注意与非特异荧光鉴别。后者大小不一、形态不一、边缘不整。

7. 应用较广，可用于病原微生物鉴定及其抗体的检测；自身免疫病自身抗体的检测；免疫细胞表面抗原检测等。

【思考题】

1. 荧光抗体染色技术操作中应注意哪些事项？

2. 荧光抗体染色技术在检验医学中有哪些应用？

3. 间接免疫荧光实验有哪些不足之处？

（杨 琳）

实验七 胶体金免疫层析实验

胶体金免疫层析实验（gold immuno chromatography assay，GICA）是以胶体金作为标记物，以抗原 – 抗体免疫反应为基础的固相膜免疫分析技术，包括双抗体夹心法、竞争法、间接法等。本实验着重介绍双抗体夹心法。

【实验目的】以双抗体夹心法免疫层析胶体金技术检测乙型肝炎表面抗原（HBsAg）为例，掌握胶体金免疫层析试验的基本原理和操作步骤。

【实验原理】本实验所用的检测试纸条在检测线（T 线）处包被抗 HBs-Ab1，在胶体金垫上包被有胶体金标记的抗 HBs-Ab2，在质控线（C 线）包被有抗小鼠 IgG 抗体。检测时，若样本中有 HBsAg 可与胶体金垫处抗体发生反应，形成 HBsAg/ 金标抗 HBs-Ab2 复合物，此复合物在 NC 膜上层析至检测线时，会与预包被的抗 HBs-Ab1 结合形成 "金标记 HBs-Ab2–HBsAg– 抗 HBs-Ab1" 复合物而在检测线处显示出色带，即出现红色线。而过剩的胶体金标抗 HBs-Ab2 继续层析至质控区与抗小鼠 Ig 结合，则出现红色质控线。若样本中无 HBsAg，则不能形成复合物，T 线位置上不出现色带。

【实验材料】

1.标本：待检血清样本、健康人血清（阴性对照血清）及HBV病毒携带者血清（考虑到实验室生物安全，亦可将乙型肝炎疫苗加入健康人血清中配制成阳性对照血清）。

2.试纸：可购买商品化胶体金法HBsAg诊断试纸。

3.试管等。

【实验操作】

1.将商品化试纸条从冰箱取出，置室温一定时间，让其充分复温。

2.取出测试条，在试纸条加样端加入待检血清样本，或阴性对照血清，或阳性对照血清；亦可将试纸的加样端插入待检血清样本中，注意不可超过标示线。待样本在NC膜上开始出现层析时取出，平放。

3.于15～30分钟内观察实验结果；超过40分钟，则实验结果无效。

【结果判断】

（＋）：T线和C线处均出现红线。

（－）：仅有C线处出现红线。

T线和C线处均无红线，应考虑实验失败或试剂条失效。

【临床意义】 GICA多用于检测抗原，也可用于检测抗体。目前该技术已成为最常用的快速免疫标记技术之一，可用于各种疾病血液及其他体液标志物的快速检测，因而被广泛地应用于患者床旁、野外现场及家庭自我检测等。

【注意事项】

1.本实验多用于定性检测。

2.本实验应严格控制反应时间。

3.为避免影响检测结果，样本应避免反复冻融；有污染的样本不能用于检测；4℃保存的样本需平衡至室温使用。

4.为防止检测试纸条受潮，打开包装后的试纸条应在30分钟内尽快使用，且受潮的试纸条不得使用。

【思考题】 在胶体金免疫层析试验中，试述如何应用竞争法检测小分子抗原。

（沈　昕）

实验八　免疫印迹实验

免疫印迹法（immunoblotting test）是一种将高分辨率凝胶电泳和免疫化学分析技术相结合的杂交技术。本方法是检测蛋白质表达和分布等特性的常用技术，具有敏感度高和特异性强等特点。本实验通过检测甲胎蛋白（alpha fetoprotein，AFP）加深对免疫印迹法的理解和应用。

【实验目的】 掌握免疫印迹法的基本原理和基本操作流程；了解AFP检测的临床意义。

【实验原理】 AFP是一种肝细胞癌相关的糖蛋白，其明显升高或中低水平持续升高可作为原发性肝细胞癌的诊断依据之一，因此 AFP 表达的改变常作为鉴别诊断及早期发现肝癌的手段之一。

　　肝癌组织中提取的蛋白为混合蛋白，通过 SDS- 聚丙酰胺凝胶电泳（SDS–poly-proacrylamide gel electrophoresis，SDS–PAGE）将混合蛋白进行分离，分子量小的蛋白移动速度快，与上样孔的距离较远；反之，分子量大的蛋白移动速度慢，与上样孔的距离较近。在 PAGE 胶上，各分子量的蛋白依次分开排列。通过电转的方式，将 PAGE 胶上的蛋白转移到固相载体上（一般为 PVDF 或 NC 膜），则在固相载体上的蛋白质或多肽可作为抗原（本实验中为 AFP），随后加入对应的第一抗体发生免疫反应，从而在固相载体表面形成"抗原 – 抗体"复合物，再加入相应辣根过氧化物酶或荧光基团标记的第二抗体，经过底物显色或荧光显影技术来检测目的蛋白（本实验中为 AFP）的表达情况。

　　【实验材料】
　　1. 器材　金属浴、微量加样枪、电泳槽、转膜槽、电泳电源、摇床、层析柜（或 4℃冰箱）、凝胶成像仪等。
　　2. 试剂　商品化组织蛋白提取试剂盒、SDS–PAGE 蛋白上样缓冲液、蛋白 marker、商品化 SDS–PAGE、电泳液、转膜液、PVDF 膜、3M 滤纸、甲醇、TBST 洗液、封闭液、商品化兔抗人 AFP 第一抗体、辣根过氧化物酶标记的山羊抗兔第二抗体、显影液。
　　3. 样本　临床被明确诊断为肝细胞癌患者的肝癌组织。
　　【实验操作】
　　1. 样品准备　依据商品化组织蛋白提取试剂盒说明书对肝癌组织样本进行蛋白提取，随后加入蛋白上样缓冲液，置于100℃金属浴加热10分钟，使蛋白充分变性。
　　2. 上样和电泳　蛋白样品冷却到室温（18 ～ 25℃）后，使用微量加样枪将蛋白 marker 和样本直接上样到 SDS–PAGE 胶加样孔内（已有电泳液），随后进行电泳。电泳时一般推荐在积层胶时使用低电压恒压电泳（80V），而在溴酚蓝进入分离胶时使用高电压恒压电泳（120V）。全部电泳过程为90 ～ 120分钟。
　　3. 转膜　PVDF 膜在使用前须经甲醇浸润和活化，约20秒。同时将 3M 滤纸浸泡在转膜液中，使其完全湿润。在电转仪上，按照"3M 滤纸 –PVDF 膜 –SDS–PAGE–3M 滤纸"进行摆放，形成"三明治"形式。随后进行电转，一般10 ～ 15V，大约1小时。
　　4. 封闭　使用 TBST 洗液对膜进行洗涤，每次5分钟，共3次。加入封闭液进行室温封闭，置于摇床封闭约1小时。
　　5. 免疫反应　使用 TBST 洗液对膜进行洗涤，每次5分钟，共3次。按照商品化兔抗人 AFP 第一抗体说明书，将抗体配制成工作液，加入合适体积于膜上，置于层析柜或4℃冰箱摇床上进行过夜孵育。次日，再次使用 TBST 洗液对膜进行洗涤，每次5分钟，共3次。随后加入配制好的山羊抗兔第二抗体，室温置于摇床上孵育约1小时。
　　6. 结果检测　使用 TBST 洗液对膜进行洗涤，每次5分钟，共3次。按照显影液说明书配制工作液，加在膜上，避光反应1 ～ 2分钟。利用凝胶成像仪对膜上条带进行检测。

7. 结果判读 AFP 在肝细胞癌患者的癌组织样本中被检测到，且条带位置大概为 68kDa。

【临床意义】 AFP 含量的升高一般提示原发性肝细胞癌，且越是晚期，AFP 含量越高。但对酒精性肝硬化、急性肝炎或乙型肝炎表面抗原携带者来说，AFP 含量也常表现为中度升高。

【注意事项】

1.SDS-PAGE 加样过程中，样品不要飘出或污染其他加样孔。

2. 转膜过程中，严格 SDS-PAGE 和 PVDF 膜的摆放顺序，否则转膜失败。

【思考题】

1. 除本实验所列方法外，还可以通过哪些技术手段检测 AFP 水平?

2. 本实验中封闭液的作用是什么?

3. 若想对不同肝细胞癌患者的 AFP 水平高低进行比较，该如何进行实验设计?

（田　星）

第三节　免疫细胞检测技术

免疫细胞（immune cell）泛指所有参与免疫应答或与免疫应答有关的细胞及其前身，主要包括淋巴细胞、单核 - 巨噬细胞及其他抗原提呈细胞、粒细胞等。免疫细胞的检测就是在离体条件下对机体各种免疫细胞进行分离、纯化、鉴定、计数和功能测定，从而评估机体免疫状态。本节重点介绍外周血单个核细胞的分离、中性粒细胞吞噬功能检测、巨噬细胞吞噬功能检测、流式细胞检测技术的基本原理和方法。

实验九　外周血单个核细胞的分离

外周血单个核细胞（peripheral blood mononuclear cells，PBMC）包括淋巴细胞和单核细胞。单个核细胞与外周血中其他成分的比重存在差异，利用适当比重的介质，结合密度梯度离心法可以将单个核细胞从外周血细胞中分离出来。

【实验目的】 掌握 Ficoll-Hypaque（葡聚糖 - 泛影葡胺）密度梯度离心法分离外周血单个核细胞的基本原理和操作步骤。

【实验原理】 利用密度在（1.077±0.001）g/L 之间近于等渗的 Ficoll-Hypaque 溶液进行密度梯度离心时，血液中不同成分将按照密度梯度重新分布聚集。外周血单个核细胞（PBMC）包括淋巴细胞和单核细胞。PBMC 与血液中的其他成分存在密度差异，利用密度在（1.077±0.001）g/L 之间近于等渗的 Ficoll-Hypaque 溶液进行密度梯度离心时，血液中不同成分将按照密度梯度重新分布聚集。红细胞和多核白细胞的相对密度较大（为 1.092 左右），故沉于分离液的底部；血浆和血小板的相对密度较低（约为 1.032），故悬浮于分离液的上部；而单个核细胞的相对密度介于 1.075 ~ 1.090 之间，略小于分离液，因此位于分离液的上部与血浆层交界处，呈云雾状白膜层，小心吸取该层细胞，经洗涤后即可获得 PBMC。

【实验材料】

1. 器材　含肝素钠或肝素锂的采血管、采血针、无菌棉球、止血带、试管、滴管、吸管、水平式离心机、生物显微镜、血细胞计数板、载玻片、盖玻片。

2. 试剂

（1）Hanks 平衡盐溶液或磷酸盐缓冲液（PBS），pH 值 7.2 ～ 7.4。

（2）白细胞稀释液：吸取 2mL 冰乙酸混于 98mL 蒸馏水中，加入 10g/L 亚甲蓝 3 滴。

（3）2% 台盼蓝染液。

（4）人淋巴细胞分离液：自配或商品化 Ficoll–Hypaque 淋巴细胞分离液，20℃时，密度为（1.077±0.001）g/L。

3. 样本　肝素抗凝的人外周静脉血。

【实验操作】

1. 采血　抽取静脉血 3mL，加入含肝素钠或肝素锂的采血管中摇匀，再加入等量 Hanks 液混匀稀释。

2. 加入分离液　在离心管中加入淋巴细胞分离液 2mL（稀释血液与分离液的体积比为 2∶1），然后将离心管倾斜 45°，用毛细吸管吸取稀释血液 4mL，在距分离液界面上 1cm 处，沿管壁缓慢加至分离液上，务必使两者之间形成清晰的界面。

3. 离心　将离心管置于水平式离心机内，2000r/min 室温离心 20 分钟。离心后管内溶液分为四层：最下层为红细胞和多核白细胞；中层为细胞分离液；最上层为血浆、血液稀释液及绝大部分血小板；而细胞分离液与血浆交界部位出现的浑浊灰白色膜层即为 PBMC。

4. 取单个核细胞　用毛细吸管轻轻插入灰白色膜层，沿管壁周缘轻轻吸出灰白色的单个核细胞，移入另一支干净试管中。

5. 洗涤　加 5 倍体积的 Hanks 液，混匀，1500r/min 室温离心 10 分钟，弃上清。如此洗涤 2 次后，加入 Hanks 液将细胞悬液体积还原至 1mL。

6. 计数　吸取 20μL 细胞悬液，加 380μL 白细胞稀释液混匀 2 ～ 3 分钟，吸取 15μL 滴入血细胞计数板中进行计数。

7. 细胞活力检测　取 50μL 细胞悬液与 2% 台盼蓝染液 25μL 混匀，5 ～ 10 分钟后，取样 15μL 滴于载玻片上，加盖玻片，在高倍显微镜下观察细胞状态。

【结果判读】活细胞细胞膜完整，故不会被染成蓝色，且折光性强；而染料可渗入死亡细胞，死细胞会被染成淡蓝色，且细胞体积略膨大。正常情况下，活细胞比例应＞95%。

【临床意义】通过该分离技术所获得的单个核细胞是临床上进行免疫细胞标志和功能检测的基础。

【注意事项】

1. 与血液样品接触时应注意生物安全防护。

2. 淋巴细胞分离液的密度是影响分离效果的关键因素之一，最适密度在室温下应为

（1.077±0.001）g/L。应避光 4℃保存，取出后应恢复至室温后方可使用。使用中应避免细菌污染。

3. 稀释血液可降低红细胞的凝聚，提高单个核细胞的收获量。

4. 吸取单个核细胞层时操作应轻柔，应尽量吸尽所有单个核细胞，又要避免吸取过多的分离液或血浆，以免混入其他细胞成分。

5. 离心时的温度对分离效果可产生影响。温度过低，需延长离心时间，单个核细胞丢失增多；温度过高，增加红细胞凝聚，且影响单个核细胞的活性，故离心时最适温度为 18～20℃。

【思考题】在本实验所制备的单个核细胞悬液基础上，若需要进一步纯化淋巴细胞，或分离 T、B 细胞和 T 细胞亚群，可采用哪些方法？

（沈　昕）

实验十　中性粒细胞吞噬功能检测

吞噬细胞指体内具有吞噬功能的细胞群，可分为大吞噬细胞、小吞噬细胞两类，前者即单核 - 吞噬细胞系统，后者即中性粒细胞。中性粒细胞吞噬功能实验也称"小吞噬实验"。

【实验目的】掌握中性粒细胞吞噬功能试验的原理和操作方法。

【实验原理】中性粒细胞具有吞噬功能，当与颗粒物质（如金黄色葡萄球菌、白色葡萄球菌等）混合孵育一定时间后，颗粒物质被吞噬。将细胞推片、染色、油镜下观察可见中性粒细胞内有明显的细菌或异物颗粒。通过计算吞噬有细菌或异物颗粒的中性粒细胞占中性粒细胞总数的百分率（吞噬率）和中性粒细胞平均吞噬细菌或异物颗粒数（吞噬指数）可反映中性粒细胞的吞噬功能。

【实验材料】

1. 器材　一次性采血针、肝素抗凝管（20U/mL 肝素 20μL）、微量移液器、滴管、试管、载玻片、水浴箱、37℃恒温箱、显微镜、接种环、洗耳球、无菌干棉球等。

2. 试剂　人抗凝血、Hanks 液、白色葡糖球菌悬液、培养基、瑞氏染液、无菌生理盐水、碘酒等。

【实验操作】

1. 制备白色葡萄球菌悬液　白色葡萄球菌接种于培养基中培养 18 小时后，取培养物，100℃水浴加热 15 分钟杀菌灭活。用 Hanks 洗液洗涤 2 次，再用麦氏（McFarland）标准比浊管比浊调整浓度至 $5×10^8$/mL，制备热灭活白色葡萄球菌悬液，置 4℃备用。

2. 采血　用碘酒和酒精棉球对中指采血处和采血针进行消毒，用一次性采血针采血 40μL 加入肝素抗凝管中。

3. 混合培养　用滴管取 1 滴白色葡萄球菌悬液加入血试管中，轻轻摇匀，置 37℃水浴箱中孵育 30 分钟，间隔 15 分钟振摇一次。

4. 制备细胞推片　孵育结束后准备载玻片，用微量移液器从试管底部细胞层吸取 5μL，滴至载玻片上，用另一载玻片推成薄血片，晾干备用。

5. 瑞氏染色 将瑞吉染液滴于上述血片上，30～60 秒后再滴加等量蒸馏水，用洗耳球吹打混匀，继续染 10～15 分钟，水洗，晾干后油镜下观察。

6. 显微镜观察 计数 200 个中性粒细胞，记录吞噬细菌的细胞数和每个中性粒细胞吞入的细菌数。

7. 结果计算

$$吞噬百分率（\%）= \frac{吞噬细菌的中性粒细胞数}{计数的中性粒细胞总数} \times 100\%$$

$$吞噬指数 = \frac{计数的中性粒细胞吞噬细菌总数}{计数的中性粒细胞总数}$$

【临床意义】 健康人中性粒细胞吞噬率为 61.4%～64.2%，吞噬指数为 1.01～1.11。吞噬率和吞噬指数增高，可见于细菌性感染；降低可见于慢性肉芽肿、恶性肿瘤、膜糖蛋白缺陷症等。

【注意事项】

1. 血液样本采集的过程中必须抗凝。

2. 细菌浓度要合适，浓度太高容易造成假阳性，浓度太低同样会影响吞噬率；掌握孵育温度和时间，以免吞噬的细菌被细胞消化影响试验结果。

3. 血涂片质量要合格。

【思考题】 除吞噬实验，还有哪些实验可检测中性粒细胞功能？

（刘　坤）

实验十一 巨噬细胞吞噬功能检测

巨噬细胞通常称为"大吞噬细胞"，巨噬细胞吞噬功能检测又称"大吞噬实验"。

【实验目的】 掌握巨噬细胞吞噬功能的测定方法。

【实验原理】 巨噬细胞又称大吞噬细胞，具有很强的吞噬功能，体内外均能吞噬异物、细菌等颗粒性物质。将巨噬细胞与鸡红细胞（chicken red blood cells，CRBC）混合孵育一定时间后，巨噬细胞将吞噬 CRBC。计算吞噬率及吞噬指数，以评估巨噬细胞吞噬功能。

【实验材料】

1. 动物 昆明小鼠（KM），7 周龄，体重 18～22g，雌雄不限。

2. 器材 离心机、恒温水浴箱、显微镜、一次性注射器、有齿镊、手术剪、解剖盘、吸管、试管、玻片等。

3. 试剂 Alsever 溶液、5% 淀粉肉汤、75% 酒精、瑞氏染液、生理盐水等。

Alsever 溶液：葡萄糖 2.05g、柠檬酸钠 0.89g、柠檬酸 0.05g、氯化钠 0.42g、蒸馏水 100mL，用无菌的 3% NaHCO$_3$ 调 pH 值至 7.2～7.4，113℃灭菌 15 分钟，4℃冰箱保存。

4. CRBC 悬液 鸡翼下静脉穿刺采血 1mL，加入 4mL Alsever 溶液，混匀后 4℃保存备用。用前加 5～10 倍量的生理盐水洗涤 3 次，取沉淀红细胞，以生理盐水配制成

2% CRBC 悬液。

【实验操作】

1.动物准备 实验前 72 小时，小鼠腹腔注射 5% 淀粉肉汤溶液 1mL，以诱导巨噬细胞游离至腹腔。

2.注射 CRBC 实验时，小鼠腹腔注射 2%CRBC 悬液 1mL，轻揉腹部，使悬液分散。30 分钟后颈椎脱臼处死小鼠。

3.吸取腹腔液 置小鼠于解剖盘，常规消毒，剪开腹部皮肤，提起腹壁斜剪一小口，用吸管吸取腹腔液于离心管中。

4.离心 以 1500r/min 离心 10 分钟。

5.涂片 弃上清，吸取沉淀细胞涂片，自然干燥。

6.染色 以瑞氏染液染色，自然干燥后油镜观察。

【结果判读】巨噬细胞圆形或不规则形，核蓝紫色。CRBC 为有核红细胞，胞体多为椭圆形，胞质呈淡紫红色，胞核呈紫蓝色。被吞噬消化的 CRBC 核模糊，核肿胀，染色淡，胞质浅染，胞核呈浅灰黄色。

随机观察 200 个巨噬细胞，计数吞噬了 CRBC 的巨噬细胞数目以及细胞内所吞噬的 CRBC 总数，计算吞噬率和吞噬指数。

$$吞噬率 =（吞噬 CRBC 的巨噬细胞数目 /200）\times 100\%$$

$$吞噬指数 = 巨噬细胞吞噬 CRBC 的总数 /200$$

【临床意义】巨噬细胞吞噬功能实验又称大吞噬实验，是反映机体天然免疫功能状态的重要实验之一，可用于肿瘤及免疫缺陷病的辅助诊断和疾病预后监测研究。

【注意事项】

1.2%CRBC 悬液应置 4℃保存备用，并在一个月内使用。

2.CRBC 是有核红，而小鼠红细胞无核。

【思考题】

1.为何提前 72 小时小鼠腹腔注射 6% 淀粉肉汤？

2.反映机体天然免疫功能的实验还有哪些？

（梁文杰，牛肖然）

实验十二 流式细胞检测技术

流式细胞术（flow cytometry, FCM）是对处于快速直线流动状态中的单列细胞或生物颗粒进行逐个、多参数、快速的定性、定量分析或分选的一门技术。本实验以 CD4[+] T 细胞定量检测为例介绍流式细胞检测技术。

【实验目的】通过 CD4[+] T 细胞定量检测熟悉 FCM 的工作原理与操作流程等。

【实验原理】流式细胞仪的工作原理是将待测细胞放入样品管中，在气体的压力下进入充满鞘液的流动室。在鞘液的约束下细胞排成单列由流动室的喷嘴喷出，形成细胞柱。通过对流动液体中排列成单列的细胞进行逐个检测，得到该细胞的光散射和荧光指标，分析出其体积、内部结构、抗原等物理及化学特征。

T 淋巴细胞表面的 CD 分子与相应荧光素标记的抗人 CD 分子的单克隆抗体（monoclonal antibody，McAb）结合后，细胞表面形成带有荧光素标记的抗原抗体复合物。经激光光源激发后发出与荧光素相对应的特定波长的荧光，其荧光强度与被测 CD 分子表达密度成正相关。由此可以通过流式细胞检测技术分析含有相应结合荧光素标记抗体的阳性细胞的百分含量。

【实验材料】

1. 器材　普通光学显微镜、高速冷冻离心机、量移液器、流式细胞仪、离心管、废液缸、试管架、标记笔、吸水纸、4℃离心机。

2. 试剂　双蒸水、PBS、肝素钠、红细胞裂解液。

3. 样本　静脉血。

4. 荧光素标记单克隆抗体　抗人 CD3-FITC、抗人 CD4-APC。

【实验操作】

1. 样本准备　取 100μL 静脉血加入 30μL 肝素钠溶液处理成抗凝血。

2. 抗体准备　抗凝血液 100μL 加入抗人 CD3-FITC（2μL）、抗人 CD4-APC（1μL）。

3. 阴性对照　抗凝血液 100μL 不加荧光素标记单克隆抗体。

4. 孵育　避光孵育 30 分钟。

5. 去除红细胞干扰　加入红细胞裂解液 2mL，轻吹打混匀，室温避光反应 10 分钟，以 1500rpm 离心 5 分钟，弃上清。

6. 洗涤　加 2mL 4℃预冷的 PBS，混匀后 1500rpm 离心 5 分钟，弃上清。

7. 上机　细胞沉淀加入 500μL 4℃预冷的 PBS 重悬，流式细胞仪检测。

8. 结果判读　根据二维点阵图计算 CD4$^+$T 细胞百分含量。

【临床意义】

1. CD4$^+$T 细胞数量的进行性减少是 AIDS 最主要的免疫病理改变。

2. CD4$^+$T 细胞的数量对于确定 HIV 感染状况，是否进入发病期，判断 HIV 感染者的临床合并症，确定抗 HIV 药物治疗的时机及机会性感染的预防和治疗均具有极其重要的作用。

【注意事项】

1. 细胞样本的采集要保证足够的细胞浓度，即 1×10^6/mL 细胞。

2. 轻柔吹打细胞，避免对细胞造成物理伤害。

3. 尽可能制成单细胞悬液，减少细胞粘连。

4. 染色后需避光，防止荧光淬灭。

【思考题】

1. FCM 检测时，每次实验的细胞数一定要相同吗？

2. 有哪些中药可发挥治疗艾滋病的作用？

（王　虹）

第四节　综合性实验

综合性实验是学生在具备一定基础知识和掌握一定基本技能的基础上，运用课本里的相关知识、技能或方法进行的一种复合型实验。本章节以化学发光法检测乙肝五项和细胞免疫功能虚拟仿真实验为内容，直观展示检验与临床的联系。其中乙肝五项实验内容增添了学生自主设计环节，让同学们依据给定的实验目的和实验条件来自主拟定实验方案，锻炼同学们解决实际问题的能力。在学习"流式细胞检测技术"的基础上，本章节利用虚拟仿真实验，让同学们深刻体会虚拟仿真实验的优势，对于某些复杂的、具有危险性的实验或一般条件下较难实现的实验，虚拟仿真实验可以逼真地、立体地展示出来，这有助于同学们加深对复杂实验操作流程的梳理和理解。

实验十三　乙肝五项检测实验设计

化学发光反应（chemiluminescent reaction）是伴随化学反应的光发射现象，即某些物质在发生化学反应的过程中，由于吸收了化学能而被激发，再从激发状态恢复到基态，从而发射出一定波长的光。该化学发光反应一般包括酶促化学发光和非酶促化学发光两大类。

本实验即利用化学发光反应来定量乙型肝炎病毒（hepatitis B virus，HBV）的病毒学相关指标，俗称"两对半"，包括乙型肝炎表面抗原（hepatitis B surface antigen，HBsAg）、乙型肝炎 e 抗原（hepatitis B e antigen，HBeAg）、乙型肝炎表面抗体（hepatitis B surface antibody，HBsAb）、乙型肝炎 e 抗体（hepatitis B e antibody，HBeAb）和乙型肝炎核心抗体（hepatitis B core antibody，HBcAb）。

【实验目的】掌握乙肝五项检测的实验原理及操作；依据给定原理及材料，能够完成相关实验设计要求。

【实验原理】采用双抗体夹心法检测 HBsAg 和 HBeAg。分别需将单克隆 HBsAb 和 HBeAb 包被于微孔板，再加入待测样本。若样本中存在 HBsAg 和 HBeAg，则两者分别与微孔板上已经包被好的单克隆 HBsAb 和 HBeAb 相结合。再次分别加入辣根过氧化物酶标记的 HBsAb 和 HBeAb，与样本中的抗原相结合，从而形成"抗体－抗原－酶标记抗体"的双夹心结构。

采用双抗原夹心法检测 HBsAb。将纯化的 HBsAg 包被于微孔板，再加入待测样本，若样本中存在 HBsAb，则与微孔板上已经包被好的 HBsAg 相结合。再次加入辣根过氧化物酶标记的 HBsAg，与样本中的 HBsAb 相结合，从而形成"抗原－特异性抗体－酶标记抗原"的双夹心免疫复合物。

采用竞争法检测 HBeAb 和 HBcAb。分别将纯化的 HBeAg 和 HBcAg 包被于微孔板，再加入待测样本，若样本中存在 HBeAb 和 HBcAb，则与微孔板上已经包被好的 HBeAg 及 HBcAg 相结合。再次分别加入辣根过氧化物酶标记的 HBeAb 和 HBcAb，使得样本中的 HBeAb 和 HBcAb 与再次加入的辣根过氧化物酶标记的抗体形成竞争关系，根据样本的相对发光强度（RLU）来分别定量 HBeAb 和 HBcAb 的水平。

以上方法中由于都具有辣根过氧化物酶标记的抗原或抗体，这可与试剂盒中提供的发光液 A 和 B 发生化学反应，从而实现化学发光。

【实验材料】

1. 器材 微量加样枪、洗板机、振荡器、水浴锅（或恒温箱）和读板机（检测化学发光值）等。

2. 试剂 商品化检测试剂盒（HBsAg、HBeAg、HBsAb、HBeAb 和 HBcAb，化学发光法），包括标准品、酶结合物、包被好抗原或抗体的微孔板、封板膜、洗涤液（粉）、A 液和 B 液等。

3. 样本 慢性乙型肝炎患者的血清（实验过程中注意防护），脂肪肝等非乙肝患者的血清。

【实验操作】本实验步骤提供 HBsAg 的检测方法，其他 4 个指标的检测及结果判读，结合 HBsAg 的实验过程和试剂盒说明书，自行查找相关资料进行设计及选择合适的方法计算结果。

1. 样品准备 准备慢性乙型肝炎患者的血清样本及非乙肝患者的血清（包括打过乙型肝炎疫苗的患者）。

2. 试剂准备 依据试剂盒说明书，若有要求，则需使试剂盒各组分平衡至室温（18 ~ 25℃）。若试剂盒中为洗涤粉，则按照说明书要求配制成洗涤液使用。

3. 加标准品和待测血清 在包被好 HBsAb 的微孔板中，每孔按照设计好的区域（标准品区和样本区）分别加入 50μL 标准品和待测血清。

4. 加酶标记物 每孔分别加入 50μL 酶结合物。

5. 混匀和孵育 使用封板膜将加好样的微孔板封好，并置于振荡器上振荡混匀，随后将待测板子放入 37℃水浴锅（或恒温箱）孵育 30 分钟。

6. 洗板 ①手动洗板：吸出或倒出反应液，加入配制好的洗涤液，每孔不少于 300μL，洗涤液每次浸泡时间不少于 20 秒，弃掉洗涤液，置于吸水纸上拍干板子；再次加入新的洗涤液重复上述过程，共洗涤板子 5 次。②机器洗板：将待洗板子置于洗板机上，洗板机里于相应位置加入洗涤液，按照洗板机说明操作即可。

7. 化学发光反应 在加样孔中每孔按照 1∶1 比例各加入 50μL 发光液 A 和 B，水平振荡 10 秒，避光反应 10 分钟。

8. 结果检测 将微孔板置于读板机中对化学发光值进行检测。

9. 结果计算 采用双对数回归的方法进行数据处理。标准曲线绘制：使用各标准品孔对应的相对发光值减去零校准品孔的相对发光值，所得结果取对数形式，并与各个标准品对应计量的对数值进行线性回归分析，得到标准曲线。待测血清 HBsAg 的含量计算：使用待测样本孔的相对发光值减去零校准品孔的相对发光值，所得结果取对数形式，利用标准曲线来计算待测血清 HBsAg 的浓度值。

【参考区间】

1. 标准品 各标准品具有合适的化学发光值，一定范围内，发光值一般随标准品浓度的升高而增加。

2. 待测血清　结果可参考表 4–3 具体分析。

表 4–3　HBV 抗原、抗体检测结果分析

HBsAg	HBeAg	HBsAb	HBeAb	HBcAb IgM	HBcAb IgG	结果分析
+	–	–	–	–	–	HBV 感染
+	+	–	–	+	–	乙型肝炎 "大三阳"
+	–	–	+	–	+	乙型肝炎 "小三阳"
–	–	+	+	–	+	既往感染，有一定免疫力
–	–	–	–	–	+	既往感染，无免疫力
–	–	+	–	–	–	有一定免疫力

【临床意义】

HBsAg（＋）：受试者已感染 HBV。

HBsAb（＋）：受试者具有一定免疫力。多见于急性乙型肝炎已康复；或隐性感染 HBV 已恢复；或接种乙型肝炎疫苗成功。

HBeAg（＋）：提示病毒复制活跃、肝细胞有进行性损害、高度传染性。持续阳性，易转为慢性乙型肝炎。

HBeAb（＋）：提示病毒复制受到抑制、传染性降低。

HBcAb IgM（＋）：提示 HBV 现症感染，病毒复制活跃。

HBcAb IgG（＋）：提示 HBV 既往感染，具有流行病学意义。

【注意事项】

1. 加样前，注意将样品混匀；注意加样操作，可通过设置复孔来平衡加样误差。

2. 洗板后要保持板子干燥，不要残留液体，否则影响最终结果判读。

3. 临床乙型肝炎样本存在一定的生物安全风险，做好实验过程中的防护措施。

4. 钩状（HOOK）效应：若样本中 HBsAg 浓度过高，则会出现假阴性现象。

5. 乙肝五项结果需综合判断，应注意不同的检测方法的检测限度和局限性。

【思考题】

1. 通过查阅资料，分析乙肝五项及相关临床指标（比如 ALT、AST 等）与乙型肝炎中医辨证分型之间的关系。

2. 除本实验的方法外，还有哪些方法可对乙肝五项进行检测？

（田　星）

实验十四　临床免疫学虚拟仿真实验

虚拟仿真实验主要采用 3D 仿真和二维动画技术，采取虚拟操作与视频演示相结合的模式，构建高度仿真的虚拟实验环境和实验对象，让学生可以在虚拟环境中开展实验，最终实现线下实验不具备或难以完成的教学功能。本实验基于流式细胞术开展虚拟仿真实验，探索中药枸杞多糖对淋巴细胞增殖反应的影响，了解机体免疫状态。

【实验目的】掌握虚拟平台的操作方法；熟悉小鼠脾细胞悬液的制备方法及流式细胞仪的原理及操作；引导学生了解中药枸杞多糖对免疫功能的促进作用，热爱中医药传统文化。

【实验原理】在虚拟平台完成相应实验操作。枸杞多糖是中药枸杞的有效部位，具有免疫促进作用。利用枸杞多糖体外刺激小鼠淋巴细胞，观察其与对照组的差异。$CD3^+$是T淋巴细胞的表面标志，进一步可分为辅助性T淋巴细胞（$CD3^+CD4^+$）和细胞毒性T细胞（$CD3^+CD8^+$）。利用荧光标记技术在CD4、CD8和CD3抗体上标记不同荧光素，荧光抗体通过抗原-抗体反应同细胞表面的抗原分子特异性结合，然后利用流式细胞仪检测荧光的激发情况，分析$CD3^+$T淋巴细胞表面CD4和CD8蛋白的表达情况，计算各淋巴细胞亚群的百分比，了解机体免疫状态。

【实验材料】虚拟仿真实验平台，包括以下材料。

1. 器材　离心机、流式细胞仪、流式管、微量加样器等。

2. 标本及试剂　荧光抗体（CD4-FITC、CD8-PE、CD3-PC5）、同型对照抗体（IgG1-FITC、IgG1-PE、IgG1-PC5）、PBS缓冲液等。

【实验操作】

1. 登陆　登陆虚拟平台，进入相应实验项目。

2. 观看视频　实验操作前的视频介绍实验背景，国内外对中草药的研究日益深入，枸杞多糖具有免疫促进作用。流式细胞术已成为当今生命科学研究中不可或缺的重要手段。

3. 知识测试　根据视频内容，考核学生对流式细胞仪原理相关知识的掌握情况，只有掌握基本理论知识之后方可进入下一步。

4. 进入实验　选择进入实验，包括"引导"和"考核"两个模块。引导界面中，有对于每步操作及注意事项的说明，学生可根据提示学习整个实验操作。在考核界面，学生则身临其境地进行每一个步骤的操作，并进行考核测试，系统给出评价。

5. 进入实验室　进入虚拟实验室，戴上口罩帽子，穿上防护服，准备进行实验操作。

6. 实验准备　实验前，准备好实验动物及试剂。

7. 小鼠脾淋巴细胞悬液的制备　小鼠折颈处死，无菌条件下取脾脏并制备成单细胞悬液。1500rpm离心10分钟，弃上清，加入5～7mL红细胞裂解液，37℃水浴5～10分钟，PBS洗两遍，RPMI-1640调整细胞浓度约为$1×10^7$个/mL，备用。

8. 实验分组　将细胞悬液分为实验组、正常组、同型对照组及三个单染组。实验组中加入一定浓度的枸杞多糖，其他组别加入PBS，在适宜环境中培养。

9. 荧光染色　实验组和正常组依次加入CD4-FITC、CD8-PE、CD3-PC5三种荧光抗体；同型对照组加入同型对照抗体IgG1-FITC/IgG1-PE/IgG1-PC5；单染组1、单染组2、单染组3分别加入荧光抗体CD4-FITC、CD8-PE、CD3-PC5。混匀，室温避光静置20分钟后备用。

10. 流式细胞仪检测　启动流式细胞仪之前，加满鞘液和清洁液，倒净废液，开机，预热10～15分钟后进行管路排塞。设门，调节阴性区域和荧光补偿。将制备好的样本上机检测。检测完毕后，执行清洗程序，关机。

【临床意义】T细胞介导人体细胞免疫功能。$CD3^+$T细胞减少提示机体细胞免疫功能下降。$CD4^+/CD8^+$比值降低常见于艾滋病、恶性肿瘤等；增高常见于某些自身免疫病、器官移植排斥反应等。

【注意事项】

1. 学生在"引导"模式下自学,"考核"模式下操作,并回答相应问题,系统记录其操作及得分。

2. 多次操作取最后一次得分。

【思考题】什么实验适合于虚拟仿真实验?

(刘　坤)

第五节　单元讨论

临床免疫学检验技术是疾病诊断、疗效评估和预后判断的重要临床应用技术;中医药学蕴含着丰富的原创思维,是我国最有原创优势的科技资源。将中医药的原创思维与现代免疫检验技术相结合,从免疫学角度入手,选择合适的免疫检验相关指标,可以揭示中医证候、阐释中医药作用机理、诠释中医药语言,促进中医药现代化,让中医药更好地服务于世界人民健康。

一、免疫检验技术揭示中医证候

检验医学的迅速发展使人体许多生理指标的精确定量变成现实,运用检验技术能揭示中医证候相关指标的变化规律。例如,中医肾虚证患者补体 C3、CH50 含量显著低于健康对照组,CD4$^+$T 细胞数量有下降趋势,而 CD8$^+$T 细胞数量有上升趋势;肾阳虚患者 IgG 减少,而肾阴虚患者 IgM 升高。

在临床实践中,免疫检验指标可作为中医辨证论治的重要依据,免疫检验的微观学辨证与中医的形态学辨证相结合,丰富了中医四诊的内容。例如,血瘀证患者存在血小板活化现象,血小板膜糖蛋白发生显著变化,活化血小板膜糖蛋白可作为血瘀证的微观辨证指标之一。根据免疫检验指标的异常,在疾病早期进行中医药干预,可延长患者生存期,提高生存质量。

二、免疫检验阐释中药作用机理

对机体的免疫调节作用是中药的重要特色和优势。中医学理论体系的整体观和免疫学原理密切相关,在中医理论指导下中药的临床应用更是如此。中药包含很多可调节机体免疫系统的活性成分,且研究发现有些中药对免疫系统具有双向调节作用,例如在新冠感染防治过程中,许多中药在一定程度上可调节机体免疫系统,防治细胞因子风暴,降低重症发病率。在系统性红斑狼疮的治疗中,激素和免疫抑制剂预后欠佳,中医学认为此病病机系肝肾阴虚为主,以热毒、血瘀为标,故以滋肝肾之阴,清热解毒和活血化瘀为治疗原则,中药治疗后,患者血沉、补体 C3、抗核抗体等检验指标水平显著变化,客观地反映了中医药临床治疗的效果。免疫检验阐释了传统中药防治免疫系统疾病的科学内涵,对实现中医药现代化和促进中医药走向世界具有积极的推动作用。

(王　虹)

第五章　临床微生物学检验技术 ▷▷▷▷

　　临床微生物学检验技术综合了临床医学、病原生物学、免疫学、临床抗菌药物学和医学感染流行病学等多学科的知识和技能。其主要任务是对细菌、真菌和病毒等病原微生物引起的感染性疾病进行快速、准确的实验室检查；根据体外药敏试验结果，指导临床合理使用抗菌药物；根据医院感染的特点和发生因素，对医院感染进行监控。随着分子生物学技术、基质辅助激光解吸电离飞行时间质谱（matrix-assisted laser desorption/ionization time of flight mass spectrometry，MALDI-TOF MS）技术和新型工程技术的出现和发展，临床微生物学检验将在病原快速诊断、耐药性检测、微生物分类、新种鉴定、流行病学调查中发挥更大作用。

第一节　临床微生物学基本技术

实验一　革兰染色技术

【实验目的】掌握革兰染色（Gram staining）技术的基本原理、制备方法及结果判定；熟悉细菌革兰染色的临床意义。

【实验原理】

1. 通透性原理　革兰阳性（Gram positive，G^+）菌细胞壁结构较致密，不易被95%乙醇脱色，且95%乙醇可使细胞壁脱水使细胞壁间隙缩小，阻碍结晶紫和碘复合物渗出。而革兰阴性（Gram negative，G^-）菌细胞壁结构疏松，细胞壁通透性增强，细胞内的结晶紫与碘复合物易被溶出。

2. 等电点原理　革兰阴性菌的等电点为4～5，革兰阳性菌的等电点为2～3。在同一 pH 条件下，革兰阳性菌带负电荷比革兰阴性菌要多，与带正电荷的碱性染料（结晶紫）结合更为牢固，不易脱色。

3. 化学原理　革兰阳性菌含有大量的核糖核酸镁盐，与结晶紫和碘染料牢固结合成大分子复合物不易被95%乙醇脱色；而革兰阴性菌含此种物质少，故易脱色。

【实验材料】

1. 菌种　葡萄球菌属（金黄色葡萄球菌、表皮葡萄球菌等）；链球菌属（肺炎链球菌、化脓链球菌等）；肠杆菌属（大肠埃希菌、奇异变形杆菌等）；非发酵菌（铜绿假单胞菌、嗜麦芽窄食单胞菌等）。

2. 试剂及材料　结晶紫染液、卢戈碘液、95%乙醇、沙黄染液、生理盐水、酒精灯、接种环、载玻片、擦镜纸、镊子、铅笔、洗耳球等。

3. 仪器　普通光学显微镜。

【实验操作】

1. 准备细菌　将保存的菌种接种于 LB 培养基 8～12 小时形成菌液；或划线接种于普通琼脂平板 18～24 小时形成菌落。

2. 制备涂片

（1）涂片　取一张干净的载玻片，用铅笔在载玻片磨砂区标记好细菌名称。用灭菌后的接种环取菌液 2～3 环于载玻片中央（或在载玻片中央加一滴生理盐水，挑取适量菌落与生理盐水混匀成菌液），用接种环将菌液涂抹成直径约 1.5cm 的半透明菌膜。灭菌接种环。

（2）干燥　将载玻片室温自然干燥。

（3）固定　用镊子夹住载玻片的边缘，菌膜面朝上在酒精灯火外焰处快速来回通过 3 次。固定的目的：①杀死细菌，凝固细菌蛋白和其他结构，使染料易于着色；②改变细菌染料的通透性，以利其进入细胞内（染料通常难以进入活菌细胞）；③使细菌附着于玻片上，不至于在染色过程中被水冲掉；④尽可能保持细菌的原有形态和结构。

3. 染色

（1）初染　在固定后的菌膜上滴加结晶紫染液 1～2 滴，用洗耳球吹匀，使染液完全覆盖菌膜，1 分钟后流水冲洗。

（2）媒染　滴加卢戈碘液，1 分钟后流水冲洗。

（3）脱色　95% 酒精滴加于载玻片菌膜部位，直至菌膜无色为止（约 30 秒），流水冲洗。

（4）复染　加沙黄染液 1～2 滴，30 秒后流水冲洗，置玻片架上自然晾干。

4. 显微镜观察　将制好的载玻片置于显微镜载物台上，用低倍镜找到视野后，滴加香柏油，在油镜下观察细菌染色性、菌体形态及排列方式。

5. 结果判读　G^+ 菌（葡萄球菌属、链球菌属等）被染成紫色；G^- 菌（肠杆菌属、非发酵菌等）被染成红色。

【临床意义】革兰染色是临床微生物学检验基本的染色之一。通过革兰染色能够迅速了解标本中有无细菌以及细菌的形态特点，将病原菌分为 G^+ 和 G^- 两大类，并能发现培养不易生长的细菌。对于临床病原体感染诊断具有重要意义。

【注意事项】

1. 所有染液应在有效期内，并且存放条件符合要求。

2. 涂片应厚薄适中，以菌体均匀分散、无重叠为好。

3. 染色时染液应均匀覆盖菌膜。

4. 流水冲洗时水流不宜过大，避免水流直接对着菌膜冲洗。

5. 脱色时间不宜过长或过短，否则菌体颜色可能因脱色不足或脱色过度而出现错误结果。

6. 复染后应将涂片晾干方可置于显微镜下观察。

7. 观察细菌染色标本时，应先在低倍镜下找到视野，再转到油镜下观察，并根据目镜的不同调节光圈大小，以保证视野亮度适宜。

8.实验过程应遵守实验室生物安全防护要求，接触过菌种的材料（如培养皿、试管、棉签、接种环、移液器等）均应灭菌后再清洗或按实验室要求进行处理。

【思考题】细菌革兰染色的目的是什么？

（张　轩）

实验二　抗酸染色技术

【实验目的】掌握结核分枝杆菌的菌体形态、染色及培养特性；熟悉结核分枝杆菌的临床意义；了解分枝杆菌属的分类。

【实验原理】复红将分枝杆菌染色后，分枝杆菌细胞膜能抵抗盐酸乙醇等脱色剂作用，仍保持红色，称"抗酸性"。分枝杆菌抗酸性是细菌胞膜所含分枝菌酸等脂质成分、RNA 蛋白以及细菌壁的完整性等多因素的综合反应，也与细菌成熟和衰老程度有关。

抗酸染色常用方法包括 Ziehl-Neelsen 法（萋-尼氏法或碱性复红法）、Kinyoun 冷染法、荧光染料法。Ziehl-Neelsen 法最具代表性，但需加热，较繁琐。本实验介绍临床最常用的 Kinyoun 冷染法，不需要加温，操作简便。

【实验材料】

1.菌株　非结核分枝杆菌（nontuberculosis mycobacteria，NTM），脓肿分枝杆菌、龟分枝杆菌等。其他细菌，如大肠埃希菌、金黄色葡萄球菌等作为背景菌。

2.培养基　改良罗氏培养基。

3.试剂　抗酸染色液（Kinyoun 冷染法）、石碳酸复红溶液、酸性酒精溶液、亚甲基蓝溶液。

4.仪器　显微镜、Ⅱ级生物安全柜。

5.其他　载玻片、棉签、电热高温灭菌器、擦镜纸、镊子、铅笔、洗耳球等。

【实验操作】

1.准备细菌　将保存的 NTM 菌种接种于改良罗氏培养基 72～96 小时形成菌落。观察 NTM 细菌形态。将作为背景菌的菌种接种于 LB 培养基 8～12 小时形成菌液。

2.制备涂片

（1）涂片　生物安全柜中，取一张干净的载玻片，用铅笔在载玻片磨砂区标记好细菌名称。吸取适量背景菌的菌液在载玻片中央。小心打开改良罗氏培养基盖子，防止产生气溶胶。用灭菌后的接种环挑取适量菌落与背景菌的菌液混匀，用接种环将菌液涂抹成直径约 1.5cm 的半透明菌膜。灭菌接种环。

（2）干燥　将载玻片室温自然干燥。

（3）灭活　勿将载玻片移出生物安全柜，关闭电热高温灭菌器，关闭生物安全柜门，开紫外灯，照射灭菌 30 分钟。

（4）固定　灭菌后，打开生物安全柜，用镊子夹住载玻片的边缘，菌膜面朝上在酒精灯火外焰处快速来回通过 3 次。

3.抗酸染色

（1）初染　涂片固定后，置于染色架上，玻片间距保持 10mm 以上的距离，滴加石碳酸复红溶液盖满玻片，10 分钟后流水冲洗。

（2）脱色 滴加酸性酒精溶液盖满玻片，脱色 1～2 分钟；如有必要，需流水洗去酸性酒精溶液后，再次脱色至菌膜无可视红色为止；流水自玻片一端轻缓冲洗 10～20 秒，冲去酸性酒精溶液，沥干。

（3）复染 滴加亚甲基蓝溶液，30～60 秒后流水自玻片一端轻缓冲洗，冲去染液，沥干，镜检。

4. 结果判读 背景菌被染成蓝色，NTM 被染成红色，形态为较细长或略弯曲、有时可呈分枝状的杆菌。临床标本会混有组织细胞、脓液、杂菌等，抗酸染色均染成蓝色。

（-）：连续观察 300 个不同视野，未发现抗酸杆菌。

（+）：1～8 条 /300 个视野或 3～9 条 /100 视野，连续观察 300 个视野。

（++）：1～9 条 /10 视野，连续观察 100 个视野以上。

（+++）：1～9 条 /1 视野，连续观察 50 个视野以上。

（++++）：≥10 条 /1 视野，连续观察 50 个视野以上。

【临床意义】 抗酸染色是临床微生物学检验又一个十分重要的染色方法，对于结核分枝杆菌等分枝杆菌属细菌感染的诊断具有十分重要的意义。

【注意事项】

1. 抗酸染色的相关操作如涂片、接种等均要在生物安全柜中进行。抗酸涂片后需在生物安全柜内进行紫外线照射灭活操作。

2. 所有染液应在有效期内，并且存放条件符合要求。

3. 涂片应厚薄适中，以菌体均匀分散无重叠为好。

4. 染色时染液应均匀覆盖菌膜。

5. 流水冲洗时水流不宜过大，避免水流直接对着菌膜冲洗。

6. 脱色时间不宜过长或过短，否则菌体颜色可能因脱色不足或脱色过度而出现错误结果。

7. 复染后应将涂片晾干方可置于显微镜下观察。

8. 观察细菌染色标本时，应先在低倍镜下找到视野，再转到油镜下观察，并根据目镜的不同调节光圈大小，以保证视野亮度适宜。

9. 实验过程应遵守实验室生物安全防护要求，接触过菌种的材料（如培养皿、试管、棉签、接种环、移液器等）均应灭菌后再清洗或按实验室要求进行处理。

【思考题】

1. 简述结核分枝杆菌感染的主要传播途径、易感人群。

2. 临床中诊断分枝杆菌感染通常采用哪些检测方法？

3. 结核分枝杆菌如果做革兰染色，会出现什么结果？

（张　轩）

实验三 墨汁染色技术

【实验目的】 掌握墨汁负染色法；掌握隐球菌属的形态特征。

【实验原理】 隐球菌常呈球形，菌体直径一般在 2～15μm。引起人类感染的隐球菌主要是新生隐球菌和格特隐球菌。两种隐球菌的无性繁殖体均为无菌丝的单芽孢酵母样菌，在体外为无荚膜或仅有小荚膜，进入人体内后很快形成厚荚膜，有荚膜的隐球菌菌体直径明显增加，致病力明显增强。

荚膜是菌体外的多糖物质，一般染色法不易着色，通常采用负染色法，使菌体和背景着色而荚膜在菌体周围呈一透明圈。墨汁负染色法就是采用墨汁进行染色的方法，在黑色背景中寻找具有宽大荚膜的隐球菌，主要用于早期、快速诊断隐球菌脑膜炎。

【实验材料】

1.标本 隐球菌脑膜炎患者脑脊液。

2.试剂 优质墨汁。

3.仪器 普通光学显微镜、培养箱、Ⅱ级生物安全柜、离心机。

4.其他 载玻片、盖玻片、接种环/针、无菌吸管、电热高温灭菌器、小试管、移液器、离心管等。

【实验操作】

1.离心 将隐球菌脑膜炎患者脑脊液离心，在生物安全柜内小心打开离心管盖，弃上清，取适量沉淀物，置于洁净载玻片上。

2.染色 取1滴优质墨汁与其混合均匀，盖上盖玻片。

3.镜检 用低倍镜找到视野后，转到高倍镜观察新生隐球菌的荚膜和芽生孢子。

4.结果判读 在黑色背景下，可见不着色的圆形菌体及菌体周围宽厚的透明圈（荚膜），有时可见出芽现象。

【临床意义】墨汁染色能够观察在黑色背景下的微生物，临床上主要用于早期、快速诊断隐球菌感染。

【注意事项】

1.染色时，墨汁不能加太多，可以先滴于载玻片上标本附近，再慢慢混合均匀，否则背景太深，菌体可能被覆盖而导致漏检。

2.临床主要标本为脑脊液，其他标本还可以是经皮肺组织穿刺活检标本、痰、咽拭子或支气管肺泡灌洗液及脓液等。背景中可能干扰因素较多，应仔细寻找宽厚的透明圈（荚膜）。

3.实验过程要遵守无菌操作和《实验室生物安全通用要求》，废弃的接触过菌种的材料（如接触细菌的接种环/针、无菌吸管、小试管、移液器、离心管等）均需灭菌后再清洗或处理。

4.实验若不易获得隐球菌脑膜炎患者脑脊液，可以将保存的隐球菌菌种接种在沙保罗培养基上，培养72～96小时，在载玻片中央加一滴生理盐水，挑取适量菌落与生理盐水混匀成菌液，再进行墨汁负染色。体外培养的隐球菌荚膜可能会变窄，甚至消失。

【思考题】

1.除墨汁染色外，临床还有哪些检验方法来辅助诊断隐球菌感染？

2.简述隐球菌的传播途径和临床意义。

（张 轩）

实验四　不染色标本检查法

【实验目的】掌握不染色标本检查的步骤和方法；熟悉其临床意义。

【实验原理】不染色检查主要根据细菌折光率与背景的不同，观察细菌的基本形态、大小和运动情况。

【实验材料】

1. 菌种　葡萄球菌属（金黄色葡萄球菌、表皮葡萄球菌等）；肠杆菌属（大肠埃希菌、奇异变形杆菌等）。

2. 试剂及材料　生理盐水、酒精灯、接种环、载玻片、盖玻片、擦镜纸、镊子、记号笔等。

3. 仪器　普通光学显微镜。

【实验操作】

1. 准备细菌　将保存的菌种接种于 LB 培养基 8 ～ 12 小时形成菌液；或划线接种于普通琼脂平板 18 ～ 24 小时形成菌落。

2. 压滴法

（1）取一张干净的载玻片，用铅笔在载玻片磨砂区标记好细菌名称。用灭菌后的接种环取菌液 2 ～ 3 环于载玻片中央（或在载玻片中央加一滴生理盐水，挑取适量菌落与生理盐水混匀成菌液）。

（2）用镊子夹一张盖玻片，先使盖玻片一边接触菌液边缘，然后缓慢放下盖玻片，尽量不产生气泡。

（3）将载玻片置于显微镜载物台上，用低倍镜找到视野后，转到高倍镜观察。

3. 结果判读　可观察到有鞭毛的肠杆菌属（大肠埃希菌、奇异变形杆菌等）运动活泼，无鞭毛的葡萄球菌属（金黄色葡萄球菌、表皮葡萄球菌等）仅有布朗运动。

【临床意义】不染色标本检查法目的是快速对细菌进行初步了解，对标本中发现具有特殊形态、大小和特殊运动规律的细菌具有诊断意义。

【注意事项】

1. 载玻片和盖玻片需干净清洁，否则可能会影响细菌的运动。

2. 压滴法所加液体量需适量，不能过多或过少。

3. 观察细菌动力时需调暗视野。

4. 实验过程要遵守无菌操作和《实验室生物安全通用要求》，废弃的接触过菌种的材料（如接触细菌的接种环、载玻片、盖玻片等）均需灭菌后再清洗或处理。

【思考题】哪些细菌具有特殊的形态或运动特性，可以进行不染色检查？

（张　轩）

实验五　细菌培养技术

（一）培养基的制备

【实验目的】掌握常用培养基的制备方法。

【实验原理】细菌生长需要不同的营养物质及合适的pH值。制备不同的培养基，目的是用人工的方法为细菌生长繁殖提供所需的营养。

【实验材料】

1.仪器　高压蒸汽灭菌器、超净工作台、电子天平、pH计等。

2.试剂　蛋白胨、氯化钠、牛肉浸出粉、琼脂、脱纤维羊血（兔血）、蒸馏水等。

3.其他　无菌平皿、锥形瓶、玻璃试管、酒精灯、牛皮纸或报纸、绳、玻璃棒、药勺、称量纸、记号笔等。

【实验操作】

1.培养基的成分（单位为：/L）

（1）营养肉汤　蛋白胨10g，氯化钠5g，牛肉浸出粉3～5g。

（2）蛋白胨水　蛋白胨20g，氯化钠5g。

（3）半固体培养基　蛋白胨10g，氯化钠5g，牛肉浸出粉3～5g，琼脂3～5g。

（4）营养琼脂培养基　蛋白胨10g，氯化钠5g，牛肉浸出粉3～5g，琼脂12～14g。

（5）血琼脂培养基　蛋白胨10g，氯化钠5g，牛肉浸出粉3～5g，琼脂12～14g，50～100mL脱纤维羊血（兔血）。

（6）巧克力琼脂培养基　蛋白胨10g，氯化钠5g，牛肉浸出粉3～5g，琼脂12～14g，50～100mL脱纤维羊血（兔血）。

2.制备程序

（1）调配成分　根据需求按照培养基的成分进行称量，置于锥形瓶中，加入称量好的蒸馏水，用玻璃棒搅拌均匀。血琼脂培养基和巧克力琼脂培养基成分中的50～100mL脱纤维羊血（兔血）先不加入。

（2）校正pH　用pH计对所调配的培养基进行校正，一般将培养基pH值调至7.2～7.6。培养基经高压灭菌后pH值会变动0.1～0.2，如用NaOH进行校正，高压灭菌后pH值会降低0.1～0.2；如用Na_2CO_3进行校正，高压灭菌后pH值会升高0.1～0.2。应根据校正所用试剂的不同，合理校正高压前培养基的pH值，以保证灭菌后（20～25℃）培养基pH值为7.2±0.2。

（3）培养基分装　①液体培养基（营养肉汤/蛋白胨水）：分装量约为试管长度的1/3，灭菌后直立待用。②半固体培养基：分装量约为试管长度的1/3，灭菌后直立凝固待用。

（4）灭菌常用培养基　通常采用高压蒸汽灭菌法，常用条件为121.3℃，持续15～30分钟。锥形瓶进行高压前应将瓶口用报纸覆盖，并用绳子系紧。

（5）固体培养基分装（需在超净工作台中进行操作）

1）营养琼脂培养基：灭菌后的固体培养基，冷却至50～60℃（不烫手时），将培养基倾注于无菌平皿内，在平皿内培养基高度为2mm左右，将平皿平放在超净工作台面，凝固后备用。

2）血琼脂培养基：灭菌后的固体培养基，冷却至50～60℃（不烫手时），加入

5% ～ 10% 脱纤维羊血（兔血），轻柔摇匀，避免产生气泡，立即将培养基倾注于无菌平皿内，在平皿内培养基高度为 2mm 左右，将平皿平放在超净工作台面，凝固后备用。

3）巧克力琼脂培养基：灭菌后的固体培养基，冷却至 80℃左右，加入 5% ～ 10% 脱纤维羊血 / 兔血，轻柔摇匀，置于 80℃水浴锅中孵育 20 分钟，立即将培养基倾注于无菌平皿内，在平皿内培养基高度为 2mm 左右，将平皿平放在超净工作台面，凝固后备用。

（6）质量检验　每批次制备好的培养基应进行质量检验。质量检验内容：①无菌试验：将培养基置 35℃孵育 24 小时，无菌生长为合格；②性能检验：按照不同的培养要求，加入已知性能的标准菌株，培养后观察菌落形态、色素、溶血及生化反应结果，与预期结果相符合为性能检验合格。

（7）保存　将制备好的培养基贴标签注明名称和制备日期，置于试管架或保鲜袋中密封保存，时间不宜过久。

3. 结果判读　制备出不同种类的培养基，并且质量检验合格。

【临床意义】配制供细菌生长繁殖所需的营养基质，便于临床标本或其他培养物中的细菌生长，并形成肉眼可见的菌落，以供细菌鉴定、药敏及研究所用。

【注意事项】

1. 无菌平皿一般为无菌一次性塑料培养皿，如采用可重复用玻璃培养皿，应清洁干净并高压灭菌后方可使用。

2. pH 计使用前应做校正，以保证测量的准确性。

3. 称量培养基所用成分时，电子天平应注意调零，称量应准确。电子天平使用后应及时清洁。

4. 称量后的试剂应及时放回原处。

5. 将固体培养基倾注于无菌平皿内时，动作宜稳宜快，防止倾倒前培养基在锥形瓶中凝固。

【思考题】培养基有哪些种类？

（二）细菌接种及分离培养

【实验目的】掌握常用培养基的接种方法；熟悉常见细菌在不同培养基上的菌落形态。

【实验原理】细菌感染性疾病的诊断和治疗，离不开病原体的培养和鉴定。根据标本的性质和培养目的，选用适合不同细菌生长的培养基和培养条件；根据不同标本的含菌量多少不同，选用不同的接种和分离方法。

【实验材料】

1. 菌种　金黄色葡萄球菌、化脓链球菌、大肠埃希菌、奇异变形杆菌、铜绿假单胞菌等。

2. 仪器　生物安全柜、恒温培养箱、电热灭菌器。

3. 材料　营养琼脂培养基、血琼脂培养基、巧克力琼脂培养基、半固体培养基、接种环、接种针、无菌涂布棒、记号笔等。

【实验操作】

1. 准备细菌　将保存的菌种接种于 LB 培养基 8～12 小时形成菌液；或划线接种于普通琼脂平板 18～24 小时形成菌落。

2. 细菌接种　根据标本种类和培养目的，选择不同的接种方法。

（1）液体培养基接种法　多用于各种液体培养基如营养肉汤、蛋白胨水的接种。用吸管或移液器吸取少量菌液（或液态的临床标本），置于液体培养基中，混匀后进行培养；或用接种环或接种针挑取单个菌落，在液体培养管靠近液面的管壁处将细菌进行研磨，研磨过程中可蘸取少量培养管中的培养基，以便将细菌研磨均匀。将研磨均匀的菌液和培养基混匀后进行培养。见图 5-1。

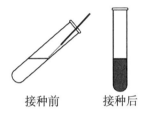

接种前　　接种后

图 5-1　液体培养基接种法

（2）半固体培养基接种法　多用于观察细菌的动力及生化反应。用接种针挑取菌落，从培养基中央垂直刺入直至管底约 5mm 处，再沿穿刺线退出接种针。见图 5-2。

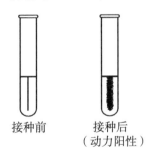

接种前　　接种后
　　　　　（动力阳性）

图 5-2　半固体培养基接种法

（3）平板连续划线法　多用于含菌量不多的标本（如无菌体液标本）的细菌分离培养。用接种环或棉签取少量标本，在培养基的一端进行密集涂布，然后由此处开始在培养基表面来回进行曲线连续划线，直至划满整个培养基表面。见图 5-3。

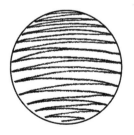

图 5-3　平板连续划线法

（4）平板分区划线法　多用于含菌量较多的标本（如痰液、粪便等标本）的细菌分离培养。用接种环或棉签取少量标本，在培养基的一端进行涂布并连续划线，约占培养基面积的1/5（第一区），然后在二、三、四区依次做连续划线，根据标本中菌量多少来选择在二、三、四区划线时是否灼烧接种环。每一区的划线与上一区的接种线交叉2～3次，目的是菌落在不同的划线区依次减少，在第三、四区可获得单个菌落。见图5-4。

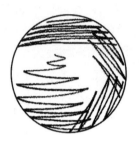

图 5-4　平板分区划线法

（5）平板涂布法　用移液器取适量标本滴于培养皿上，然后用涂布棒均匀涂满整个培养基表面，如图 5-5 所示。主要用于细菌计数培养、药敏试验和筛选某些特殊耐药表型细菌。

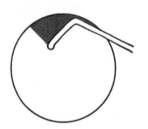

图 5-5　平板涂布法

3. 细菌培养　常用的细菌培养方法包括需氧培养法、CO_2 培养法、微需氧培养法及厌氧培养法等。临床应根据细菌特性和不同的培养目的选择适合的培养方式。临床常见菌为需氧菌或兼性厌氧菌，培养条件为 35℃，培养 18～24 小时。有些细菌初次分离培养时需要 5%～10% CO_2 才能生长良好。微需氧菌在大气中及绝对无氧环境中均不能生长，在含有 5%～6% O_2、5%～10% CO_2 和 85% N_2 左右的气体环境中方可生长。厌氧菌对氧敏感，培养过程中需在无氧环境下进行。培养方法可分为厌氧罐培养法、厌氧气袋法、厌氧手套箱法等。

4. 结果判读

（1）在液体培养基中的生长现象　大多数细菌在液体培养基生长繁殖后呈均匀混浊状态；少数细菌如链球菌呈沉淀生长；枯草芽孢杆菌和结核分枝杆菌等专性需氧菌呈表面生长，形成菌膜。除此之外，有些细菌在生长过程中会产生水溶性色素，使培养基呈现相应的颜色。

（2）在半固体培养基中的生长现象　无鞭毛的细菌沿穿刺线呈线状生长，穿刺线两边的培养基无菌生长。因半固体培养基琼脂含量低，有鞭毛的细菌除了沿穿刺线生长外，在穿刺线两侧也可见羽毛状或云雾状混浊生长。

（3）在固体培养基上的生长现象　通过分离培养，细菌在固体培养基上可形成菌落，对细菌鉴定、药敏试验、研究工作都具有重要的意义。观察菌落特征，包括大小（单位为 mm）、形状（圆形、菜花样、不规则状等）、扁平或突起、中心（凹陷）、边缘（光滑、波形、锯齿状、卷发状等）、湿润或干燥、色素（白色、黄色、绿色、红色、灰白色、黑色等）、表面（光滑、粗糙等）、透明度（不透明、半透明、透明等）、黏液、溶血（α 溶血、β 溶血、γ 溶血）、气味等。

【临床意义】细菌接种及分离培养的目的是使细菌能分散生长，形成单个菌落，以便进一步进行细菌鉴定、药敏和研究工作。

【注意事项】

1. 细菌接种需要在生物安全柜中进行，接种过程注意生物安全。动作宜轻柔，避免产生气溶胶。

2. 注意无菌操作，避免标本之间交叉污染。

3. 严格遵守无菌操作，注意生物安全。

4. 实验过程应遵守实验室生物安全防护要求，接触过菌种的材料（如培养皿、试管、棉签、接种环、移液器等）均应灭菌后再清洗或按实验室要求进行处理。

【思考题】

1. 请列举三种能够产生 β 溶血的细菌。

2. 哪种细菌中心会凹陷，为什么？

3. 铜绿假单胞菌会产生哪些特殊的色素？

（三）细菌计数

【实验目的】熟悉倾注平板法细菌计数方法和结果判断。

【实验原理】对标本进行定量接种，培养后菌落数等于相同形态菌落数乘以稀释倍数，单位为 CFU/mL。

【实验材料】

1. 菌种　金黄色葡萄球菌、大肠埃希菌等。

2. 仪器　生物安全柜、恒温培养箱、电热灭菌器。

3. 材料　营养琼脂培养基、移液器、棉签、无菌试管、记号笔等。

【实验操作】

1. 准备细菌　将保存的菌种接种于 LB 培养基 8～12 小时形成菌液。

2. 配置待测菌液　用无菌生理盐水将培养后的菌液配制成 0.5 麦氏浊度，再取两个试管，分别用无菌生理盐水稀释 10^6 和 10^7 倍，标记为菌液 A 和菌液 B。

3. 涂布　用移液器分别取 10μL 菌液 A 和菌液 B 点种在营养琼脂培养基，再用无菌涂布棒涂布平板。

4. 结果判读 培养后菌落数等于相同形态菌落数乘以稀释倍数（10^2），计数菌落数量，单位为 CFU/mL。

【临床意义】临床中一些容易被人体定植菌污染的标本类型，如中段尿标本、支气管肺泡灌洗液、支气管毛刷标本，以及医院感染监测使用中的消毒剂等标本，都需要对细菌进行计数。细菌计数的目的是判断临床标本中所检出的细菌是否有临床意义，以及医院内使用的消毒剂等物品是否符合使用标准。

【注意事项】

1. 细菌接种、菌液配制等均需要在生物安全柜中进行，菌液稀释过程注意生物安全。动作宜轻柔，避免产生气溶胶。

2. 推荐用无菌涂布棒涂布平板计数，若用接种环密涂平板，生长的菌落数量会低于实际数量。

3. 严格遵守无菌操作，注意生物安全。

4. 实验过程应遵守实验室生物安全防护要求，接触过菌种的材料（如培养皿、试管、棉签、接种环、移液器、涂布棒等）均应灭菌后再清洗或按实验室要求进行处理。

【思考题】如何判断尿液标本中所检出的细菌可能是致病菌？

（张　轩）

实验六　细菌生理生化鉴定技术

（一）糖（醇、苷）类发酵试验

【实验目的】掌握糖（醇、苷）类发酵试验的原理、方法和结果判定；熟悉其注意事项、临床意义和应用。

【实验原理】由于不同的细菌可以发酵不同糖（醇、苷）类的酶，所以对各种糖（醇、苷）的分解能力不同，产生不同的代谢产物，因此可利用此特性鉴别细菌。常用的糖类包括单糖、双糖或多糖，醇类有甘露醇、山梨醇等，苷类有水杨苷等。常用指示剂包括酚红、溴甲酚紫、溴麝香草酚蓝等。本次实验中大肠埃希菌能分解葡萄糖、乳糖产酸产气，而伤寒沙门菌因没有乳糖酶不能分解乳糖，且缺乏甲酸脱氢酶，所以可利用葡萄糖只产酸不产气。

【实验材料】

1. 菌种 大肠埃希菌，伤寒沙门菌。

2. 试剂 制备葡萄糖蛋白胨水培养基，乳糖蛋白胨水培养基（糖浓度为 0.75% ～ 1%），需包含杜氏小管与溴甲酚紫指示剂。若无杜氏小管可制备相应的半固体培养基。

3. 其他 接种环（针），酒精灯，培养箱等。

【实验操作】无菌操作将大肠埃希菌和伤寒沙门菌分别接种于葡萄糖蛋白胨水培养基、乳糖蛋白胨水培养基。若使用半固体培养基，应用穿刺接种法接种待检菌。将接种完的细菌置于 35℃ 培养 18 ～ 24 小时。

先观察是否有细菌生长，再确定细菌对糖的利用情况。①若培养基颜色无变化，则细菌不分解糖，实验结果记录为"–"；②若仅培养基颜色由接种细菌前的紫色变为黄色，则细菌分解糖，产酸不产气，实验结果记录为"+"；③若除培养基中的指示剂变色外，在液体培养基中观察到杜氏小管中有气泡，或在半固体培养基中出现气泡或培养基断裂，则细菌分解糖，且产酸产气，实验结果记录为"⊕"。

【临床意义】糖（醇、苷）类发酵试验是细菌生化实验中最主要、最基本的实验，尤其对肠杆菌科细菌的鉴定十分重要。如大肠埃希菌可发酵葡萄糖及乳糖，沙门菌属只能发酵葡萄糖，不发酵乳糖；即使两种细菌均可发酵同一种糖类，所产生的代谢产物也不尽相同，如大肠埃希菌和志贺菌属均可发酵葡萄糖，但前者产酸、产气，而后者仅产酸。

【注意事项】

1. 培养基制备、细菌接种均应严格无菌操作。

2. 培养基中的葡萄糖（乳糖）、指示剂可进行替换，制成需要的发酵管。

3. 理论上糖类发酵试验中糖类浓度在 0.5% ~ 1% 均可，实际试验中可适当增加糖浓度（本实验中糖浓度为 0.75% ~ 1%），以预防或减少逆反应。

4. 本试验中溴甲酚紫和酸性复红的稳定性优于指示剂酚红和溴麝香草酚蓝。

【思考题】举例说明糖（醇、苷）类发酵试验在肠杆菌科细菌鉴别中的应用。

（二）葡萄糖氧化 – 发酵试验

【实验目的】掌握葡萄糖氧化 – 发酵试验（O/F 试验）的原理、方法和结果判定；熟悉其注意事项、临床意义和应用。

【实验原理】不同细菌在分解葡萄糖过程中对氧需求不同，因此划分为氧化型、发酵型、产碱型三类细菌。只能在有氧环境中分解葡萄糖的为氧化型细菌；在有氧或无氧环境中都可以分解葡萄糖的为发酵型细菌；产碱型细菌在有氧或无氧环境中都不能分解葡萄糖。

【实验材料】

1. 菌种　大肠埃希菌，铜绿假单胞菌。

2. 试剂　Hugh–Leifson 培养基，无菌液体石蜡。

3. 其他　接种环，酒精灯，培养箱等。

【实验操作】无菌操作将两种待检细菌分别接种至两支 Hugh–Leifson 培养基，其中一支滴加无菌液体石蜡，35℃培养 24 ~ 48 小时，观察结果。

细菌分解葡萄糖产酸可使培养基变成黄色（指示剂为溴麝香草酚蓝），根据实验结果对待检菌进行判定。同一细菌接种的两支培养基均变黄为发酵型，均不变色为产碱型，仅接种于无液体石蜡的变黄为氧化型。

【临床意义】鉴别细菌种属。肠杆菌科细菌为发酵型，非发酵菌通常为氧化型或产碱型。也可用于葡萄球菌属和微球菌属间的鉴别，前者发酵葡萄糖，后者氧化葡萄糖。

【注意事项】

1. 滴加液体石蜡的高度至少为 1cm。

2.有些细菌不能在 Hugh-Leifson 培养基中生长，可向培养基中加入无菌血清，终浓度为 2%（*V/V*）。

【思考题】举例说明 O/F 试验在临床细菌鉴别中的应用。

（三）甲基红试验

【实验目的】掌握甲基红试验（MR 试验）的原理、方法和结果判定；熟悉其注意事项、临床意义和应用。

【实验原理】某些细菌分解葡萄糖产生丙酮酸，丙酮酸可进一步分解为甲酸、乙酸等酸性物质，不再继续分解，故培养基 pH 值在 4.5 以下，加入甲基红指示剂后呈现红色（+）。若产酸量少或产生的酸性物质进一步分解为醇、酮、醛等非酸性物质，使培养基 pH 值在 6.2 以上，加入甲基红指示剂后呈现橘黄色（-）。

【实验材料】

1. 菌种　大肠埃希菌，阴沟肠杆菌。

2. 试剂　葡萄糖磷酸盐蛋白胨水培养基，甲基红指示剂。

3. 其他　接种环，酒精灯，培养箱等。

【实验操作】将待检细菌接种至葡萄糖磷酸盐蛋白胨水培养基中，35℃培养 24 小时，加入 2～3 滴甲基红，立即观察结果。

记录试验结果，本实验中大肠埃希菌应为（+）（红色），阴沟肠杆菌应为（-）（橘黄色）。

【临床意义】主要用于大肠埃希菌和产气肠杆菌的鉴别，前者为（+），后者为（-）。此外，沙门菌属、志贺菌属、变形杆菌属、枸橼酸杆菌属等为（+），肠杆菌属、哈夫尼亚菌属等为（-）。

【注意事项】

1.培养基中的蛋白胨可影响试验结果。

2.培养时间对试验结果也有影响，可适当延长培养时间。

【思考题】举例说明甲基红试验在临床细菌鉴别中的应用。

（四）伏 - 普试验

【实验目的】掌握伏 - 普（Voges-Proskauer，V-P）试验的原理、方法和结果判定；熟悉其注意事项、临床意义和应用。

【实验原理】某些细菌将葡萄糖分解成丙酮酸之后，能进一步使丙酮酸脱羧生成乙酰甲基甲醇，后者在碱性环境中被空气中的氧氧化成二乙酰，二乙酰与培养基中精氨酸的胍基反应生成红色的化合物。

【实验材料】

1. 菌种　大肠埃希菌，阴沟肠杆菌。

2. 试剂　葡萄糖磷酸盐蛋白胨水培养基，V-P 试验甲、乙液。

3. 其他　接种环、酒精灯、水浴锅、培养箱等。

【实验操作】将待检菌接种至葡萄糖磷酸盐蛋白胨水培养基中，35℃培养 24 小时，加入 V-P 试验甲、乙液几滴，充分摇匀，静置 10 分钟，观察结果；若阴性，将试管置于 35℃水浴 4 小时后再观察，仍无红色者为（-）。

本实验中大肠埃希菌应为（-），阴沟肠杆菌应为（+）。

【临床意义】本试验常与甲基红试验联合应用。前者为（+）的细菌，后者多为（-），反之亦如此。如大肠埃希菌、沙门菌属及志贺菌属等甲基红试验呈阳性反应，V-P 试验则呈阴性反应。相反，如沙雷菌属、阴沟肠杆菌等，V-P 试验（+），而甲基红试验（-）。但需注意，某些细菌如奇异变形杆菌，35℃培养可产生甲基红试验和 V-P 试验同时阳性反应，后者常延迟出现。

【注意事项】

1. 滴加 V-P 试验甲、乙液后需要摇匀。

2. 在培养基中加入含胍基的化合物（如肌酸或肌酐等）可加速该反应。

【思考题】在临床细菌检验中 V-P 试验与甲基红试验的应用有哪些？

（五）吲哚试验

【实验目的】掌握吲哚（indole）试验（靛基质试验）的原理、方法和结果判定；熟悉其注意事项、临床意义和应用。

【实验原理】具有色氨酸酶的细菌能分解培养基中的色氨酸产生吲哚，吲哚与对二甲基氨基苯甲醛结合，形成玫瑰红色物质。

【实验材料】

1. 菌种　大肠埃希菌，阴沟肠杆菌。

2. 试剂　蛋白胨水培养基，对二甲基氨基苯甲醛。

3. 其他　接种环，酒精灯，培养箱等。

【实验操作】无菌操作将大肠埃希菌、阴沟肠杆菌分别接种于蛋白胨水培养基中，35℃培养 18～24 小时，沿管壁加入吲哚试剂 2～3 滴，立刻观察液面汇合处，出现红色为（+），不出现红色为（-）。

【临床意义】主要用于肠杆菌科细菌的鉴定。有些细菌产生吲哚量少，需用乙醚或二甲苯提取后才能与试剂起反应。

【注意事项】

1. 滴加吲哚试剂须沿试管壁徐徐加入，形成的红色化合物易扩散，切勿剧烈摇晃或震荡。

2. 不要用含葡萄糖的蛋白胨水培养基，因为吲哚试验阳性的细菌都可分解葡萄糖产酸，可抑制细菌的生长或抑制酶活性而出现假阴性。

【思考题】在临床细菌检验中吲哚试验的应用有哪些？

（六）尿素酶试验

【实验目的】掌握尿素酶试验的原理、方法和结果判定；熟悉其注意事项、临床意义和应用。

【实验原理】某些细菌具有尿素酶，能分解尿素产氨，使培养基呈碱性，酚红指示剂变为红色。

【实验材料】

1. 菌种 大肠埃希菌，普通变形杆菌。

2. 培养基 尿素培养基，指示剂酚红。

3. 其他 接种环，酒精灯，培养箱等。

【实验操作】将待检细菌接种于尿素培养基，35℃培养18～24小时，观察结果。阴性时继续观察72小时。培养基变红色为（+），不变为（-）。本实验中大肠埃希菌为（-），普通变形杆菌为（+）。

【临床意义】在肠杆菌科的变形杆菌属、摩根菌属和普罗威登菌属鉴定中有重要意义。普通变形杆菌和奇异变形杆菌、摩根菌和雷极普罗威登斯菌（+），斯氏和产碱普罗威登菌（-）。此外，对于巴德菌属和假单胞菌属细菌的鉴定也具有一定价值。

【注意事项】细菌可利用培养基中的蛋白胨产氨，造成假阳性，因此本实验缺乏特异性，可以用无尿素的培养基作对照，排除假阳性。

【思考题】在临床细菌检验中尿素酶试验的应用有哪些？

（七）苯丙氨酸脱氨酶试验

【实验目的】掌握苯丙氨酸脱氨酶试验的原理、方法和结果判定；熟悉其注意事项、临床意义和应用。

【实验原理】某些细菌可产生苯丙氨酸脱氨酶，使苯丙氨酸脱去氨基生成苯丙酮酸，后者与三氯化铁形成绿色化合物。

【实验材料】

1. 菌种 大肠埃希菌，普通变形杆菌。

2. 试剂 苯丙氨酸培养基，100g/L 三氯化铁溶液。

3. 其他 接种环，酒精灯，培养箱等。

【实验操作】将待检菌接种于苯丙氨酸培养基中，35℃培养18～24小时，加入3～4滴100g/L三氯化铁溶液，立即出现绿色为（+），加入后无绿色为（-）。本实验中大肠埃希菌为（-），普通变形杆菌为（+）。

【临床意义】本试验特异性较高，在肠杆菌科细菌的鉴定中有重要意义。变形杆菌属、摩根菌属和普罗威登菌属细菌均（+），肠杆菌科其他细菌均（-）。

【注意事项】

1. 观察结果时以5分钟内出现绿色为（+）。

2. 可转动培养基使三氯化铁溶液布满斜面。

【思考题】在临床细菌检验中，苯丙氨酸脱氨酶试验的应用有哪些？

（八）氨基酸脱羧酶试验

【实验目的】掌握氨基酸脱羧酶试验的原理、方法和结果判定；熟悉其注意事项、临床意义和应用。

【实验原理】某些细菌具有氨基酸脱羧酶，可分解氨基酸（赖氨酸、鸟氨酸或精氨酸）生成胺和 CO_2，培养基变为碱性，使指示剂发生颜色变化（可用溴甲酚紫或溴麝香草酚蓝）。

【实验材料】

1. 菌种　普通变形杆菌，产气肠杆菌。

2. 试剂　赖氨酸脱羧酶培养基，鸟氨酸脱羧酶培养基，氨基酸脱羧酶对照培养基，溴甲酚紫或溴麝香草酚蓝，无菌液体石蜡。

3. 其他　接种环，酒精灯，培养箱等。

【实验操作】将待检细菌接种于赖氨酸脱羧酶培养基、鸟氨酸脱羧酶培养基和氨基酸脱羧酶对照培养基中，每管均加入无菌液体石蜡，35℃培养 24 ～ 48 小时。对照管黄色，试验管紫色为（+），两管均黄色为（−）。产气肠杆菌赖氨酸脱羧酶试验、鸟氨酸脱羧酶试验均（+），普通变形杆菌的这两个试验均（−）。

【临床意义】沙门菌属中除伤寒和鸡沙门菌之外，其余沙门菌属的鸟氨酸和赖氨酸脱羧酶均（+）。志贺菌属中除宋内和鲍氏志贺菌外，其他志贺菌均（−）。对链球菌和弧菌科细菌的鉴定也具有重要价值。

【注意事项】不加氨基酸的对照管内含有葡萄糖，如有细菌生长可以发酵葡萄糖产酸，使培养基变黄色，若对照管为紫色，则说明所有氨基酸脱羧酶试验无效。

【思考题】在临床细菌检验中，氨基酸脱羧酶试验的应用有哪些？

（九）枸橼酸盐利用试验

【实验目的】掌握枸橼酸盐（柠檬酸盐）利用试验的原理、方法和结果判定；熟悉其注意事项、临床意义和应用。

【实验原理】某些细菌能在枸橼酸盐培养基（枸橼酸盐为唯一碳源）上生长，以铵盐作为唯一氮源，生成碳酸钠和氨，培养基呈碱性，指示剂溴麝香草酚蓝变为深蓝色。

【实验材料】

1. 菌种　大肠埃希菌，阴沟肠杆菌。

2. 试剂　枸橼酸盐培养基，指示剂溴麝香草酚蓝。

3. 其他　接种环，酒精灯，培养箱等。

【实验操作】无菌操作将待检菌接种至枸橼酸盐培养基中，35℃培养 24 小时，培养基变为深蓝色为（+），培养基不变色为（−）。本实验中大肠埃希菌（−）、阴沟肠杆菌（+）。

【临床意义】有助于肠杆菌科细菌的鉴定。枸橼酸杆菌、沙门菌属、克雷伯菌属、黏质和液化沙雷菌及某些变形杆菌（+）。埃希菌属、志贺菌属、爱德华菌属和耶尔森菌属均为（−）。此外，铜绿假单胞菌、洋葱假单胞菌和嗜水气单胞菌也能利用枸橼酸盐。

【注意事项】细菌接种量和培养时间均可影响实验结果。

【思考题】在临床细菌检验中，枸橼酸盐利用试验的应用有哪些？

（十）氧化酶试验

【实验目的】掌握氧化酶试验的原理、方法和结果判定；熟悉其注意事项、临床意义和应用。

【实验原理】具有氧化酶的细菌可氧化细胞色素 C，氧化型细胞色素 C 将盐酸二甲基对苯二胺或盐酸四甲基对苯二胺氧化成红色或蓝色化合物。

【实验材料】

1. 菌种 大肠埃希菌，铜绿假单胞菌。

2. 试剂 盐酸二甲基对苯二胺或盐酸四甲基对苯二胺。

3. 其他 接种环，酒精灯，无菌滤纸等。

【实验操作】用滤纸条蘸取待检菌落，用滴管吸取氧化酶试剂，滴于滤纸条的菌落上。立即出现红色（盐酸二甲基对苯二胺）或蓝色（盐酸四甲基对苯二胺）为（+），不变色为（−）。

【临床意义】主要用于肠杆菌科和非发酵菌的鉴定，前者多为（−），弧菌科、非发酵菌多为（+）。此外，奈瑟菌属、莫拉菌属也呈（+）。

【注意事项】

1. 做氧化酶试验时接触含铁物质易出现假阳性。

2. 使用含葡萄糖培养基上的菌落易造成假阴性。

【思考题】在临床细菌检验中，氧化酶试验的应用有哪些？

（十一）触酶试验

【实验目的】掌握触酶（过氧化氢酶）的原理、方法和结果判定；熟悉其注意事项、临床意义和应用。

【实验原理】某些细菌具有过氧化氢酶，能分解过氧化氢生成水和初生态氧，出现大量氧气气泡。

【实验材料】

1. 菌种 金黄色葡萄球菌，表皮葡萄球菌，肺炎链球菌。

2. 试剂 3% 过氧化氢（现用现配）。

3. 其他 接种环，酒精灯，载玻片等。

【实验操作】取固体培养基上的待检菌落，置于洁净载玻片上，滴加 3% 过氧化氢溶液 1～2 滴，在 10 秒内产生大量气泡者为阳性，不产生气泡者为阴性。

【临床意义】对革兰阳性球菌的初步鉴定有重要意义。葡萄球菌属和微球菌属触酶试验（+），链球菌属触酶试验（−）。金氏杆菌属细菌的触酶试验也为（−）。

【注意事项】

1. 3% 过氧化氢溶液要新鲜配制。

2. 避免含铁物质或含铁培养基，遇铁会出现假阳性。

【思考题】在临床细菌检验中，触酶试验的应用有哪些？

（田一虹）

实验七　细菌血清学鉴定技术

（一）玻片凝集试验

【实验目的】掌握玻片凝集试验的实验原理、方法和结果判断。

【实验材料】

1. 菌种 乙型副伤寒沙门菌。

2. 试剂 沙门菌属诊断血清（A–F–O 多价），沙门菌群因子血清（O 因子），沙门菌型因子血清（H 因子 1 相，2 相），生理盐水等。

3. 其他 接种环，载玻片等。

【实验原理】细菌抗原与相应抗体混合时，在一定浓度电解质条件下，出现肉眼可见的凝集现象，称凝集试验。

【实验操作】

1. 在载玻片一端取 1～2 接种环沙门菌属诊断血清（A–F–O），另一端取 1～2 接种环生理盐水作阴性对照。

2. 用接种环取少量待检细菌，分别涂于多价血清和生理盐水中，并研磨混匀，轻轻摇动玻片，数分钟后观察结果。生理盐水对照呈均匀混浊，待检菌与血清混匀后出现颗粒状凝集为（＋）。

3. 因子血清的凝集试验操作同多价血清凝集试验。

【临床意义】玻片凝集试验在临床微生物检验中常用于鉴定菌种及血清型，如葡萄球菌、肺炎链球菌、致病性大肠埃希菌、脑膜炎奈瑟菌等的鉴定及沙门菌属、志贺菌属、霍乱弧菌的血清分型。

【注意事项】如果凝集现象不易观察，可在显微镜下观察。

【思考题】在临床细菌检验中，凝集试验的应用有哪些？

（二）荚膜肿胀试验

【实验目的】掌握荚膜肿胀试验的实验原理、方法和结果判断。

【实验材料】

1. 菌种 肺炎链球菌。

2. 试剂 抗肺炎链球菌荚膜免疫血清，亚甲蓝水溶液等。

3. 其他 接种环，载玻片等。

【实验原理】特异性抗血清与相应的细菌荚膜相互作用时，可使细菌荚膜肿胀，显微镜下可观察到在细菌周围出现宽阔的环状带。

【实验操作】

1. 在洁净载玻片两侧各加待检菌液 1～2 接种环。

2. 分别滴加抗肺炎链球菌荚膜血清和正常对照兔血清各 1～2 接种环，与待检菌液混匀。

3. 再各加 1 接种环 1% 亚甲蓝溶液，混匀后分别加盖玻片，放入湿盒中，室温下放置 5～10 分钟后镜检。在蓝色菌体周围可见宽阔、界限清晰的无色环状带即为肿胀的荚膜，对照无变化，为该试验（＋）。试验和对照两侧均看不到肿胀的荚膜为（－）。

【临床意义】荚膜肿胀试验是利用特异性抗血清与相应细菌的荚膜抗原特异性结合形成复合物，以检测肺炎链球菌、流感嗜血杆菌等。在临床微生物检验中不仅可用于测定细菌荚膜的抗原性，也可作为一种体外毒力试验检测细菌毒性，例如在鉴定炭疽杆菌时，荚膜与炭疽菌株的毒力相关。

【注意事项】加盖玻片时避免产生气泡。

【思考题】在临床细菌检验中，荚膜肿胀试验的应用有哪些？

（田一虹）

实验八　抗菌药物敏感试验

（一）纸片扩散法

【实验目的】掌握纸片扩散（K-B 法）的原理、操作方法和结果判读；熟悉注意事项和质量控制。

【实验原理】将含有定量抗菌药物的纸片贴在已接种测试菌的琼脂平板上，纸片中所含的药物吸收琼脂中的水分溶解后不断向纸片周围扩散形成递减的梯度浓度，在纸片周围抑菌浓度范围内，测试菌的生长被抑制，从而形成无菌生长的透明圈即为抑菌圈。抑菌圈的大小反映测试菌对抗菌药物的敏感程度，并与该药对测试菌的 MIC 呈负相关。

【实验材料】

1. 细菌　金黄色葡萄球菌，大肠埃希菌和铜绿假单胞菌的临床菌株和标准菌株。

2. 试剂　水解酪蛋白（M-H）琼脂平板，抗菌药物纸片哌拉西林、头孢噻肟、环丙沙星、庆大霉素，无菌生理盐水。

3. 其他　0.5 麦氏比浊管，无菌棉签，镊子，游标卡尺，酒精灯，培养箱等。

【实验操作】

1. 0.5 麦氏比浊管配制　0.5mL 浓度 0.048mol/L $BaCl_2$（1.175% W/V $BaCl_2 \cdot 2H_2O$）混合 99.5mL 浓度 0.18mol/L H_2SO_4（1%，V/V），此二液需冷却后混合并不断搅拌以保持混悬状态，分装于与制备待检菌液所用试管一致的若干支试管中，密封室温暗处保存。用前混匀，有效期为 6 个月。

2. M-H 平板制备　将 56℃左右的无菌 M-H 琼脂倾注于直径 90mm 的平板中（每个平板倾注约 25mL），使培养基的厚度为 4mm。

3. 菌液制备　挑取培养 16～24 小时的血琼脂平板上若干菌落置于无菌生理盐水中，校正其浊度为 0.5 麦氏比浊管标准。

4. 接种　用无菌棉拭蘸取菌液，在管内壁将多余菌液旋转挤去后，在 M-H 琼脂平板表面均匀涂抹接种 3 次，每次旋转平板 60°，最后沿平板内缘涂抹一周。

5. 贴抗菌药物纸片　平板在室温下干燥 3～5 分钟，用无菌镊子将抗菌药物纸片紧贴于琼脂表面，各纸片中心距离＞24mm，纸片距平板内缘＞15mm，纸片贴上后不可再移动。

6. 培养与测量　贴好药物纸片的平板应于室温下放置 15 分钟，然后翻转平板，置于 35℃培养 16～18 小时后，用游标卡尺测量抑菌圈直径（包括药物纸片的直径），结果以 mm 为单位进行记录。

7. 结果与判定

（1）质量控制　标准菌株的抑菌圈直径应处于表 5-1 预期范围内，若超过该范围应视为失控，须及时查找原因，予以纠正。

表 5-1　标准菌株的抑菌圈直径预期范围

药物类型	抗菌药物	药片含药量	抑菌圈直径（mm）		
			大肠埃希菌	金黄色葡萄球菌	铜绿假单胞菌
			ATCC25922	ATCC25923	ATCC27853
青霉素类	哌拉西林	100μg	24～30	/	25～33
头孢菌素类	头孢噻肟	30μg	29～35	25～31	18～22
氨基糖苷类	庆大霉素	10μg	19～26	19～27	17～23
喹诺酮类	环丙沙星	5μg	30～40	22～30	25～33

（2）结果判读　准确测量并记录结果后参照表 5-2～表 5-4 进行结果判断，并以敏感（susceptible，S）、中度敏感（intermediate，I）和耐药（resistant，R）等程度报告。

表 5-2　金黄色葡萄球菌抗菌药物敏感试验评价结果

抗菌药物	纸片含药量	抑菌圈直径（mm）			对应 MIC 值（μg/mL）		
		S	I	R	S	I	R
庆大霉素	10μg	≥15	13～14	≤12	≤4	8	≥16
环丙沙星	5μg	≥21	16～20	≤15	≤1	2	≥4

表 5-3　大肠埃希菌抗菌药物敏感试验评价结果

抗菌药物	纸片含药量	抑菌圈直径（mm）			对应 MIC 值（μg/mL）		
		S	I	R	S	I	R
哌拉西林	100μg	≥21	18～20	≤17	≤16	32～64	≥128
头孢噻肟	30μg	≥26	23～25	≤22	≤1	2	≥4
庆大霉素	10μg	≥15	13～14	≤12	≤4	8	≥16
环丙沙星	5μg	≥21	16～20	≤15	≤1	2	≥4

表 5-4　铜绿假单胞菌抗菌药物敏感试验评价结果

抗菌药物	纸片含药量	抑菌圈直径（mm）			对应 MIC 值（μg/mL）		
		S	I	R	S	I	R
哌拉西林	100μg	≥21	15～20	≤14	≤16		≥128
庆大霉素	10μg	≥15	13～14	≤12	≤4	8	≥16
环丙沙星	5μg	≥21	16～20	≤15	≤1	2	≥4

（3）结果解释　S 是指所分离菌株能被推荐剂量的抗菌药物在感染部位通常可达到

的浓度所抑制。R 是指所分离菌株不被常规剂量的抗菌药物在感染部位可达到的浓度所抑制，和（或）证明分离菌株可能存在某些特定的耐药机制，或治疗研究显示药物对分离菌株的临床疗效不可靠。I 是指抗菌药物 MIC 接近血液和组织中通常可达到的浓度，疗效低于敏感菌株；还表示抗菌药物在生理浓集的部位具有临床效力或者可用高于正常剂量的药物进行治疗。另外，中介作为一个缓冲区，以避免微小的、不能控制技术因素造成重大的结果解释错误。

【临床意义】纸片扩散法药敏试验抑菌圈的大小反映测试菌对抗菌药物的敏感程度，根据 CLSI 的判断标准，报告待测菌对该抗菌药物是敏感、中介还是耐药。

【注意事项】

1. 培养基的成分、酸碱度及平板厚度等对试验结果都可以造成影响。对购买的每批 M-H 琼脂平板均需用标准菌株检测。

2. 药物纸片的贴放要平整、充分接触琼脂。药物纸片应保存在封闭、干燥且温度适宜的环境，否则会影响其活性。

3. 菌液浓度若不标准也可影响试验结果，浓度大时可导致抑菌圈减小；菌量少时可引起抑菌圈偏大。此外，菌液配好后应在 15 分钟内用完。

4. 若需核实 0.5 麦氏比浊管浓度，应使用分光光度计测定吸光度，光径为 1cm，0.5 麦氏标准管在 625nm 处的吸光度值应为 0.08 ～ 0.10。

5. 抑菌环的测量要仔细、精确，以肉眼观察无明显细菌生长的区域作为抑菌圈的边缘。

【思考题】纸片扩散法实验的影响因素有哪些？

（二）稀释法

【实验目的】熟悉肉汤稀释法和琼脂稀释法的原理、操作方法、结果判读和质量控制。

【实验原理】

1. 肉汤稀释法原理 以水解酪蛋白（M-H）肉汤将抗菌药物稀释成不同浓度，然后接种待测菌株，定量测定抗菌药物对待测菌株的最低抑菌浓度（minimal inhibitory concentration，MIC）或最低杀菌浓度（minimal bactericidal concentration，MBC）。

2. 琼脂稀释法原理 接种待测菌株到含不同药物浓度的 M-H 琼脂平板上，经一定温度和时间孵育后观察，凡平板上无细菌生长的最低抗菌药物浓度即为待测菌株的 MIC。

【实验材料】

1. 菌株 金黄色葡萄球菌、大肠埃希菌和铜绿假单胞菌的临床菌株和标准菌株。

2. 试剂 M-H 琼脂平板，M-H 肉汤，庆大霉素，头孢噻肟，无菌生理盐水，蒸馏水，0.1mmol/L 磷酸盐缓冲液（pH 值 6.0），其中抗菌药物可根据实际需求灵活选择。

3. 其他 0.5 麦氏比浊管，无菌试管，无菌吸头，无菌 96 孔聚乙烯 U 形微量板，微量加样器，直径 90mm 平板，接种环等。

【实验操作】

1. 抗菌药物原液的配制 试验用的抗菌药物应为标准粉剂，选择适宜的溶剂和稀释剂进行溶解和稀释，常用蒸馏水和 0.1mol/L 磷酸盐缓冲液（pH 值 6.0）。原液浓度常为测定最高浓度的 10 倍以上。肉汤和琼脂稀释法常用抗菌药物容积稀释法，见表 5–5。

表 5–5 肉汤和琼脂稀释法常用抗菌药物容积稀释法

药物浓度（μg/mL）	取药液量（mL）	加稀释剂（mL）	药物稀释浓度（μg/mL）	琼脂或肉汤中最终含药浓度（μg/mL）药物：琼脂（或肉汤）=1：9
5120（原液）	1	0	5120	512
5120	1	1	2560	256
5120	1	3	1280	128
1280	1	1	640	64
1280	1	3	320	32
1280	1	7	160	16
160	1	1	80	8
160	1	3	40	4
160	1	7	20	2
20	1	1	10	1
20	1	3	5	0.5
20	1	7	2.5	0.25
2.5	1	1	1.25	0.125
2.5	1	3	0.625	0.0625
2.5	1	7	0.312	0.0312

2. 宏量肉汤稀释法

（1）取 26 支试管排成两排，每排 13 支。另取 2 支试管，分别标记上"肉汤对照""测试菌生长对照"和"质控菌生长对照"等。用 M–H 肉汤稀释抗菌药物原液到待测最高浓度，如 128μg/mL。除每排的第一支试管外，每支试管内加 M–H 肉汤 2mL。每排的第一、二管分别加入 2mL 抗菌药物稀释液，依次对倍稀释到第 13 管，各管中抗菌药物的终浓度依次为 128、64、32、16、8、4、2、1、0.5、0.25、0.12、0.06 和 0.03μg/mL。

（2）待测菌液和质控菌液的准备：校正菌液浓度至 0.5 麦氏比浊管，标准同纸片扩散法，再用 M–H 肉汤按 1：10 稀释，并尽快接种。

（3）用微量加样器取 0.1mL 稀释菌液，由低药物浓度向高药物浓度加于各排试管中，其最终细菌接种量为 5×10^5 CFU/mL。最后加生长对照管。加样时加样器吸头必须插到管内液面下加菌并注意避免与管内壁接触。加毕菌液后的试管应避免晃动。

（4）35℃培养 16～20 小时后，观察结果。

3. 微量肉汤稀释法

（1）在无菌 96 孔聚苯乙烯 U 形微量板的每排标记上"测试菌、质控菌和待测药物"等编号和顺序。

（2）用 M–H 肉汤稀释抗菌药物原液到待测最高浓度，如 128μg/mL。用微量加样器在每排第 12 孔同加 50μL M–H 肉汤，然后按照从低药物浓度到高药物浓度的顺序从第 11 孔到第 1 孔依次加入 50μL 稀释的药液。

（3）用 M–H 肉汤 1：100 稀释制备的菌液，使含菌量达到 10^6 CFU/mL，然后每孔接种 50μL。每排抗菌药物的最终稀释浓度分别为 128、64、32、16、8、4、2、1、0.5、

0.25 和 0.125μg/mL，其最终接种量为 5×10^5CFU/mL。

（4）将微孔板振荡 1 分钟，使各孔内溶液混匀，加盖并用胶纸密封以减少孵育过程中的蒸发，置温盒于 35℃培养 16 ～ 20 小时。

4. 琼脂稀释法

（1）含药琼脂的制备　①按表 5-5 所示稀释待测抗菌药物；②分别取 2mL 加入一系列已做好标记、内径为 90mm 的平板内；③再取融化后已在 50℃水浴中平衡半小时的 M-H 琼脂 18mL 加入无菌空平皿内，边加边轻轻摇晃，使药物和培养基充分混匀。

（2）接种　用多点接种器在水平台上对平板逐个接种，每点的接种菌量为 1 ～ 2μL（含菌量约 10^7CFU/mL）。

（3）孵育　待接种点菌液干后，平板置 35℃培养 16 ～ 20 小时。

5. 质量控制　每批或每次应同时进行质控菌的测定，质控菌的 MIC 须在预期范围内。

6. 结果判读

（1）宏量肉汤稀释法中测试菌或质控菌不出现肉眼可见细菌生长的最低药物浓度即该抗菌药物对该菌的 MIC。

（2）微量肉汤稀释法中根据生长对照孔中测试菌或质控菌的生长特性，进行比较判断，无肉眼可见细菌生长的最低药物浓度即该抗菌药物对该菌的 MIC。

（3）琼脂稀释法中无菌落生长的最低药物浓度为该抗菌药物对检测菌的 MIC。

【临床意义】稀释法是定量测定细菌最低抑菌浓度（MIC）的体外方法，根据 CLSI 的判断标准，报告待测菌对该抗菌药物是敏感、中介还是耐药。

【注意事项】

1. 培养基的 pH、渗透压和电解质均可影响试验结果。

2. 抗菌药物必须使用标准粉剂，不应使用口服药而影响其含量。配好后的药物原液应在有效期使用。

3. 试验过程易污染，应严格无菌操作。

4. 结果应在 12 ～ 18 小时内观察，培养时间过长，被轻度抑制的部分细菌可能会重新生长。由于某些抗菌药物不够稳定，时间长了其抗菌活性也会降低，甚至消失，从而使 MIC 增高。

5. 如果标准菌株的试验结果超过或低于预期值一个稀释度以上，不应发出临床报告，而应找出差错的原因。

【思考题】稀释法与纸片扩散法相比，二者的优缺点分别是什么？

（三）E-Test 法

【实验目的】熟悉 E-Test 试验的原理、操作方法、结果判读、注意事项和质量控制。

【实验原理】E-Test 法主要通过 E 试条进行细菌药物敏感测试。E 试条是一种商品化的药物载体，一般宽 5mm、长 50mm，含有稳定的、浓度由高到低呈指数梯度分布的抗菌药物，并且试条上用数字标出所含药物的浓度刻度（μg/mL）。E-Test 法结合了稀释法和扩散法的原理和特点，操作简便，同扩散法，培养一定时间后围绕试条可见椭圆形抑菌圈，根据抑菌圈边缘与试条的交叉点刻度即可得到药物对测试菌的MIC，结果准确，重复性好。

【实验材料】

1.菌株 金黄色葡萄球菌、大肠埃希菌和铜绿假单胞菌的临床菌株和标准菌株。

2.试剂 M-H琼脂平板，无菌生理盐水。

3.其他 0.5麦氏比浊管、E试条、无菌棉签、镊子和接种环等。

【实验操作】

1.菌液准备和平板涂布同纸片扩散法。

2.用镊子将E试条有刻度的一面朝上放置在M-H平板中，每个直径90mm的平板内可放置2条。

3.培养温度和时间与纸片扩散法相同。

4.每次应同时进行标准菌的测定，标准菌的MIC必须在预期范围内。

5.培养后围绕试条可形成一个椭圆形的抑菌圈，抑菌圈和试条交叉处的刻度读数即该抗菌药物对测试菌的MIC，仔细观察后准确记录实验结果。

【临床意义】 E-Test法结合琼脂扩散法和琼脂稀释法的原理对抗菌药物的MIC值进行直接定量，根据CLSI的判断标准，报告待测菌对该抗菌药物是S、I还是R。

【注意事项】

1.抑菌圈与试条相交介于上下两刻度之间时，应读取邻近的上方刻度值，即较高浓度。

2.出现双层抑菌圈时，应读取生长被完全抑制处的刻度值。

3.抑菌圈与试条相交处出现散在菌落，应读取生长被完全抑制处的刻度值。

4.抑菌圈与试条相交处呈凹陷延伸时，应读取凹陷起始部位的刻度值。

【思考题】 影响E-Test法实验结果的因素有哪些？

（田一虹）

第二节 临床常见细菌的培养与鉴定

实验九 革兰阳性球菌检验

（一）葡萄球菌属检验

【实验目的】 掌握常见葡萄球菌属细菌的菌体形态、菌落特征；掌握属间和种间鉴定方法。

【实验原理】 对细菌进行分离培养及革兰染色，观察菌落及菌体形态；利用血浆凝固酶实验、耐热核酸酶实验、触酶试验、药敏实验以及ELISA等实验对葡萄球菌进行鉴定。

【实验材料】

1.菌种 表皮葡萄球菌，金黄色葡萄球菌，腐生葡萄球菌。

2. 试剂 革兰染色液，3% H_2O_2，新鲜的 EDTA 抗凝兔血浆，金黄色葡萄球菌肠毒素 ELISA 检测试剂盒，普通琼脂平板，血琼脂平板，M-H 琼脂平板，高盐甘露醇培养基，甲苯胺蓝核酸琼脂等。

3. 其他 新生霉素纸片，生理盐水，载玻片，试管，接种环等。

【实验操作】

1. 培养与菌落观察 将待检菌分别接种于普通琼脂平板和血琼脂平板，35℃培养18～20小时，从菌落大小、颜色（可用白色滤纸刮取菌落观察颜色）、形状、表面光滑或粗糙、边缘整齐与否、湿润程度、气味等方面进行观察，在血琼脂平板上应增加对溶血特性的观察（α、β或γ溶血）。

2. 菌体特征观察 挑取新鲜培养的待检菌分别做涂片，革兰染色后用显微镜油镜观察，记录染色性、细菌大小、形态和排列等特征。

3. 生化反应

（1）触酶试验 见本章实验六。

（2）血浆凝固酶试验

1）玻片法：在玻片一端滴一滴生理盐水，另一端滴一滴 EDTA 抗凝兔血浆，用接种环分别挑取待检菌于玻片两端的试剂中欲制成浓的菌悬液，5～10秒内观察结果。若滴加血浆一端出现明显的凝聚颗粒，生理盐水中无凝聚颗粒为该试验阳性，待检菌产生结合型凝固酶。

2）试管法：取3支试管，各加 0.5mL EDTA 抗凝兔血浆，依次接种3～5个金黄色葡萄球菌、表皮葡萄球菌和腐生葡萄球菌菌落，充分研磨混匀至均匀浑浊，置35℃3～4小时，若试管内血浆凝固成胶冻状为阳性，不凝固者初步判断为阴性，应继续放置室温中过夜后观察，仍不凝固者为阴性。此法用于测定游离型凝固酶。

（3）耐热核酸酶试验

1）玻片法：取甲苯胺蓝 DNA 琼脂 3mL 均匀浇在无菌载玻片上，待琼脂凝固后打上若干个直径2～5mm 的小孔，各孔分别加10～20μL 经沸水浴处理过10分钟的待检菌和阳性、阴性对照菌肉汤培养物，35℃培养4小时，观察孔周围有无粉红色圈。

2）划线刺种法：将待检菌和阳性、阴性对照菌24小时肉汤培养物沸水浴处理15分钟，用接种环划线刺种于甲苯胺蓝 DNA 琼脂平板上，35℃培养24小时，观察刺线周围有无淡粉红色。

（4）高盐甘露醇平板试验 将三种葡萄球菌分别接种于高盐甘露醇平板（含酚红），35℃培养24～48小时后观察结果。金黄色葡萄球菌发酵甘露醇，菌落及菌落周围均黄色，表皮葡萄球菌为红色菌落。

（5）新生霉素敏感试验 方法同 K-B 法药敏实验。试验时应以金黄色葡萄球ATCC 25923 作为阳性对照。抑菌圈直径＜12mm 为耐药，＞12mm 为敏感。腐生葡萄球菌新生霉素耐药，而其他大部分凝固酶阴性葡萄球菌和金黄色葡萄球菌新生霉素敏感。

（6）肠毒素测定 依据金黄色葡萄球菌肠毒素 ELISA 检测试剂盒进行实验操作。

【临床意义】葡萄球菌属细菌在自然界广泛分布，可定植于人皮肤和黏膜表面。临床上根据是否产生凝固酶，将葡萄球菌分为凝固酶阳性葡萄球菌和凝固酶阴性葡萄球菌。凝固酶（＋）的金黄色葡萄球菌是人类重要的致病菌，可引起疖、痈、伤口等局部化脓性感染，还可引起肺炎、心内膜炎、化脓性关节炎和菌血症等全身性感染。

【注意事项】

1. 血浆凝固酶试验最好不用枸橼酸盐抗凝的血浆，否则可能产生假阳性结果。

2. 血浆凝固酶试验中玻片法应在 10 秒内观察结果。

3. 路邓葡萄球菌和施氏葡萄球菌结合型血浆凝固酶阳性而游离型凝固酶阴性，金黄色葡萄球菌两者皆阳性。

4. 血浆凝固酶试验中，玻片法和试管法两者皆阴性才可报告血浆凝固酶阴性葡萄球菌。

5. 血浆凝固酶试验中本身生长在高盐培养基上的菌落可能出现自凝。

6. 有些细菌产生纤维溶素能使试管法阳性的血浆凝块溶解导致假阴性，因此试管法结果应在 4 小时内观察。

【思考题】血浆凝固酶试验和 DNA 酶试验在细菌鉴别时的应用和意义是怎样的？

（二）链球菌属检验

【实验目的】掌握常见链球菌的分离培养与鉴定方法；熟悉菌体形态、菌落特征。

【实验原理】对细菌进行分离培养及革兰染色，观察菌落及菌体形态；利用 CAMP 实验、胆汁溶菌实验、药敏实验以及抗链球菌溶素"O"等实验对链球菌进行鉴定。

【实验材料】

1. 菌种　无乳链球菌，金黄色葡萄球菌，牛链球菌，化脓性链球菌，草绿色溶血链球菌，肺炎链球菌。

2. 试剂　革兰染色液，100g/L 去氧胆酸钠溶液，20g/L 去氧胆酸钠溶液，链球菌分群乳胶试剂，抗链球菌溶素"O"试验（乳胶法）检测试剂盒，血琼脂平板，血清肉汤等。

3. 其他　杆菌肽纸片，Optochin 纸片，无菌生理盐水，乳胶反应板，试管，接种环等。

【实验操作】

1. 培养及菌落观察　将各链球菌接种在血琼脂平板上，35℃、5% CO_2 环境培养 18～24 小时。从菌落大小、颜色、形状、表面光滑或粗糙、边缘整齐与否、湿润程度、气味、溶血特性等方面进行观察。接种肺炎链球菌的血平板延长培养 1～2 天后，观察菌落中心有无凹陷呈"脐窝状"。常见链球菌在血平板上的菌落特征见表 5-6。

表 5-6　常见链球菌在 5% 羊血平板上的菌落特征

菌名	菌落特征
A 群 ® 溶血链球菌	菌落灰白色、透明或半透明、无光泽或有光泽，菌落周围有较大的 ® 溶血环
B 群 ® 溶血链球菌	菌落较 A 群 ® 溶血链球菌大，平坦、有光泽、半透明或不透明，菌落周围有狭窄的 ® 溶血环，有些菌株无溶血环
C 群 ® 溶血链球菌	菌落灰白色、闪亮，周围有较宽的 ® 溶血环
F 群 ® 溶血链球菌	菌落灰白色、小、无光泽、周围有狭窄或较宽的 ® 溶血环
G 群 ® 溶血链球菌	菌落灰白色、无光泽，菌落周围有较宽的 ® 溶血环

（续表）

菌名	菌落特征
肺炎链球菌	菌落较小、灰色、闪亮、α溶血，培养时间稍久后菌落中间出现"脐窝"状凹陷，有荚膜菌株的菌落呈黏液状
草绿色溶血链球菌群	菌落中等偏小、灰色、圆屋顶样凸起、光滑无光泽，溶血或不溶血

2. 菌体特征观察 挑取新鲜培养的单个菌落涂片，革兰染色后用显微镜油镜观察。记录染色性、细菌大小、形态、排列及有无荚膜等特征。

3. 生化反应

（1）触酶试验 见本章实验六。

（2）杆菌肽敏感试验 方法同 K-B 法药敏实验。在杆菌肽纸片周围出现抑菌环为敏感菌，推断为 A 群链球菌。

（3）CAMP 试验 先用金黄色葡萄球菌在含羊血平板上划种一条横线，再在距金黄色葡萄球菌接种线约 4mm 处且呈直角方向分别将待检菌划种一短线，35℃培养 18 ～ 24 小时后观察，在两种细菌划线交界处出现箭头状透明溶血区为阳性。该试验最好同时设置阳性对照和阴性对照。

（4）Optochin 敏感试验 操作方法同 K-B 法药敏实验。抑菌圈直径 ≥ 14mm 为敏感，一般推断为肺炎链球菌；抑菌圈直径 < 14mm 时，需结合胆汁溶菌或其他试验判断是肺炎链球菌或草绿色链球菌；无抑菌圈出现为耐药。

（5）胆汁溶菌试验

1）平板法：在血琼脂平板上培养 18 ～ 24 小时的单个待检菌菌落上滴一滴 100g/L 去氧胆酸盐溶液，35℃培养 30 分钟后若菌落消失为阳性，菌落不消失为阴性。

2）试管法：分别在若干支试管中取待检菌的血清肉汤培养液 1mL，做好标记，再于各管中加入 20g/L 去氧胆酸钠溶液 0.1mL，摇匀后置 35℃水浴 30 分钟，若液体由浑浊变透明为（+），反之为（-）。

4. 血清学试验

（1）链球菌快速分群胶乳凝集试验 挑取 2 ～ 3 个待检菌落转种于含有 0.4mL 提取酶的试管中，并使其呈乳化均匀的菌悬液，35℃水浴 10 ～ 15 分钟。在卡片的相应区域各加一滴 A、B、C、D、F、G 抗体致敏乳胶液，再分别加入提取酶处理后的菌悬液各一滴，混匀，轻轻摇动卡片，在 2 ～ 10 分钟内，待检菌与哪群抗体致敏的胶乳颗粒凝集，就表明该菌为相应血清群的链球菌。

（2）肺炎链球菌胶乳凝集试验 在两片玻片上各加一滴生理盐水并加入待检菌，研磨以得到乳化的菌悬液；在其中一片玻片上滴一滴抗肺炎链球菌乳胶，在另一玻片上滴一滴质控乳胶，分别充分混匀。轻轻摇动玻片，在 2 分钟内读取结果。若待检菌与抗肺炎链球菌乳胶出现凝集，但不与质控乳胶凝集为（+），与两个试剂均不产生凝集为（-）。

5. 抗链球菌溶素"O"试验（乳胶法） 先将待测血清 56℃灭活 30 分钟，然后用生理盐水稀释 15 倍，在反应板各孔内分别滴加稀释血清、阳性和阴性血清各一滴（约 50μL），再于各孔内滴一滴溶血素"O"溶液，轻摇一分钟混匀，最后在各孔内分别加一滴胶乳试剂，轻摇 3 分钟，出现凝集为（＋），反之为（－）。

【临床意义】链球菌属种类多，分布广，可定植于人的呼吸道、消化道和泌尿生殖道。链球菌属以 A 群链球菌致病力最强，可引起急性咽炎、呼吸道感染、丹毒、心内膜炎和脑膜炎等。无乳链球菌主要引起新生儿菌血症、脑膜炎和肺炎。肺炎链球菌可引起大叶性肺炎、支气管炎、中耳炎和菌血症等。草绿色链球菌可引起感染性心内膜炎等。

【注意事项】

1.Optochin 实验中，草绿色链球菌偶尔会出现敏感，应联合多种方法进行鉴定，若在大气环境培养肺炎链球菌会影响该实验结果。

2. 链球菌快速分群胶乳凝集试验中待检菌必须为纯培养物、菌量充足；若所有乳胶试剂都出现凝集，需重做实验，自凝菌株不适用该实验；非溶血菌株可以与 A、B、C、F 或 G 群乳胶悬液反应，需用生化方法进行鉴定；非 β 溶血性细菌血清学实验结果需结合生化实验以确定是否为肠球菌；一些 D 群链球菌与 G 群也可发生凝集反应。

3. 抗 "O" 试验中，超过规定时间出现凝集不能作为阳性报告；若标本溶血或被细菌污染，以及高脂、高胆红素、高胆固醇血液都会影响结果；反应时温度低于 10℃，滴加乳胶试剂后应延长反应时间 1 分钟。

【思考题】CAMP 试验和胆汁溶菌试验在链球菌属间、属内种间鉴别时的应用和意义是怎样的？

（三）肠球菌属检验

【实验目的】掌握常见肠球菌属细菌的分离培养和鉴定方法；掌握菌体形态、菌落特征。

【实验原理】对细菌进行分离培养及革兰染色，观察菌落及菌体形态；利用 PYR 实验、65g/L NaCl 生长实验、胆汁 – 七叶苷实验对肠球菌进行鉴定。

【实验材料】

1. 菌种 粪肠球菌，屎肠球菌，D 群链球菌。

2. 试剂 革兰染色液，PYR 试剂，血琼脂平板，胆汁 – 七叶苷斜面培养基，65g/L NaCl，肉汤培养基。

3. 其他 PYR 纸片，生理盐水，载玻片等。

【实验操作】

1. 培养及菌落观察 将各菌株接种在血琼脂平板上，35℃培养 18 ～ 24 小时，从菌落形态、大小、表面、边缘、湿润程度、气味、透明及颜色、菌落周围有无溶血环等方面进行观察。

2. 菌体特征观察 挑取单个菌落涂片，革兰染色后用显微镜油镜观察。记录染色性、细菌大小、形态、排列等特征。

3. 细菌动力观察 取肉汤培养基中新鲜培养的待检菌，进行细菌动力观察，方法参见本章第二节实验四。

4. 生化反应

（1）触酶试验 见本章实验六。

（2）胆汁－七叶苷试验　取被检菌纯培养物接种于胆汁－七叶苷琼脂培养基，35℃培养24～48小时，细菌能生长且培养基变黑色或棕褐色为阳性，不变色为阴性。此试验是鉴定肠球菌的重要实验，但不能区分肠球菌与D群链球菌。

（3）吡咯烷酮（PYR）酶试验　用接种环挑取待检菌落在含PYR的纸片上涂擦，然后置于35℃ 5分钟，再于纸片上滴加PYR试剂，约1分钟后纸片呈红色为（＋），不变色为（－）。本试验可用于鉴定产生吡咯烷酮芳基酰胺酶的细菌如肠球菌、A群链球菌和某些凝固酶（－）的葡萄球菌，也常用于肠球菌和D群链球菌的鉴别。见表5–7。

表 5–7　肠球菌属和 D 群链球菌的鉴别

试验	肠球菌属	D 群链球菌属
胆汁－七叶苷试验	＋	＋
PYR 试验	＋	－
65g/L NaCl 中生长	＋	－
45℃生长	＋	＋
10℃生长	＋	－
Lancefield 血清分型	D 群	D 群

注："＋"为90%以上菌株阳性，"－"为90%以上菌株阴性。

（4）65g/L NaCl 生长试验　将待检菌接种于65g/L NaCl肉汤培养基中，35℃培养18～24小时。细菌生长且使培养基变黄为（＋），细菌不生长为（－）。

【临床意义】肠球菌属细菌是医院内感染的重要病原菌，常可引起免疫功能低下人群感染。肠球菌具有黏附素、溶细胞素等致病因子，可引起尿路感染、腹腔感染、盆腔感染、心内膜炎和菌血症等。

【注意事项】

1.进行胆汁－七叶苷试验时，接种细菌量若过大，细菌不需生长而本身固有的酶足以分解七叶苷，出现假阳性。观察该试验结果时，要求至少1/2斜面变黑才可判为（＋），如只有细菌生长，而斜面不变黑，或仅小部分变黑，不为（＋）。

2.高盐生长试验中细菌接种量若过大，则细菌不需要繁殖即可使葡萄糖产酸导致假阳性结果。

【思考题】胆汁－七叶苷试验和吡咯烷酮（PYR）酶试验在细菌鉴别中的应用是怎样的？

（田一虹）

实验十　肠杆菌科细菌检验

（一）埃希菌属检验

【实验目的】掌握大肠埃希菌的形态染色、培养特性及鉴定要点；熟悉肠道内感染大肠埃希菌的血清学鉴定及动物试验。

【实验原理】对细菌进行分离培养及革兰染色，观察菌落及菌体形态；利用氧化酶实验、硝酸盐还原实验、苯丙氨酸脱氨酶实验、VP实验与甲基红实验以及血清学鉴定等实验对埃希菌进行鉴定。

【实验材料】

1. 菌种 大肠埃希菌，EPEC，ETEC，EIEC，EHEC，EAEC。

2. 试剂 血琼脂平板，SS 琼脂平板，麦康凯（MAC）琼脂平板或中国蓝琼脂平板或伊红美蓝（EMB）平板，山梨醇-麦康凯平板，克氏双糖铁（KIA），动力吲哚尿素（MIU）培养基，Elek 平板，Honda 肉汤，M-H 液体培养基。EPEC 诊断血清（包括 3 组多价诊断血清和 12 种单价诊断血清），EIEC 诊断血清（包括 OK Ⅰ、Ⅱ两组多价诊断血清和 8 种单价诊断血清），氧化酶试剂或纸片，100g/L 氯化铁，V-P 试剂，靛基质试剂，生理盐水，革兰染色液，无菌石蜡等。

3. 其他 接种环，无菌滴管，载玻片等。

【实验操作】

1. 菌体特征观察 挑取新鲜培养的待检菌分别做涂片，革兰染色后用显微镜油镜观察，记录染色性、细菌大小、形态和排列等特征。

2. 培养和菌落观察 分别取普通大肠埃希菌及 EPEC、ETEC、EIEC、EHEC、EAEC 接种于血琼脂平板、SS 琼脂平板、麦康凯琼脂平板等培养基，35℃培养 18～24 小时后观察并记录菌落特征，可与表 5-8 进行比较。

表 5-8 大肠埃希菌的菌落特征

培养基	菌落特征
血琼脂平板	灰白色、圆形、凸起、湿润、不透明菌落
SS 琼脂平板	红色、圆形、凸起、湿润、不透明菌落
麦康凯琼脂平板	红色、圆形、凸起、不透明菌落
中国蓝琼脂平板	蓝色、圆形、凸起、不透明菌落
伊红亚甲蓝琼脂平板	紫黑色有金属光泽、圆形、大而隆起、不透明菌落
山梨醇-麦康凯琼脂平板	O157：H7：无色（菌落中心可呈棕色）菌落
	其他大肠埃希菌：红色菌落

3. 生化反应

（1）氧化酶试验 见本章实验六。

（2）硝酸盐还原试验 将大肠埃希菌接种硝酸盐生化管，35℃培养 18～24 小时；加入硝酸盐还原试剂甲液和乙液，立即或 10 分钟内观察结果。如出现红色为（+）。如不出现红色，可于试管内加入锌粉后观察，若出现红色表示硝酸盐仍存在，试验为（-）；若加入锌粉后仍不产生红色，表示硝酸盐已被还原为氨或氮，试验为（+）。

（3）苯丙氨酸脱氨酶试验 见本章实验六。

（4）VP 试验与甲基红试验 见本章实验六。

（5）KIA 及 MIU 试验 将大肠埃希菌接种于 KIA 及 MIU 培养基中，35℃培养 18～24 小时后观察结果。KIA 结果判定：发酵葡萄糖和乳糖产酸产气，则斜面和底层均呈黄色且有气泡产生；只发酵葡萄糖而不发酵乳糖，则底层变黄，斜面仍为红色；如底层变黑，说明该菌产生 H_2S，生成黑色硫化铁沉淀。MIU 结果判定：先观察动力和脲酶反应后，再滴加靛基质试剂，接种线变宽、变模糊、培养基变浑浊，则动力阳性；培养基全部变成红色，则脲酶试验阳性；加入靛基质试剂的界面形成玫瑰红色，则靛基质试验（＋）。

4.EPEC 的鉴定　怀疑 EPEC 感染者，首先形态染色、培养特性、生化反应符合大肠埃希菌，通过血清凝集鉴定。

（1）确定 EPEC　挑取可疑菌落，分别与 EPEC 的 OK 多价 Ⅰ、Ⅱ、Ⅲ 组诊断血清做玻片凝集试验，同时做生理盐水对照。

（2）确定 K 抗原　如细菌与 OK Ⅰ、Ⅱ、Ⅲ 组诊断血清发生凝集，则进一步用凝集组的单价血清做玻片凝集试验。如发生明显凝集，生理盐水对照不凝集，表示细菌具有某型 EPEC 的 K 抗原。

（3）确定 O 抗原　用生理盐水制备 1×10^9 cfu/mL 菌液，100℃加热 1 小时后再与分型血清做玻片凝集。发生凝集者，即为具有某型 EPEC 的 O 抗原。

5.ETEC 的鉴定　首先形态染色、培养特性、生化反应符合大肠埃希菌。血清学鉴定符合 ETEC 血清型，在此基础上通过检测肠毒素 ST 和 LT 来进一步鉴定。

6.EHEC 的鉴定　首先形态染色、培养特性、生化反应符合大肠埃希菌，并且在山梨醇麦康凯琼脂平板上形成无色菌落，在此基础上通过血清凝集鉴定。挑取山梨醇培养基上的菌落，与大肠埃希菌 O_{157} 抗血清（最好同时再以 H_7 血清）做玻片凝集试验，同时以生理盐水作为对照。

7.EAEC 的鉴定　首先形态染色、培养特性、生化反应符合大肠埃希菌，血清学鉴定符合 EAEC 血清型，在此基础上进一步鉴定。

大肠埃希菌接种 M–H 液体培养基 35℃培养 18 ～ 24 小时观察结果。培养基表面（部分下沉管底）形成菌块者为（＋），均匀混浊无菌块者为（－）。

【临床意义】埃希菌属中对人类致病的主要是大肠埃希菌。大肠埃希菌天然存在于人和温血动物的肠道，致病因素主要和侵袭力、内毒素和肠毒素有关。有些菌株可引起肠道内感染并致腹泻。当宿主免疫力低下、手术或创伤时可引起肠外感染，如呼吸道感染、胆囊炎、尿路感染、创口感染和菌血症等。

【注意事项】

1.由于 SS 琼脂上的菌落可使滤纸变成紫红色，故对肠道杆菌进行触酶和氧化酶试验时，宜从普通平板或 KIA 斜面上取菌，方能正确反映试验结果。

2.判断鸟氨酸脱羧酶、赖氨酸脱羧酶试验结果时，其前提是氨基酸对照管产酸，如果氨基酸对照管无变化，则试验无效。

【思考题】什么是大肠埃希菌肠道外感染和肠道内感染？

（二）志贺菌属与沙门菌属检验

【实验目的】掌握志贺菌属、沙门菌属形态染色、培养特性及鉴定要点及方法；熟悉肥达试验的原理、操作方法、结果分析及临床意义。

【实验原理】对细菌进行分离培养及革兰染色，观察菌落及菌体形态；利用氧化酶实验、苯丙氨酸脱氨酶实验、VP 实验与甲基红实验、肥达实验以及血清学鉴定等实验对志贺菌和沙门菌进行鉴定。

肥达试验原理：用已知的伤寒沙门菌 O 抗原、H 抗原和甲、乙、丙型副伤寒沙门菌 H 抗原，与患者血清做定量凝集试验，以测定患者血清中有无相应抗体存在，作为伤寒、副伤寒诊断的参考。

【实验材料】

1. 菌种　福氏志贺菌、鲍氏志贺菌、宋内志贺菌、痢疾志贺菌中的一株或几株，伤寒沙门菌、甲型和乙型副伤寒沙门菌中的一株或几株。

2. 试剂　SS 平板、麦康凯或伊红亚甲蓝琼脂平板、XLD 培养基、KIA、MIU、氧化酶试剂或纸片、硝酸盐还原试剂、100g/L 氯化铁试剂、V-P 试剂、靛基质试剂、志贺菌诊断血清、革兰染色液、生理盐水、沙门菌诊断血清（沙门菌 A-F-O 多价诊断血清 O 及 H 因子血清）、伤寒或副伤寒患者血清、伤寒沙门菌 "O" "H" 诊断菌液，以及甲型、乙型副伤寒沙门菌 H 诊断菌液等。

3. 其他　清洁载玻片、接种环等。

【实验操作】

1. 菌体特征观察　挑取新鲜培养的待检菌分别做涂片，革兰染色后用显微镜油镜观察，记录染色性、细菌大小、形态和排列等特征，根据第二节实验四中的方法对志贺菌、沙门菌进行细菌动力观察。

2. 菌落观察　将待检菌接种在 SS、麦康凯或伊红亚甲蓝琼脂等多种平板上，经 35℃孵育 18 ～ 24 小时观察结果。

3. 生化反应

（1）初步鉴定生化反应　各细菌进行氧化酶、苯丙氨酸脱氨酶、MR、VP 试验等生化实验，挑取单个菌落接种于 KIA 及 MIU 等多种培养基中，35℃培养 18 ～ 24 小时后观察结果。

（2）志贺菌血清学鉴定　凡生化反应符合志贺菌者，继续用志贺菌诊断血清进行凝集试验进一步鉴定。①先用志贺菌属多价（四种）诊断血清与被检菌做玻片凝集试验，同时以生理盐水作为对照。如出现特异性凝集，确定属于志贺菌属。②志贺菌属四种多价血清凝集者，选用相应群多价诊断血清做凝集试验，同时以生理盐水作为对照，以确定被检菌所属的群。③如群多价血清凝集，则选用型、亚型诊断因子血清做凝集试验，同时以生理盐水作为对照，以确定被检菌的型和亚型。

（3）沙门菌血清学试验　凡初步生化反应符合沙门菌者，做血清学试验进一步鉴定。①先用沙门菌 A-F 群多价 O 诊断血清与被检菌做玻片凝集。② A-F 群多价 O 诊断血清凝集后，用代表群的 O 因子血清与被检菌进行玻片凝集试验，以确定群。A 群为 O_2 凝集，B 群为 O_4 凝集，C_1 亚群为 O_7 凝集，C_2 亚群为 O_8 凝集，D 群为 O_9 凝集，E 群为 $O_{3, 10}$ 凝集，F 群为 O_{11} 凝集。③待检菌 H 抗原的第 Ⅰ 相和第 Ⅱ 相需通过 H 因子血清检查测定，以确定菌型，并且在试验时以生理盐水作对照。④若发现与 A-F 群多价 O 诊断血清不凝集，但生化反应比较典型的细菌，应用 Vi 抗血清进行凝集试验（避免漏检伤寒和丙型副伤寒沙门菌）。若凝集则用无菌生理盐水将菌洗下，制成浓厚的悬液，置于100℃水浴15～60分钟（破坏 Vi 抗原），再与 A–F 群多价 O 诊断血清做凝集试验。

（4）肥达试验 取 28 支小试管，分成 4 组，做好标记。每组第 2 ～ 7 支管中滴加 0.5mL 生理盐水。另取 1 支中试管，加入 3.8mL 生理盐水、0.2mL 被检血清后混匀，即为 1：20 稀释，然后在各组小试管的第 1 ～ 2 支中分别加入 0.5mL 该稀释度液体。将每组第 2 支管混匀，此时血清为 1：40 稀释，再吸取此稀释度 0.5mL 分别加入各组小试管的第 3 支管中。以此类推，连续稀释到各组第 6 支试管为止，第 7 支试管为生理盐水阴性对照。然后按表 5–9 操作。

表 5–9 肥达试脸方法

抗原类别	试验管（每管 0.5mL 稀释血清）						对照管（0.5mL 生理盐水）
	1：20	1：40	1：80	1：160	1：320	1：640	
O 抗原	0.5	0.5	0.5	0.5	0.5	0.5	0.5
H 抗原	0.5	0.5	0.5	0.5	0.5	0.5	0.5
PA 抗原	0.5	0.5	0.5	0.5	0.5	0.5	0.5
PB 抗原	0.5	0.5	0.5	0.5	0.5	0.5	0.5
PC 抗原	0.5	0.5	0.5	0.5	0.5	0.5	0.5
（血清最终稀释度）	1：40	1：80	1：160	1：320	1：640	1：1280	–

振荡片刻，置 45℃水浴箱中 2 小时或 35℃水浴箱中 4 小时，之后室温过夜，次日观察结果并记录。需先观察对照管，确定正确结果为无凝集反应，再观察各试管，判断依据是液体透明度和细菌凝集块数量，以 ++++、+++、++、+、– 符号记录。若上清液完全澄清，细菌凝集块全部沉于管底则记录为 ++++；上清液澄清度达 75%，大部分细菌凝集成块沉于管底，周围有细小凝块则判断为 +++；当上清液澄清度和细菌凝集成块沉积度均呈 50%，则为 ++；上清液澄清度仅 25%、管底仅有少数细菌凝集成块，记 +；– 是液体均匀混浊，无凝集块。以出现 ++ 凝集现象的血清最高稀释倍数作为该血清的凝集效价。一般认为，伤寒沙门菌 O 抗体凝集价在 1：80 以上，H 抗体在 1：160 以上，甲、乙、丙型副伤寒沙门菌凝集价在 1：80 以上才有诊断意义。

【临床意义】志贺菌属细菌是引起人类细菌性痢疾的主要肠道病原菌之一，致病因素主要是侵袭力、内毒素和外毒素。其中内毒素还可引起全身中毒症状，导致发热、意识障碍，甚至中毒性休克。沙门菌属细菌致病性具有种属特异性，临床常见引起伤寒或副伤寒。

【注意事项】

1. 在鉴定志贺菌时不能单靠血清学结果，应结合生化反应，避免其与某些大肠埃希菌产生交叉凝集反应而引起错误判断。

2. 志贺菌属有 4 个血清群，如生化鉴定符合志贺菌，而与 4 种多价血清不凝集的菌株，应考虑为 K 抗原的阻断作用，应制作浓菌液加热到 100℃维持 15 ～ 30 分钟后，重复进行凝集试验。

3. 确诊为伤寒的患者中，约有 10% 的患者抗体始终为（–），故肥达试验阴性结果不能排除伤寒。

4.观察肥达试验结果时，不要振荡试管，应先对着光线观察液体透明度和凝集块。必要时再轻拨试管使凝块从管底升起，最后按液体的清浊、凝块的大小进行记录。

【思考题】我国感染率最高的志贺菌是哪种？

（三）克雷伯菌属、肠杆菌属、变形杆菌属检验

【实验目的】掌握克雷伯菌属、肠杆菌属、变形杆菌属的形态染色、培养特性及鉴定要点；熟悉临床意义。

【实验原理】对细菌进行分离培养及革兰染色，观察菌落及菌体形态；利用血清学实验、VP实验以及吲哚实验等对克雷伯菌、肠杆菌、变形杆菌进行鉴定。

【实验材料】

1.菌种　肺炎克雷伯菌、阴沟肠杆菌、普通变形杆菌。

2.试剂　BAP、MAC或EMB平板、KIA、MIU等；肺炎克雷伯抗菌血清、VP试剂、靛基质试剂、400g/L KOH溶液、革兰染色液等。

3.其他　载玻片、接种环、培养箱等。

【实验操作】

1.菌体特征观察　挑取新鲜培养的待检菌分别做涂片，革兰染色后用显微镜油镜观察，记录染色性、细菌大小、形态和排列等特征。

2.菌落观察　将细菌接种在血琼脂平板、MAC平板、EMB平板或KIA、MIU等培养基上，35℃培养18～24小时，观察结果，尤其注意"迁徙现象"可作为细菌的鉴定要点。

3.生化反应　挑取菌落进行氧化酶试验、硝酸盐还原试验、苯丙氨酸脱氨酶试验、MR和VP试验等。

4.荚膜肿胀试验　将经35℃孵育18～24小时的液体培养物，取1～2接种环于载玻片上，再加抗血清1～2接种环，置于35℃孵育5～10分钟，滴加1滴墨汁或亚甲蓝混合后加盖玻片，于显微镜油镜下观察。本试验需做不加抗血清的对照。

【临床意义】克雷伯菌属、肠杆菌属、变形杆菌属等肠杆菌科细菌是引起医院内感染的主要病原菌，可引起呼吸道感染、尿路感染、伤口感染和菌血症等。

【注意事项】

1.肺炎克雷伯菌可以引起肺外感染，临床工作中对小儿肠炎患者除做菌种鉴定外，尚需做肠毒素测定。

2.进行变形杆菌操作时务必严格无菌，一旦变形杆菌污染其他菌种，其他菌种进行纯化非常困难。

【思考题】有哪些生化反应可用于克雷伯菌属、肠杆菌属、变形杆菌属的属间鉴别？

（田一虹）

实验十一　非发酵菌检验

（一）假单胞菌属

【实验目的】掌握铜绿假单胞菌的形态、染色、菌落特征、培养特性以及主要生化反应；熟悉检验程序、方法、注意事项；了解致病特点。

【实验原理】对细菌进行分离培养及革兰染色，观察菌落及菌体形态；利用触酶、氧化酶、糖发酵试验、精氨酸双水解酶、枸橼酸盐试验、硝酸盐还原试验、赖氨酸脱羧酶试验等对假单胞菌进行鉴定。

【实验材料】

1. 菌种　铜绿假单胞菌。

2. 培养基　麦康凯琼脂平板、血琼脂平板、营养琼脂平板、O/F 培养基（葡萄糖、麦芽糖、木糖）、硝酸盐培养基、赖氨酸脱羧酶培养基、枸橼酸盐培养基、精氨酸双水解酶培养基、肉汤培养基等。

3. 试剂及材料　生理盐水、革兰染色液、鞭毛染色液、氧化酶试剂（1% 盐酸二甲基对苯二胺）、触酶试剂（3%H_2O_2）、硝酸盐还原试剂、酒精灯、火柴、接种环、载玻片、盖玻片、擦镜纸、镊子、记号笔等。

4. 仪器　培养箱、普通光学显微镜。

【实验操作】

1. 镜下形态观察　革兰染色后油镜下观察；悬滴法或压滴法检查细菌动力；鞭毛染色后油镜下观察。

2. 分离培养　将铜绿假单胞菌分区划线接种于营养琼脂平板、血琼脂平板、麦康凯琼脂平板，35℃培养 18 ～ 24 小时，观察不同平板上的细菌菌落特点、产生色素情况。

3. 生化反应　取铜绿假单胞菌进行氧化酶、触酶试验，并接种到各种生化试验管中，置于 35℃培养箱，大气环境培养 18 ～ 24 小时，观察结果。

4. 结果判读

（1）镜下形态　①铜绿假单胞菌为革兰阴性杆菌，菌体细长且长短不一，有时呈球杆状，成对或短链状排列。②铜绿假单胞菌运动活泼（有动力）。③铜绿假单胞菌经鞭毛染色可见菌体单端有 1 ～ 3 根红色鞭毛。

（2）分离培养　铜绿假单胞菌在营养琼脂平板上形成圆形、大小不一、扁平光滑、湿润、边缘不整的菌落，琼脂周围可被染成黄绿色或蓝绿色等颜色；血琼脂平板上可产生较大的、边缘不齐、湿润光滑、有生姜气味的菌落，菌落呈灰绿色或绿色，有金属光泽，周围可见透明溶血环；麦康凯琼脂平板上也可形成扁平、大小不一、黄绿色或半透明的菌落，48 小时后菌落中央呈棕绿色。

（3）生化反应　触酶（+），氧化酶（+），氧化分解葡萄糖、木糖，不分解麦芽糖，精氨酸双水解酶（+），枸橼酸盐试验（+），硝酸盐还原产氨，吲哚、赖氨酸脱羧酶试验（–）。

【临床意义】假单胞菌属分布广泛，多为条件致病菌，也是院内感染常见菌。铜绿假单胞菌含有多种毒力因子，包括内外毒素、多糖荚膜样物质、黏附素、绿脓菌素（pyocyanin）及侵袭性酶类等，在细菌的侵入、扩散和感染中发挥重要作用。铜绿假单胞菌可引起呼吸道感染、尿路感染、伤口感染和菌血症等。在免疫功能低下和局部组织有损伤人群中易发生重度感染。

【注意事项】部分临床分离的菌株（约10%）不产生色素，尤其是呼吸道标本中分离到的黏液型铜绿假单胞菌，需要室温培养24～48小时后才可观察到典型菌落。可进行硝酸盐还原产氨试验、42℃生长试验等对其进一步鉴定。

【思考题】

1. 简述铜绿假单胞菌的菌落特征与主要生化反应特点。

2. 简述铜绿假单胞菌的检验程序、方法。

3. 非发酵菌的致病特点？

（二）不动杆菌属

【实验目的】掌握鲍曼不动杆菌的形态及染色、菌落特点、培养特性；熟悉鉴定要点、主要生化反应及其与其他细菌的鉴别要点；了解致病特点。

【实验原理】对细菌进行分离培养及革兰染色，观察菌落及菌体形态；利用触酶、氧化酶、糖发酵试验、精氨酸双水解酶、枸橼酸盐试验、硝酸盐还原试验、赖氨酸脱羧酶试验等对不动杆菌属进行鉴定。

【实验材料】

1.菌种　鲍曼不动杆菌。

2.培养基　血琼脂平板，麦康凯琼脂平板，O/F培养基（葡萄糖、麦芽糖），硝酸盐培养基，精氨酸双水解酶培养基，赖氨酸脱羧酶培养基，枸橼酸盐培养基，肉汤培养基等。

3.试剂及材料　革兰染色液，鞭毛染色液，氧化酶试剂（1%盐酸二甲基对苯二胺），触酶试剂（3%H_2O_2），硝酸盐还原试剂，生理盐水，酒精灯，火柴，接种环，载玻片，盖玻片，擦镜纸，镊子，记号笔等。

4.仪器　培养箱，普通光学显微镜。

【实验操作】

1.镜下形态　①革兰染色后油镜下观察。②悬滴法或压滴法检查动力。③鞭毛染色后油镜下观察。

2.分离培养　将鲍曼不动杆菌分区划线接种于营养琼脂平板、血琼脂平板、麦康凯琼脂平板，35℃培养18～24小时，观察不同平板上的菌落特点、产生色素情况。

3.生化反应　取鲍曼不动杆菌进行氧化酶、触酶试验，接种到各种生化试验管中，置于35℃培养箱，大气环境培养18～24小时，观察结果。

4.结果判读

（1）镜下形态　①鲍曼不动杆菌经革兰染色后，被染成红色的杆菌、球杆菌，成双排列。②无动力。③无鞭毛。

（2）分离培养　血琼脂平板上可见圆形、较大、灰白色、光滑、湿润、突起、无溶血环、部分有黏液的菌落。麦康凯琼脂平板上可形成较大、圆形、无色或淡粉色的菌落。

（3）生化反应　触酶（+），氧化酶（-），氧化分解葡萄糖，不分解麦芽糖，精氨酸双水解酶（+），枸橼酸盐试验（+），赖氨酸脱羧酶试验（-），硝酸盐还原试验（-）。

【临床意义】不动杆菌属细菌广泛存在于自然界和医院环境，可在人的皮肤表面、潮湿及干燥的环境中生存。其临床分离率仅次于假单胞菌属。近年来，鲍曼不动杆菌感染呈上升趋势，并不断出现多重耐药和泛耐药菌株。鲍曼不动杆菌可引起呼吸道感染、尿路感染、菌血症和脑膜炎等。

【注意事项】

1. 由于鲍曼不动杆菌进行革兰染色时不易被试剂脱色，易被染成革兰阳性而被误认为革兰阳性球菌，因此实验时应注意操作、对照及鉴定。

2. 鲍曼不动杆菌氧化酶试验（-）、无动力、可在41℃及44℃生长，可作为与属内其他细菌相鉴别的要点。

【思考题】简述鲍曼不动杆菌的菌落特征与主要生化反应特点。

（三）嗜麦芽窄食单胞菌

【实验目的】掌握嗜麦芽窄食单胞菌的形态、染色、菌落特征、培养特性以及主要生化反应；熟悉其与属内其他细菌的鉴别要点；了解致病特点。

【实验原理】对细菌进行分离培养及革兰染色，观察菌落及菌体形态；利用触酶、氧化酶、糖发酵试验、精氨酸双水解酶、枸橼酸盐试验、硝酸盐还原试验、赖氨酸脱羧酶试验等对嗜麦芽窄食单胞菌进行鉴定。

【实验材料】

1. 菌种　嗜麦芽窄食单胞菌。

2. 培养基　血琼脂平板、麦康凯琼脂平板、营养琼脂平板、O/F培养基（葡萄糖、麦芽糖、木糖）、硝酸盐培养基、精氨酸双水解酶培养基、赖氨酸脱羧酶培养基、枸橼酸盐培养基、肉汤培养基等。

3. 试剂及材料　生理盐水、革兰染色液、鞭毛染色液、氧化酶试剂（1%盐酸二甲基对苯二胺）、触酶试剂（3%H_2O_2）、硝酸盐还原试剂、酒精灯、火柴、接种环、载玻片、盖玻片、擦镜纸、镊子、记号笔等。

4. 仪器　培养箱、普通光学显微镜。

【实验操作】

1. 镜下形态　①革兰染色后油镜下观察。②悬滴法或压滴法检查动力。③鞭毛染色后油镜下观察。

2. 分离培养　将嗜麦芽窄食单胞菌分区划线接种于营养琼脂平板、血琼脂平板、麦康凯琼脂平板上，35℃培养18~24小时，观察不同平板上的嗜麦芽窄食单胞菌菌落特点及产生色素情况。

3. 生化反应　取嗜麦芽窄食单胞菌进行氧化酶、触酶试验，并将其接种到各种生化试验管中，置于35℃培养箱，大气环境培养18～24小时，观察结果。

4. 结果判读

（1）镜下形态　嗜麦芽窄食单胞菌为革兰阴性杆菌，直或稍弯曲；有动力；极端有数根鞭毛。

（2）分离培养　普通琼脂平板上可形成中等大小、圆形、光滑、湿润、不透明、边缘不规则、可产生不溶血的黄色色素性菌落。血琼脂平板上可形成类似普通琼脂平板上黄绿色或灰白色菌落。培养48小时菌落增大，出现"猫眼"现象。在麦康凯琼脂平板上可以生长，形成淡黄色菌落。

（3）生化反应　触酶（+），氧化酶（-），氧化分解葡萄糖、麦芽糖，赖氨酸脱羧酶（+），硝酸盐还原试验（+），动力（+），枸橼酸盐利用试验（-），精氨酸双水解酶（-）。

【临床意义】嗜麦芽窄食单胞菌广泛分布于自然界中，也是医院环境中的常见微生物，为条件致病菌。在不发酵菌引起的感染中，嗜麦芽窄食单胞菌仅次于铜绿假单胞菌和鲍曼不动杆菌，居临床分离阳性率的第三位。嗜麦芽窄食单胞菌可引起呼吸道感染、尿路感染、菌血症和伤口感染等。

【注意事项】嗜麦芽窄食单胞菌在O/F培养基上氧化分解葡萄糖缓慢且不明显，葡萄糖O/F试验时需放置48小时以上方可观察到氧化产酸现象。

【思考题】简述嗜麦芽窄食单胞菌的菌落特征与主要生化反应特点。

（王　丹）

第三节　其他原核细胞微生物的培养与鉴定

实验十二　螺旋体检验

（一）螺旋体染色和形态观察

【实验目的】掌握检验螺旋体的Fontana镀银染色法及暗视野显微镜观察法；熟悉形态特征。

【实验原理】螺旋体是一类细长、柔软、螺旋状、运动活泼的原核细胞型微生物。细胞壁成分与革兰阴性杆菌类似，革兰染色阴性；细胞壁成分不易被碱性染料着色，常用Fontana镀银染色法，螺旋体染成棕褐色，背景为淡棕色。

本实验以钩端螺旋体为例，介绍Fontana镀银染色法及暗视野显微镜观察法。钩端螺旋体运动活泼，一端或两端弯曲成钩状，折光性强，螺旋盘绕细致而规则，在暗视野显微镜下观察，似小珍珠排列的细链，菌体呈C、S或8字形。Fontana镀银染色法，将钩端螺旋体染成棕褐色，背景为淡棕色。

【实验材料】

1. 菌种　钩端螺旋体液体培养物。

2.示教片　钩端螺旋体。

3.试剂及材料　Fontana 镀银染色液、生理盐水、载玻片、牙签等。

4.仪器　暗视野显微镜。

【实验操作】

1.Fontana 镀银染色法　①载玻片中央滴加生理盐水 1 滴，用牙签取牙垢少许与生理盐水混匀做涂片。②涂片干燥后滴加固定液，1 分钟后，水洗。③滴加媒染剂，加温至冒蒸汽维持 30 秒，水洗。④滴加硝酸银染液，微加温，染色约 30 秒，水洗，自然干燥后油镜镜检。

2.暗视野显微镜观察　将钩端螺旋体培养物制成压滴标本；油镜观察。

3.结果判读

（1）Fontana 镀银染色法　口腔牙垢中的钩端螺旋体呈棕褐色或黑褐色，背景为淡棕色，一端或两端呈钩状弯曲，呈点状连接的 C、S 或 8 形，螺旋不清晰，菌体粗细均匀。

（2）暗视野显微镜观察结果　在黑暗的背景下可见钩体闪烁发光，一端或两端弯曲呈钩状，运动活泼，出现翻转、滚动等运动。

【临床意义】钩端螺旋体可引起钩体病，为人畜共患传染疾病，主要储存宿主是鼠和猪。可通过间接接触传播、血液传播、垂直传播。

【注意事项】

1.进行镀银染色时，加热温度不宜过高，时间不宜过长，否则会影响试验结果。

2.使用暗视野显微镜观察时应注意，载玻片和盖玻片应清洁无污，载玻片厚度不超过 1.2mm；聚光器高度应适当，以背景较暗、物象清晰为好；观察完毕后拭净聚光器上的镜油。

【思考题】简述钩端螺旋体检查常用的染色方法及试验结果。

（二）钩端螺旋体培养技术和显微镜凝集试验

【实验目的】掌握钩端螺旋体的培养特性；熟悉钩端螺旋体显微镜凝集试验的原理、操作及结果判定。

【实验原理】钩端螺旋体营养要求复杂，常用 Korthof 培养基，除基本成分外，尚需加 10% 兔血清或牛血清，血清除促进钩端螺旋体生长外，还能中和其在代谢过程中产生的毒性物质；需氧或微需氧；适宜生长温度为 28 ～ 30℃。在人工培养基中生长缓慢，分裂一次需 6 ～ 8 小时。在液体培养基中，28℃培养 1 ～ 2 周，呈半透明云雾状生长。在固体培养基上，28℃培养 1 ～ 3 周，可形成透明、不规则、扁平、直径约 2mm 的菌落。如将琼脂浓度降至 0.8% ～ 1.0%，培养 3 ～ 10 天后可在培养基表面下形成针尖大小的半圆形菌落。

钩端螺旋体有多种抗原，目前全世界已发现的致病性钩端螺旋体有 20 多个血清群、200 多个血清型。目前常用显微镜凝集试验，即用标准株作抗原，分别与患者不同稀释度的血清混合、作用，滴片暗视野显微镜观察检测，若待测血清中存在相应同型抗体，则在同型抗原孔中可见钩端螺旋体凝集成团，形如小蜘蛛。

【实验材料】

1.菌种 已知血清型的问号钩端螺旋体液体培养物。

2.标本 钩体病患者血、尿标本。

3.培养基 柯氏（Korthof）培养基，含100～400μg/mL 5-氟尿嘧啶（5-Fu）的柯氏培养基。

4.试剂及材料 与菌种同型的钩体抗血清，微量吸管，载玻片，盖玻片等。

5.仪器 暗视野显微镜。

【实验操作】

1.钩端螺旋体的培养

（1）标本采集及处理 钩体病患者，应在发病一周内采血2～3mL，分别取血0.5mL或0.25mL接种于柯氏培养基中，血量与培养液以1∶10～1∶20为宜；在发病1～5周内，通过无菌技术导尿或取中段尿，立即接种或经低温离心（10℃、4000r/min离心30分钟），取沉淀接种于含有5-Fu的柯氏培养基中。

（2）培养 将培养基置28℃培养1～2周，从第三天起每天定期观察，7～10天为繁殖高峰。

2.显微镜凝集试验（微孔板法）

（1）稀释血清 用生理盐水稀释患者血清，稀释倍数为1∶50、1∶100、1∶150、1∶200、1∶400、1∶800等，加入每排1～6孔，每孔100μL，第7孔加100μL生理盐水作为对照。所设稀释血清排数依标准株钩体型的数目而定。见表5-10。

（2）加抗原 于不同排孔内加不同型别的生长良好的钩体培养液100μL，混匀后置37℃作用2小时。

（3）观察 取出微孔板，用毛细管取各孔中反应悬液1滴于载玻片上，覆以盖玻片，暗视野显微镜观察。

表5-10 钩端螺旋体显微镜凝集试验操作（微孔板法）

孔号	试验操作				最终血清稀释度	假定结果
	血清稀释度	被检血清（μL）	生理盐水（μL）	不同型别钩体培养液（μL）		
1	1∶50	100	0	100	1∶100	++++
2	1∶100	100	0	100	1∶200	++++
3	1∶150	100	0	100	1∶300	+++
4	1∶200	100	0	100	1∶400	++
5	1∶400	100	0	100	1∶800	++
6	1∶800	100	0	100	1∶1600	+
7	（对照）	0	100	100		−

3.结果判读

（1）钩端螺旋体的培养结果 在靠近培养基液面部分呈半透明、云雾状浑浊，轻轻摇动可见絮状物泛起，则疑为钩端螺旋体生长，可进一步进行鉴定；若培养4周无钩体生长，则为（－）。

（2）显微镜凝集试验结果判定　在暗视野显微镜下以凝集情况与游离活钩体的比例来判定结果。

（－）：完全不发生凝集，螺旋体数与对照孔相同。

（＋）：约 25% 的钩体凝集呈蜘蛛状，75% 钩体游离分散。

（＋＋）：约 50% 的钩体凝集呈蜘蛛状，其余钩体游离分散。

（＋＋＋）：约 75% 以上的钩体凝集或溶解，呈蜘蛛状、蝌蚪状或块状，其余钩体游离分散。

（＋＋＋＋）：几乎全部钩体凝集呈蝌蚪状或折光率高的团块或大小不等的点状，偶见极少数钩体呈游离状。

以出现（＋＋）凝集的血清最高稀释度为该血清的凝集效价。一般血清效价达1∶300 以上，或双份血清效价增高 4 倍以上才有诊断意义。

【临床意义】我国至少存在有致病性钩端螺旋体 19 个血清群、75 个血清型，是发现血清型最多的国家。可运用显微镜凝集试验、间接凝集试验、补体结合试验、间接免疫荧光试验、ELISA 等免疫学方法进行检测。

【注意事项】

1. 进行钩端螺旋体分离培养鉴定时，要根据患者发病时间采集不同类型的标本，如发病 1 周内采集血液标本，发病 2 周要用尿液标本，否则会影响检测结果，出现假阴性。

2. 钩端螺旋体显微镜凝集试验特性较高，能区分群、型，但钩端螺旋体群型较多，各地流行株不止一种而且不尽相同，因此在流行病学调查时，常用非致病的水生双曲钩端螺旋体帕托克株作为广谱抗原测定抗体进行筛选，然后对阳性者再用当地流行菌株进一步确定群、型。

【思考题】钩端螺旋体有何培养特点？

（三）梅毒螺旋体血清学试验

【实验目的】掌握梅毒螺旋体（treponema pallidum，TP）的血清学筛选试验及确证试验。

【实验原理】人感染 TP 后，可产生两类抗体：特异性抗 TP 抗体和非特异性抗 TP 抗体，后者又称反应素。反应素是机体针对 TP 或组织细胞释放的类脂或脂蛋白而产生的抗体，检测反应素的试验又称类脂抗原试验，包括性病研究实验室试验（venereal disease research laboratory，VDRL）、快速血浆反应素（rapid plasma regain，RPR）环状卡片试验等。检测特异性 TP 抗体的试验又称 TP 抗原试验，包括荧光螺旋体抗体吸收试验（fluorescent treponemal antibody-absorption，FTA-ABS）等。

RPR 是 VDRL 的改良，运用未处理的活性炭颗粒（直径 3 ～ 5μm）吸附 VDRL 抗原，如与待测血清中的反应素结合，则形成肉眼可见的黑色凝集块，试验在专用纸卡的反应环（内径 18mm）内进行，可用于定性或半定量。FTA-ABS 将去除非特异性抗体的待测血清加在涂有 Nichols 株梅毒螺旋体抗原的玻片上，再加荧光素标记的抗人免疫球蛋白染色，荧光显微镜下观察，如有发荧光的密螺旋体即为阳性。

【实验材料】

1. 标本　待检血清标本。

2. 试剂及材料　RPR 试剂盒、FTA-ABS 试剂盒。

3. 仪器　荧光显微镜。

【实验操作】

1.RPR

（1）取待检血清、阳性对照血清、阴性对照血清各 50μL，分别加入卡片的圆圈内。

（2）将 RPR 抗原轻轻摇匀，在每份血清上滴加 1 滴抗原。

（3）将卡片置旋转器旋转 8 分钟，或用手摇匀，速度为 100r/min，转动所形成的圆圈直径约 2cm。

（4）立即在明亮的光线下，将反应卡呈 30°角倾斜转动，肉眼观察结果。

（5）定性试验阳性的标本，如需要可在 RPR 卡片上将血清做 1：2～1：32 等 6 个稀释度，然后再按上述试验方法做半定量试验。

2.FTA-ABS

（1）抗原片的制备　将 Nichols 株 TP（每高倍视野 20 条）抗原悬液在玻片上涂数个直径为 5mm 的菌膜，待干后用甲醛固定。

（2）待检血清预处理　将待检血清先经 56℃灭活 30 分钟，取 50μL 待检血清与 200μL 吸附剂（TP 非致病性的 Reiter 株）混匀，37℃反应 30 分钟，充分吸收非特异性抗体。

（3）夹心法荧光显色　吸附后的待检血清用 PBS 液做 1：20～1：320 的倍比稀释，并将稀释后的血清滴加在抗原菌膜上，置湿盒内 37℃孵育 30 分钟，然后将玻片在 PBS 液中浸洗，换液 3 次，每次 5 分钟，空气中晾干。在各抗原反应片上滴加工作浓度荧光素标记的羊抗人 IgG，置湿盒内 37℃孵育 30 分钟后，再用 PBS 液按前法洗片，片干后用甘油缓冲液封片。

（4）荧光显微镜观察　每次试验设阳性、阴性、非特异性血清对照。阴性对照血清无荧光菌体或偶见荧光菌体出现，阳性对照可见多数荧光菌体出现。以此为参考做出结果判定。

3. 结果判读

（1）RPR　在 RPR 白色卡片上，圆圈内出现灰黑色凝块或絮状颗粒者为（+）；圆圈内仅见碳颗粒集于中央一点或均匀分散，不出现灰黑色凝块或絮状颗粒者为（-）。

（2）FTA-ABS　参照阳性对照血清的荧光强度判定结果：每高倍视野若半数（10 条左右）出现荧光，则为（++），多于半数呈荧光（15 条左右）则为（+++），全部（约 20 条）出现强荧光则为（++++）；参照非特异性血清的荧光强度判定"可疑"结果为（++）或（+）；参照阴性对照血清判定阴性结果为（-）或（+）。凡（++）～（++++）者可确证为 TP 感染。

【临床意义】TP 在体外不易培养，免疫学方法是临床诊断梅毒的常用方法，对潜伏期梅毒诊断尤为重要。RPR 属于类脂抗原试验，是梅毒感染筛查试验。FTA-ABS 属于 TP 抗原试验，是 TP 抗体的确证试验，但阳性反应不能说明是正在感染还是既往感染，因此不能作为 TP 现症感染的诊断依据。

【注意事项】

1.RPR 是非特异性抗原试验，阴性结果不能排除梅毒感染，阳性结果需进一步进行 TP 抗体确证试验。

2.FTA-ABS，血清吸收要完全，洗涤要充分。每批试验均应设阴性、阳性及非特异性血清对照，实验结果要参照阳性对照血清、阴性对照血清及非特异性血清的荧光强度综合性判定。

3. 试验操作时严格按说明书进行，试剂盒从冰箱中取出后需先在室温平衡，试验应在 23 ~ 29℃条件下进行。不同批试剂盒组分不得混用。

4. 待检血清要新鲜、无污染，否则影响检测结果。

5. 试剂盒应购买标有国家药品监督管理部门正规批准文号的专用试剂盒。

6. 检测样品及废弃物应视为生物危险品。

【思考题】对疑似梅毒患者如何进行血清学检查？

（王　丹）

实验十三　支原体、衣原体及立克次体检验

（一）肺炎支原体及解脲脲原体检验

【实验目的】掌握肺炎支原体（mycoplasma pneumoniae，MP）的形态及菌落特点；熟悉解脲脲原体（ureaplasma urealyticum，UU）分离培养技术。

【实验原理】MP 无细胞壁，呈高度多形性；革兰染色阴性，不易着色；生长缓慢，在固体培养基中培养后形成典型"荷包蛋"样菌落。MP 患者血清中产生冷凝集素，在 4℃时可与"O"型红细胞发生凝集。UU 在固体培养基培养，低倍镜下可见微小"荷包蛋"样或颗粒状菌落。

【实验材料】

1. 标本　采用慢性前列腺炎患者的前列腺液。

2. 培养基　解脲脲原体选择鉴别培养基。

3. 示教片　肺炎支原体吉姆萨染色示教片。

4. 试剂　2%"O"型人红细胞。

5. 器材　普通光学显微镜。

【实验操作】

1. 形态观察　肺炎支原体吉姆萨染色示教片：油镜下可见淡紫色、个体微小的肺炎支原体，形态多为球形、双球形及丝状三种，大小不均。

2. 菌落观察　肺炎支原体菌落示教片：低倍镜下可见油煎蛋样菌落，大小不均。

3. 解脲脲原体的培养

（1）标本采集　取慢性前列腺炎患者前列腺液，于解脲脲原体液体培养基中接种。

（2）分离培养　35℃ 5% ～ 10% CO_2 环境中，培养 24 ～ 48 小时，黄色液体培养基变为粉红色时，取 0.2mL 菌液接种于固体培养基，待培养基变色后，低倍镜下观察菌落。

（3）菌落染色镜检　低倍镜下选择一个菌落，用刀片切下带菌落的琼脂块，菌落面朝下置于一载玻片上，生理盐水浸泡琼脂块，置酒精灯火焰上加热，琼脂融化后放入 90℃热水缸中洗掉表面琼脂，自然干燥。经吉姆萨染色，镜下可见紫色、形似荷包蛋样菌落。

4. 冷凝集试验

（1）原理　肺炎支原体患者血清中产生冷凝集素，在 4℃时，可与"O"型红细胞发生凝集，可用以辅助诊断肺炎支原体感染。当已发生凝集反应的红细胞置于 37℃时，冷凝集反应消失。

（2）操作方法　按表 5-11 操作。

表 5-11　冷凝集试验操作

试管号	生理盐水（mL）	被检血清（mL）	2% 红细胞（mL）	血液稀释度
1	0.5	0.5	0.5	1 : 4
2	0.5	0.5	0.5	1 : 8
3	0.5	0.5	0.5	1 : 16
4	0.5	0.5	0.5	1 : 32
5	0.5	0.5	0.5	1 : 64
6	0.5	0.5	0.5	1 : 128
7	0.5	0.5	0.5	1 : 256
8	0.5	0.5 弃去	0.5	（对照）

震荡均匀，置于 4℃冰箱 4 小时或过夜。

（3）结果观察　凝集出现为（ + ），反之为（ - ）。

【临床意义】肺炎支原体分离培养是诊断非典型肺炎的重要手段；肺炎支原体无固定形态，染色结果易与标本组织碎片混淆，临床标本直接镜检的诊断意义不大；冷凝集试验是检测患者血清冷凝集素的一种非特异性试验，对支原体肺炎有辅助诊断价值。

解脲脲原体的培养及镜检有助于非淋菌性尿道炎、前列腺炎、阴道炎、宫颈炎等的诊断。

【注意事项】

1. 冷凝集试验必须立即观察结果。

2. 将冷凝集阳性的试管再放入 37℃孵育 5 ～ 30 分钟，后如凝集块消失，则证实为冷凝集现象真实阳性。

【思考题】简述冷凝集试验的原理和临床意义。

（二）沙眼衣原体检验

【实验目的】掌握沙眼衣原体（chlamydia trachomatis，CT）包涵体形态特征；熟悉直接免疫荧光检测法。

【实验原理】不同衣原体包涵体的形态及在宿主细胞的位置不同，根据此特点可以鉴别衣原体。另外，直接荧光抗体实验中抗 CT 抗体可以结合典型上皮细胞内衣原体抗原，从而有助于 CT 的检出。

【实验材料】

1. 示教片　CT 包涵体示教片。

2. 试剂　荧光素标记的 CT 单克隆抗体试剂盒、碱性缓冲甘油、甲醇或丙酮等。

3. 仪器　荧光显微镜。

【实验操作】

1. 包涵体形态观察　镜下可见上皮细胞胞浆内散在型、桑葚型或填塞型的紫色包涵体。

（1）散在型　由始体组成，圆形或卵圆形，胞浆内散在分布。

（2）帽型　多数由始体紧密排列而成，舌帽或瓜皮帽状，紧贴或紧邻细胞核，大小不均。

（3）桑椹型　由始体和原体堆积排列而成，圆形或卵圆形，桑椹状紧贴于细胞核上。

（4）填塞型　绝大多数由原体堆积塞满整个细胞，挤压细胞核梭形或其他状，包涵体巨大。

2. 直接免疫荧光法

（1）用棉拭子擦拭尿道黏膜、子宫颈内膜黏膜，获得不少于 1000 个上皮细胞。

（2）取一载玻片标记三个圆圈，将圆圈内涂满待检标本拭子及阴性、阳性对照物。自然干燥后甲醇固定 15 分钟。

（3）在三个圆圈内各加 30μL 荧光素标记的单克隆抗体（负染：荧光抗体用 0.02% 伊文思蓝稀释），置湿盒内，37℃培养 30 分钟。

（4）用 0.01M 磷酸缓冲液洗涤三次后甘油封片，荧光显微镜观察并计数。

（5）结果判定：细胞中无荧光即为阴性对照，阳性对照在细胞质内见到散在或成堆的圆形或卵圆形的明亮黄绿色荧光；待检标本中凡出现圆形或卵圆形荧光，数目多于 10 个，即可确认为 CT 感染。

3. 结果判读

（1）CT 包涵体形态　上皮细胞胞浆内出现各种形状的紫色包涵体。

（2）直接免疫荧光法检测结果　荧光显微镜下见到圆形或卵圆形的明亮黄绿色荧光。

【临床意义】CT 可引起眼部感染，还可引起性病淋巴肉芽肿，男性尿道炎、附睾炎、前列腺炎等，女性尿道炎、宫颈炎、输卵管炎和盆腔炎等。

【注意事项】洗片时注意冲洗充分，避免非特异荧光的出现。

【思考题】简述沙眼衣原体包涵体的镜下分型。

（三）立克次体检验

【实验目的】掌握立克次体的形态染色特性；掌握外斐（Weil-Felix）反应的原理；熟悉操作过程和结果判定。

【实验原理】普氏立克次体、恙虫病立克次体经吉姆萨染色，镜下可见紫红色胞核，浅蓝色胞质；紫红色立克次体、普氏立克次体常分散于胞质中，恙虫病立克次体多在近核处堆积。

大部分立克次体和普通变形杆菌 X 菌株的菌体耐热多糖抗原有共同的抗原性，故可用这些菌株代替立克次体抗原进行凝集反应检测抗体，这种交叉凝集试验称外斐反应，可以辅助诊断立克次体病。

【实验材料】

1. 菌种　变形杆菌 OX_2、OX_{19} 及 OX_K 诊断菌液。

2. 示教片　普氏立克次体、恙虫病立克次体吉姆萨染色示教片。

3. 标本　待检患者血清。

4. 其他　小试管、中试管、吸管、记号笔。

【实验操作】

1. 形态观察　观察普氏立克次体、恙虫病立克次体吉姆萨染色示教片，镜下可见紫红色胞核、浅蓝色胞质、紫红色立克次体，普氏立克次体常分散于胞质中，恙虫病立克次体多在近核处堆积。

2. 血清学试验 - 外斐反应

（1）原理　某些变形杆菌（X_2、X_{19}、X_K）的 O 抗原（OX_2、OX_{19}、OX_K）与某些立克次体有共同的耐热性多糖抗原，且变形杆菌易于培养，故可利用变形杆菌的菌体作为抗原，与患者血清做试管凝集反应，以辅助立克次体病的诊断。

（2）方法

1）准备每排 9 支试管，共 3 排。

2）被检血清连续用生理盐水做倍比稀释，使之成 1∶10、1∶20……1∶1280 稀释血清，分别加入每排第 1～8 管内，各加入 0.5mL。第 9 管为阴性对照，只加 0.5mL 生理盐水。

3）三排试管内分别加入 X_2、X_{19}、X_K 三种诊断菌液，每管 0.5mL，具体操作见表 5-12。

表 5-12 外斐试验操作

试管号	生理盐水（mL）	患者血清（mL）	诊断菌液（mL）	血清稀释度
1	0	0.5	0.5	1:20
2	0	0.5	0.5	1:40
3	0	0.5	0.5	1:80
4	0	0.5	0.5	1:160
5	0	0.5	0.5	1:320
6	0	0.5	0.5	1:640
7	0	0.5	0.5	1:1280
8	0	0.5	0.5	1:2560
9	0.5	0	0.5	0

震荡均匀，37℃过夜后观察结果。

（3）结果判读　出现颗粒状凝集的为阳性，反之阴性。单份血清凝集效价高于 1:160 有诊断意义；双份血清（病程早期及恢复期）效价增高 4 倍以上可作为立克次体近期感染的指标。

【临床意义】普氏立克次体可引起原发性虱传斑疹伤寒，恙虫病立克次体可引起恙虫病，还可引起急性脑炎综合征。外斐反应有助于斑疹伤寒和恙虫病的临床诊断。

【注意事项】试验所用试管最好是一次性的，避免反复使用造成交叉污染。

【思考题】简述外斐反应的原理及临床意义。

（张　楠）

第四节　临床常见真菌的培养与鉴定

实验十四　假丝酵母属检验

【实验目的】掌握白假丝酵母的培养特性和鉴定要点；熟悉热带假丝酵母、克柔假丝酵母的生化反应特性及在科玛嘉（CHROMagar）假丝酵母显色培养基上的鉴定特点。

【实验原理】假丝酵母属又称念珠菌属。白假丝酵母呈圆形或卵圆形。革兰阳性，着色不均匀。出芽方式繁殖，在组织内可见芽生孢子、假菌丝，在玉米粉培养基中可产生假菌丝和厚膜孢子。热带假丝酵母菌体卵圆形，可见芽生孢子及假菌丝，菌丝上芽生孢子可产生分支或呈短链状。在沙保弱培养基上形成米色或灰色的酵母样菌落，有时表面有皱褶。

糖同化或发酵试验：假丝酵母凡能发酵某种糖，一定能同化该糖，故只需做那些不被发酵糖的同化试验。糖发酵试验是将培养物接种糖发酵管，25℃培养，一般观察 2～3 天，对不发酵或弱发酵管可延长至 10 天或 2～4 周。同化试验所有的基础培养基含（NH$_4$）$_2$SO$_4$、KH$_2$PO$_4$、MgSO$_4$·7H$_2$O、CaCl$_2$·2H$_2$O、NaCl 和酵母浸膏，试验时再分别加入各种糖。同时以葡萄糖和基础培养基作对照。观察结果时要观察有无酵母生长或液体培养基是否变混浊。

【实验材料】

1.菌种 白假丝酵母、热带假丝酵母、克柔假丝酵母沙氏培养基24～48小时培养物。

2.试剂及材料 革兰染液、乳酸酚棉蓝染液、亚甲蓝染液、小牛血清、糖同化试验培养基、糖发酵试验培养基、沙保弱培养基、玉米粉Tween-80琼脂平板、血琼脂平板、CHROMagar假丝酵母显色平板、盖玻片、载玻片、无菌试管等。

3.仪器 普通光学显微镜。

【实验操作】

1.形态观察 无菌操作挑取白假丝酵母、热带假丝酵母及克柔假丝酵母培养物制片，革兰染色或乳酸酚棉蓝染色镜检。

2.分离培养 无菌操作挑取上述三种菌，分区划线分别接种于血琼脂平板和沙保弱培养基，35℃培养24～48小时后观察菌落特征。

3.鉴定试验

（1）CHROMagar假丝酵母显色平板鉴定 无菌操作挑取上述三种菌，分别分区划线接种于CHROMagar假丝酵母显色平板。35℃培养24～48小时后观察菌落颜色和质地。

（2）芽管形成试验 取无菌小试管2支，加入0.2mL小牛血清，分别接种少量白假丝酵母和热带假丝酵母，充分震荡混匀数分钟后，置37℃水浴箱中孵育，每隔1小时用接种环取出试管内的含菌血清置于载玻片上，盖上盖玻片后镜检，观察有无芽管形成。

（3）厚膜孢子形成试验 将制备好的玉米粉Tween-80琼脂加热溶化，取适量置于洁净的载玻片上，将上述三种菌水平方向穿刺接种，盖上盖玻片，置潮湿平皿内，25℃培养24～48小时，将菌落连同周围培养基切下一小块置于载玻片上，再以盖玻片压平，亚甲蓝染色后，显微镜下观察厚膜孢子。

（4）糖发酵和同化试验 无菌操作挑取白假丝酵母和热带假丝酵母，分别接种葡萄糖、麦芽糖、蔗糖和乳糖发酵管，并同时做这四种糖的同化试验。35℃培养1～2天，观察结果。

4.结果判读

（1）菌体形态和菌落特征 革兰染色阳性，菌体圆或卵圆，芽生孢子也为卵圆形。白假丝酵母的芽生孢子不与母细胞脱离而形成假菌丝。热带假丝酵母不形成假菌丝。三种假丝酵母的菌落均为类酵母型，灰白色或奶酪色，表面湿润、光滑，边缘整齐。

（2）CHROMagar假丝酵母显色培养基鉴定结果 白假丝酵母菌落为翠绿色，热带假丝酵母为蓝灰紫色，克柔假丝酵母形成粉红色干燥菌落，质地呈毛状。

（3）芽管形成试验 白假丝酵母在35℃孵育2～3小时可长出芽管，热带假丝酵母在35℃、2～3小时多不能形成芽管，但在35℃孵育超过6小时也可形成芽管。

（4）厚膜孢子形成试验 白假丝酵母在菌丝顶端或侧缘产生大量壁厚、圆形的厚膜孢子，其他两种菌都不产生厚膜孢子。

（5）糖发酵和同化试验 ①糖同化试验：白假丝酵母（葡萄糖＋、麦芽糖＋、蔗糖＋、乳糖－）、热带假丝酵母（葡萄糖＋、麦芽糖＋、蔗糖＋、乳糖－）、克柔假丝酵母（葡萄糖＋、麦芽糖－、蔗糖－、乳糖－）。②糖发酵试验：白假丝酵母（葡萄糖＋、麦芽糖＋、蔗糖－、乳糖－）、热带假丝酵母（葡萄糖＋、麦芽糖＋、蔗糖＋、乳糖－）、克柔假丝酵母（葡萄糖＋、麦芽糖－、蔗糖－、乳糖－）。

【临床意义】白假丝酵母可定植于人体的皮肤、黏膜、消化道及呼吸道中，在机体免疫力降低时，可引起假丝酵母菌病，如菌血症、心内膜炎、脑膜炎、骨髓炎等。

【注意事项】绝大多数白假丝酵母在 CHROMagur 显色平板培养 24 小时，可得到准确鉴定，但用 CHROMagar 显色平板鉴定热带假丝酵母、克柔假丝酵母时应延长孵育至 48 小时，颜色反应方才明显。

【思考题】

1. 简述白假丝酵母的主要生物学特性。

2. 简述白假丝酵母糖发酵和同化试验特点。

（王　丹）

第五节　医院感染监测

实验十五　空气污染及消毒效果检测

【实验目的】掌握自然沉降法测定气团总数；熟悉空气细菌计数测量的采样要求、空气污染的细菌学指标以及临床意义。

【实验原理】监测空气中细菌数的方法主要分为四种：浮游法、沉降法、测量空气中细菌的化学组分（ATP、DNA、酶）和显微镜法。沉降法最为常用，原理是利用重力使空气中的微生物颗粒自然沉降在营养琼脂培养基上，培养后对空气中的微生物进行计数，以菌落形成单位 CFU/ 皿或 CFU/m³ 表示。

【实验材料】

1. 仪器　生物安全柜、恒温培养箱。

2. 材料　直径为 9cm 的营养琼脂平板。

【实验操作】

1. 监测对象　手术室、病房等各科室空气。

2. 采样方法

（1）布点方法　自然沉降法：室内面积 ≤ 30m²，设内、中、外对角线 3 点，内、外布点部位距离墙壁 1m 处；室内面积 ＞ 30m²，设四角及中央 5 点，四角的布点部位距离墙壁 1m 处。

（2）采样方法　将普通营养琼脂平板（直径为 9cm）放在室内各采样点，采样高度为距离地面 0.8 ～ 1.5m；采样时将平板盖打开，扣放于平板旁，暴露规定时间后盖上平皿盖及时送检。

（3）检测方法　将送检平皿置于（36±1）℃恒温培养箱培养 48 小时计数菌落。若怀疑与医院感染暴发有关时，进行目标微生物的检测。

（4）结果计算方法　沉降法按平均每皿的菌落数报告，单位为 CFU（皿·暴露时间）。

【判断标准】根据中华人民共和国《医院消毒卫生标准》（GB 15982-2012）制定本院各项医院感染监测卫生标准。Ⅰ类环境为采用空气洁净技术的诊疗场所，分洁净手术部和其他洁净场所。Ⅱ类环境为非洁净手术部（室）：导管室；血液病病区、烧伤病区等保护性隔离病区，重症监护病区等。Ⅲ类环境为消毒供应中心的检查包装灭菌和无菌物品存放区；血液透析中心（室）；其他普通住院病区等。Ⅳ类环境为普通门（急）诊及其检查、治疗室；感染性疾病科门诊和病区。见表 5-13。

表 5-13　各类环境空气、物体表面菌落总数卫生标准

环境类别		空气平均菌落数		物体表面平均菌落数 CFU/cm²
		CFU/皿	CFU/m³	
Ⅰ类环境	洁净手术部	符合 GB50333 要求	≤ 150	≤ 5
	其他洁净场所	≤ 4（30 分钟）		
Ⅱ类环境		≤ 4（15 分钟）	≤ 200	≤ 5
Ⅲ类环境		≤ 4（5 分钟）	≤ 500	≤ 10
Ⅳ类环境		≤ 4（5 分钟）	－	≤ 10

注：CFU/皿为平板暴露法；CFU/m³ 为空气采样法。

【临床意义】通过空气途径传播的医院感染要明显多于其他途径。空气中的微生物通常以气溶胶的形式存在，主要通过呼吸道侵入机体，造成呼吸道感染，如流行性感冒、结核等。为了保护患者的身体健康，医院必须严格把控空气质量。评估医院空气中细菌浓度被认为是医院感染预防中的基本步骤之一。

【注意事项】

1. 采样前关好门、窗，在无人走动的情况下，静止 10 分钟后进行采样。

2. 操作过程中手不可触及培养皿内壁。

3. 平皿应新鲜透亮，当天领取使用。

4. 如为空气采样机采样，按照操作说明进行。

【思考题】简述医院空气污染和消毒效果监测的原理、方法和注意事项。

实验十六　人和物体表面消毒效果监测

【实验目的】掌握涂布计数法测定物体表面和皮肤表面细菌总数的方法、结果判断及其临床意义；熟悉物体表面和皮肤表面细菌计数的标本采集方法和取材面积大小等相

关要求；了解微生物的分布，建立无菌观念，防止交叉感染。

【实验原理】表面涂布计数法是根据一个细菌在固体培养基上形成单个菌落的特点而设计的计数方法。计数时，首先将待测样品制成均匀的稀释液，尽量使样品中的细菌分散开，再取一定量的稀释液接种到培养基内。经培养后，统计菌落数目，即可计算出样品中的细菌数量。

【实验材料】

1. 培养基 营养琼脂平板。

2. 试剂 无菌洗脱液（常用含 0.5% 硫代硫酸钠 +0.1% 吐温 –80 的 PBS）、10mL 无菌生理盐水。

【实验操作】

1. 物体表面消毒效果监测

（1）监测对象 医院内物体表面，包括病房和医护办公室内的桌、椅、凳表面等，及辅助科室的工作台、仪器表面等。

（2）采样方法

1）采样时间：消毒后 4 小时内采样。

2）采样面积：物体表面积＜ 100cm^2，全部表面积取样；被采表面积＞ 100cm^2，取 100cm^2 表面积取样。

3）采样方法：①用 5cm×5cm 的标准灭菌规格板，放在被检物体表面，用浸有含相应中和剂的无菌洗脱液或无菌生理盐水采样液的棉拭子 1 支，在规格板内横竖往返各涂抹 5 次，并随之转动棉拭子，连续采样 1～4 个规格板面积，剪去手接触部分的棉杆，将棉拭子放入装有 10mL 含相应中和剂的采样液试管中立即送检。②棉拭子直接涂擦法：用于门把手、试管或容器的外表或内腔等不规则或小型物体采样。用棉拭子浸入无菌生理盐水，在管壁挤去水分，然后涂抹物表，注意将手接触部分的棉杆剪掉后将棉拭子放回无菌生理盐水试管。③无菌生理盐水冲洗法取样。

（3）检测方法

1）细菌总数检测：将采样管在混匀器上振荡 20 秒，用无菌吸管吸取 1mL 待检样品接种于平皿，每一样本接种 2 个平皿后置于（36±1）℃温箱培养 48 小时后计数菌落数。采样结果计算方法：

$$物体表面菌落（CFU/cm^2）= \frac{平均平皿菌落数 \times 采样液稀释倍数}{采样面积（cm^2）}$$

2）致病菌检测：金黄色葡萄球菌、大肠埃希菌、铜绿假单胞菌、伤寒沙门菌等检测。

2. 手指皮肤消毒效果监测

（1）监测对象 医务人员的手。

（2）采样时间 医院感染监测为洗手后、在接触患者以及医疗活动前采样（或洗手前、消毒洗手后各采样一份）。

（3）采样方法　被检人五指并拢，将浸有无菌生理盐水采样液的棉拭子在双手指掌面从指根到指端来回涂擦各两次（一只手涂擦面积30cm²），并随之转动采样棉拭子，剪去手接触部位，将棉拭子放入装有10mL采样液的试管内立即送检。采样面积按平方厘米计算。

（4）检测方法　将采样管在混匀器上振荡20秒，用无菌吸管吸取1mL待检样品接种于灭菌平皿，每一样本接种2个平皿，并置于（36±1）℃温箱培养48小时，计数菌落数。

$$物体表面菌落（CFU/cm^2）= \frac{平均平皿菌落数 \times 采样液稀释倍数}{采样面积（cm^2）}$$

【临床意义】医院感染常见的致病菌在物体表面和医护人员手部广泛存在，且在不消毒的情况下，可以存活相当长时间，如艰难梭菌、耐甲氧西林金黄色葡萄球菌等。微生物可以在物体表面、医护人员手部与患者之间传播而导致医院内感染。不断出现的多重耐药菌和频发的医院内感染，使物体表面和医护人员手部微生物的监测在医院感染控制中的重要作用日益凸显，其已成为医院综合防控措施的重要环节。

【注意事项】

1. 采样要具有代表性并满足一定的数量才能反映真实污染情况，得出的污染率才准确。

2. 注意在物体表面的重点部位采样，如氧气瓶的过滤瓶中的水及胶管、手术台、治疗车、无影灯把手等。

3. 采样时应使用湿润的棉拭子，如水分过于饱和，需在采样管壁上挤压去除多余的采样液。禁用干棉拭子采样。

4. 所采样本应及时检测，室温下存放不得超过2小时，4℃冰箱存放不得超过4小时。

【思考题】简述医护人员手指皮肤消毒效果监测的方法和注意事项。

（张　楠）

第六节　单元讨论

临床微生物学检验技术在感染性疾病的病原学诊断、治疗，合理化用药，医院感染的监测、预警及耐药监测等方面发挥着重要作用。中医从《黄帝内经》《伤寒杂病论》，历经葛洪《肘后备急方》、吴又可《瘟疫论》、叶天士《温热论》，到吴鞠通《温病条辨》，经几千年演化逐步形成了"理法方药"完整体系，使中医药抗感染的知识体系日渐丰富。将临床微生物学检验的病原学培养鉴定技术和中医药的抗感染理论相结合，可促进中医药在防治感染性疾病中发挥更独特的优势。

一、中药抗耐药菌

近年来，耐药菌感染严重危害公共安全和威胁人类健康，细菌耐药性问题已经成为全球关注问题。2017 年初，WHO 首次公布了对人类健康构成最大威胁的耐药菌清单共 12 种，需要高度警惕的"紧急威胁"耐药菌为碳青霉烯类耐药鲍曼不动杆菌（carbapenem-resistant *Acinetobacter baumannii*，CRAB）、碳青霉烯类耐药铜绿假单胞菌（carbapenem-resistant *Pseudomonas aeruginosa*，CRPA）、碳青霉烯类耐药肠杆菌科细菌（carbapenem-resistant *Enterobacteriaceae*，CRE）。对于这些耐药菌，临床可供治疗使用的抗菌药物选择极少，防止耐药菌的蔓延及研发新的抗菌药物已经成为医药界必须解决的重大问题。

在防治耐药菌感染上，中药具有确切的疗效和明显的优势。中药含多种抗菌成分，可通过多种机制达到抗菌作用，如消除或逆转细菌耐药质粒、抑制 β- 内酰胺酶活性、抑制细菌外排泵、改变细胞膜的通透性与破坏生物膜，因此不易产生耐药性。如中药黄连的有效成分小檗碱对 CRPA 具有较好的抑菌活性。此外，中药还可以提高机体免疫力、改变内环境从而产生抗菌作用。

中药对抗生素具有增效减毒作用，二者互补联用可能成为解决细菌耐药问题的有效方法。例如，槲皮素二水物、盐酸小檗碱、黄芩苷 3 种中药单体不仅能抑制泛耐药鲍曼不动杆菌生物膜的形成及对医用材料的黏附，而且分别与亚胺培南、美罗培南、替加环素联用后对泛耐药鲍曼不动杆菌的抗菌活性有不同程度的协同作用。

二、中医药抗传染性疾病

中医学将传染病称为"疫"病，最早在《黄帝内经》中便有记载。2019 年暴发的新冠疫情在中医学属于"疫"病的范畴，病因为感受"疫戾"之气，相关诊疗方案中明确将中医治疗作为新冠感染的一项治疗措施。在医学观察期推荐中成药藿香正气胶囊、金花清感颗粒、连花清瘟胶囊、疏风解毒胶囊；在临床治疗期推荐清肺排毒汤、清肺排毒颗粒、寒湿疫方、宣肺败毒方、宣肺润燥解毒方、化湿败毒方等，根据病情、证候及气候等情况进行辨证论治。

西医胜于循证医学，中医强于辨证论治。西医的"证"是证据，是检查结果或数据；中医的"证"是证候，是疾病发展过程中某一阶段的病理概括。西医为中医药防治感染性疾病提供高质量的临床证据，中医根据不同的证候科学地制定针对性的治疗方案，在全球细菌耐药问题日益严峻的医疗背景下，将西医的循"证"和中医的辨"证"紧密结合，必将能够在感染性疾病的治疗中发挥更大的作用。

（张　轩）

第六章　临床寄生虫学检验技术 ▷▷▷

　　临床寄生虫学检验技术是人体寄生虫学与实验诊断学的有机结合，重点研究寄生虫病的实验诊断技术，包括病原学、免疫学和分子生物学等检验技术，为临床寄生虫感染与寄生虫病的诊断提供科学的实验室依据。医学科技的发展使临床寄生虫学检验已从以病原生物学检验为主，逐渐向以免疫学和分子生物学检验为主的方向发展。具有疗效考核价值的诊断方法，系列化的快速诊断试剂，高通量、集成性、全自动化的诊断技术和仪器的研制将是今后研究发展的重要方向。

第一节　线虫检验

实验一　似蚓蛔线虫及毛首鞭形线虫

（一）似蚓蛔线虫（蛔虫）

【实验目的】掌握蛔虫受精卵、未受精卵形态特征，粪便生理盐水直接涂片法的技术操作方法；熟悉蛔虫成虫的形态特征，脱蛋白膜蛔虫卵；了解蛔虫病理标本。

【实验材料】

1. 器材　光学显微镜、载玻片、盖玻片、竹签。

2. 标本　观察标本：受精蛔虫卵、未受精卵和脱蛋白膜卵玻片标本。示教标本：蛔虫成虫解剖浸制标本、蛔虫头端玻片染色标本、蛔虫性肠梗阻、蛔虫性阑尾炎、胆道蛔虫大体病理标本、蛔蚴性肺炎病理切片标本。送检标本：患者粪便。

3. 试剂　生理盐水。

【实验操作】

1. 受精蛔虫卵（玻片标本）观察　镜下虫卵呈宽椭圆形，大小为（45～75）μm×（35～50）μm。卵壳较厚，外表有一层凸凹不平的蛋白膜，被宿主胆汁染成棕黄色。卵内含1个大而圆的卵细胞，卵细胞与卵壳之间有新月形空隙。

2. 未受精蛔虫卵（玻片标本）观察　镜下虫卵呈长椭圆形，大小为（88～94）μm×（39～44）μm，棕黄色，卵壳和蛋白膜较薄，卵内含有许多大小不等的折光颗粒。

3. 脱蛋白膜蛔虫卵（玻片标本）观察　镜下蛔虫受精卵和未受精卵的蛋白膜有时可脱落，形成无色透明的脱蛋白膜蛔虫卵。观察时应注意与钩虫卵、蛲虫卵等区别。

4.感染期蛔虫卵（玻片标本）观察　镜下卵内含一条卷曲的幼虫，其他同蛔虫受精卵。

5.成虫外部形态（甲醛浸制标本）观察　虫体呈长圆柱形，似蚯蚓，灰白色。体表可见横纹，两侧各有一条侧线。雌虫较大，长 20 ～ 35cm，尾端尖直。雄虫较小，长 15 ～ 31cm，尾部向腹面卷曲。

6.成虫内部结构（解剖浸制标本）观察　虫体体腔内除一条直的消化管外，其余均为生殖器官，无论是子宫，还是卵巢都呈管状结构。雌虫生殖系统为双管型，细长缠绕。雄虫生殖系统为单管型，分为睾丸、输精管、储精囊及射精管各部分。

7.病理标本观察

（1）蛔虫性肠梗阻　蛔虫扭结成团，将小肠阻塞，导致肠梗阻。

（2）蛔虫性阑尾炎　一条或数条蛔虫钻入阑尾内，导致阑尾出现炎症病变。

（3）胆道蛔虫　蛔虫钻入胆道、胆囊，严重的可见钻入肝内。

（4）蛔蚴性肺炎　镜下肺组织中可见蛔虫幼虫，其周围有大量炎细胞浸润。

8.病原学检验　取载玻片 1 张，在玻片中央滴生理盐水 1 滴，用竹签挑取火柴头大小的患者粪便，在生理盐水中混匀，摊开呈薄膜状。一般在低倍镜下观察，按"之"字形或阅读顺序观察，高倍镜需加盖玻片。观察完毕，将玻片置于消毒缸中。

【临床意义】粪便生理盐水直接涂片法查虫卵是诊断蛔虫病最常用的方法。从粪便中查获虫卵或成虫是蛔虫感染的病原诊断依据。

【注意事项】

1.玻片应清洁无油，拿玻片时应用手指夹着玻片的边缘，勿以指面接触玻片面，以避免油渍污染。

2.粪膜厚薄适当，以能透过粪膜见到书本上的字迹为宜。

3.观察结果应按一定顺序，以免遗漏。

4.低倍镜转高倍镜时须注意勿使粪膜污染镜头。

5.用过的竹签、玻片、粪纸包等务必投入指定的消毒容器内，以防污染。

【报告书写】

1.绘制蛔虫受精卵、未受精卵图，需标注结构名称。

2.简述粪便生理盐水涂片法的基本原理、材料、操作过程、注意事项及检查结果。

【思考题】

1.粪便检查时，未检出蛔虫卵能否排除蛔虫感染？

2.蛔虫病的病原学诊断方法有哪些？各种方法的特点是什么？

（二）毛首鞭形线虫（鞭虫）

【实验目的】掌握鞭虫卵形态特征；熟悉鞭虫成虫形态特征；了解鞭虫病理标本。

【实验材料】

1.器材　光学显微镜、牙签、载玻片、盖玻片。

2.标本　观察标本：鞭虫卵玻片标本。示教标本：鞭虫成虫甲醛浸制标本、成虫玻片染色标本、成虫寄生于结肠壁大体病理标本。送检标本：患者粪便。

3.试剂 生理盐水。

【实验操作】

1.鞭虫卵玻片标本观察 镜下虫卵呈纺锤形，大小为（50～54）μm×（22～23）μm，棕黄色，卵壳厚，两端各有一塞状透明栓，卵内含一个尚未分裂的卵细胞。

2.鞭虫成虫甲醛浸制标本观察 外形似马鞭，前 3/5 细长，后 2/5 较粗。雌虫长 35～50mm，尾端钝圆。雄虫长 30～45mm，尾端向腹面呈环状卷曲。

3.鞭虫成虫玻片染色标本观察 低倍镜观察，虫体前部有一条细长的咽管，雄虫末端具有一个交合刺。

4.鞭虫感染的病理标本观察 肉眼可见虫体前端钻入结肠黏膜，以虫体为中心的肠壁组织呈环形隆起、充血。虫体后端游离在肠壁外。

5.病原学检验 在洁净的载玻片中央滴一滴生理盐水，用牙签或扁木棒挑取小块粪便（火柴头大小），置于生理盐水中涂匀，直至无明显块状物。加上盖玻片于低倍光学显微镜下镜检虫卵，再转到高倍镜下继续观察。

【临床意义】粪便中查见鞭虫卵可作为确诊鞭虫感染的依据。

【报告书写】绘制鞭虫卵图，并标注结构名称。

【思考题】简述鞭虫卵的形态特征及成虫寄生部位。

实验二 十二指肠钩口线虫、美洲板口线虫及蠕形住肠线虫

（一）十二指肠钩口线虫和美洲板口线虫（钩虫）

【实验目的】掌握钩虫卵形态特征，饱和盐水浮聚法的操作方法；熟悉两种钩虫的形态特征及鉴别要点；了解钩虫病理标本。

【实验材料】

1.器材 光学显微镜、放大镜、恒温培养箱、牙签、漂浮杯、载玻片、盖玻片、铅笔、1cm×10cm 试管、滤纸条。

2.标本 观察标本：钩虫卵玻片标本。示教标本：钩虫成虫甲醛浸制标本、成虫玻片染色标本、丝状蚴玻片染色标本。送检标本：粪便标本。

3.试剂 饱和盐水、生理盐水。

【实验操作】

1.虫卵玻片标本观察 镜下虫卵呈椭圆形，大小为（56～76）μm×（36～40）μm，卵壳薄，无色透明。卵内含 4～8 个卵细胞，卵细胞与卵壳之间有明显的间隙。

2.成虫甲醛浸制标本观察 两种钩虫的虫体细长，长约 1cm，灰白色，雌虫尾端呈圆锥状，雄虫尾端膨大成伞形。十二指肠钩虫虫体前、后端均向背面弯曲，体形呈"C"形；美洲钩虫虫体前端向背面弯曲，后端向腹面弯曲，体形呈"S"形。

3.成虫玻片染色标本观察 比较观察两种钩虫成虫的口囊、交合伞、交合刺及其背腹肋分支等形态特征（表 6-1）。

表 6-1　十二指肠钩虫成虫与美洲钩虫成虫形态比较

部位	十二指肠钩虫	美洲钩虫
口囊	2 对钩齿	1 对板齿
交合伞	略呈圆形	略呈扁圆形
背腹肋	远端分 2 支，每支再分 3 小支	基部分 2 支，每支再分 2 小支
交合刺	2 刺，呈长鬃状	2 刺合并，末端呈倒钩状
尾刺	有	无

4. 病原学检验　饱和盐水浮聚法检查钩虫卵。利用比重较大的饱和盐水，使比重较小的虫卵漂浮在溶液表面，达到浓集目的。

（1）用牙签挑取黄豆大小粪便，置于含少量盐水的漂浮杯。

（2）用牙签或扁木棒将粪便调匀。

（3）再加入少量饱和盐水，去除液面漂浮的粪便残渣。

（4）继续加入饱和盐水，至接近杯口时停止，改用吸管缓慢滴加，使液面略高于杯口但不溢出。

（5）在杯口上覆盖一张载玻片，静置 15 ～ 20 分钟。

（6）将载玻片水平提起，并迅速翻转，防止玻片液体滴落。

（7）在光学显微镜下观察虫卵。

【注意事项】

1. 显微镜观察虫卵时光线不要太强。

2. 粪便要取黄豆大小，过多过少都会影响浓集效果。

3. 玻片应清洁无油，防止玻片与液面间有气泡或漂浮的粪渣。

4. 漂浮时间应满足规定的要求。

5. 翻转玻片时要轻巧、迅速，勿使玻片上附着的液体滴落。

【临床意义】粪便中检出钩虫卵可作为钩虫病确诊依据，病原学检验是诊断钩虫病的首选方法。

【报告书写】

1. 绘制钩虫卵图，并标注结构名称。

2. 简述饱和盐水浮聚法的基本原理和操作方法。

【思考题】

1. 简述两种钩虫卵的特征。

2. 有关钩虫病的病原学诊断方法有哪些？

（二）蠕形住肠线虫（蛲虫）

【实验目的】掌握蛲虫卵形态特征、透明胶纸法的操作方法；熟悉蛲虫成虫形态特征、棉签拭子法的操作方法。

【实验材料】

1. 器材　光学显微镜、透明胶纸带、载玻片、无菌棉签。

2. 标本 观察标本：蛲虫卵玻片标本。示教标本：成虫甲醛浸制标本、成虫玻片染色标本。送检标本：肛周皮肤黏贴胶纸、肛门拭子。

3. 试剂 饱和盐水。

【实验操作】

1. 蛲虫成虫甲醛浸制标本观察 雌性成虫虫体呈乳白色，长约 1cm，虫体中部因充盈虫卵的子宫使外形呈长纺锤形，后端长直而尖细。

2. 蛲虫成虫玻片染色标本观察 低倍镜下虫体头端两侧具有头翼。食管末端膨大呈球形，称为食管球，下连肠管和肛门。雌虫长 8～13mm，宽 0.3～0.5mm。雄虫较雌虫小，体长 2～5mm，宽 0.1～0.2mm，后端向腹面卷曲，有尾翼及数对乳突。

3. 蛲虫卵玻片标本观察 镜下蛲虫卵长椭圆形，左右侧不对称，一侧扁平，一侧稍凸出，无色透明，大小为（50～60）μm×（20～30）μm。卵壳较厚。新产出的虫卵内含蝌蚪期胚胎，感染期虫卵内含一条盘曲的幼虫。

4. 病原学检验 由于蛲虫雌虫常夜间逸出肛门外，在肛周产卵，因而可通过胶带黏取虫卵或者用棉签拭子在肛周皮肤刮擦收集虫卵进行检查。

（1）透明胶带法 ①取一段狭长的透明胶纸，平黏于载玻片上。②使用时拉起一端胶纸，翻转在载玻片的另一端，用食指和拇指分开受检儿童的肛门，尽量分开肛周的皱褶皮肤，在肛周皮肤反复黏几次，然后将胶面平铺于载玻片上。③低倍镜下观察虫卵。

（2）棉签拭子法 ①在漂浮杯中加入少许饱和盐水。②分开肛周皱褶皮肤，用浸湿的棉签拭子在肛周皮肤上反复刮擦，然后将肛拭子在饱和盐水中充分搅动，使虫卵洗入盐水中。③按照饱和盐水浮聚法处理检查虫卵。

【注意事项】

1. 清晨起床后未排便前检查。

2. 胶纸与玻片之间有许多气泡时，镜检前可揭起胶纸，滴少量生理盐水后将胶纸铺平再镜检。

3. 镜下观察时光线不宜太强，注意与钩虫卵和脱蛋白膜蛔虫卵的鉴别。

【临床意义】肛周中检出虫卵或雌虫是蛲虫感染的诊断依据。

【报告书写】

1. 绘制蛲虫卵图，并标注结构名称。

2. 透明胶带法的基本原理、材料、操作方法、注意事项及检查结果等。

【思考题】

1. 蛲虫寄生在肠道，为什么不取粪便检查虫卵？

2. 检查蛲虫卵的最简便方法是什么？

实验三　丝虫及旋毛形线虫

（一）丝虫

【实验目的】掌握班氏微丝蚴、马来微丝蚴的形态特征，厚血膜涂片法的操作方法；熟悉两种丝虫成虫的形态特点；了解丝虫的生活史及流行病学。

【实验材料】

1. 器材　普通光学显微镜、载玻片、消毒采血针、离心机、离心管。

2. 标本　观察标本：马来丝虫及班氏丝虫微丝蚴染色标本、马来丝虫及班氏丝虫微丝蚴未染色标本。示教标本：丝虫成虫液浸标本、乳糜尿。送检标本：丝虫病患者血液。

3. 试剂　75% 酒精、消毒棉球、蒸馏水、吉姆萨染液或瑞氏染液。

【实验操作】

1. 丝虫成虫液浸标本观察　虫体细长成丝状，乳白色，体表光滑，雌虫较长，其中班氏丝虫大小为（58.5～105）mm×（0.2～0.3）mm，马来丝虫大小为（40～69.1）mm×（0.12～0.22）mm，尾端不弯曲。雄虫较短，其中班氏丝虫大小为（28.2～42）mm×（0.1～0.15）mm，马来丝虫大小为（13.5～28.1）mm×（0.07～0.11）mm，尾端向腹面卷曲 2～3 圈。

2. 未染色微丝蚴玻片标本观察　镜下微丝蚴细长丝状，无色透明，反光性强，前端钝圆，后端尖细。应注意与棉花纤维及其他杂物相区别，棉花纤维粗细不等，折光性不均匀，两端尖削有棱角，内呈网状结构。

3. 染色微丝蚴玻片标本观察　镜下可通过头间隙的大小、体态的变化、体核的分布与密度，以及有无尾核等来鉴别两种微丝蚴（表 6-2）。

表 6-2　两种微丝蚴形态鉴别要点

	班氏微丝蚴	马来微丝蚴
大小	（244～296）μm×（5.3～7.0）μm	（177～230）μm×（5～6）μm
体态	柔和，弯曲较大	硬直，大弯上有小弯
头间隙（长：宽）	较短（1：1或1：2）	较长（2：1）
体核	圆形或椭圆形，各核分开，排列整齐，清晰可数	椭圆形，大小不等，排列紧密，常相互重叠，不易分清
尾核	无	有两个，前后排列，尾核处角皮略膨大

4. 病理标本示教　①乳糜尿（瓶装）：尿液呈乳白色或米汤样色，管底有乳糜凝块；②下肢象皮肿（照片）：下肢皮肤和皮下组织显著增厚，下肢变粗变硬而形成象皮肿；③阴囊象皮肿（照片）：阴囊皮肤和皮下组织显著增厚，阴囊变粗变大。

5. 病原学检验　采血时间除"海群生白天诱出法"外，以晚间 9 时至次晨 2 时采血为宜。常用的方法有：

（1）**厚血膜检查法**　用 75% 酒精消毒采血针和受检者耳垂，以左手拇指和食指捏着耳垂上方，右手持针，迅速刺入耳垂约 3mm，轻轻挤压取出血液 3 大滴（相当于 60μL），置载玻片两侧中、外 1/3 处，用另一载玻片的一角将血液从内向外做螺旋状推开，涂成直径为 1.5～2.0cm 圆形或 2.5cm×1.5cm 长方形厚血膜。血片充分晾干后，在厚血膜上滴加蒸馏水进行溶血。待血膜呈灰白色，将水倒去、晾干。常用吉姆萨染色法或瑞氏染色法。

（2）新鲜血滴检查法　取末梢血2大滴（最大加入1/100000肝素1滴）置于载玻片中央，加上盖玻片后，在低倍镜下检查，可见微丝蚴在血液中扭动，推挤周围红细胞。

（3）血液微丝浓集法　取静脉血1mL，置于盛有0.1mL 3.8%枸橼酸钠溶液的离心管内，摇匀，加入9mL蒸馏水，待红细胞破裂后，离心2分钟，倾去上清液，加水再离心，取沉渣镜检。

6.免疫学检验　采用间接荧光抗体试验（IFA）、酶联免疫吸附试验（ELISA）检测血清中丝虫抗体。采用对流免疫电泳试验和ELISA双抗体夹心法检测血液中循环抗原。

【注意事项】

1.瑞氏染色时切勿倾去染液再用水冲洗，以免血膜上沉着染料颗粒，影响镜检。

2.稀释的吉氏染液宜用时现配，否则易产生沉淀，影响染色效果。

3.吉氏染色时间应随染液稀释情况做适当调整，染液浓度高，染色时间可短些，反之则长。

【临床意义】从患者的外周血、体液或活检物中查到微丝蚴或丝虫成虫可作为本病的确诊依据。血清中检出丝虫抗体可作为丝虫病辅助诊断依据。血液中检出循环抗原可作为丝虫病现症感染的依据。

【报告书写】绘制班氏微丝蚴、马来微丝蚴图，并标注结构名称。

【思考题】

1.输入含有微丝蚴的血液后能否引起丝虫病？为什么？

2.怎样诊断丝虫病？

3.如何鉴别人体感染的丝虫虫种？

4.什么是"海群生白天诱出法"？

（二）旋毛形线虫（旋毛虫）

【实验目的】掌握肌肉中旋毛形线虫囊包的形态特征；熟悉旋毛虫感染的病原学检验方法；了解旋毛虫生活史和致病作用。

【实验材料】

1.器材　光学显微镜、载玻片。

2.标本　观察标本：旋毛虫囊包玻片染色标本、旋毛虫成虫玻片标本。送检标本：患者腓肠肌或肱二头肌等处米粒大小的肌肉组织样品。

3.试剂　生理盐水。

【实验操作】

1.旋毛虫囊包玻片染色标本观察　镜下囊包呈梭形，大小为（0.25～0.5）mm×（0.21～0.42）mm，囊壁两层。囊内常见1～2条蜷曲的幼虫，偶见多达6～7条。

2.旋毛虫成虫玻片标本观察　镜下呈乳白色，细小线状。雄虫大小为（1.4～1.6）mm×（0.04～0.05）mm，雌虫为（3～4）mm×0.06mm。咽管占体长的1/3～1/2，其后段背面有一杆状体，由一列圆盘状杆细胞组成。

3.病原学检验　一般于发病 10 天后从患者腓肠肌或肱二头肌等处采取米粒大小的肌肉组织样品，将其置于载玻片上，滴加一滴生理盐水，再用另外一张载玻片置于组织块上轻轻挤压，将两张载玻片置于镜下检查。也可将肌肉样品制作成组织切片。

【注意事项】旋毛虫病检获虫体，应在发病十天后进行组织活检。

【临床意义】从患者肌肉活体组织中检出旋毛虫幼虫囊包即可确诊旋毛虫病。

【报告书写】绘制旋毛虫幼虫囊包图，并标注结构名称。

【思考题】

1. 简述旋毛虫生活史过程。

2. 旋毛虫的免疫学诊断方法主要有哪几种？

（赖　娟）

第二节　吸虫检验

实验四　华支睾吸虫及布氏姜片吸虫

（一）华支睾吸虫（肝吸虫）

【实验目的】掌握华支睾吸虫成虫和虫卵的形态特点；熟悉其病原学及免疫学检验方法；了解其致病机制及对人体的危害。

【实验材料】

1.器材　光学显微镜、载玻片、牙签。

2.标本　观察标本：肝吸虫卵玻片标本、囊蚴玻片标本、成虫染色玻片标本。示教标本：肝吸虫成虫液浸标本、成虫寄生于肝脏的液浸标本、沼螺、长角涵螺、赤豆螺、淡水鱼和淡水虾液浸标本。送检标本：粪便或十二指肠引流液。

3.试剂　生理盐水。

【实验操作】

1.肝吸虫成虫液浸标本观察　背腹扁平、体壁较薄。外形似葵花子，前窄后钝圆，大小为（10～25）mm×（3～5）mm，子宫、睾丸、卵黄腺隐约可见。

2.肝吸虫成虫玻片染色标本观察　口吸盘较大，位于虫体顶端；腹吸盘较小，位于虫体前端约 1/5 处。肠管沿虫体两侧自然顺延直达后端，末端为盲端。睾丸两个，呈分支状，前后排列于虫体后约 1/3 处。卵巢呈分叶状于睾丸之前，椭圆形的受精囊位于睾丸与卵巢之间，子宫在卵巢与腹吸盘之间，卵黄腺为滤泡状，位于虫体中部两侧。劳氏管、排泄囊清楚易见。

3.肝吸虫卵玻片标本观察　是最小的蠕虫卵，平均大小为 29μm×17μm，黄褐色，形似芝麻，灯泡状，前端较窄，有一卵盖，卵盖周围的卵壳明显增厚形成肩峰，后端宽而钝圆，有一小突起，内含成熟的毛蚴。

4.肝吸虫囊蚴玻片标本观察　平均大小为 138μm×115μm，椭圆形，有两层囊壁，囊内可见到黑褐色的排泄囊和口、腹吸盘等。

5. 第一中间宿主示教 观察纹沼螺、长角涵螺、赤豆螺等。

6. 第二中间宿主示教 观察淡水鱼、淡水虾。

7. 肝吸虫感染的肝脏病理标本示教 肝断面可见肝胆管管壁增厚，管腔因虫体的寄生而阻塞。

8. 病原学检验 直接涂片法。取少许粪便或十二指肠引流液置于洁净载玻片上，加小滴生理盐水涂布均匀，轻轻加上盖片，依次用低倍镜和高倍镜观察肝吸虫卵。

【注意事项】

1. 生理盐水不宜滴过多，以免污染显微镜。

2. 观察时光线应偏弱，视野要暗一点，过强会影响观察效果。

3. 粪便检查应一次连续检查三张涂片，以降低漏诊率。

【临床意义】粪便中检出虫卵是华支睾吸虫感染的确诊依据。

【报告书写】

1. 绘制华支睾吸虫虫卵图，并标注结构名称。

2. 绘制并标注华支睾吸虫成虫。

【思考题】

1. 肝脏和胆管寄生虫的病原学检验方法有哪些？适用于华支睾吸虫卵的检查方法有哪些？分析所用方法的优缺点。

2. 简述华支睾吸虫的发育过程。分析华支睾吸虫病的流行原因。

（二）布氏姜片虫（姜片虫）

【实验目的】掌握布氏姜片虫卵形态特点；熟悉成虫形态特点和内部结构；了解各期幼虫形态和中间宿主。

【实验材料】

1. 器材 光学显微镜、载玻片、盖玻片、牙签。

2. 标本 观察标本：姜片虫卵玻璃封片标本；示教标本：姜片虫成虫液浸标本、成虫染色标本、水生植物媒介液浸标本、扁卷螺干制标本。送检标本：患者粪便。

3. 试剂 生理盐水。

【实验操作】

1. 姜片虫卵玻片标本观察 长椭圆形，是人体常见蠕虫卵中最大者，平均大小为（130～140）μm×（80～85）μm，淡黄色，卵壳薄，卵盖不明显。内含卵细胞1个、卵黄细胞20～40个。

2. 姜片虫成虫液浸标本观察 死虫或固定后虫体呈椭圆形，灰白色似姜片状。虫体较大，背腹扁平，前窄后宽，长（20～75）mm，宽（8～20）mm，厚（0.5～3）mm。口吸盘小，靠近体前端，腹吸盘较口吸盘大4～5倍，靠近口吸盘后方，肉眼可见形如漏斗状，肌肉发达。

3. 姜片虫成虫染色标本观察 两肠支呈波浪状弯曲，向后延伸至虫体末端，以盲端终。雌雄同体，两睾丸高度分支呈珊瑚状，前后排列于虫体的后半部。卵巢分三瓣，子宫盘曲在卵巢和腹吸盘之间。缺受精囊，具劳氏管。卵模和梅氏腺明显可见。卵黄腺发达，位于虫体两侧。两性生殖系统均开口于腹吸盘前缘的生殖腔。

4. 水生植物媒介液浸标本观察 姜片虫的水生植物媒介有菱角、荸荠、菱白等。

5. 扁卷螺干制标本观察 姜片虫的中间宿主，形体扁平，体小呈棕黄色。

6. 病原学检验 直接涂片法。在洁净载玻片上滴加 1 滴生理盐水，取少许粪便涂布均匀，加上盖玻片，依次用低倍镜和高倍镜观察虫卵。

【注意事项】

1. 生理盐水不宜滴过多，以免污染显微镜。

2. 观察时光线应偏弱，过强会影响观察效果。

3. 粪便检查应一次连续检查三张涂片，以降低漏诊率。

【临床意义】粪便中检出虫卵是姜片虫病确诊依据。

【报告书写】绘制姜片虫卵图，并标注结构名称。

【思考题】

1. 简述姜片虫生活史及虫卵特征。

2. 姜片吸虫成虫内部结构特点是什么？

3. 比较分析肝吸虫和姜片虫在生活史上的异同点，试述其防治措施上的异同点。

实验五　日本血吸虫及卫氏并殖吸虫

（一）日本血吸虫

【实验目的】掌握日本血吸虫卵形态特征及毛蚴孵化法的操作方法；熟悉日本血吸虫成虫、毛蚴和尾蚴的形态特征，日本血吸虫水洗沉淀法、尼龙袋集卵法等的操作方法。

【实验材料】

1. 器材 光学显微镜、载玻片、盖玻片、竹板或牙签。

2. 标本 观察标本：日本血吸虫卵玻片染色标本、毛蚴玻片染色标本、尾蚴玻片染色标本。示教标本：活体毛蚴、活体尾蚴、成虫液浸标本、日本血吸虫寄生的兔肠系膜和肝病理标本、中间宿主钉螺标本。送检标本：患者粪便。

3. 试剂 生理盐水、日本血吸虫 ELISA 试剂盒、日本血吸虫感染模拟阳性血清。

【实验操作】

1. 日本血吸虫成虫液浸标本观察 虫体呈圆柱形，雄虫乳白色，虫体略向腹面弯曲；雌虫灰褐色，较雄虫细长，尤以虫体前半部更为纤细，一般雌雄成虫常呈合抱状态。

2. 日本血吸虫成虫玻片染色标本观察 ①雄虫口吸盘较小，在虫体最前端，腹吸盘较大，在离口吸盘不远的腹面，突出呈杯状。自腹吸盘以下，虫体两侧增宽并向腹面卷曲形成抱雌沟，直至尾端。7 个串珠状排列的睾丸，位于腹吸盘后方背侧。②雌虫虫体前端的口、腹吸盘较小而不明显。虫体中部略后处有一椭圆形的卵巢，从其后方发出一根输卵管向前与卵黄管相通进入卵模，再向前即为子宫，内含 50 ～ 100 个虫卵，卵黄腺布满虫体后部。

3. 日本血吸虫卵玻片标本观察 虫卵宽椭圆形，平均大小约为 89μm×67μm，淡黄色，壳薄无卵盖；一端旁侧有一小棘；成熟虫卵内含有毛蚴。

4. 日本血吸虫毛蚴玻片染色标本观察 呈梨形，前端稍突起，体外的纤毛有时在标本制作过程中可脱落，体前部中央有一个顶腺及一对头腺，后部有胚囊等构造。

5. 活体毛蚴标本示教 将含毛蚴的三角烧瓶放置在有黑色背景处，主要看瓶颈部，毛蚴在水中为白色梭状小物，多在水体上层做直线匀速游动，不遇阻碍不易改变方向。

6. 日本血吸虫尾蚴玻片染色标本观察 虫体分体部和尾部，体部长圆形，有口、腹吸盘，背吸盘两侧有 5 对穿刺腺，尾部末端分叉。

7. 活体尾蚴示教标本观察 活动时以尾部扭曲摆动，体部浮于水面，尾部悬于水面下并向前弯曲，呈逗点状。

8. 中间宿主钉螺标本观察 约 1cm 长，螺壳小，呈圆锥形或塔形，有 6～9 个螺旋，有厣。山区型螺壳光滑（称为光壳钉螺），平原型粗糙（有脊，称为肋壳钉螺），褐色深浅不一。

9. 日本血吸虫病病理标本观察

（1）成虫寄生的肠系膜 合抱成虫在肠系膜静脉寄生，部分黑色的雌虫深入肠壁血管。

（2）沉着虫卵的兔肝 满布虫卵结节，可与健康兔肝相比较，后者表面光滑无病变。

10. 病原学检验 粪便沉淀孵化法是依据血吸虫卵内的毛蚴在适宜温度的清水中，短时间内可孵出的特性而设计的方法，适用于早期血吸虫病患者的粪便检查。

（1）取新鲜粪便约 30g，置于搪瓷杯内，加少量清水，用竹板充分调成糊状。

（2）粪汁过滤于量杯内，并用清水冲洗粪渣至注满量杯。静置沉淀 30 分钟。

（3）小心倒去上面的粪水，留沉渣。

（4）加清水至满量杯，静置沉淀 20 分钟。

（5）倒去上面的粪水，如此反复清洗数次，直至上面的水澄清为止。倒去上面的水，吸取沉渣涂片镜检。

（6）将镜检血吸虫卵阴性的沉渣倒入 250mL 三角烧瓶内，加清水至近瓶口，置 20～30℃的环境中孵化。

（7）经 4～6 小时后，肉眼或放大镜观察结果。观察时眼平视瓶颈部，如见水面下有白色点状物做直线来往游动，即是毛蚴。必要时也可用吸管将毛蚴吸出镜检。如无毛蚴，每隔 4～6 小时（24 小时内）观察一次。

11. 免疫学检验 血吸虫感染后，虫体抗原和虫卵抗原可刺激机体产生相应抗体，因而可通过免疫学 ELISA 方法检测血清中特异性抗体进行诊断。另外还可通过检测虫体释放进入机体血液或体液中抗原分子即循环抗原以明确诊断，检出循环抗原表明宿主体内有活虫体的存在，可反映现症或活动性感染。

【注意事项】

1.粪便沉淀毛蚴孵化法观察时光线应偏弱，过强会影响观察效果。

2. 粪便检查应一次连续检查三张涂片，以降低漏诊率。

3. 沉淀孵化法需注意控制孵化温度，最适宜的温度是 25～30℃。

4. 孵化用水。实验证明毛蚴孵化与水的渗透压有关，在生理盐水中毛蚴孵出率降低到 10%～15%，而在 1.2% 的盐水中毛蚴无法孵化。因而常用清水（城市中需用去氯水）进行孵化。

【临床意义】粪便中发现虫卵或孵化发现毛蚴，是日本血吸虫感染的确诊依据；血清中检出血吸虫特异性抗体可作为血吸虫病辅助诊断依据。血液中检出循环抗原可作为血吸虫病现症感染或临床评价治疗效果的依据。

【报告书写】绘制日本血吸虫卵图，并标注结构名称。

【思考题】

1. 简述日本血吸虫生活史及虫卵特征。

2. 日本血吸虫成虫寄生在肠系膜静脉内，为什么能用粪便沉淀孵化法来诊断日本血吸虫病？

（二）卫氏并殖吸虫

【实验目的】掌握卫氏并殖吸虫成虫和虫卵的形态特征及主要的病原学检验方法；熟悉主要致病机制及对人体的危害。

【实验材料】

1. 器材 光学显微镜、载玻片、盖玻片、牙签、一次性塑料量杯等。

2. 标本 观察标本：卫氏并殖吸虫卵染色玻片标本。示教标本：卫氏并殖吸虫成虫液浸标本及染色玻片标本、囊蚴玻片标本、中间宿主示教标本。送检标本：患者 24 小时痰液。

3. 试剂 10% NaOH 溶液、生理盐水。

【实验操作】

1. 卫氏并殖吸虫成虫液浸标本观察 虫体为椭圆形，呈半粒黄豆状，虫体肥厚，背面略隆起，腹面扁平；大小一般为（7.5～12）mm×（4～6）mm；灰白色，半透明。

2. 卫氏并殖吸虫成虫玻片标本观察 口腹吸盘大小相似，口吸盘位于虫体前端，腹吸盘位于虫体腹面中线前缘。两只肠管沿虫体两侧形成 3～4 个弯曲达到虫体后端，末端为盲端。两个指状分支睾丸左右并列于虫体后部 1/3 处；分叶状的卵巢与盘旋成团的子宫左右并列于虫体中部，子宫内充满虫卵。

3. 卫氏并殖吸虫卵玻片标本观察 低倍镜下呈金黄色，椭圆形，左右多不对称，大小为（80～118）μm×（48～60）μm，前端较宽，有扁平卵盖，后端稍窄。卵壳厚薄不匀，后端往往增厚，卵内含有 1 个卵细胞和 10 多个卵黄细胞。

4. 卫氏并殖吸虫囊蚴玻片标本观察 低倍镜下呈圆球形或椭圆形，平均直径 400μm，颜色为乳白色，有内外两层囊壁，外薄内厚，内含一条卷曲的幼虫，两侧可见波浪状肠管，中央为充满黑色颗粒的大排泄囊。

5. 中间宿主示教 第一中间宿主川卷螺：中等大小，壳高 10～20mm，壳质坚硬，塔锥形，具6～7个螺层，壳顶常残缺不齐，呈黄褐色、褐色或黑色。第二中间宿主为溪蟹、蝲蛄等。

6. 病原学检验

（1）直接涂片法 在洁净载玻片上滴加1滴生理盐水，取少许咳出的带铁锈色的痰液涂布均匀，加上盖片，依次用低倍镜和高倍镜观察有无虫卵。

（2）虫卵浓集法 收集患者24小时的痰液，倾入量杯中，加等体积10%的NaOH溶液，摇匀，静置6～8小时，倾去上清液，取沉渣镜检有无虫卵。

7. 免疫学检验

（1）皮内试验 以卫氏并殖吸虫虫体抗原溶液在前臂屈侧皮内注射，24～48小时后观察局部红肿硬结情况。

（2）ELISA 检测血清中肺吸虫特异性抗体，其敏感性高可达94%以上。

【注意事项】

1. 显微镜观察时光线应偏弱，过强会影响观察效果。

2. 痰液应取清晨新鲜痰液或24小时痰液。

【临床意义】痰液检出虫卵可作为卫氏并殖吸虫病确诊依据；皮内试验仅用于卫氏并殖吸虫病普查筛选；血清中检出肺吸虫特异性抗体可用于辅助诊断和流行病学调查。

【报告书写】

1. 绘制卫氏并殖吸虫卵图并标出主要结构。

2. 标注卫氏并殖吸虫成虫形态结构名称。

【思考题】

1. 简述卫氏并殖吸虫卵特征。

2. 简述卫氏并殖吸虫生活史。

（赖 娟）

第三节 绦虫检验

实验六 链状带绦虫及肥胖带绦虫

【实验目的】掌握链状带绦虫（猪带绦虫）和肥胖带绦虫（牛带绦虫）虫卵的形态特点；熟悉两种带绦虫成虫、孕节及囊尾蚴的形态特征及其鉴别要点。

【实验材料】

1. 器材 光学显微镜。

2. 标本 观察标本：猪带绦虫和牛带绦虫的孕节、虫卵玻片标本，带绦虫卵玻片标本。示教标本：猪带绦虫和牛带绦虫的成虫浸制标本；猪囊尾蚴浸制标本；米猪肉病理标本。

【实验操作】

1. 带绦虫卵玻片标本观察 两种带绦虫虫卵光镜下难以区分。高倍镜观察，虫卵呈球形或近球形，直径31～43μm，卵壳薄，极易脱落，胚膜厚，棕黄色，具放射状条纹，卵内含一球形的六钩蚴，有 3 对小勾。

2. 猪带绦虫囊尾蚴浸制标本观察　囊尾蚴为卵圆形、白色半透明的囊状体，约黄豆大小，囊内充满透明的囊液，囊壁内面有一米粒大的小白点，即向内收缩的头节。

3. 猪带绦虫成虫液浸标本观察　虫体背腹扁平，带状，长 2 ～ 4m，前端较细，向后逐渐扁阔，整体节片较薄，略透明呈乳白色。头节小，近球形，直径 0.6 ～ 1mm，颈部纤细，直径约为头节之半，链体由 700 ～ 1000 个节片构成。幼节的宽大于长，成节近方形，具发育成熟的雌、雄生殖器官各一套。孕节最大，为窄长的长方形。

4. 牛带绦虫成虫液浸标本观察　虫体长 4 ～ 8m，整体节片肥厚不透明。头节略呈方形，直径 1.5 ～ 2.0mm，链体由 1000 ～ 2000 节片构成。幼节宽大于长，成节近方形，具发育成熟的雌、雄生殖器官各一套，孕节最大。

5. 猪带绦虫孕节玻片观察　低倍镜下，孕节内子宫由主干向两侧分支，每侧 7 ～ 13 支，子宫分支排列不整齐，子宫内充满虫卵。

6. 牛带绦虫孕节玻片观察　低倍镜下，子宫由主干向两侧分支，较整齐，每侧为 15 ～ 30 支，呈树枝状，子宫内充满虫卵。

【注意事项】

1. 所有标本均应在低倍镜下查找，然后转到高倍镜观察。

2. 观察病理标本时注意轻拿轻放。

【临床意义】粪便中检出虫卵或节片可作为绦虫病确诊依据，但不能确定虫种；粪便淘洗法寻找孕节和头节，可判定虫种和明确疗效。组织活检、影像学检查用于囊虫病的诊断。

【报告书写】绘制带绦虫卵图，并标注结构名称。

【思考题】

1. 简述链状带绦虫及肥胖带绦虫的形态区别。

2. 简述感染猪带绦虫卵的方式及猪囊尾蚴病的危害。

实验七　细粒棘球绦虫及微小膜壳绦虫

【实验目的】掌握微小膜壳绦虫卵的形态特点，头节的形态特点；熟悉棘球蚴的结构特征；了解两种绦虫成虫的形态特点。

【实验材料】

1. 器材　光学显微镜。

2. 标本　观察标本：细粒棘球绦虫成虫玻片标本、原头蚴（头节）、微小膜壳绦虫卵。示教标本：微小膜壳绦虫成虫浸制标本；棘球蚴浸制标本。

【实验操作】

1. 微小膜壳绦虫卵观察　低倍镜下发现可疑虫卵，转换高倍镜观察。虫卵圆球形或近球形，无色透明，大小为（48 ～ 60）μm ×（36 ～ 48）μm，卵壳很薄，内有较厚的胚膜，胚膜两端略突起并由该处各发出 4 ～ 8 根丝状物，在卵壳和胚膜之间形成一极丝层。胚膜内含有一个六钩蚴。

2.微小膜壳绦虫成虫浸制标本观察　虫体乳白色，长 5～80mm，头节球形。链体由 100～200 节片构成，所有节片均宽大于长并往后逐渐增大。

3.细粒棘球绦虫成虫观察　低倍镜下，虫体较小，体长 2～7mm，有头节，未成熟节片、成熟节片、孕节各一节组成。头节梨形，其上有 4 个吸盘，中央有一顶突，顶突上有两圈小钩。成节结构与带绦虫相似。孕节位于虫体最后，其内子宫向两侧形成袋状分支，含有大量的虫卵。

4.原头蚴（头节）观察　镜下头节椭圆形，镜下可见缩入的吸盘、顶突及小钩，由于吸盘重叠，常见两个吸盘。

5.棘球蚴浸制标本观察　虫体为大小不等、乳白色、半透明的囊状体，囊内充满无色或淡黄色的囊液，脱落的原头蚴、生发囊及小的子囊悬浮于囊液中。

【注意事项】
1.所有标本均应在低倍镜下查找，然后转到高倍镜观察。
2.观察病理标本时注意轻拿轻放。

【临床意义】粪便中检出虫卵是微小膜壳绦虫病的确诊依据。手术摘除棘球蚴或从痰液、腹腔积液等中检出棘球蚴砂是确诊棘球蚴病的依据，免疫学试验和影像学检查是棘球蚴病的主要辅助诊断方法。

【报告书写】绘制微小膜壳绦虫卵图，并标注结构名称。

【思考题】简述棘球蚴的基本结构。

（曹　爽）

第四节　阿米巴检验

实验八　溶组织内阿米巴及结肠内阿米巴

【实验目的】掌握溶组织内阿米巴滋养体、包囊形态特征；了解结肠内阿米巴滋养体、包囊形态特征。

【实验材料】
1.器材　光学显微镜、载玻片、盖玻片。
2.标本　观察标本：溶组织内阿米巴滋养体、阿米巴包囊玻片标本；结肠内阿米巴滋养体及阿米巴包囊玻片标本。示教标本：阿米巴结肠壁溃疡病理标本及病理切片标本；阿米巴肝脓肿病理标本。送检标本：新鲜的稀便或脓血。
3.试剂　碘液、生理盐水。

【实验操作】
1.溶组织内阿米巴滋养体玻片标本（铁苏木素染色）观察　油镜下，细胞质呈灰蓝色，细胞核一个，呈圆形，核仁位于中央，核膜内缘有一圈大小相等、排列整齐、染色较深的核染色质粒。核膜与核仁之间有核丝相连。细胞质中有被吞噬的红细胞呈黑蓝色。

2.溶组织内阿米巴包囊玻片标本（铁苏木素染色）观察　油镜下，包囊呈圆球形，蓝黑色，直径 10 ~ 20μm。外有囊壁，较薄，内有细胞核 1 ~ 4 个，核的形状与滋养体细胞核相同，但较小。拟染色体着色深，为蓝黑色，呈棍棒状，两端钝圆，糖原泡为空泡状。拟染色体和糖原泡在未成熟包囊中较常见。

3. 溶组织内阿米巴包囊玻片标本（碘液染色）观察 油镜下，包囊呈圆球形，直径 10 ~ 20μm，棕黄色，囊壁较薄，内含 1 ~ 4 个核。未成熟包囊含核 1 ~ 2 个，有糖原泡，拟染色体呈透明棒状；成熟包囊有 4 个核，糖原泡和拟染色体多已消失。

4. 结肠内阿米巴滋养体玻片标本（铁苏木素染色）观察 油镜下，体积通常略大于溶组织内阿米巴滋养体，内外质分界不明显，内质食物泡多个，内含细菌、酵母菌及淀粉粒等碎屑，不含红细胞。有一个圆形细胞核，核仁较大，多偏位，核膜内缘染色质粒大小不一，排列不整齐。

5. 结肠内阿米巴包囊玻片标本（铁苏木素染色）观察 油镜下，包囊呈类圆形或圆球形，蓝黑色，直径 10 ~ 35μm，明显大于溶组织内阿米巴包囊。核 1 ~ 8 个，核仁大而偏位。未成熟包囊常有较大的糖原泡，拟染色体常不清晰，似碎片或草束状，二端尖细不整。

6. 阿米巴结肠壁溃疡病理标本及病理切片标本观察 肉眼可见结肠黏膜面有大小不一的溃疡，溃疡之间黏膜正常。镜下可见：①溃疡口小底大，呈烧瓶状；②溃疡周围组织可见到肠腔型滋养体；③有大量红细胞和白细胞浸润。

7. 阿米巴肝脓肿病理标本观察 肉眼可见：①肝右叶有脓腔，常为单个；②脓腔周围组织坏死，使腔壁不整齐；③脓腔内有部分未被溶解的结缔组织，形成肝组织支架。

8. 病原学检验

（1）**生理盐水涂片法** 适用于急性肠阿米巴病患者滋养体的检查。①在载玻片上加 1 滴生理盐水，用竹签挑取新鲜的稀便或脓血便于生理盐水中，充分混匀涂片。②加盖玻片先用低倍镜观察找到活动虫体，再转高倍镜仔细观察滋养体。

（2）**碘染色法** 适用于带虫者或慢性患者症状间歇期成形粪便中包囊的检查。①在玻片上滴 1 滴碘液，取新鲜粪便标本涂成薄片。②加盖玻片，置高倍镜下观察；一次涂片检查阳性率仅约 30%，应反复多次检查，以提高检出率。

9. 免疫学检验 由于阿米巴病病原学检验容易漏检，免疫学检验具有重要的辅助诊断价值，尤其是对于肠外阿米巴病的诊断。采用酶联免疫吸附试验（ELISA）等方法检测患者血清中抗溶组织内阿米巴滋养体的特异性 IgG 和 IgM，敏感性、特异性均较好，但特异性 IgG 抗体可在患者的血液中存在 10 年以上，难以区别是新近感染还是既往感染。近年来利用单克隆抗体检测血清和唾液中 Gal/GalNAc 黏附凝集素抗原，可用于溶组织内阿米巴早期感染和疗效考核，也可以鉴别溶组织内阿米巴和迪斯帕内阿米巴。

10. 分子生物学检测 针对溶组织内阿米巴设计特异性引物，应用 PCR 等核酸扩增法对患者的排泄物、穿刺物及活体组织等提取的 DNA 进行扩增反应。结合电泳分析，从而鉴别溶组织内阿米巴和其他阿米巴原虫。

【注意事项】

1. 所有标本均应在低倍镜下查找，然后转到高倍镜观察。

2. 观察病理标本时注意轻拿轻放。

3. 生理盐水涂片查找滋养体时要应用新鲜粪便迅速检测，注意保温，置4℃不宜超过4～5小时。盛标本的容器要清洁、干燥，不要混入化学药物、尿液或其他生物，防止虫体活力降低或死亡。

4. 碘染色法查找包囊应反复多次检查，以提高检出率。

【临床意义】脓血便或稀便做生理盐水涂片查大滋养体主要应用于急性阿米巴痢疾或阿米巴肠炎患者。成型粪便做碘液染色查包囊主要应用于慢性感染者。

【报告书写】绘制溶组织内阿米巴滋养体图，并标注结构名称。

【思考题】

1. 粪便中可查见哪几种阿米巴包囊？

2. 在粪便中检查阿米巴滋养体或包囊时要注意什么？

（曹　爽）

第五节　孢子虫检验

实验九　疟原虫

【实验目的】掌握血膜中间日疟原虫、恶性疟原虫红内期各阶段形态特征；了解间日疟原虫子孢子、囊合子形态。

【实验材料】

1. 器材　光学显微镜。

2. 观察标本　间日疟原虫的早期滋养体、晚期滋养体、未成熟裂殖体、成熟裂殖体及配子体玻片标本；恶性疟环状体和配子体玻片标本。

【实验操作】

1. 间日疟早期滋养体观察　此阶段被寄生的红细胞无变化。虫体胞质少，淡蓝色，中间有一大空泡，胞质被空泡挤压成环状；胞核位于虫体一侧，红色，胞质与胞核形似宝石戒指，环状体直径约为红细胞直径的1/3。

2. 间日疟晚期滋养体观察　又称为大滋养体，此阶段被寄生的红细胞胀大，体积增大可达1倍，红细胞的颜色变浅，胞质内出现红色的薛氏小点。环状体进一步发育，虫体增大，伸出伪足，形态多变，胞质中出现棕黄色的杆状或烟丝状散在疟色素。

3. 间日疟未成熟裂殖体观察　大滋养体发育到一定阶段，虫体逐渐变圆，胞质尚未分裂，疟色素增多，空泡消失，核开始分裂为2个以上。

4. 间日疟成熟裂殖体观察　此阶段红细胞明显胀大，颜色变浅，并有薛氏点出现。核分裂至12～24个时，原虫胞质开始进行分裂，疟色素聚集成堆，不参与胞质分裂，分裂后的每一小部分胞质分别包绕1个胞核，形成裂殖子。

5. 间日疟配子体观察　此阶段红细胞显著胀大，疟原虫充满整个红细胞。分为雌、雄配子体，配子体内疟色素均散在分布，雌配子体主要特征为核较小而致密，染成深红色，位于虫体边缘，胞质深蓝色；雄配子体核较大而疏松，染成淡红色，位于虫体中央，胞质为淡紫红色或淡蓝色。

6. 恶性疟环状体观察 细胞质少，呈环状，较纤细，占红细胞直径的 1/6 ~ 1/5。核小常具有 2 个，细小，点状。通常 1 个红细胞可见到 2 个以上环状体寄生，虫体多贴在红细胞边缘。

7. 恶性疟配子体观察 分为雌、雄配子体，呈半月形或香蕉形，其所寄生的红细胞常因胀破而不见或仅能见到部分，附在配子体凹面的一侧，疟色素围绕于核的周围。雄配子体两端较钝，呈香蕉形，核较大，核质疏松，呈淡红色，位于虫体中央；雌配子体两端较尖，呈新月形，核较小而致密，深红色，位于虫体中央。

【注意事项】

1. 所有标本均应在低倍镜下查找，然后转到油镜观察。

2. 掌握显微镜的细调节器，通过它的上下移动，若红蓝色块与红细胞在同一平面而具有一定的轮廓结构属疟原虫，反之则为异物。

【临床意义】厚薄血涂片法检出各期疟原虫虫体是确诊疟疾的依据。

【报告书写】绘制间日疟原虫和恶性疟原虫薄血膜各期形态图，并标注结构名称。

【思考题】

1. 间日疟原虫和恶性疟原虫两种疟原虫环状体和配子体的形态有何区别？

2. 简述间日疟原虫再燃与复发的关系。

实验十　弓形虫

【实验目的】掌握弓形虫滋养体、包囊的形态特征；了解卵囊形态特征。

【实验材料】

1. 器材 光学显微镜。

2. 观察标本 弓形虫滋养体、包囊及卵囊玻片标本。

【实验操作】

1. 弓形虫滋养体（瑞氏染色玻片标本）观察 又称速殖子，油镜下，虫体显弓形或月牙形。一端较尖，一端钝圆；一边扁平，另一边隆起。细胞核紫红色，位于虫体中央，胞质蓝色，有少量颗粒。

2. 弓形虫包囊（瑞氏染色玻片标本）观察 油镜下，包囊呈圆形或椭圆形，直径 5 ~ 100μm，囊壁不着色，囊内有数个到数千个不等的缓殖子，与速殖子形态相似，但虫体较小，核偏后。

3. 弓形虫卵囊观察 油镜下，卵囊为圆形或椭圆形，具有两层光滑透明的囊壁，成熟的卵囊内含 2 个孢子囊，每个孢子囊含 4 个子孢子，相互交错在一起，呈新月形。

【注意事项】

1. 所有标本均应在低倍镜下查找，然后转到油镜下观察。

2. 掌握显微镜的细调节器，通过其上下移动，区分异物和虫体。

【临床意义】各组织、细胞或体液中发现滋养体为弓形虫病的确诊依据，但检出率较低，因此免疫学方法临床更为常用。

【报告书写】绘制弓形虫滋养体形态图，并标注结构名称。

【思考题】

1. 简述弓形虫包囊、假包囊和卵囊的区别。

2. 简述弓形虫的致病机制。

（曹 爽）

第六节 鞭毛虫检验

实验十一 杜氏利什曼原虫

【实验目的】掌握杜氏利什曼原虫无鞭毛体的形态特征；熟悉前鞭毛体的形态特征。

【实验材料】

1. 器材 光学显微镜、载玻片、蜡笔。

2. 标本 观察标本：杜氏利什曼原虫无鞭毛体及前鞭毛体瑞氏染色标本。送检标本：骨髓穿刺液、皮肤活检组织液。

3. 试剂 瑞氏染色液、蒸馏水或自来水。

【实验操作】

1. 杜氏利什曼原虫无鞭毛体（瑞氏染色）观察 又称利杜体。油镜下，虫体寄生于巨噬细胞内，呈圆形或椭圆形，巨噬细胞胞核常被挤向一侧。虫体较小，约 $2.8\mu m \times 4.4\mu m$。胞质淡蓝色或淡红色，核紫红色，大而圆，常靠近虫体的细胞表膜。动基体呈小杆状，前侧有一点状基体并向前发出鞭毛根，为紫红色。

2. 杜氏利什曼原虫前鞭毛体（瑞氏染色）观察 高倍或油镜下，虫体长，呈梭形，前端钝圆，后端尖细，细胞核圆形，紫红色，位于虫体中部，胞质染成淡蓝色。动基体位于虫体前部，基体在动基体之前，由基体发出一根前鞭毛，着色为紫红色。

3. 病原学检验

（1）穿刺检查 骨髓穿刺涂片最常用，穿刺部位多选择髂骨。其次是淋巴结穿刺或活检。穿刺物涂片，瑞氏染色镜检。

（2）皮肤活组织检查 在皮肤结节处用消毒针头刺破皮肤，取少许组织液，或用手术刀刮取少许组织做涂片，瑞氏染色镜检。

（3）体外培养 涂片中无鞭毛体数量少，虫体小，又无明显运动，鉴别有一定困难，将上述穿刺物接种于 NNN 培养基，$22 \sim 25$℃培养 1 周，可获得大量运动活泼的前鞭毛体，再进行镜下检查。

（4）动物接种 将上述穿刺物接种于易感动物（仓鼠等）腹腔内，$1 \sim 2$ 个月后取动物脾脏、肝脏做印片涂片，瑞氏染色、镜检。

4. 免疫学检验

（1）检测血清中的循环抗体 常用酶联免疫吸附试验、间接血凝试验、间接免疫荧光抗体等方法。

（2）检测循环抗原　常用单克隆抗体抗原斑点试验，敏感性、特异性均较好。由于循环抗原含量与宿主体内虫体含量相关，故检测循环抗原可用于判定疗效和预后。

（3）利什曼素皮内试验　将含有前鞭毛体的抗原进行皮下注射，用等量抗原稀释液作为对照，48 小时后观察结果，注射部位出现红色团块或团块大于对照者为皮试阳性。该法可用于黑热病流行病学调查。

5. 分子生物学检测　PCR 法检测利什曼原虫 DNA，特异性、敏感性均较高，并可用于鉴别利什曼原虫地理株。

【注意事项】

1. 所有标本均应在低倍镜下查找，然后转到高倍镜或油镜观察。
2. 骨髓穿刺液、皮肤活检组织液涂片时戴好手套，注意防护。
3. 应注意与播散型组织胞浆菌病鉴别，骨髓涂片所见到的组织胞浆菌与利什曼原虫相似但无动基体。

【临床意义】穿刺检查、培养法、皮肤活组织检查出无鞭毛体是诊断黑热病的可靠依据。免疫学检查和分子生物学检查常用于黑热病的筛查。

【报告书写】绘制杜氏利什曼原虫无鞭毛体和前鞭毛体形态图，并标注结构名称。

【思考题】黑热病如何开展病原学检验？

实验十二　阴道毛滴虫及蓝氏贾第鞭毛虫

【实验目的】掌握阴道毛滴虫滋养体、蓝氏贾第鞭毛虫滋养体的形态特征；熟悉蓝氏贾第鞭毛虫包囊的形态特征。

【实验材料】

1. 器材　电热恒温培养箱、光学显微镜、载玻片、盖玻片。

2. 标本　观察标本：阴道毛滴虫滋养体瑞氏染色标本；蓝氏贾第鞭毛虫滋养体和包囊铁苏木素染色玻片标本。送检标本：阴道后穹隆分泌物、尿液沉淀物、前列腺液。

3. 试剂　生理盐水。

【实验操作】

1. 阴道毛滴虫滋养体（瑞氏染色）观察　滋养体呈梨形或椭圆形，胞质淡蓝色，细胞核一个，为椭圆形泡状核，紫红色，位于虫体前 1/3 处，虫体前端有五颗排列成环形的基体，从此发出四根前鞭毛和一根后鞭毛。后鞭毛借波动膜与虫体连接。波动膜较短，位于虫体前 1/2 处，为虫体的运动器官。轴柱一根，纵贯虫体，并从后端伸出。

2. 蓝氏贾第鞭毛虫滋养体（铁苏木素染色）观察　油镜下，虫体染成蓝黑色，呈纵切的半个倒置梨形，两侧对称，前端钝圆，向后渐细，背面隆起，腹面前半部凹陷形成吸盘。胞质呈颗粒状，两个吸盘背侧有圆形泡状核并列于虫体中线两侧，核内各有一个大的核仁位于中央，两核之间有两条平行纵贯全虫的轴柱，沿轴柱发出 4 对鞭毛，分别是前鞭毛、中鞭毛、腹鞭毛和后鞭毛各一对。

3. 蓝氏贾第鞭毛虫包囊（铁苏木素染色）观察　高倍镜或油镜下，包囊呈椭圆形，长 8 ～ 14μm，宽 7 ～ 10μm，囊壁较厚，与虫体间有明显的间隙。未成熟包囊内含 2

个细胞核，成熟包囊有 4 个核，核多偏于一端。囊内可见到鞭毛、丝状物及轴柱等。

4. 阴道毛滴虫病原学检验

（1）在玻片上滴加生理盐水 1 滴。

（2）取阴道后穹隆的分泌物、尿液沉淀物或前列腺液标本与生理盐水进行混合涂片。如室温较低时可将涂片置 37℃恒温培养箱内孵育 5 分钟以增强虫体的活力。

（3）先在低倍镜下进行观察，找到呈摇摆方式运动的虫体后转高倍镜进行观察。

【注意事项】

1. 所有标本均应在低倍镜下查找，然后转到高倍镜或油镜观察。

2. 室温较低时（＜20℃），为增加阴道毛滴虫滋养体的检出率，要将标本与生理盐水的混合物置于 37℃恒温培养箱内孵育 5 分钟再镜检。

【临床意义】 生理盐水涂片法、涂片染色法、培养法检查出滋养体可作为感染阴道毛滴虫的确诊依据。粪便检查、十二指肠引流液检查出蓝氏贾第鞭毛虫滋养体或包囊可作为感染蓝氏贾第鞭毛虫的确诊依据。

【报告书写】

1. 绘制阴道毛滴虫滋养体形态图，并标注结构名称。

2. 绘制蓝氏贾第鞭毛虫滋养体和包囊形态图，并标注结构名称。

【思考题】

1. 简述阴道毛滴虫、蓝氏贾第鞭毛虫滋养体的形态区别。

2. 简述蓝氏贾第鞭毛虫、溶组织阿米巴包囊的形态区别。

（曹　爽）

第七节　节肢动物检验

实验十三　螨虫

（一）疥螨

【实验目的】 掌握疥螨成虫及虫卵的形态特征；熟悉疥螨的病原学检验方法；了解疥疮的临床表现。

【实验材料】

1. 器材 体视镜、一次性无菌注射器针头、无菌手术刀片、载玻片、盖玻片、酒精灯。

2. 标本 观察标本：疥螨成虫玻片标本、卵玻片标本、幼虫及若虫玻片标本。送检标本：皮肤丘疹刮取物。

3. 材料 消毒的矿物油或甘油。

【实验操作】

1. 疥螨成虫玻片标本观察 ①形状：虫体外形似龟，略呈圆形或椭圆形，背面隆起，无眼，无气门；②大小：雄螨长 0.2～0.3mm；雌螨长 0.3～0.5m；③颜色：乳白色或淡黄色；④结构特点：颚体短小，螯肢呈钳状，尖端具小齿；体表遍布波状横纹，躯体背面有鳞片状皮棘及成对的杆状刚毛和长鬃，腹面有足 4 对，粗短呈圆锥状，分为前后 2 组，组间距离较大。

2.疥螨卵玻片标本观察　虫卵呈长椭圆形，大小约 180μm×80μm，乳黄色，壳薄。

3.疥螨幼虫玻片标本观察　形似成虫，大小为（120～160）μm×（100～150）μm，3 对足，前 2 对足末端具有吸垫，后 1 对足末端各具长鬃。

4.疥螨若虫玻片标本观察　形似成虫，前若虫长约 0.16mm，后若虫长约 0.22～0.25mm，躯体腹面第 4 对足之间具生殖毛 2 对，第 1～3 对足各有转节毛 1 根。

5.病原学检验

（1）刮片法　在未经抓破的皮肤丘疹处滴少许消毒的矿物油，用消毒的外科手术刀片平刮数下，直至油滴内有小血点为度。如此连刮数个丘疹后，将刮取物合并移至载玻片上的油滴内，加盖玻片镜检。

（2）针挑法　用消毒的注射器针头沿隧道从外向内挑破皮肤直至隧道尽端。光亮处可挑出针尖大小灰白色疥螨，置载玻片上，滴加甘油或矿物油，加盖玻片镜检。

（3）体视镜镜检法　让患者将手及掌腕部置于体视显微镜下，检查者利用 45°角入射的强光源，在其指侧及掌腕等嫩薄皮肤的皮损处观察，可看到患者的疥螨隧道及其内的疥螨形态。

【注意事项】

1.镜下查见疥螨成虫或卵均可确诊。

2.刮片法刮检的丘疹应是新出的未经搔抓的炎性丘疹。

3.使用的注射器针头或外科手术刀片均需在酒精灯火焰上消毒。

【临床意义】 从皮损处检出虫体或虫卵可作为疥疮的确诊依据。

【报告书写】 书写疥螨的病原学检验方法。

【思考题】

1.疥疮有哪些临床表现？

2.疥螨的病原学检验有哪些注意事项？

（二）蠕形螨

【实验目的】 掌握蠕形螨成虫的形态特征；掌握蠕形螨的病原学检验方法；了解蠕形螨感染的临床表现。

【实验材料】

1.器材　痤疮压迫器、弯镊子、乙醇棉球、载玻片、盖玻片、透明胶带。

2.标本　观察标本：蠕形螨成虫玻片标本。送检标本：皮脂腺分泌物或刮下的皮屑。

3.试剂　甘油、75% 酒精。

【实验操作】

1.蠕形螨成虫玻片标本观察　低倍镜下，虫体细长，蠕虫状，乳白色，半透明。成虫长 0.1～0.4mm，虫体分颚体、足体和末体三部分。颚体宽短呈梯形，螯肢 1 对，针状；足体腹面有足 4 对，粗短呈套筒状；末体细长，体表有明显的环状横纹。毛囊蠕形螨较长，末端较钝圆；皮脂蠕形螨较粗短，末端略尖，呈锥状。

2. 病原学检验

（1）压迫法 用经 75% 乙醇消毒的痤疮压迫器从鼻沟或鼻尖向脸颊用力刮拭，然后用消毒的弯镊子将挤压出的皮脂腺分泌物或刮下的皮屑挑至载玻片上，加一滴甘油，均匀涂开，加盖玻片，镜检。

（2）透明胶纸粘贴法 从透明胶带上剪下数段 3～4cm 长胶条，于晚上睡前分别贴于额、鼻尖、鼻沟、脸颊等处，次日起床轻轻揭下，贴于载玻片上，低倍镜下检查。

【注意事项】

1. 镜下查见蠕形螨即可确诊。

2. 挤压刮拭涂片法操作时可用痤疮压迫器、回形针、耳勺或沾水钢笔尖的钝端等代替弯镊子，但使用前均须消毒。

3. 滴加甘油后静置 20 分钟再镜检，可使虫体更加清晰。

【临床意义】从毛囊或皮脂腺分泌物中查获虫体可作为蠕形螨感染的确诊依据。

【报告书写】描述蠕形螨的病原学检验方法。

【思考题】

1. 蠕形螨寄生于人体有哪些临床表现？

2. 毛囊蠕形螨和皮脂蠕形螨在形态学方面有哪些主要区别？

（三）粉螨

【实验目的】熟悉粉螨成虫的形态特征；熟悉粉螨的病原学检验方法；了解粉螨对人体的危害。

【实验材料】

1. 器材 显微镜、载玻片、盖玻片、离心试管、无菌痰液和尿液收集杯。

2. 标本 观察标本：粉螨成虫玻片标本、卵玻片标本。送检标本：粪便、痰液、尿液。

3. 试剂 10%NaOH、生理盐水。

【实验操作】

1. 成虫玻片标本观察 低倍镜镜下观察可见：①形状：长椭圆形，粉末状；②大小：长 120～500μm；③颜色：白色，半透明；④结构特点：体表常有大量的长毛，角皮薄，半透明。前端背面有一盾板，无气门及气门沟，前后体之间有一明显的凹陷。螯肢呈钳状，腹面足 4 对，跗节末端有一爪。

2. 卵玻片标本观察 呈椭圆形，其体积占成螨体躯比例较大。

3. 病原学检验 粪便标本可以采用直接涂片法或沉淀浓集法；痰液标本可采用消化沉淀法，即收集患者清晨深咳咳出的痰液，或留取患者 24 小时痰液，加等量 10% NaOH 消化 2 小时，离心后取沉渣镜检；尿液标本可采用离心沉淀法，即取离心后沉渣镜检。

【注意事项】收集痰液、尿液等标本的容器必须清洁，以免受到污染而影响检查结果。

【临床意义】从粪便、痰液、尿液中查获粉螨虫体即可作为肠螨病、肺螨病、尿螨病的确诊依据。

【报告书写】

1. 绘制粉螨成虫图。

2. 描述粉螨的病原学检验方法。

【思考题】

1. 粉螨寄生于人体有哪些临床表现？

2. 如何进行粉螨的病原学检验？

（杨胜辉）

第八节　综合性实验

实验十四　寄生虫检验在中医临床的应用 – 检测寸白虫

中国古代医籍中记录了人体内存在一种被称为寸白虫或白虫的寄生虫。早在公元217年《金匮要略》中即有"白虫"和"寸白虫"的记载，公元610年巢元方在《诸病源候论》中将该虫描述为"长一寸而白色、形小扁"，并指出"寸白虫，九虫之一虫也，连绵成串如带状，长丈余"，因炙食肉类而传染。"白虫"和"寸白虫"在西医学中被称为绦虫，寄生于人体的带绦虫主要有猪带绦虫（又称链状带绦虫）与牛带绦虫（又称肥胖带绦虫），两种带绦虫的成虫均寄生于人的小肠，其孕节和虫卵随粪便排出体外，被猪、牛等中间宿主吞食后，在其体内发育为囊尾蚴。人因误食生的或半生的含活囊尾蚴猪肉、牛肉而被感染，引起猪带绦虫病或牛带绦虫病。人也作为猪带绦虫的中间宿主，引起猪囊尾蚴病。

猪带绦虫与牛带绦虫的成虫寄生于人的小肠上段，以头节固着于肠壁，孕节从链体上脱落，随粪便排出，因而可在粪便中查到孕节及虫卵，也可在肛门周围查到虫卵。使用槟榔、南瓜子等药物驱虫后还可在粪便中查到完整虫体。

猪囊尾蚴可在人体的多个部位寄生，对于皮下或浅表部位的囊尾蚴结节常采用手术摘除活检。眼部的囊尾蚴病可用检眼镜检查来发现；对于脑和深部组织的囊尾蚴可用X线、B超、CT和MRI等现代影像设备来检查，并可结合临床表现等做出诊断。也可用免疫学方法如IHA、ELISA等，检测患者血清、脑脊液中的IgG、IgG4、IgM等抗体或循环抗原。

【实验目的】掌握猪带绦虫和牛带绦虫与诊断有关的形态学特征；掌握猪带绦虫病、牛带绦虫病及猪囊尾蚴病的病原学检验方法；熟悉猪囊尾蚴病的免疫学检验方法。

【实验材料】

1.器材　光学显微镜、电热恒温培养箱、酶标仪、冰箱、微量加样器、离心机、眼科镊、载玻片、盖玻片、透明胶带、滤纸、1mL注射器、竹签或牙签。

2.试剂　生理盐水、50%胆汁生理盐水、墨汁或卡红染液、南瓜子、槟榔、硫酸镁、抗猪囊尾蚴抗体 ELISA 试剂盒、猪囊尾蚴循环抗原（circulating antigen，CAg）检测试剂盒、7% 聚乙二醇（PEG）溶液、PBS–T 溶液、蒸馏水。

【实验操作】

1. 猪带绦虫与牛带绦虫虫卵检验　猪带绦虫的虫卵可随粪便排出或黏附在肛门周围，而牛带绦虫的孕节蠕动能力强，常主动逸出肛门，受挤压破裂后虫卵黏附在肛周皮肤。因而，可通过粪检、透明胶纸法或肛门拭子法检查虫卵。

（1）粪便生理盐水直接涂片法　①在干净、无油渍的载玻片上滴 3 大滴生理盐水。②用竹签挑取米粒大小的粪便，在生理盐水中调匀涂开，涂膜长约 4cm，宽约 1.8cm。③首先用低倍物镜找到视野，再转换至高倍物镜仔细观察虫卵形态。阅读式顺序检查以防漏检。

（2）透明胶纸法　①将市售透明黏性胶带纸（宽约 1.5cm）剪成稍长于载玻片片段，将其黏于洁净的载玻片上，将其胶面的一端重叠，便于用手揭开胶带。②由助手分开受检者臀部，使其肛门及会阴部附近皮肤皱褶尽量暴露，揭开胶带，使用胶带中央段的胶面在肛门周围的皱褶皮肤黏附，以利黏着虫卵。然后将透明胶带的黏面再复位到玻片上，将玻片置于显微镜下镜检。

2. 成虫和节片检查　猪带绦虫与牛带绦虫成虫在小肠内寄生，其孕节可随粪便排出体外，因而可通过在粪便内检获虫体而进行诊断（表 6-3）。

（1）检查孕节　①猪带绦虫病患者可收集 24 小时粪便，收集白色、蠕动的节片。多数牛带绦虫病患者会自带排出的孕节前来就诊。②将节片平置于两张载玻片之间，轻压后对光观察子宫分支数目，以确定虫种，此法适用于快速检查和虫种鉴定。③当子宫分支不清楚时，将孕节用清水清洗后，用滤纸吸干虫体表面的水分，用 1mL 注射器，4 号针头，抽取墨汁或卡红染液少许，从孕节中央子宫主干处进针，缓慢推注墨汁或卡红染液于子宫腔内，可见染液进入后充满各子宫分支，水洗多余染液，将孕节夹于两载玻片之间，压片观察并计数子宫分支情况，确定虫种。

（2）检查粪便内成虫链体或头节　①首先服驱虫药驱虫（取南瓜子、槟榔各 60 ～ 80g，清晨空腹时先服南瓜子，1 小时后服槟榔煎剂，半小时后再服 20 ～ 30g 硫酸镁导泻），然后收集粪便，查找成虫链体。成虫链体呈乳白色，扁平带状，分节，常断成几段。②发现头节后，用眼科镊子或竹签轻挑于载玻片上，加生理盐水 1 ～ 2 滴（50 ～ 100μL），低倍镜下观察。依据头节等特征做出虫种鉴定。

表 6-3　牛带绦虫与猪带绦虫的形态区别

区别点	猪带绦虫	牛带绦虫
节片	较薄、略透明	较厚、不透明
头节	球形，具有顶突和 2 圈小钩，25 ～ 50 个	略呈方形，无顶突及小钩
成节	卵巢分为 3 叶，即左右两叶和中央小叶	卵巢只分 2 叶
孕节	子宫分支不整齐，每侧 7 ～ 13 支	子宫分支较整齐，每侧 15 ～ 30 支
囊尾蚴	头节具顶突和小钩	头节无顶突和小钩

3. 猪囊尾蚴检查　囊尾蚴寄生于人体皮下及肌肉组织内，手术摘取病变组织，通过压片或体外培养检查头节进行诊断。

（1）直接压片法　手术摘取皮下或肌肉组织内的结节，取出内囊，用 1mL 注射器抽出囊液后置于两载玻片之间，轻轻压平，低倍镜下检查有无头节，猪带绦虫囊尾蚴头节的结构与成虫头节相同，近似球形，具有被内外两圈头钩围绕的顶突和 4 个吸盘。

（2）猪囊尾蚴孵化法　剥离手术摘取的皮下结节或肌肉包块结节的内囊，置于50% 胆汁生理盐水中，于 37℃温箱中孵化，活囊尾蚴多在 10 ～ 60 分钟可见头节伸出，检查头节即可确诊。

此外，免疫学检验常作为猪囊尾蚴病的实验室辅助诊断。常用酶联免疫吸附试验检测抗囊尾蚴抗体、囊尾蚴循环抗原（CAg）等。

【注意事项】

1. 粪便涂片时要求涂膜厚度适当，厚薄标准通常以置于报纸上能隐约看到字迹为合适。

2. 涂片上的粗粪渣颗粒应去除，斜放盖玻片，避免气泡出现和液体溢出。

3. 为减少漏检，每份标本涂片 2 ～ 3 张，对可疑患者应进行多次检查以提高检出率。

4. 透明胶纸法或肛门拭子法检查时应充分暴露肛门及会阴部附近皮肤。

5. 对可疑患者应行多次检查以提高检出率。

6. 链状带绦虫卵与肥胖带绦虫卵在光镜下无法区别，检出的虫卵只能报告为带绦虫卵。

7. 收集虫体时动作要轻，勿使头颈断裂丢失。

8. 鉴定孕节片时应戴橡皮手套以防止虫卵的感染。

9. 送检的节片若已干，可用清水或生理盐水泡软后再检查。

10. 使用过的器皿应做消毒处理，以防止虫卵或囊尾蚴污染环境。

11. 做免疫学检验时，要提前将 ELISA 试剂盒在室温中平衡半小时后方可使用。

12. 对于脑型患者，可同时检测血清和脑脊液 CAg，以提高检出率。

【临床意义】从粪便中或肛周皮肤检出带绦虫卵可作为带绦虫病确诊依据。从粪便中检出头节或孕节后可作为带绦虫感染及虫种的鉴别诊断依据。从手术摘取的皮下结节或肌肉包块中检出囊尾蚴可确诊猪囊虫病。从血清或脑脊液中检出抗囊尾蚴抗体可作为猪囊虫病辅助诊断依据；检出 CAg 可作为猪囊虫病现症感染的依据，但部分棘球蚴病患者也可呈阳性，应注意临床鉴别。

【报告书写】

1. 绘制带绦虫卵图，并标出主要结构名称。

2. 绘制猪带绦虫和牛带绦虫头节和孕节图，并标出主要结构名称。

3. 书写 ELISA 检测抗囊尾蚴抗体的实验报告。

【思考题】

1. 检验带绦虫时，如何鉴定其虫种？

2. 如何确定带绦虫治疗的效果？

3. 检测猪囊尾蚴 CAg 时要注意哪些事项？

实验十五　寄生虫检验在中医临床的应用 – 检测疟疾

疟原虫是导致人类疟疾的病原体。寄生人体的疟原虫包括间日疟原虫、恶性疟原虫、三日疟原虫、卵形疟原虫和诺氏疟原虫5种。我国主要有间日疟原虫和恶性疟原虫。疟原虫需要人和雌性按蚊两个宿主，在蚊体内进行有性生殖，人体内进行无性生殖。雌蚊叮人吸血时子孢子进入人体，先经肝细胞内的裂体增殖发育为裂殖子，再侵入红细胞内经裂体增殖发育为配子体，进入蚊体内经配子生殖和孢子增殖发育为子孢子。

本病的实验诊断主要是取患者外周血做厚、薄血膜片，经吉氏或瑞氏染色后镜检疟原虫各期虫体。免疫学技术和分子生物学诊断方法也在临床和现场检测方面开始应用和普及。

【实验目的】掌握间日疟原虫和恶性疟原虫红细胞内期各期形态特征；熟悉厚、薄血膜法的操作方法。

【实验原理】疟原虫寄生于红细胞，取患者外周血做厚、薄血膜片，经吉氏或瑞氏染色后，显微镜下可以鉴别疟原虫的虫种和虫期。薄血膜上疟原虫的形态容易识别，但检出率低；厚血膜中所取标本量多，原虫集中易于检出，但是原虫形态难以辨认，故两者同时制在同一张玻片上，便于疟疾的实验诊断。

【实验材料】

1. 器材　离心机、显微镜、载玻片、采血针等。

2. 试剂　甲醇、吉氏染液（或瑞氏染液）、75%乙醇棉球、甲醇等。

【实验操作】取一张洁净无油脂的载玻片，另取一张两端平整无凹凸的载玻片，做推片用。

1. 采血　一般选择患者耳垂或指尖（以左手无名指为宜）取血，婴儿通常从大拇趾第二趾骨腹面针刺采血。用75%乙醇棉球消毒取血部位皮肤，待干后用左手拇指和食指捏住采血部位，右手持针迅速刺入皮肤，待血液流出或轻轻挤出血滴，供制作涂片用，采血完毕用干棉球轻压伤口止血。

2. 制片　①薄血膜的制作：取1滴血（其量如绿豆大小）于洁净载玻片的右端，用左手拇指和中指夹持其两端，将推片的边缘中点与血滴接触，并与载玻片呈30°～45°角，待血滴沿推片边缘向两侧展开后，立即由右向左迅速推成薄血膜。理想的薄血膜要求红细胞均匀地铺成一层，无裂痕，其末端凸出呈舌尖形。②厚血膜的制作：取血2滴，用推片的一角接触刺血点上的血滴，置载玻片上，并从里向外做旋转涂布，制成直径为0.8cm大小的圆形膜，厚薄要均匀，然后平置桌上，待自然干燥。③厚、薄血膜同片制作：用目测法将载玻片从右到左等分成6格，厚血膜涂在第3格中央，薄血膜涂在第4格前缘至第6格中部，第1、2格可用于贴标签，制作厚、薄血膜方法同上（图6-1）。

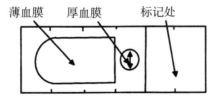

图6-1　标准血膜的位置

3. 染色 血膜自然晾干后可染色镜检。

（1）瑞氏染色法

1）厚血膜需先溶血，溶血方法：滴加数滴蒸馏水于晾干的厚血膜上，使红细胞溶解，待血膜呈灰白色时，将水倒去，晾干。

2）用玻璃蜡笔在制作好的血膜两端各划一竖线，滴加瑞氏染液数滴，使其布满血膜，染液中含甲醇，0.5～1分钟将血膜固定，然后加等量冲液或蒸馏水，轻摇载玻片，使之与染液混匀，很快液面出现灿铜色膜，经3～5分钟染色后，用缓冲液、蒸馏水或自来水冲洗。晾干后镜检。

（2）吉氏染色法

1）取吉氏染液原液，用pH值7.0～7.2的磷酸缓冲液稀释10～20倍。

2）厚血膜不需固定，薄血膜先用甲醇固定（如厚血膜在同一张载玻片上，切勿延及厚血膜），干后滴加稀释的吉氏染液，布满血膜（如大批染片，可置入染色缸），染20～30分钟，用自来水冲洗，晾干后镜检。

4. 镜检 在检查薄血膜过程中，有时遇见与疟原虫形态类似的物体，应注意区别排除。如单个血小板附于红细胞上，易误认为环状体或成长中的滋养体。成堆的血小板误以为成熟的裂殖体。血小板的形状多样，或呈圆形、卵圆形，有时呈不规则多角形，其长径为红细胞的1/4～1/3。血小板中央部常呈紫红色颗粒状结构，周边部分着色浅，但不如疟原虫紫红色胞核与浅蓝色胞质分得清楚。此外，还有染色液沉淀颗粒及偶有细菌、真菌、尘粒、白细胞碎片重叠于红细胞上，很像环状体和成长中的滋养体。但这些物质大多呈一种颜色，如细调显微镜焦距，可以看出它们与红细胞不在同一水平面上。厚血膜中疟原虫比较集中（一个视野可见到的细胞数约相当于20个薄血膜视野），但厚血膜经溶血后，红细胞轮廓已消失，原虫皱缩变形，虫体比薄血膜中的略小，有的原虫胞质着色很深，胞核模糊不清，初学者较难识别。检验人员必须经过一段时间的严格训练，在充分掌握薄血膜中各种疟原虫的形态特征后，才能认清厚血膜中的疟原虫。当厚、薄血膜涂在同一片时，应先检查厚血膜上的疟原虫，如鉴定虫种有困难，可再仔细观察薄血膜，以提高镜检效果。

【注意事项】

1. 推片时的力和速度要均匀，如取血量多，夹角宜小；取血量小，则夹角可大些。

2. 瑞氏染色时切勿倾去染液再用水冲洗，以免血膜上沉着染料颗粒，影响镜检。如厚、薄血膜涂在同一张载玻片上，先在厚、薄血膜中间及两侧用蜡笔各划一条竖线，滴蒸馏水于厚血膜上，使之溶血，待血膜干后，与薄血膜一起染色。

3. 稀释的吉氏染液宜用时现配，否则易产生沉淀，影响染色效果。大批染片时，应根据染色时的条件，如不同患者的血片，染色时的室温、染液稀释程度、冲洗水的pH值等情况不同，先试染少量血片，摸索出染色效果最佳的时间和条件，再大批染片。

4. 吉氏染色时间应随染液稀释情况做适当的调整，染液浓度高，染色时间可短些，反之则长。

【临床意义】应用厚薄血涂片法检出各期疟原虫虫体是确诊疟疾的依据。

【报告书写】书写厚、薄血膜法检查疟原虫的实验报告。

【思考题】

1. 试述间日疟原虫生活史与发作的关系。

2. 如何从厚血膜上鉴别间日疟原虫与恶性疟原虫？

3. 如何鉴别血片上着色的疟原虫疑似物？

4. 厚、薄血膜同片制作法有何优缺点？

（杨胜辉）

第九节　单元讨论

临床寄生虫学检验技术是将人体寄生虫学研究与现代实验诊断学技术有机结合的一门现代科学技术，可为临床寄生虫疾病的诊断、治疗及疗效评估提供重要依据和支撑。中医药古籍中有大量寄生虫病的记载和描述，如"长虫""伏虫""寸白虫""瘴气""疟寒病"等，如何科学解释这些古籍所载，阐明其科学内涵，揭示其病因病机，临床寄生虫学检验技术就显得尤为重要。

一、寄生虫检验技术为诸虫证提供诊断依据

在中医临床实践中，寄生虫学检验指标可作为中医诸虫证辨证论治的实验依据，将寄生虫病原学、免疫学和分子生物学的检验与中医的辨证论治相结合，丰富了中医病因学的科学内涵。如血吸虫病，古代文献多称为"蛊"或"水蛊"，《诸病源候论·水蛊候》说："此由水毒气结聚于内，令腹渐大，动摇有声，常欲饮水，皮肤粗黑，如似肿状，名水蛊也。"现代寄生虫检验技术可通过检获患者粪便和直肠活组织中的血吸虫卵或血清中的特异性抗体进行水蛊病的诊断。又如，中医古籍所载的"疟寒病"，古代医家多认为是由吸入来自沼泽和湿地的某种恶浊气体"瘴气"所致，而现代寄生虫检验技术已经证实，"瘴气"其实就是传播疟疾的按蚊，而疟疾则可以通过从患者外周血液中查到疟原虫的环状体、裂殖子、裂殖体或配子体而获得诊断。

二、寄生虫检验技术诠释中医药作用机理及疗效

多成分、多途径、多靶点是中医药的重要特色和优势。中药中的活性单体成分众多，作用机制复杂多样，在中医诸虫证的发生、发展、转移等多个阶段发挥了多种疗效。如李鑫辉在水蛊病（血吸虫病）的辨证论治中提出，"本病急性期以杀虫、解蛊毒为主，辅以解表清里、滋养气阴为基本治则，力求灭虫彻底，以达到根治目的"。又如在疟疾的治疗中，中医药也积累了丰富的经验，其主要治则和治法是截疟祛邪。利用寄生虫检验技术可以证实中药及其有效成分可以杀灭红细胞内的裂殖体和裂殖子，以及肝细胞内的休眠子，防止疟疾的再燃与复发，从而诠释了传统中医药防治寄生虫疾病的科学内涵，并促进中医药的传承与创新。

（杨胜辉）

第七章　临床分子生物学检验技术 ▷▷▷▷

　　临床分子生物学检验技术是以 PCR、分子杂交及芯片、DNA 测序及分析为核心技术，通过分析内源性和外源性基因的存在、结构及表达的变化，为疾病的预防、诊治和转归提供分子水平信息的一门学科。随着分子生物学检验技术越来越多地应用于感染性疾病、遗传性疾病、肿瘤等复杂性疾病的诊断和治疗中，临床分子生物学检验已成为医学检验技术专业的主干课程。

　　临床分子生物学检验技术的主要检测对象为 DNA 或 RNA，因此，掌握核酸基本操作技术是对学生的基本要求。本章通过核酸的分离纯化和鉴定、核酸扩增、印迹技术、核酸测序及分析实验等，使学生掌握分子生物学常用技术的基本原理、基本操作和基本技能。通过综合性实验，使学生熟悉临床常用分子生物学检验项目，理解分子生物学技术在医学检验中的应用优势和局限，训练学生解决临床实际问题的能力。

第一节　核酸的分离、纯化与鉴定技术

实验一　基因组 DNA 的分离与纯化

　　【实验目的】掌握酚抽提法分离纯化组织细胞基因组 DNA 的基本操作；熟悉基本原理。

　　【实验原理】酚抽提法是以含 EDTA、SDS 且无 DNA 酶的裂解缓冲液裂解细胞，经蛋白酶 K 处理后，用 pH 值 8.0 的 Tris– 饱和苯酚进行抽提。混合物离心后分三层，上层为含核酸和多糖的水相，中层为不溶性变性蛋白质，下层为含变性蛋白和细胞残渣的酚层。重复抽提 DNA 至一定纯度后，根据不同需要进行透析或沉淀处理，获得所需大小范围的高纯度 DNA 样品。

　　其中，SDS 为阴离子去垢剂，主要引起细胞膜的裂解并能乳化脂质和蛋白质，与脂质和蛋白质结合沉淀，使组织中蛋白与 DNA 分子分离。SDS 的非极性端与膜磷脂结合，极性端使蛋白质变性降解，因此具有降解 DNA 酶的作用。EDTA 为二价金属离子螯合剂，能够降低膜稳定性，抑制细胞中 DNA 酶的活性，使 DNA 分子完整地以可溶形式存在于溶液中。苯酚可以使蛋白质变性沉淀，也可抑制 DNA 酶活性。pH 值 8.0 的 Tris 缓冲液能够保证抽提后的 DNA 进入水相，而避免滞留于蛋白质层。氯仿或异戊醇用于抽提除去蛋白质，氯仿还可除去 DNA 溶液中微量酚的污染。得到的 DNA 溶液经乙醇沉淀可进一步纯化。为获得高纯度 DNA，操作中常加入核糖核酸酶（ribonuclease，RNase）除去 RNA。

【实验材料】

1. 器材 微量移液器、EP 管、高速离心机、水浴箱、冰箱。

2. 试剂 组织细胞裂解液（商品化）、Tris 缓冲液（Tris buffered saline，TBS）、蛋白酶 K、无水乙醇、70% 乙醇、3mol/L 醋酸钠（NaAc）（pH 值 5.2）、TE 缓冲溶液（Tris-EDTA buffer solution，TE）（pH 值 8.0）、氯仿 - 异戊醇（24∶1）、Tris- 饱和苯酚（pH 值 8.0）、核糖核酸酶 A、酸性柠檬酸葡萄糖（acid citrate dextrose，ACD）抗凝剂。

【实验操作】

1. 根据标本类型，采用以下方法之一作为步骤 1。

（1）血液标本：新鲜血液与 ACD 抗凝剂按 6∶1 进行混匀，抗凝血 1500r/min 离心 10 分钟，弃上清。

（2）组织标本：取新鲜或冰冻组织块 0.3 ～ 0.5cm³，剪碎，加入 TE 缓冲液 400μL 进行匀浆。转入试管中，加等体积的 2× 组织细胞裂解液混匀。或从液氮中取出组织于陶瓷研钵中，加少许液氮研碎后将粉末转入试管（液氮操作时应注意手和眼睛的保护，以免冻伤）。

（3）细胞样品：若为贴壁细胞，将 25cm² 细胞培养瓶内生长的细胞（约 10^7 个）用预冷 1mL TBS 缓冲液冲洗 2 次，以细胞刮刀收集于 TBS 中。1000r/min 离心 5 分钟，弃上清。或用胰酶消化后再离心收集细胞沉淀。若为悬浮细胞，将细胞悬液转移入离心管，1000r/min 离心 5 分钟，弃上清。1mL TBS 缓冲液重悬细胞沉淀，1000r/min 离心 5 分钟，弃上清。

2. 将以上各种来源的样品加入组织细胞裂解液 400 ～ 500μL，混匀于 37℃孵育 20 分钟。

3. 加入适量蛋白酶 K，使其终浓度达到 100μg/mL，混匀，55℃水浴 1 小时。

4. 当反应液冷却至室温时，加入和裂解液等体积的 Tris- 饱和苯酚，缓慢颠倒混匀 1 分钟；加入等体积氯仿充分混匀 1 分钟，12000r/min 离心 10 分钟，将上清液（约 500μL）转移至新 EP 管。

5. 重复步骤 4，直至离心后液面上没有白色蛋白质存在（可重复 2 ～ 3 次）。

6. 加 1/2 体积氯仿 / 异戊醇（24∶1），轻柔混匀 1 分钟，12000r/min 离心 10 分钟。将上清液转移至新 EP 管。

7. 加 1/10 体积 3mol/L NaAc（pH 值 5.2）混匀，再加入 2 倍体积 -20℃预冷无水乙醇，充分混匀，置 -20℃ 1 小时。

8. 12000r/min 离心 10 分钟，弃上清液，加入 1mL 预冷的 70% 乙醇洗涤 2 分钟。

9. 12000r/min 离心 10 分钟，弃上清，将残液尽量吸干。真空抽干或自然晾干（勿使 DNA 沉淀完全干燥，否则极难溶解，加热可促其溶解）。

10. 加入 TE 缓冲液 20 ～ 50μL 溶解沉淀，置 -20℃保存。

【临床意义】核酸分离纯化的总原则应保证核酸一级结构的完整性，排除其他分子如蛋白质、脂类、糖类、有机溶剂、无机盐等污染。在基因组 DNA 分离纯化时，应去除 RNA 的污染。通过本实验方法获得的 DNA 片段长度在 100 ～ 200kb，可进一步作为 PCR 的模板、适用于 Southern 分析以及构建基因组文库等。

【注意事项】

1. 所配试剂 pH 值要准确，否则影响结果，Tris- 饱和苯酚的 pH 值必须接近 8.0，以防离心后 DNA 滞留于水酚双相的交界面上（该层主要为蛋白质）。

2. 蛋白酶 K 在正式使用前应做预试验，明确其活性大小。

3. 细胞裂解液中含足量 RNase A，可彻底裂解 RNA。

4. 提取过程中，染色体或发生机械断裂，产生大小不同的片段，因此在提取基因组 DNA 时应尽量在温和的条件下操作，如尽量减少苯酚、氯仿重复抽提次数，混匀过程要轻缓，以保证得到较长的 DNA 片段。

【思考题】

1. 基因组 DNA 提取操作过程为什么要尽量温和？

2. Tris- 饱和苯酚进行抽提混合物离心后出现的分层是什么？

3. 试分析影响基因组 DNA 浓度和纯度的因素。

实验二　RNA 的分离与纯化

【实验目的】 掌握 Trizol 法提取组织细胞总 RNA 的基本操作；熟悉基本原理。

【实验原理】 Trizol 试剂中的主要成分为异硫氰酸胍和苯酚。Trizol 法以含 4mol/L 的异硫氰酸胍与 0.1mol/L 的 β- 巯基乙醇的变性溶解液裂解细胞，然后在 pH 值 4.0 的酸性条件下，用酚/氯仿抽提裂解液，最后通过异丙醇沉淀与 75% 的乙醇洗涤来制备总 RNA。

其中，异硫氰酸胍可裂解细胞，解离核蛋白体，使 RNA 释放溶解。在 β- 巯基乙醇的协同作用下，高浓度的 4mol/L 异硫氰酸胍可以有效抑制 RNA 酶的活性，从而避免 RNA 降解，保证 RNA 提取的产量和完整性。pH 值 4.0 的酸性环境既有利于 DNA 的变性，又有利于 RNA 的分离。酸性苯酚可促使 RNA 进入水相溶解，离心后可形成水相层和有机层，使 RNA 与有机相中的 DNA 和蛋白质分离。酚与氯仿联合使用去除蛋白的效果更好，加速有机相和水相的分层。氯仿还能够抑制 RNA 酶的活性，并通过使酚脱水防止 RNA 丢失，同时可用于去除酚的残留。

【实验材料】

1. 器材　1.5mL 无 RNA 酶 EP 管、无 RNA 酶微量移液器枪头、微量移液器、低温高速离心机、涡旋振荡器。

2. 试剂　Trizol 试剂（商品化）、氯仿、异丙醇、无水乙醇、DEPC 水、蒸馏水。

【实验操作】

1. 根据标本类型，采用以下方法之一作为步骤 1。

（1）血液标本：对全血标本处理后，收集单个核细胞用于总 RNA 的提取。操作如下：①取 4mL 淋巴细胞分离液置于试管中待用。②取 4mL 等量生理盐水稀释后的 EDTA 抗凝血，将稀释液沿管壁缓慢加至分离液上面，应注意保持两者界面清晰。③室温条件以 2000r/min 离心 20 分钟。④弃上层血浆，吸取单个核细胞层悬浮液转入新 EP 管中。⑤加入等体积的生理盐水混匀，2000r/min 离心 10 分钟，弃上清。重复 3

次。⑥在细胞沉淀中加入适量（500μL～1mL）Trizol 试剂，混匀后静置 10 分钟，使其充分裂解。

（2）组织标本：取新鲜或冰冻组织块 0.3～0.5cm³，剪碎，放入匀浆器中，加入适量（500μL～1mL）Trizol 试剂研磨，直至无明显组织块即可。超低温冻结的组织样本称量后，迅速转移至用液氮预冷的研钵中，用研杵研磨组织，研磨过程中需不断加入液氮，直至研磨成粉末状。将研磨成粉末状的样品转移至匀浆管，加入适量 Trizol 试剂，在冰浴中进行匀浆，直至匀浆液呈无颗粒状。将匀浆液转移至离心管，室温条件下静置 10 分钟。

（3）细胞样品：收集细胞样品至离心管内，在洗涤离心后的细胞沉淀中加入 1mL 的 Trizol 试剂，反复吹打，直至裂解液中无明显沉淀。在室温条件下静置 10 分钟，使其充分裂解。

2. 4℃条件以 12000r/min 离心 5 分钟。

3. 吸取上清液，移入新的 EP 管中，切勿吸取到沉淀。

4. 加入 1/5 体积（200μL）的氯仿，剧烈振荡 15 秒，室温静置 5 分钟。

5. 4℃条件以 12000r/min 离心 5 分钟。

6. 吸取管内上层水相液体 200～500μL 至新 EP 离心管内；加入与吸入液体等体积（200～500μL）的异丙醇，上下轻柔混匀 15 秒，室温静置 10 分钟。

7. 4℃条件以 12000r/min 离心 10 分钟。

8. 弃管内上清液；加入 1mL 现配预冷处理的 75% 乙醇洗涤沉淀，混匀后 4℃条件以 12000 r/min 转速离心 5 分钟。

9. 弃管内上清液，室温下静置 5～10 分钟，使管内残余乙醇充分挥发。

10. 加入 30～50μL DEPC 水反复吹打，使沉淀充分溶解。

11. 提取的 RNA 立即进行反转录，避免 RNA 降解。剩余的总 RNA 可进行分装，于 -80℃保存备用。

【临床意义】异硫氰酸胍 - 苯酚 - 氯仿一步法适用于从培养细胞到大多数动物、人体组织标本中分离纯化总 RNA。该法获得的 RNA 完整性和纯度均较高，可用于点杂交、Northern 杂交、合成 cDNA 及构建 cDNA 文库等。

【注意事项】

1. 为防止唾液和汗液中 RNA 酶的作用，可对操作台进行 75% 酒精消毒处理，实验提取全程必须佩戴一次性手套和口罩。对实验器具进行高压灭菌，进一步去除 RNA 酶的污染。

2. 配套匀浆器对 RNA 提取至关重要，正常顺利研磨 3～5 次即可将组织碾碎，如不顺利，反复研磨时间过长可能会加重 RNA 降解。

3. 在吸取上层水相时，不要吸到或碰到位于水相和有机相之间的蛋白质沉淀，否则会导致提取的 RNA 纯度偏低。

【思考题】

1. 试分析提取过程中导致 RNA 浓度偏低的原因。

2. 试分析提取过程中影响 RNA 纯度的因素。

实验三　紫外分光光度法测定核酸的浓度和纯度

【实验目的】掌握紫外分光光度法测定核酸浓度和纯度的原理和方法；了解基本原理。

【实验原理】核酸、核苷酸及其衍生物上具有共轭双键，在紫外光区有较强吸收，其吸收峰为260nm。因此，测定核酸溶液260nm处的吸光度值即可计算样本DNA和RNA的浓度。实际DNA或RNA的光密度值不仅与总含量有关，也与其构型相关。当$OD_{260}=1$时，dsDNA浓度约为50μg/mL，ssDNA浓度为37μg/mL，RNA浓度约为40μg/mL，寡核苷酸浓度约为30μg/mL。

蛋白质中含有芳香族氨基酸，在280nm处有较强的吸收光，而盐和小分子在230nm处有较强吸收光。当核酸样品中含有蛋白质、酚或其他小分子污染物时，会影响核酸吸光度测定的准确性。利用紫外分光光度仪可同时测得同一核酸样品的OD_{260}和OD_{280}，计算其比值来衡量样品的纯度。纯净DNA样本OD_{260}/OD_{280}比值为1.8，纯净RNA样本OD_{260}/OD_{280}比值为2.0，比值升高或降低均提示核酸样品不纯，混入了其他杂质。

【实验材料】

1. 器材　石英比色皿、紫外分光光度仪、微量移液器、微量移液器枪头、EP管。

2. 试剂　蒸馏水、TE缓冲溶液。

【实验操作】

1. 紫外分光光度计开机，进入初始化状态，初始化完成后，进入主界面。

2. 用蒸馏水洗涤石英比色皿，加入1mL的TE缓冲液，放入样品室的样品池架上，关上盖板。

3. 设定狭缝后校零。

4. 将待测样品适当稀释（取DNA 5μL或RNA 4μL，用TE缓冲液稀释至1000μL），记录编号和稀释度。

5. 把装有已稀释待测样品的比色皿放进样品室的样品架上，关闭盖板。

6. 设定紫外光波长，分别测定260nm和280nm波长时样品的OD值。

7. 计算结果：

$$双链DNA样品浓度（μg/μL）=OD_{260}×稀释倍数×50/1000$$

$$RNA样品浓度（μg/μL）=OD_{260}×稀释倍数×40/1000$$

【临床意义】紫外分光光度法适用于GC含量均匀的基因组DNA、RNA、cDNA等核酸样品的浓度和纯度鉴定。其检测灵敏度为0.25μg/mL，对于浓度更低的样品，建议采用灵敏度更高的荧光光度法。

【注意事项】

1. 核酸纯度$=OD_{260}/OD_{280}$，纯净DNA样本OD_{260}/OD_{280}比值为1.8，当$OD_{260}/OD_{280} > 1.9$表明有RNA污染，< 1.6表明有蛋白质、酚等污染。纯净RNA样本OD_{260}/OD_{280}比值为2.0，当$OD_{260}/OD_{280} > 2.0$表明可能存在异硫氰酸残存，< 1.7表明有蛋白质、酚等污染。

2.若样品不纯，则比值发生变化，此时无法用紫外分光光度计法对核酸进行定量，可使用其他方法进行估算。

【思考题】

1. 什么是 OD_{260}/OD_{280} 比值？其反映核酸纯度的依据是什么？

2. 试分析 DNA 样品 OD_{260}/OD_{280} 偏低或偏高的意义。

3. 试分析 RNA 样品 OD_{260}/OD_{280} 偏低或偏高的意义。

实验四　核酸片段的琼脂糖凝胶电泳

【实验目的】掌握核酸片段琼脂糖凝胶电泳的方法；熟悉基本原理。

【实验原理】琼脂糖凝胶电泳是用琼脂糖作为支持介质的一种电泳方法，其兼具"分子筛"和"电泳"的双重作用，是分离和纯化 DNA 片段的常用方法。

琼脂糖是从琼脂提取的一种线型结构多糖聚合物，具有亲水性，但不带电荷，是一种很好的电泳支持物。琼脂糖由 D- 半乳糖和 3,6- 脱水半乳糖通过化学键连接交替形成重复双糖结构，大量琼脂糖依靠氢键等次级键相互盘绕形成绳状琼脂糖束，构成大网孔型凝胶。琼脂糖凝胶构成的网络结构，使分子通过时会受到一定阻力，分子量越大，受到的阻力越大，因此起到了"分子筛"的作用。当琼脂糖加热至 90℃左右，即形成清澈透明的液体，在 40 ~ 45℃时凝固，将熔化液倒入胶模中，凝固后形成固体基质作为电泳支持物。

DNA 分子在高于等电点的 pH 溶液中带负电荷，在电场中向正极迁移。由于糖磷酸骨架在结构上的重复性质，相同数量的双链 DNA 几乎具有等量的净电荷，因此它们能以同样的速度向正极方向移动。DNA 在碱性条件下（缓冲液 pH 值 8.0）带负电荷，在电场中通过琼脂糖凝胶介质向正极移动，不同 DNA 片段由于分子大小和构型不同，在电场中的泳动速率也不同。因此，利用琼脂糖凝胶电泳可分离 DNA 片段并检测其纯度和完整性。不同浓度琼脂糖凝胶可以分离的 DNA 片段大小见表 7-1。

核酸荧光染料如溴化乙啶（ethidium bromide，EB），可嵌入 DNA 分子碱基对间形成荧光络合物，经紫外线照射后，可用于 DNA 的示踪。DNA 分子在琼脂糖凝胶电泳中迁移受多种因素影响，如琼脂糖浓度、DNA 分子量、电泳电压、电泳温度、电泳缓冲液组成及其离子强度等。

表 7-1　琼脂糖凝胶浓度与线形 DNA 的最佳分辨范围

琼脂糖浓度	最佳线形 DNA 分辨范围（bp）
0.5%	1000 ~ 30000
0.7%	800 ~ 12000
1.0%	500 ~ 10000
1.2%	400 ~ 7000
1.5%	200 ~ 3000
2.0%	50 ~ 2000

【实验材料】

1. 器材　稳压稳流电泳仪、水平式凝胶电泳槽、微波炉、制胶装置、点样梳、凝胶成像系统。

2. 试剂　TBE 缓冲液（商品化）、蒸馏水、琼脂糖、溴化乙啶、DNA 样品、DNA Marker、DNA 上样缓冲液（商品化）。

【实验操作】

1. 胶板的制备

（1）配制足够用于电泳和制备凝胶所需要的 1×TBE 电泳缓冲液。

（2）准确称量琼脂糖粉，制备 1.5% 浓度的琼脂糖溶液，可用于 0.2 ～ 3kb 大小的线性 DNA 有效分离。在实际操作中，可根据需要选择适宜浓度的琼脂糖溶液用于分离不同大小的 DNA 片段。

（3）在锥形瓶的瓶颈上松松地包上一层厚纸，在沸水浴或微波炉中加热将琼脂糖溶解。

（4）当溶液冷却至 60℃时，加入溴化乙啶（用水配制成 10mg/mL 的贮存液）到终浓度 0.5μg/mL，充分混匀。

（5）放置点样梳，以便加入琼脂糖后形成完好的加样孔。将温热琼脂糖溶液倒入制胶装置中，凝胶的厚度在 3 ～ 5mm 之间，点样梳齿不穿透胶层，且尽量使梳子的齿下或齿间没有气泡产生。

（6）于室温放置 30 ～ 45 分钟，在凝胶完全凝固后，小心移去点样梳，将凝胶放入电泳槽中。在水平电泳槽中注入足量 1×TBE 电泳缓冲液，以没过胶面 1 ～ 2mm 为宜。

2. 加样　DNA 样品与 DNA 上样缓冲液（使终浓度为 1×）混合后，用微量移液器吸取适量混合物（不超过最大加样量），慢慢将混合物加至样品孔中，样品孔最大加样量一般为 20 ～ 30μL。在凝胶的左侧和右侧孔内同时加入等量 DNA Marker，用来确定样品 DNA 的大小。

3. 电泳　设置电压 120V，时间 15 分钟。为了获得电泳分离 DNA 片段的最大分辨率，电场强度不应高于 5V/cm，电泳时间可根据目的片段大小进行调整。当溴酚蓝指示剂移到距离胶板下沿约 1 ～ 2cm 处，停止电泳。

4. 观察记录结果　电泳结束后，紫外灯下观察橘红色荧光，或置凝胶成像系统中观察、拍照、分析结果。

【临床意义】核酸片段的琼脂糖凝胶电泳主要用于 PCR 扩增产物的分析鉴定、DNA 的回收、基因多态性分析和 Southern 及 Northern 杂交分析，如乙型肝炎病毒、淋病奈瑟球菌、结核分枝杆菌等基因产物的分析，以及镰状细胞贫血、α- 地中海贫血等致病基因点突变的检测等。此外，也可用于辅助分子生物学研究，如 DNA 是否重组、质粒是否切开等。

【注意事项】

1. 不同厂家、不同批号的琼脂糖，其杂质含量不同，可影响 DNA 的迁移及荧光背景的强度，应选择纯度质量好的琼脂糖。

2. 在电泳槽和凝胶中务必使用同一批次的电泳缓冲液，离子强度或 pH 的微小差异会在凝胶中形成前沿，从而影响 DNA 片段的迁移率。

3. 琼脂糖加热溶解过程中，必须使瓶内和壁上的琼脂糖颗粒完全溶解，又要防止水分蒸发过多而改变琼脂糖浓度。容器最好用三角瓶，以低于 1/3 容器容积的液体适宜。加热时用滤纸盖瓶口留出缝隙，以防瓶盖在加热时被蒸气冲开。

4. 凝胶制备时，凝胶中所加缓冲液应与电泳槽中的相一致，溶解的凝胶应及时倒入制胶膜具中，避免倒入前琼脂糖溶液凝固结块。灌胶时要避免气泡，有气泡可用吸头吸去。

5. 加样时枪头切不可刺破凝胶孔壁，否则样品漏出，DNA 带型不整齐。操作时对准加样孔在上方加样，样品会自动沉下。上样量不可过多，过多会造成加样孔超载，从而导致拖尾和弥散。

6. 电泳一般是在追踪染料泳动到胶的 80% 位置时停止。

7. 电泳系统的变化会影响 DNA 的迁移，加入 DNA 标准参照物进行判定非常必要。

8. 溴化乙啶是一种致癌化学物，使用含有溴化乙啶的溶液时应注意防护，也可使用溴化乙啶替代物或其他核酸染料进行检测。

9. 紫外线对眼睛有伤害，观察时注意防护。

【思考题】

1. 琼脂糖凝胶电泳时如何发挥"分子筛"和"电泳"的双重作用？
2. 试分析电泳 DNA 条带迁移不规则的原因。
3. 试分析电泳 DNA 条带模糊的原因。

（郭胜男）

第二节　核酸扩增技术

实验五　PCR 技术检测 GAPDH 基因

【实验目的】掌握聚合酶链式反应（polymerase chain reaction，PCR）检测的原理及方法；熟悉注意事项及临床意义。

【实验原理】PCR 是体外酶促合成特异 DNA 片段的一种方法，为常用的分子生物学技术。典型的 PCR 由变性（denature）、退火（annealing）、延伸（extension）三步组成一个循环，通过多次循环可使目的 DNA 呈 2^n 指数迅速扩增。一般经过 30 个左右循环，PCR 扩增产物可达到最大量的扩增。

甘油醛 -3- 磷酸脱氢酶（glyceraldehyde-3-phosphate dehydrogenase，GAPDH 或 G3PD）作为一种糖酵解蛋白在糖酵解过程中发挥重要作用。GAPDH 是管家基因，在各种组织和细胞中组成性表达。本实验以检测人的 GAPDH 基因为例介绍 PCR 技术，扩增所用上游引物序列为：5′-GCACCGTCAAGGCTGAGAAC-3′；下游引物序列：5′-TGGTGAAGACGCCAGTGGA-3′，扩增产物片段长度为 494bp。

【实验材料】

1.器材 PCR仪、凝胶成像分析系统、双重纯水蒸馏器、水平电泳槽、电泳仪、台式低速离心机、漩涡混匀器、微波炉或电炉、微量移液器及吸头、EP管（0.2mL）。

2.试剂

（1）DNA模板的提取：样本来源于人血液或组织，提取试剂同本章第一节实验一。

（2）PCR：dNTP溶液、Taq DNA聚合酶、上下游引物、10×PCR缓冲液、超纯水。

（3）琼脂糖凝胶电泳：试剂同本章第一节实验四。

【实验操作】

1.DNA模板的提取 操作详见本章第一节实验一。

2.PCR

（1）PCR的反应体系组成见表7-2，冰上操作。

表7-2 PCR的反应体系

试剂	用量（μL）
10×PCR Buffer	5
dNTP mixture	0.5
上游引物（10μmol/L）	1
下游引物（10μmol/L）	1
Taq DNA聚合酶（1U/μL）	1
DNA模板（10ng/mL）	1
dd H$_2$O	补足至50

以灭菌去离子水代替DNA模板作为PCR阴性对照，将上述反应成分加入0.2mL EP管，6000×g离心30秒，使液体沉至管底。

（2）整好反应程序和预热的PCR仪上进行扩增（PCR反应程序：94℃5分钟后，进入循环扩增阶段，94℃30秒，59℃30秒；72℃30秒，循环30次，最后在72℃保温5分钟）。

3.琼脂糖凝胶电泳 将扩增完后的离心管于6000×g离心30秒，取PCR产物3~5μL进行1.5%琼脂糖凝胶电泳分析。步骤同本章第一节实验四。

【临床意义】PCR技术具有敏感性和特异性高、操作简便的优点，在临床病原体、遗传病、肿瘤等疾病基因检测方面发挥着重要作用。

【注意事项】

1.PCR技术灵敏度高，极微量的污染也会造成扩增结果出现假阳性。

2.PCR实验应设立阴性对照反应。

3.PCR试剂、标本、模板DNA等应分别保存于不同功能区的冰箱中。

【思考题】

1.简述PCR技术的基本原理。

2.PCR引物设计应遵循哪些原则？

实验六 RT-PCR 技术检测 β-actin mRNA

【实验目的】掌握逆转录-聚合酶链反应（reverse transcription polymerase chain reaction，RT-PCR）的原理及方法；熟悉 RT-PCR 操作中的注意事项及临床意义。

【实验原理】RT-PCR 是将 RNA 的逆转录和 cDNA 的聚合酶链反应相结合的技术。提取组织或细胞中的总 RNA，以其中的 mRNA 作为模板，在逆转录酶的催化下，以 oligo（dT）、随机引物或基因特异性引物作为逆转录引物，合成互补的 cDNA，再以 cDNA 为模板进行 PCR 扩增，从而检测目的基因的表达。本实验以检测人的 β- 肌动蛋白（β-actin）mRNA 为例，PCR 扩增产物片段长度为 353bp，扩增所用上游引物序列：5′-GCTGGTCGTCGACAACGGCTC-3′；下游引物序列：5′-CAAACATGATCTGGGT-CATCTTCTC-3′。

【实验材料】

1. 器材 PCR 仪、台式离心机、低温高速离心机、漩涡混匀器、琼脂糖凝胶电泳系统、凝胶成像分析系统、微量移液器（0.5～10μL 连续可调）及吸头、EP 管（0.2mL）。

2. 试剂

（1）总 RNA 提取 样品来源于人血液或组织，提取试剂同本章第一节实验二。

（2）RT-PCR 逆转录酶、RNA 酶抑制剂 RNasin、Oligo（dT12-18）、dNTP 溶液、5× 逆转录缓冲液、Taq DNA 聚合酶、β-actin 上下游引物、10×PCR 缓冲液。

（3）琼脂糖凝胶电泳 试剂同本章第一节实验四。

【实验操作】

1. 总 RNA 的提取

（1）样品来源于人血液或组织，总 RNA 的提取操作详见本章第一节实验二。

（2）为保证后续实验质量，取 RNA 溶液 3～5μL 进行琼脂糖凝胶电泳鉴定 RNA 完整性，取 RNA 溶液 3μL 用于紫外分光光度法测定 RNA 浓度，其余部分 -70℃保存，备逆转录之用。

2. 逆转录反应

（1）逆转录反应体系组成见表 7-3，冰上操作。

表 7-3 逆转录反应体系

组成	加入量
样品总 RNA	1～5μg
AMV 逆转录酶	20U
Oligo（dT12-18）	100pmol
dNTP（10mmol/L）	2μL
5× 逆转录缓冲液	4μL
RNasin（20～40U/μL）	0.5μL
DEPC 水	补足至 20μL

阴性对照用 DEPC 水代替样品总 RNA，其余成分相同。将上述反应成分加于

0.2mL EP 管，混匀，短暂离心。

（2）将反应管放入 PCR 扩增仪中，42℃ 60 分钟。

（3）将反应管在 95℃加热 5 分钟，使逆转录酶失活和 RNA–cDNA 杂合物变性。逆转录产物（cDNA）于 –20℃保存备用。

3.PCR 扩增

（1）PCR 反应体系组成见表 7–4，冰上操作。

表 7–4　PCR 反应体系

组成	加入量
10×PCR 缓冲液	5μL
dNTP（10mmol/L）	1μL
β–actin 上游引物（20μmol/L）	1.5μL
β–actin 下游引物（20μmol/L）	1.5μL
Taq DNA 聚合酶	2U
cDNA 模板	5μL
dd H$_2$O	补足至 50μL

以逆转录阴性对照代替 cDNA 模板作为 PCR 阴性对照，将上述反应成分加入 0.2mL EP 管，短暂离心混匀。

（2）将各 PCR 反应管放入 PCR 扩增仪，94℃ 5 分钟，然后按以下条件进行热循环：94℃ 1 分钟，55℃ 30 秒，72℃ 1 分钟，循环 30 次。最后 72℃再延伸 5 分钟。

4. 琼脂糖凝胶电泳法检测产物　配制 1.5% 的琼脂糖凝胶检测 β–actin RT–PCR 产物，操作参见本章第一节实验四进行。同时，扫描各泳道 β–actin RT–PCR 产物的荧光强度，可对 β–actin mRNA 进行半定量分析。

【临床意义】RT–PCR 的指数扩增是一种很灵敏的技术，可检测很低拷贝数 RNA。其关键步骤是 RNA 反转录，要求 RNA 模板完整且不含 DNA、蛋白质等杂质。常用的反转录酶有两种，即鸟类成髓细胞性白细胞病毒（AMV）和莫罗尼鼠类白血病病毒（MMIV）反转录酶。RT–PCR 技术广泛应用于遗传病的诊断，且可用于检测细胞中基因表达水平、RNA 病毒含量和直接克隆特定基因的 cDNA 序列。

【注意事项】

1.EP 管及吸头等需高压灭菌并一次性使用。不能高压灭菌的器材均采用 DEPC 水浸泡过夜后烤干。

2.实验过程中要防止 RNA 的降解，保持 RNA 模板的完整性，且不含 DNA、蛋白质等杂质。

3. RT–PCR 的反应试剂溶解后应置于冰上备用。尤其是使用酶类时，应轻轻混匀，避免起泡，避免酶的变性。由于酶保存液中含有 50% 的甘油，黏度高，分取时应慢慢吸取。

4. 为了防止非特异性扩增，必须设阴性对照。

5. 本实验逆转录引物首选 Oligo dT，其适合长链甚至全长 mRNA 的逆转录，但对 RNA 样品的质量要求较高，如有降解也会使全长 cDNA 合成量大大减少。

【思考题】

1. 简述逆转录 PCR 的原理及主要过程。

2. 扩增时如出现了非特异性条带应如何处理？

实验七 实时荧光定量 PCR 检测 HBV DNA

【实验目的】掌握水解探针技术检测 HBV DNA 的原理及方法；熟悉其注意事项和临床意义。

【实验原理】实时荧光定量 PCR 技术是指在 PCR 反应体系中加入荧光基团，利用荧光信号累积实时监测整个 PCR 反应进程，最后通过相关数据分析对目的基因进行定量分析的技术。本实验以水解探针技术对 HBV DNA 进行检测，在 PCR 反应体系中加入一对 HBV 引物，同时加入一条荧光素标记的 HBV 特异性探针，探针 5′端标记荧光报告基团 R（report group），探针 3′端标记荧光淬灭基团 Q（quencher group）。当 R 基团发射的荧光被 Q 基团淬灭，则没有荧光发射。扩增过程中，Taq DNA 聚合酶沿模板移动合成新链，当移动到与模板互补的探针处时发挥核酸外切酶活性，从探针的 5′端逐个水解脱氧核苷三磷酸，R 基团与 Q 基团随之分离，此时 R 基团不再受 Q 基团的抑制而发射出荧光，仪器检测系统便可检测到荧光信号。PCR 扩增时每增加一个循环，反应体系中荧光信号强度就增加一倍。当荧光信号强度超过仪器的检测阈值时，即可被仪器检测到并被识别为阳性信号，到达阈值时的 PCR 循环数被称为阈值循环数（threshold cycle，Ct）。以 Ct 值的形式判断检测结果是定性分析。若在实验中将已知拷贝数的靶序列 DNA 设置为标准品，将其系列稀释后与被检样本同时扩增，扩增完成后仪器自动绘制出标准曲线。根据标准曲线可以对样本中 HBV DNA 进行定量分析。

【实验材料】

1. 器材 荧光定量 PCR 仪、移液器、吸头、PCR 反应管、EP 管（0.5mL）、离心机、漩涡混匀器、生物安全柜、干式加热模块（或电炉和水浴锅）。

2. 试剂 采用商品化 HBV DNA 定量检测试剂盒，包含 DNA 提取液 1、DNA 提取液 2、HBV–PCR 反应液（含有 $MgCl_2$、dNTPs、PCR 反应缓冲液、引物、荧光标记的探针）、Taq DNA 聚合酶（1U/μL）、尿嘧啶 –N– 糖基化酶（uracil–N–glycosylase，UNG）、强阳性对照、临界阳性对照、阴性对照、去离子水、标准品模板（4 管，浓度分别为 $1×10^7$ 拷贝 /mL、$1×10^6$ 拷贝 /mL、$1×10^5$ 拷贝 /mL 和 $1×10^4$ 拷贝 /mL）。

【实验操作】

1. 采集样本 采集被检者静脉血 1mL，尽快分离血清。

2. 样本处理 取血清以及阴、阳对照各 100μL，分别加入 0.5mL 离心管中；加入等体积 DNA 提取液 1，充分混匀，13000×g 离心 10 分钟，吸弃上清液（离心时注意固定离心管方向，尽可能吸弃上清液而不碰到吸附于管壁的棕色物）；再加入 25μL DNA 提取液 2，振荡混匀直至沉淀完全溶解，置于干式加热模块（约 100℃）中作用 10 分钟，13000×g 离心 10 分钟，上清液即为待检 DNA 溶液。本步在样本处理区进行。

3. 配制 PCR 反应液 将试剂盒中所有试剂取出做瞬时离心后，在每个 PCR 管中加入 37.6μL HBV–PCR 反应液、0.4μL Taq DNA 聚合酶和 0.04μL UNG，充分混匀。$2000 \times g$ 离心 10 秒后置于 4℃。如果一次实验检测 N 份样本，可以在一个无菌 EP 管中预先配制 N + 8 份反应液（N= 被检样本份数，8= 标准品 4 份，包括阴性对照血清、临界阳性对照和强阳性对照血清各一份，另一份用于补足分装所致体积误差），混匀。$2000 \times g$ 离心 10 秒。

4. 加样　在所设定的 N 个反应管中分别加入步骤 2 中所处理的样本、阴性对照、阳性对照上清液及工作标准品各 2μL，盖紧 PCR 反应管，置于定量 PCR 仪上。

5. 扩增反应　PCR 扩增程序：37℃孵育 5 分钟，94℃变性 1 分钟后进入 PCR 循环，即 94℃变性 10 秒、55℃退火 30 秒、72℃延伸 40 秒，共进行 40 个循环反应。

6. 设定基线　如果 Ct 值＞ 18，不需调整，使用自动分析结果；如果 Ct 值＜ 18，修改终点，再分析一次；起点一般取 3 ～ 6，终点一般取 12 ～ 15。

具体设定请参照各仪器的操作说明。

7. 阈值设定　以刚好高于阴性对照品的扩增曲线最高点，且阴性对照品 Ct=40 或 Ct=0 为原则，调整起始阈值。

8. 设置标准曲线　扩增反应前将标准品模板的起始浓度分别设定为 1×10^{7} 拷贝 /mL、1×10^{6} 拷贝 /mL、1×10^{5} 拷贝 /mL 和 1×10^{4} 拷贝 /mL。反应结束后，仪器的数据分析软件将以标准品模板起始浓度的对数值为横坐标，以标准品 Ct 值为纵坐标绘制标准曲线。

9. 结果分析（参照各仪器使用说明书进行设置）　反应结束后自动保存结果，对乙型肝炎病毒的曲线和相应乙型肝炎病毒内标的曲线进行分别分析。

（1）定量结果分析

1）标准曲线的拟合度应≤ –0.980，否则视为结果无效，重做实验。

2）阴性对照血清 HBV DNA 检测值应为 0 拷贝 /mL，阳性对照的检测值应在 1×10^{5} ～ 1×10^{7} 拷贝 /mL，临界阳性的检测值应在 1×10^{3} ～ 9×10^{4} 拷贝 /mL。

3）如果检测结果在线性范围之内（5×10^{2} ～ 5×10^{7} 拷贝 /mL），可直接报告相应检测值。

4）如果测得值≥线性范围时，既可以直接报告＞ 5×10^{7}，也可以用正常人血清按 10 倍梯度稀释后重新测定，测定结果应乘以稀释倍数。

5）当检测结果＜最低检测限时，检测结果仅作参考，应视具体情况在必要时复检，或者报告为＜最低检出限。

6）检测样本 HBV DNA 检测值若为 0 拷贝 /mL，报告为 0 拷贝 /mL。

目前有些商品化试剂用 IU/mL 作为单位报告结果，IU/mL 与拷贝 /mL 的数值相等。

（2）定性结果分析

1）阳性对照的 Ct 值＜ 38，阴性对照的 Ct 值＞ 38，标准品 Ct 值的线性相关性＞ 0.980 时，表明实验结果可信。

2）Ct ＜ 38 时为阳性结果，提示被检样本中含有 HBV DNA。

3）38 ≤ Ct ＜ 40 时，可能由于被检样本中 HBV DNA 拷贝数较低或由于荧光不稳定所致。为避免假阴性结果，需对这些样本进行重复测定。若复检结果 Ct ＜ 40，应判为阳性。

4）Ct=40 或 Ct=0 时为阴性结果，提示样本中未检测到 HBV DNA。

【临床意义】实时荧光定量 PCR 技术检测血清标本 HBV DNA 水平可客观反映 HBV 感染情况及复制活性，可为临床诊断、型别区分、疗效评估、耐药突变体检测提供数据支持。

【注意事项】

1. 为防止扩增产物污染，目前在售的商品试剂盒常使用 UNG/dUTP 系统，其原理如下：扩增中以 dUTP 取代 dTTP，扩增产物可以被 UNG 酶消解。在经加热后，即在 dUTP 处断裂，不再作为模板被扩增。而 UNG 加热后可被灭活。在 PCR 扩增前进行 UNG 处理，预变性处理加热后，可能的扩增产物污染即可消除。

2. 在配制扩增反应混合液时，应计算包括质控、标准曲线、待测样本等在内的总反应液需要量，一次配好，以保证体系的均一性。反应混合液应充分复融，平衡至室温后再取用，以保证取液量的准确性。Taq DNA 聚合酶与 UNG 酶应在用前从冰箱中取出，以保证酶的活性不降低。

3. 实验操作应严格按照 PCR 实验的有关规定进行。

4. 应将样本视为有潜在的传染性，须严格遵守实验室的相关规定和操作要求；实验结束后必须对工作台面做彻底清洁和消毒，与样本有接触的所有耗材在丢弃之前都应做相应处理，防止污染。

【思考题】

1. 简述实时荧光定量 PCR 中 TaqMan 探针技术的原理。

2. 为什么必须设置阴、阳对照？

（谢思健）

第三节　印迹技术

实验八　Southern blot 技术

【实验目的】掌握 Southern blot 技术原理；熟悉技术流程和注意事项。

【实验原理】Southern blot 是一种膜上检测 DNA 的杂交技术，多用于基因组 DNA 特定序列定位。杂交双方分别为待测基因组 DNA 和单链 DNA 探针。Southern blot 技术有两个主要过程：印迹和杂交。印迹是将待测核酸分子经限制性核酸内切酶消化，通过琼脂糖凝胶电泳分离，将凝胶上 DNA 变性并原位转移至膜（硝酸纤维素膜或尼龙膜）后经干烤或紫外线照射固定。杂交指的是印迹后的膜在一定温度和离子强度下与标记的探针进行退火反应。杂交后再经过相应的显色得到杂交信号来寻找探针同源序列。

【实验材料】

1. 器材　恒温金属浴、琼脂糖水平电泳槽及制胶模具、电泳仪、凝胶转移模具、成像仪、PCR 反应管、Tip 吸头、移液器、离心机、硝酸纤维素膜或尼龙膜。

2. 试剂 待测基因组 DNA 样品、限制性内切酶、超纯水、DNA marker、变性液（1.5mol/L NaCl，0.5mol/L NaOH）、中和液、柠檬酸盐缓冲液（citrate buffered saline，SSC）（20×SSC）、转移缓冲液（6×SSC）、洗膜缓冲液（2×SSC、0.1×SSC）、牛血清白蛋白、预杂交液 [6× SSC、5× Denhardt's 试剂、0.5% SDS、1μg/mL poly（A）、100μg/mL 鲑鱼精 DNA]、甲酰胺缓冲液杂交用溶液 [6× SSC、5× Denhardt's 试剂、0.5% SDS、1μg/mL poly（A）、100μg/mL 鲑鱼精 DNA、50% 甲酰胺]、磷酸 –SDS 缓冲液杂交用溶液 [0.5mol/L Na_3PO_4 缓冲液（pH 值 7.2）、1mmol/L EDTA（pH 值 8.0）、7% SDS、1% 牛血清白蛋白；DNA 探针]。

【实验操作】 实验流程：限制内切酶酶切待测 DNA →电泳分离酶切 DNA 片段→凝胶中核酸变性→ Southern 印迹转膜→制备探针并 Southern 杂交→杂交结果检测。

1. 待测 DNA 样品的限制性内切酶消化 建立如表 7-5 所示的限制性内切酶反应体系（50μL），将反应管放入 37℃水浴保温 1 小时。65℃ 20 分钟终止反应。

表 7-5 限制性内切酶反应体系（50μL）

组分	每个反应的加入量
10×Buffer 反应缓冲液	5μL
待测 DNA	1 ～ 10μg
限制性内切酶如（EcoR I）	1μL
超纯水	补足 50μL
总体积	50μL

注：DNA 的量依样品种类调整，克隆片段的限制性内切酶图谱分析，需 0.1 ～ 0.5μg；鉴定基因组 DNA 中的单拷贝基因序列，需 10 ～ 20μg。

2. 琼脂糖凝胶电泳分离酶切产物 具体操作参照本章第一节实验四。

3. 待测 DNA 变性及中和 把凝胶浸泡在适量的变性液中，室温下轻轻摇动 1 小时变性。凝胶用超纯水漂洗 1 次，再浸泡在适量的中和液中，不间断地轻轻摇动 30 分钟，换新鲜中和液再浸泡 15 分钟。

4.Southern 印迹转膜

（1）准备一块与凝胶同样大或稍大的硝酸纤维素膜，将硝酸纤维素膜用超纯水湿润，再将膜置于 20×SSC 中平衡 5 分钟。

（2）在转移模具板上铺一层 3mm 转移用滤纸，将此平台置于一托盘中，加入转移缓冲液。滤纸的两端要完全浸没在转移液中，用 20×SSC 湿润滤纸并将其推平，排出玻璃板与滤纸之间的气泡。把中和好的凝胶底面向上置于滤纸平台中央并排除凝胶和滤纸之间的气泡。将湿润的硝酸纤维素膜覆盖在凝胶上，排出凝胶与膜之间的气泡。准备两张与硝酸纤维素膜相同大小的 3mm 转移用滤纸，预先用 20×SSC 湿润。将湿润的滤纸覆盖在硝酸纤维素膜上，赶尽气泡。将吸水纸裁成与硝酸纤维素膜相同大小，压在 3mm 转移用滤纸上，约 5 ～ 8cm 厚。在吸水纸上压一个玻璃板，玻璃板上置一个重约 500g

的物品。在吸水纸的虹吸作用下，转移液从容器转移到吸水纸中，带动 DNA 从凝胶转移到硝酸纤维素膜上。静置 8 ～ 24 小时使其充分转移，注意及时更换浸湿的吸水纸。

（3）移去吸水纸和滤纸，把凝胶和硝酸纤维素膜放在一张干燥的滤纸上，用软铅笔标明加样孔的位置。凝胶经染色后紫外线下检查转移效率。硝酸纤维素膜置于 6×SSC 溶液中，浸泡 5 分钟，去除琼脂糖碎块。用滤纸吸干硝酸纤维素膜，紫外交联仪上固定印迹好的 DNA。

5.Southern 杂交

（1）预杂交　目的是封闭非特异性杂交位点。将含有靶 DNA 的硝酸纤维素膜置于 6×SSC 溶液中浸泡 2 分钟。将充分湿润的膜放入杂交瓶中，按 $1cm^2$ 滤膜需要 0.2mL 的量加入预杂交液，尽量排除袋中的空气。68℃预杂交 1 ～ 2 小时（含有 50% 的甲酰胺缓冲杂交用溶液以 42℃预杂交）。

（2）杂交　取出杂交膜，弃掉封闭液。同时准备探针，以放射性标记探针为例，在 100℃加热 5 分钟使其变性，然后迅速将探针放入冰水浴中冷却备用。单链 DNA 及 RNA 探针不需要变性。将变性的探针和适量的杂交液装入杂交瓶，68℃杂交 12 ～ 16 小时（含有 50% 甲酰胺的杂交液用 42℃杂交）。

6. 杂交结果检测　杂交完成后，取出膜，迅速浸入盛有大量 2×SSC 和 0.5% SDS 的器皿中（每 $1cm^2$ 膜约需 1mL），室温下轻轻振荡 5 分钟后，将膜置于盛有大量 2×SSC 及 0.1% SDS 的容器中，室温下轻轻振荡漂洗 15 分钟。将膜转移至盛有大量 0.1×SSC 和 0.1% SDS 的容器中，65℃下轻轻振荡洗涤 30 分钟～ 4 小时。在洗膜过程中，使用盖革计数器定期检测膜上的放射信号，直到膜上没有 DNA 的部分检测不到信号为止。膜上与单拷贝探针杂交的 DNA 部分也应当检测不到信号。

室温下用 0.1×SSC 洗膜，将膜放在滤纸上去除大部分液体。在暗室中将膜和显影胶片置于胶片显影盒中，放射自显影，拍照后保留结果。

【注意事项】

1. 印迹转膜过程中滤纸、凝胶、膜间每一层均要及时排出气泡。

2. 配制甲酰胺缓冲液杂交用溶液时，为了降低杂交的背景，要尽可能使用纯度较高的甲酰胺。

3. 洗膜过程中一定不要让滤膜干燥。

4. 注意同位素的安全使用。

【临床意义】Southern blot 技术是一种经典的基于碱基互补检测的分子生物技术，临床上可用于单基因遗传疾病的基因诊断，在未知突变位点的疾病中可以检测由限制性长度多态性为基础的突变。同时该技术还可以检测基因的点突变，以及在分子克隆技术中检测重组子。

【思考题】

1. 简述 Southern blot 技术的原理及应用。

2. 预杂交的目的是什么？

（宋　瑱）

实验九　Western blot 技术

【实验目的】掌握 Western blot 技术的原理和方法；熟悉基本操作步骤。

【实验原理】Western-blot 技术是一种敏感、有效检测体内微量蛋白质的方法，将通过 SDS-PAGE 分离的细胞或组织蛋白质样品转印到固相支持物（如硝酸纤维素膜）上，封闭膜非特异性位点后，用一抗特异性识别并结合目标蛋白质，最后用酶标的二抗通过化学发光或显色的方法对目标蛋白质进行鉴定。

【实验材料】

1. 器材　高速离心机、垂直板电泳槽、恒压电泳仪、水平摇床、电转移装置、硝酸纤维素膜、3mm 滤纸、镊子、剪刀、小口三角瓶（50mL）、培养皿。

2. 试剂

（1）SDS-PAGE 相关试剂　预染的蛋白质分子量标准品、30% 丙烯酰胺贮存液、1.5mol/L Tris-Cl 分离胶缓冲液（pH 值 8.8）、0.5mol/L Tris-Cl 浓缩胶缓冲液（pH 值 6.8）、10% SDS、10% 过硫酸铵（ammonium persulphate，APS）、Tris- 甘氨酸电泳缓冲液（pH 值 8.3）、四甲基乙二胺（tetramethylethylenediamine，TEMED）原溶液、2×SDS 上样缓冲液。

（2）Western blot 相关试剂　转移缓冲液、TBS 缓冲液（0.1mol/L Tris-HCl，0.15mol/L NaCl，pH 值 7.5）、TBST 缓冲液（TBS 缓冲液中加入 0.1% Tween-20）、封闭液（含 5% 脱脂牛奶的 TBS 缓冲液）、抗目标蛋白质的第一抗体、HRP 标记的二抗、化学发光检测试剂盒、X- 光胶片。

【实验操作】实验流程：蛋白质样品的制备与定量→SDS-PAGE 分离蛋白质→转膜→封闭膜上非特异性位点→分别与一抗和二抗孵育→结果检测。

1. 蛋白质样品的制备与定量

（1）培养细胞　弃去培养液后用 PBS 冲洗 2～3 遍，加入适量冰预冷的裂解液后置于冰上 10～20 分钟，刮下的细胞收集在 EP 管后超声（100～200w）3 秒，2 次，12000r/min 4℃离心 2 分钟，取少量上清进行蛋白质浓度定量。

（2）组织样品　心、肝、脾、肾等组织每 50～100mg 加 1mL 裂解液，肺 100～200mg 加 1mL 裂解液。可手动或电动匀浆，注意尽量保持低温，快速匀浆，12000r/min 4℃离心 2 分钟，取少量上清进行蛋白质浓度定量。

蛋白质定量方法可根据样本选择 BCA 法、考马斯亮蓝法等。

2.SDS-PAGE 分离蛋白质

（1）将两块洗净晾干的玻璃板和胶条按照说明书正确安装在灌胶支架上，注意严格密封，以防胶液泄漏。

（2）根据待分离蛋白质的相对分子质量大小，选择所需配制的分离胶浓度，见表 7-6。

表 7-6　不同浓度凝胶分离蛋白质的相对分子质量范围

凝胶浓度（%）	蛋白质相对分子质量范围（kD）
5	57 ~ 212
7.5	36 ~ 94
10	16 ~ 68
12.5	15 ~ 60
15	12 ~ 43

　　根据表 7-7 配制不同浓度的分离胶溶液。在小三角瓶（50mL）中将双蒸水、分离胶缓冲液、30% 丙烯酰胺和 10% SDS 充分混匀后，加入 10% APS 和 TEMED 温和混匀，立即沿灌胶模具的一侧均匀注入玻璃板夹层中，避免产生气泡，至所需刻度后迅速在分离胶上层覆盖一层双蒸水或无水乙醇以保证胶面的平整。待分离胶聚合后（30 ~ 60 分钟），在水层和凝胶之间形成一个清晰的界面，倾去表面液体，用滤纸条吸干。

表 7-7　分离胶的制备（每块胶体积 10mL）

试剂（mL）	6%	7.5%	10%	12%	15%
双蒸水	5.3	4.8	4.0	3.3	2.3
分离胶缓冲液（pH 值 8.8）	2.5	2.5	2.5	2.5	2.5
30% 丙烯酰胺	2.0	2.5	3.3	4.0	5.0
10% SDS	0.1	0.1	0.1	0.1	0.1
10% APS	0.1	0.1	0.1	0.1	0.1
TEMED	0.008	0.008	0.006	0.005	0.004

　　（3）按照表 7-8 配制浓缩胶溶液。在小三角瓶（50mL）中将双蒸水、浓缩胶缓冲液、30% 丙烯酰胺和 10% SDS 充分混匀后，加入 10% APS 和 TEMED 温和混匀，迅速灌注至分离胶的上层，插入样品梳，注意防止产生气泡。待浓缩胶聚合后，将凝胶板装入电泳槽，上、下槽均加入 pH 值 8.3 电泳缓冲液，小心拔出样品梳。

表 7-8　浓缩胶的制备（每块胶体积 5mL）

试剂（mL）	4%	6%
双蒸水	3.05	2.7
浓缩胶缓冲液（pH 值 6.8）	1.25	1.25
30% 丙烯酰胺	0.65	1.0
10% SDS	0.05	0.05
10% APS	0.05	0.05
TEMED	0.005	0.005

　　（4）用 2×SDS 上样缓冲液分别与蛋白质样品、标准蛋白质溶液等体积混匀，沸水浴 5 分钟，离心后置冰上待用。

　　（5）将处理好的样品和标准蛋白溶液 20 ~ 30μL 按顺序加入点样孔中。先用 80V 电压，当指示剂进入分离胶后，将电压增至 120V，继续电泳，当指示剂到达分离胶底部时，停止电泳。

3. 转膜

（1）小心剥离凝胶，切除浓缩胶，剪一小角作为定位标记，将凝胶放入转移缓冲液中平衡 5 ～ 10 分钟。

（2）剪切一张与凝胶大小一致的硝酸纤维素膜及 6 张滤纸，膜用前需在转移缓冲液中平衡 3 ～ 5 分钟，滤纸浸湿即可。

（3）将转移盒放入一个较大的托盘中，加入足量转移缓冲液，将海绵浸湿，从负极到正极依次放置海绵、3 张滤纸、凝胶、膜、另 3 张滤纸及海绵，每放置一层均用移液管或玻棒将气泡轻轻排出，否则会影响转移效果。最后将转移盒扣紧，按照正确的极性方向（即膜一侧朝向正极，凝胶朝向负极）放入电泳槽。

（4）电泳槽中加入转移缓冲液，接通电源，在冷却条件下 100V 转移 0.5 ～ 1 小时，或在 4℃ 14V 条件下转移过夜。对于大分子量的蛋白（超过 120kD），转移时间约 80 分钟。

4. 封闭

转移结束，将膜取出放入封闭液中，室温下置摇床上轻摇 1 小时，以封闭膜上非特异性位点。

5. 洗膜与杂交

（1）一抗用封闭液以 1∶500 比例稀释（或按说明书及预实验确定）。封闭结束后，将膜浸入装有一抗稀释液的塑料袋中（一抗稀释液按 $0.1mL/cm^2$ 膜的用量加入），密封后，室温下轻摇 1 小时或 4℃过夜。

（2）一抗孵育结束后，用 TBST 溶液洗膜 3 次，每次轻摇 5 分钟。

（3）漂洗后，将膜浸入装有用封闭液稀释的二抗溶液的塑料袋中（比例为 1∶200 ～ 1∶2000），按照每 $1cm^2$ 膜 0.1mL 溶液的用量，密封后，室温下轻摇 1 小时。二抗孵育结束后，用 TBST 溶液洗膜 3 次，每次轻摇 5 分钟。再用 TBS 溶液洗膜 3 次，每次轻摇 5 分钟。

6.HRP–ECL 化学发光法检测

（1）将化学发光试剂盒中的 A、B 两种试剂等体积混匀，转移到洁净的塑料小盒中。

（2）取出漂洗过的膜，用滤纸在膜的下缘吸干液体，蛋白面朝下置于塑料小盒内，使其被完全浸泡，摇动孵育 1 分钟。

（3）用滤纸吸干膜上的液体，迅速用保鲜膜包好，除去气泡，放入 X– 光胶片夹中。

（4）在暗室，准备好显影液和定影液，在红灯下取出 X– 光胶片，剪裁成适当大小，准确压到 X– 光胶片夹中的膜上，关闭夹子，曝光时间视荧光强弱而定，一般为数秒至 1 分钟。

（5）将曝光后的感光胶片立即浸入显影液中显影，待出现明显条带后即刻终止显影，显影时间为 1 ～ 2 分钟（温度 ≤ 16℃显影时间延长）；用蒸馏水漂洗一下后放在定影液中 1 ～ 5 分钟（以胶片透明为止），用蒸馏水冲洗后晾干，标出蛋白 Marker 的位置，将胶片扫描或拍照，分析结果。

【临床意义】Western blot 技术可应用于基因的蛋白表达研究、抗体活性检测、感染性疾病诊断（如 HIV 抗体的确认实验），以及复杂性疾病（如肿瘤）的早期诊断和治疗研究中。

【注意事项】

1. 操作时需戴手套防护，因过硫酸铵、TEMED 和丙烯酰胺单体具有神经毒性且毒性有累积效应，同时避免皮肤表面的油脂与蛋白质会降低转膜效率并易产生背景污斑。

2. 制备凝胶过程中溶液要混合均匀，一旦加入过硫酸铵和 TEMED 旋转混匀后立即使用，同时注意避免产生气泡；转膜时，滤纸与胶、胶与膜、膜与滤纸之间也不能有气泡，必须用玻棒擀走。

3. 为确保蛋白质样品的上样量一致且浓度适宜，事先需要测定每个样品的蛋白质浓度。每孔上样量为 20 ～ 40μg 蛋白质。

4. 一抗和二抗的最佳稀释度、孵育时间应根据说明书和预实验优化确定，抗体浓度过高会导致非特异性条带的产生。

5. 应设置内参照，用于检测整个实验过程及体系是否正常，校正上样误差，使半定量的结果更为可信。常用的蛋白质内参有 GAPDH、β-actin 和 β-tubulin。

【思考题】

1. 简述 Western-blot 技术检测目标蛋白质的原理。

2. 如何选择合适的一抗和二抗浓度？

3. 检测结果无阳性条带或条带太弱的原因有哪些？

（李 燕）

第四节 核酸测序及分析技术

实验十 双脱氧链终止测序法

【实验目的】 掌握双脱氧链终止测序法测定 DNA 序列的基本原理；了解基于 Sanger 法自动化毛细管测序的基本操作过程。

【实验原理】 构建单引物 PCR 反应：在管中配制包含 DNA 模板、测序酶、测序引物、脱氧核苷三磷酸（deoxynucleotide triphosphates，dNTP）、四色荧光染料标记的双脱氧核苷三磷酸（dideoxynucleotide triphosphates，ddNTP）和缓冲液的测序反应体系。反应体系中 ddNTP 作为链反应终止剂，使反应产物随机终止在不同位点。终止后，生成的测序反应产物是相差 1 个碱基的单链 DNA 混合物，在 3′末端有 4 种不同荧光染料，后续通过毛细管电泳分离长短不一的测序产物，当其通过毛细管检测器时，检测器对荧光分子逐个进行检测，并同步成像，分析软件可自动将不同荧光转变为 DNA 序列，从而达到 DNA 测序的目的。分析结果能以凝胶电泳图谱、荧光吸收峰图或碱基排列顺序等多种形式输出。

【实验材料】

1. 器材 PCR 扩增仪、3130/3500/3730/SeqStudio 毛细管测序仪、PCR 反应管、Tip 吸头、移液器、离心机。

2. 试剂　测序反应预混液、测序引物、去离子水、DNA 模板。

【实验操作】实验流程：模板制备→循环测序反应→测序产物纯化→毛细管电泳并读序。

1. 模板制备　按表 7-9 制备定量相应的 DNA 模板以备测序。

表 7-9　根据模板来源推荐的 DNA 用量

DNA 模板	DNA 用量（ng）
PCR 产物 100～200bp	1～3
PCR 产物 200～500bp	3～10
PCR 产物 500～1000bp	5～20
PCR 产物 1000～2000bp	10～40
PCR 产物 ＞2000bp	20～50
单链 DNA	20～50
双链 DNA	150～300

进行循环测序反应前应纯化测序模板，并按本章实验三方法测定模板 DNA 的浓度。

2. 循环测序反应

（1）将测序反应预混液和测序引物完全融化并放置在冰上。

（2）涡旋振荡 2～3 秒，短暂离心（1000×g，5～10 秒）使试剂处于试管底部。

（3）在 96 孔反应板中按表 7-10 配制测序反应体系。

表 7-10　标准测序反应体系（20μL）

组分	每个反应的加入量	示例
BigDye ™ Terminator 3.1 测序反应预混液	8μL	8μL
测序引物（3.2 μmoL）	3.2pmoL	1μL
去离子水	根据模板引物体积调整	9μL
模板 DNA	按步骤 1 中 DNA 用量调整	2μL
总体积	20μL	20μL

（4）使用热封胶带密封反应板。

（5）振荡反应板 2～3 秒，短暂离心（1000×g，5～10 秒）使反应液沉于试管底部。

（6）运行循环测序反应：将反应板放在 PCR 仪上并按表 7-11 设置反应参数。

表 7-11　标准测序反应参数

循环数	变性	退火	延伸
1	96℃，1 分钟		
35	96℃，10 秒	50℃，5 秒	60℃，4 分钟

3. 测序产物纯化

（1）将测序产物转入新的离心管，加入 80μL 去离子水和 300μL 溶胶液，混匀 50℃保温 2 分钟。

（2）将离心管中的溶液转移到离心吸附柱中，套上液体收集管，静置2分钟。12000×g离心1分钟，倒掉收集管中的液体。

（3）加入0.7mL洗柱液于离心柱中，室温静置2分钟。12000×g离心1分钟，倒弃收集管中的废液。重复一次此操作。

（4）12000×g离心2分钟以去除离心柱中的残留液体。

（5）将离心柱置于一个新的干净的离心管中，加入30μL 65℃预热的洗脱液，静置1分钟。12000×g离心1分钟。离心管底部所得溶液即为纯化的DNA溶液，可立即用于上机测序。

4.毛细管电泳　根据具体的毛细管测序仪操作说明进行实验。

（1）准备仪器：安装好阴极缓冲液和卡夹。

（2）准备样本板：按照试剂盒要求制备样本，并分装到相应耗材中（SeqStudio™仪器适配0.2mL 96孔板或八联管）。按要求将96孔板进行组装并加载于仪器上。

（3）设置样本板运行程序。

（4）运行实验。

（5）读序并导出实验结果。

【注意事项】

1.测序反应液含荧光染料需要避光。反应混合液和测序反应板在使用前都应用铝箔遮盖以避光。

2.测序反应体系中的盐、未结合的染料和dNTP会影响测序的早期信号，并干扰碱基识别。因此，在毛细管电泳前要对测序反应的产物进行纯化。

3.测序标准品中含有一个用于校准BigDye™染料多色光谱发射光重叠的样本。安装完毛细管或移动过毛细管检测窗口后应重做光谱校准，以维持测序系统中光谱校准的质量。

【临床意义】DNA测序技术是一种将DNA遗传信息解析成碱基序列的分子生物技术，是基因组学研究中解析遗传信息的基础技术。在临床分子生物学检验技术中，DNA的序列分析是一种可信度高、结果明确的"金标准"方法，在单基因遗传疾病诊断、病毒基因型分析、细菌的感染和变异，以及基因水平上的个体化用药领域起到关键作用。

【思考题】

1.Sanger双脱氧链终止测序法的测序读长不超过1000个碱基，如果待测模板超过此长度，该用什么策略解决?

2.双向测序的测序引物应该如何合理设置?

实验十一　高通量测序法

【实验目的】熟悉高通量测序法测定DNA序列的基本原理;了解基于桥式PCR、合成测序的基本操作流程。

【实验原理】高通量测序技术又名下一代测序技术（next generation sequencing,NGS）。目前广泛运用的技术平台有Roche 454焦磷酸测序平台、ABI SOLID基于连接酶的测序平台和 illumina Miseq 基于单分子簇的边合成边测序（sequencing by synthesis, SBS）平台。不同的测序平台其测序原理和操作不尽相同，但所有的高通量测序都遵循了类似的工作流程。

本实验以基于单分子阵列的 SBS 技术为例，介绍高通量测序法的实验过程：①DNA 文库制备：以人工接头技术将片段化的基因组 DNA 两侧连接通用接头，配合微流体技术将片段化 DNA 分布在光学透明玻璃芯片表面，经过桥式 PCR 扩增后形成单分子克隆的 DNA 簇。②并行测序：以边合成边测序的方式在玻璃芯片表面进行测序，测序体系中含有 DNA 聚合酶和四种不同荧光基团标记的 dNTP，底物 3′端含有阻遏基团，将合成反应限制在每次合成一个核苷酸，并且在仪器扫描时提供相应荧光信号。③数据分析：统计每轮收集的荧光信号结果，就可以得到每个模板 DNA 片段的碱基序列。

【实验材料】

1. 器材 自动化移液站、Miseq 测序仪、PCR 扩增仪；MiSeq 试管、自动化移液吸头、Tip 吸头、移液器、离心机、涡旋振荡仪。

2. 试剂 NextereXT 建库试剂盒、1N NaOH、去离子水、Tween 20、DNA 模板。

【实验操作】

1.DNA 文库制备 文库制备常用自动化制备方案，流程：以超声将待测 DNA 片段化；用末端修复酶修复 DNA 片段末端；3′端加 A 尾；加入人工接头连接 DNA 片段；连接片段的 PCR 扩增；合并 PCR 产物；用双重 SPRI 磁珠进行大小筛选；确定样品浓度及质量。具体设置参数可参考 NextereXT 建库试剂盒说明书。

2. 文库变性（NaOH）

（1）20μL 1N NaOH + 80μL 超纯水，得到 0.2 N NaOH。

（2）涡旋震荡 3～5 秒，瞬时离心。重复一次。

（3）5μL 4nM 或 2nM 文库 +5μL 0.2N NaOH。

（4）涡旋震荡 3～5 秒，瞬时离心。重复一次。

（5）室温变性 5～10 分钟。

（6）加冰预冷的 HT1（hepes tris 1）990μL。

（7）涡旋震荡 5～10 秒，瞬时离心。重复一次。

（8）根据文库类型和优化的上机浓度，按表 7-12 进行稀释。

表 7-12 标准测序反应参数

上机浓度	6pM	8pM	10pM	12pM	15pM	20pM
20 pM 文库（μL）	180	240	300	360	450	600
冰预冷 HT1（μL）	420	360	300	240	150	0

（9）稀释、变性后的文库置于冰上或 4℃冰箱，准备上机使用。

3. 上机测序

（1）打开测序仪 Experiment Manager，创建 Sample Sheet 运行程序。

（2）解冻 –20℃测序试剂夹盒。MiSeq v3 试剂盒约 60 ～ 90 分钟完全解冻。

（3）确认试剂完全解冻后（特别注意 1、2 和 4 号试剂），上下翻转 10 次。翻转过程不宜过快，以确保试剂充分混匀。

（4）检查试剂中是否有气泡，如有气泡，可通过轻拍夹盒来消除气泡。

（5）将 600μL 稀释变性好的文库样品加入 Load Samples 试剂槽位，并检查试剂中是否有气泡，如有气泡，可通过轻拍夹盒来消除。

（6）重启 MiSeq，进入 MiSeq 控制软件界面后，选择"SEQUENCE"。

（7）导入 Sample Sheet 选择"run"。

（8）用去离子水冲洗流动槽检查黑色垫片，擦干后装入流动槽固定位置。

（9）装入 PR2 试剂盒，确认已混匀且无气泡。

（10）仪器自检通过后开始测序。

4. 读序 读序并导出实验结果。

【注意事项】

1. 测序仪对振动很敏感。启动运行后触碰仪器会对测序结果造成不利影响。

2. 在选择 Start Run（启动运行）后，除非暂停运行，否则请勿打开流动槽仓门或试剂仓门，也不要触碰仪器监控器。

3. 碱基检出的纯度是最大信号的强度除以两个最大信号总和得出的比率。如果在前 25 个循环中存在一个以上纯洁度值 < 0.6 的碱基检出，则片段将无法通过质量过滤。

【临床意义】高通量测序法不需要做毛细管电泳分离，具有高通量、低成本、自动化、可扩展等特点，可用于任何生物的基因组测序。在临床检验中适用于微生物大规模鉴定、分型和突变的研究，对样品中的甲基化位点进行定性及定量检测，人 cDNA 文库分析，基因组中的单倍型分析和法医鉴定等。

【思考题】

1. 高通量测序法对比双脱氧链终止测序法具备哪些优势？

2. 高通量测序法在哪些检验领域有良好的应用前景？

实验十二　生物信息数据库介绍

【实验目的】熟悉核酸数据库的常见类型和用途；了解数据库的检索工具、主要生物数据库格式。

【实验原理】生物信息数据库包含核酸数据库、蛋白质数据库、生物文献数据库。临床分子生物学检验常用的核酸数据库平台分别是美国国家生物技术信息中心（National Center for Biotechnology Information，NCBI）的 GenBank 数据库、欧洲生物信息研究所（European Bioinformatics Institute，EBI）的 EMBL 数据库、日本国立遗传学研究所（National Genetics Institute，NIG）的 DDBJ 数据库。本实验以 NCBI 的 GenBank 核酸数据库为例，介绍生物信息数据库的检索查询方案。

【软件和网站】NCBI 生物数据库（https://www.ncbi.nlm.nih.gov/）；Genbank 核酸数据库（https://www.ncbi.nlm.nih.gov/genbank/）。

【实验操作】使用 NCBI 的 Entrez 数据库检索系统查找 SARS–CoV–2 病毒相关的生物信息数据。

1. 进入 NCBI 主页（https://www.ncbi.nlm.nih.gov/） 如图 7–1 所示，点击搜索栏下拉框选择目标数据库。然后输入检索关键词"SARS–CoV–2"点击"Search"键开始查询。

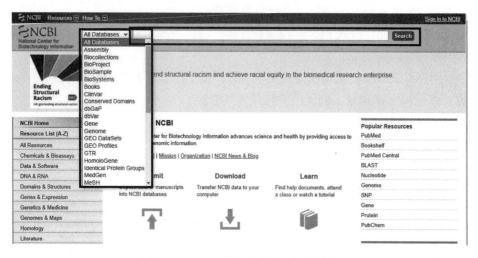

图 7–1 Entrez 数据库选择目标数据库

2. 查询检索结果 在初步检索结果中按照需要进入下一步数据查询。初步检索结果中可以看到基因组图、基因组信息、参考文献、基因研究数据、蛋白研究数据、临床相关信息等，如图 7–2、图 7–3 所示。

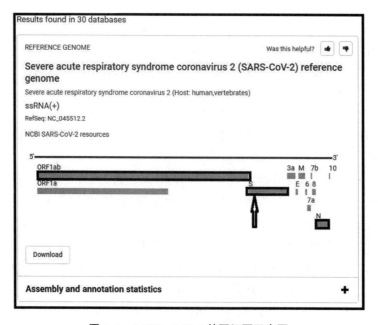

图 7–2 SARS–CoV–2 基因组图示意图

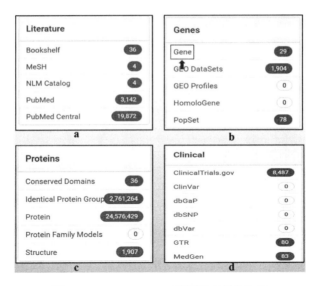

图 7-3　SARS-CoV-2 基因研究相关信息

a. 参考文献；b. 基因数据；c. 蛋白数据；d. 临床相关信息

3. 进一步检索 SARS-CoV-2 基因组数据　点击"Genes"进入 SARS-CoV-2 基因组数据库查询结果，如图 7-4 所示，可以查询到该基因的名称、描述、位置和功能的相关信息。

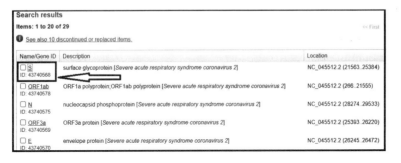

图 7-4　SARS-CoV-2 基因数据查询结果

4. 进一步检索相关基因数据（以 S 基因为例）　点击"S"进入 S 基因的数据检索，进一步查找序列数据即可获得 SARS-CoV-2 的 S 基因的表达产物等信息。如图 7-5 所示。

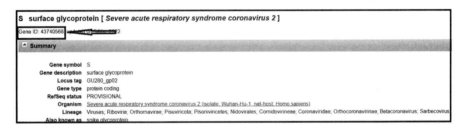

图 7-5　SARS-CoV-2 病毒 S 基因数据查询结果

【临床意义】生物信息数据库是由全球的研究者或研究机构以特定格式提交，通过实验获得的序列或结构数据库。通过对生物信息数据库的共享和运用，在临床分子生物学检验中可为分子标志物的寻找提供依据，为发现疾病的分子机制提供证据。

【思考题】在临床分子生物学检验技术实际应用中对待测对象的分子标志物基因进行完整的生物信息检索有何意义？

实验十三　序列比对分析

【实验目的】熟悉 DNA 序列比对的基本原理、NCBI 序列检索和相应软件的使用方法；了解 DNA 序列比对的主要应用。

【实验原理】DNA 序列比对分析是将待测 DNA 序列和已知生物信息数据库进行同源性比对分析的技术。主要目标是阐明 DNA 序列同源性进而分析其结构、功能和进化信息。通过 DNA 序列比对，可以在两个序列间得到相似性数据，再通过同源性分析从数据中做出合理推断。目前最常用的序列比对分析工具为 NCBI 的 BLAST 工具。

【软件和网站】

1.NCBI 生物数据库（https://www.ncbi.nlm.nih.gov/）。

2.BLAST 工具（https://blast.ncbi.nlm.nih.gov/Blast.cgi）。

3.SnapGene 软件（snapgene.com）。

【实验操作】

1. 使用 SnapGene 软件打开待测质粒测序（DNA 测序实验参见本章第四节实验九）。删除测序引物后质粒内部序列，仅保留插入的克隆序列，如图 7-6 所示。进入 NCBI 主页，打开 BLAST 工具（https://blast.ncbi.nlm.nih.gov/Blast.cgi）点击 "Nucleotide BLAST" 功能。如图 7-7 所示。

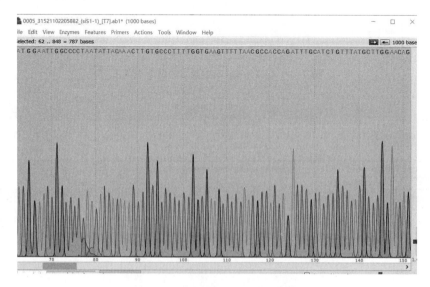

图 7-6　待测质粒 DNA 序列结果

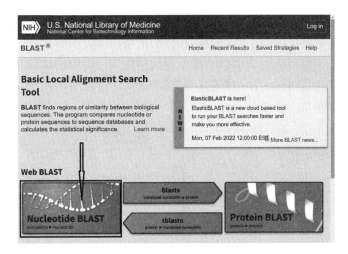

图 7-7　BLAST 工具界面

2. 在序列栏内输入待比对的 DNA 序列，选择合理的数据库 "Standard databases（nr etc.）:" 或 "Betacoronavirus" 点击 "BLAST" 开始序列比对。如图 7-8 所示。

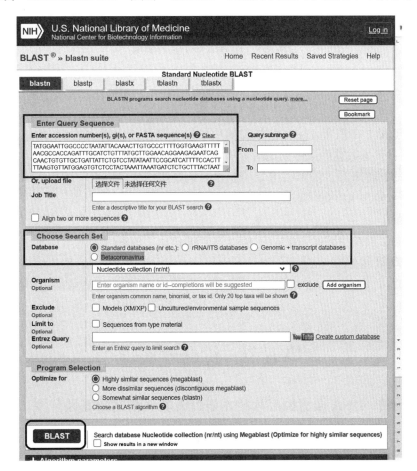

图 7-8　BLAST 比对界面

3. 序列比对结果查询和分析。序列结果分为 4 个部分：①该收录的详细情况：包括搜索类型、搜索的数据库描述、查询内容和分类链接。②显示数据库中与比对序列相匹配的简明图形。每一条彩色带表示数据库中与比对序列相匹配的核酸序列，不同颜色表示不同高低的得分。③与比对序列相匹配的数字链接。④比对序列与目标序列之间的双序列比对情况。如图 7-9 所示。

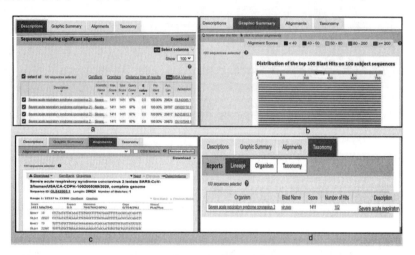

图 7-9　BLAST 序列比对结果

a. 搜索的数据库描述；b. 比对序列匹配的简明图形；c. 比对序列相匹配的数字链接；d. 比对序列与目标序列之间的双序列比对情况

【临床意义】在临床分子生物学检验中，经过测序技术得到的 DNA 碱基序列结果需要运用生物信息数据库做序列比对分析出最后结果。通过序列比对分析后可以得到该片段 DNA 的物种来源、基因结构、功能预测和具体的变异位点，结合临床相关信息可以在分子水平检测出疾病的基因分型。

【思考题】

1.Genbank 中查找数据 x01714，解读该数据信息（该基因的基本信息，基因的编码区、启动子等区域）。

2. 查找数据 U90223、AF018430，并比较 x01714、U90223，AF018430 三个数据的异同。

（宋　瑱）

第五节　综合性实验

实验十四　DNA 微流控芯片技术进行人乳头瘤病毒基因分型

DNA 微流控芯片技术是将 PCR 体外扩增技术和 DNA 反向斑点杂交法融合一体的芯片技术。本实验采用 DNA 微流控芯片技术，根据人乳头瘤病毒（human papilloma virus，HPV）基因设计出不同的特异性引物，将 HPV 基因分型。

【实验目的】掌握 DNA 微流控芯片技术检测 HPV 基因型的方法及基本原理；熟悉 HPV 分型的临床意义。

【实验原理】HPV 是球形 DNA 病毒，能引起人体皮肤黏膜的鳞状上皮增殖，表现为寻常疣、生殖器疣（尖锐湿疣）等症状。目前已分离出 150 多种不同的型别，分为高危型和低危型两种，常见的高危型 HPV 包括 16、18、31、33、35、39、45、51、52、56、58、59 和 68 型，与宫颈癌及宫颈上皮内瘤变的发生有关；常见的低危型 HPV 包括 6、11、42、43 和 44 型，常引起生殖道湿疣及良性病变。

为了同时检测多种人乳头瘤病毒基因型，本实验采用 DNA 微流控芯片技术，配合使用 DNA 微流控芯片杂交仪。主要原理是将待测样本加入 HPV 检测芯片中，在仪器中通过导流作用，进行目的基因的提取、扩增和反向斑点杂交。根据 HPV 基因设计出不同的特异性引物，可扩增出 24 种 HPV 基因型的 DNA 片段，包括 18 种高危型和 6 种低危型。将扩增的 DNA 片段产物与芯片薄膜上包被的 24 种 HPV 基因型探针杂交，如果扩增 DNA 能通过碱基互补配对被探针捕获，则形成复合物被固定下来，加入酶和显色液可出现斑点被识别，如果不含目的基因，则无斑点。

【实验材料】

1.器材 生物安全柜、低温高速离心机、DNA 微流控芯片杂交仪、微量移液器、涡旋振荡器、枪头。

2.试剂 商品化 HPV 分型试剂盒、宫颈细胞收集保存液。

【实验操作】

1.样本 DNA 的提取（磁珠法）

（1）取保存有宫颈上皮细胞的保存液，以 4000 r/min 离心 1 分钟，收集管底的宫颈上皮细胞，弃去上清液。

（2）宫颈上皮细胞加入细胞裂解液和蛋白酶 K 进行细胞裂解，释放病毒 DNA- 亚型和基因组 DNA- 内参基因。

（3）磁珠抓取 DNA：向含有病毒 DNA- 亚型和基因组 DNA- 内参基因的裂解样本中加入羟基修饰的磁珠和异丙醇，病毒 DNA 和基因组 DNA 与磁珠吸附。通过磁铁把吸附有 DNA 的磁珠聚集，去除上清液即可。

（4）磁珠清洗和 DNA 洗脱：向去除上清液的磁珠中加入漂洗液去除蛋白质杂质和盐离子杂质，加入洗脱液使 DNA 和磁珠脱离，去除磁珠即可得到纯净的 DNA 溶液（基因组 DNA 和病毒 DNA）。

2.PCR 扩增

（1）将模板、PCR Mix、Taq DNA 聚合酶和双蒸水混匀加入 PCR 反应管中，同时设立阳性对照和阴性对照。

（2）将反应管同时放入 PCR 扩增仪进行扩增。

扩增参数：

第一阶段：95℃预变性 5 分钟。

第二阶段：95℃ 30 秒，46℃ 30 秒，72℃ 30 秒，共 10 个循环。

第三阶段：95℃ 17 秒，49℃ 30 秒，72℃ 30 秒，共 30 个循环。

第四阶段：72℃延伸 3 分钟。

3. 杂交检测

（1）杂交膜预处理：用膜处理液洗膜，再用双蒸水洗膜 2 次，最后加上杂交液漂洗液进行预杂交。

（2）变性扩增产物：将 PCR 扩增产物在 95℃杂交 5 分钟。

（3）杂交：PCR 扩增管中加入杂交漂洗液，将变性的 PCR 扩增产物加入杂交池，PCR 扩增产物与杂交膜上探针杂交孵育，用杂交漂洗液漂洗杂交膜 3 次。

（4）显色：用酶结合液与杂交膜孵育 15 分钟，然后用杂交漂洗液漂洗杂交膜 3 次，洗净游离的酶结合液，加入显色液显色 10 分钟，最后用水洗膜 3 次。

4. 结果判读　两个 PCR 反应分别进行 HPV 亚型扩增和基因组的内参扩增。DNA 芯片能够同时对 6、11、42、44 型等 6 种低危型 HPV 和 16、18、31、45 型等 18 种高危型 HPV 进行检测。同时本实验采用空白对照、阴性对照、内参质控和显色质控点，实现良好的内控标准。

根据以下步骤判定结果：

（1）确定内参质控和显色质控点位置均出现阳性斑点，否则说明实验失败，提示核酸提取、PCR 扩增或杂交失败。

（2）确定空白对照和阴性对照不应该出现（＋），若出现，提示标本可能污染。

（3）若有其他阳性斑点出现，提示该样本 HPV 为（＋），根据位置判断 HPV 为何种基因型（＋）。无阳性斑点出现，提示该样本 HPV 为（－）。

【参考区间】阴性。

【临床意义】

1. 临床通过 DNA 微流控芯片技术可以检测 HPV 的分型。

2. HPV 广泛存在，人类的 HPV 感染率很高。低危型 HPV 主要引起肛门皮肤及男性外生殖器、女性大小阴唇、尿道口、阴道下段的外生殖性疣类病变和低度子宫颈上皮内瘤，其病毒亚型主要有 HPV 6、11、42、43 及 44 型。高危型 HPV 除可引起外生殖器疣外，更重要的是引起外生殖器癌、宫颈癌及高度子宫颈上皮内瘤，其病毒亚型主要有 HPV 16、18、31、33、35、39、45、51、52、56、58 和 61 型。80% 的子宫颈癌是由 16、18、31、45 这 4 型 HPV 引起。

【注意事项】

1. 标本采集应避开经期，在月经来潮后 10～18 天为最佳检查时间；检查前 3 天不要做阴道冲洗。

2. 样品采集后需尽快进行实验，如不能立即实验，室温保存不超过 12 小时，4℃保存不超过 1 天，-20℃不超过 3 个月。

3. 操作应在超净台或生物安全柜进行，避免污染。杂交时应避免扩增产物的扩散污染。

4. 试剂使用时必须恒温至室温，各试剂使用前应该进行离心及混匀。

【思考题】

1. 核酸分子杂交的基本原理是什么？

2.HPV 基因分型的方法有哪些?

3.HPV 分子诊断的临床意义有哪些?

实验十五　ASPUA 检测遗传性耳聋相关基因

遗传因素是先天性耳聋的重要原因之一，也可能是获得性听力损失的重要易感因素。我国正常人群中至少 5% ~ 6% 是耳聋相关基因携带者。多重等位基因特异性 PCR 通用芯片（allele-specific PCR-based universal array，ASPUA）技术即多重等位基因特异性 PCR 与芯片技术相结合的技术。本实验采用 ASPUA 同时检测十五项遗传性耳聋相关基因。

【实验目的】掌握基因芯片检测遗传性耳聋的方法；熟悉遗传性耳聋检测的临床意义。

【实验原理】十五项遗传性耳聋相关基因检测采用 ASPUA 技术，同时检测人全血基因组 DNA 中 GJB2、SLC26A4、12S rRNA、GJB3 基因共 15 个突变位点。其主要步骤：提取人全血基因组，采用带有标签序列的基因位点特异性引物对基因进行扩增和荧光标记，然后与基因芯片杂交，最后通过对芯片进行扫描和分析就可以得到 15 个突变位点的检测结果。

【实验材料】

1. 器材　生物安全柜、低温高速离心机、核酸扩增仪、核酸杂交仪、芯片杂交盒、微阵列芯片扫描仪、微量移液器、斡旋振荡器、枪头。

2. 试剂　十五项遗传性耳聋相关基因检测试剂盒包括杂交试剂、PCR 试剂、对照品，全血基因组提取试剂盒。

【实验操作】

1. 样本 DNA 的提取

（1）取检测对象的外周血提取基因组 DNA，核酸提取试剂及配置、操作参见本章第一节实验一。

（2）样品 DNA 提取完成，鉴定 DNA 纯度和浓度（要求浓度 100 ~ 200μg/μL，纯度 $OD_{260}/OD_{280}=1.7 ~ 2.0$）。

2.PCR 扩增

（1）取出两套 PCR 扩增引物混合物及 PCR 扩增试剂混合物，涡旋振荡，瞬时离心。

（2）将两套 PCR 扩增引物混合物及 PCR 扩增试剂混合物按每份 12.5μL、4.5μL 充分分别混合后，将 17μL 分别加入 PCR 管中。

（3）在标本制备区向每管混合物中加入 3μL 的样品基因组 DNA（或对照品、纯化水），混匀，离心。

（4）放入 PCR 仪，设置循环参数。

第一阶段：37℃ 10 分钟；95℃预变性 15 分钟；96℃ 1 分钟。

第二阶段：进入 PCR 循环，94℃ 30 秒（每个循环升温 0.4℃）；55℃ 30 秒（每个循环升温 0.2℃）；70℃ 45 秒；进行 30 个循环。

第三阶段：60℃再延伸 10 分钟，最后 4℃保存。

3. 杂交检测

（1）PCR 扩增反应结束前，将杂交仪预热到 50℃。

（2）在杂交盒中加入 200μL 纯化水，将芯片正面向上放入盒中，盖片四个凸台向下盖在芯片上，其末端应与芯片末端的标签对齐。

（3）根据样本数目准备离心管及编号，从试剂盒取出杂交缓冲液，50℃加入使其完全融化。充分混匀后，在微量离心机中瞬时离心，按每份 10μL 分装。

（4）将 PCR 引物 95℃变性 5 分钟。PCR 产物变性完毕后，立即取出，浸入冰浴中 3 分钟。从同一个样品模板的两个不同扩增体系管中各取 2.5μL PCR 产物加入对应样品编号的 10μL 杂交缓冲管中，涡旋混匀，低速离心将液体沉入管底。

（5）用微量移液器将杂交反应液经盖片上的加样孔垂直加入芯片，14μL/ 阵列。迅速盖上杂交盒盖，密封。做好标记。

（6）将密封好的杂交盒立即水平放入预热到 50℃的杂交仪器中，杂交 60 分钟。

（7）将适量芯片洗涤液放入恒温水浴摇床中，匀速振摇，平衡至 42℃。

（8）杂交反应结束后，将杂交盒取出拆开，将芯片取出，立即放在平衡好的洗涤液中，继续在平衡至 42℃的摇床上 80r/min 洗涤 2 分钟。迅速将芯片取出，放入洗涤液中，42℃摇床上 80r/min 洗涤 2 分钟。将芯片放入微阵列芯片离心管中，再放入离心机中 1000r/min 离心 2 分钟，甩干后扫描。

（9）使用微阵列芯片扫描仪和相应的遗传性耳聋基因检测芯片判别系统进行信号读取及判断。

4. 结果判读 本实验采用空白对照、阴性对照、表面化学质控和杂交阳性对照探针，实现良好的内控标准。

根据以下步骤判定结果：

（1）确定杂交阳性对照探针和表面化学质控位置均出现阳性斑点，否则说明实验失败，提示核酸提取、PCR 扩增或杂交失败。

（2）确定空白对照和阴性对照不应该出现（＋），若出现，提示标本可能污染。

（3）针对样品检测结果：试剂盒针对所涉及的 15 个位点有以下三种情况出现。

a 位点检测野生探针为（＋），检测突变探针为（－），软件判读该位点为野生型，表示该样本的两条等位基因均未发生突变。

b 位点检测野生探针为（－），检测突变探针为（＋），软件判读该位点为突变型，表示该样本的两条等位基因均发生突变。

c 位点检测野生探针为（＋），检测突变探针为（＋），软件判读该位点为杂合突变型，表示该样本的两条等位基因一条未发生突变，一条发生突变。

【参考区间】 野生型。

【临床意义】

1.ASPUA 技术以其微型化、自动化、集成化和便携化的特点，广泛应用在核酸分离和定量、DNA 测序、基因突变和基因差异表达分析、蛋白质的筛分、药物研究等。

2.GJB2，SLC26A4 和线粒体 12S rRNA 基因是我国主要的致聋基因。遗传性耳聋相关基因检测，可辅助诊断先天性耳聋和遗传性耳聋，从而及早诊断、及早干预，以提高生活质量。

【注意事项】

1. 患者标本应使用 EDTA 或枸橼酸钠抗凝静脉血 1 ～ 2mL，因肝素影响 DNA 的 PCR 扩增，所以严禁使用肝素抗凝血。样本应尽快检测，保存在 4℃不超过 7 天，–20℃不超过 1 个月。

2. 由于芯片并未涵盖与遗传性耳聋相关的所有基因和突变位点，所以当检测结果提示样本为野生型时，并不能排除该样本不带有其他与遗传性耳聋相关的基因位点。

3. 检测所用 DNA 纯度及浓度对实验非常重要。

4. 操作应在超净台或生物安全柜进行，避免污染。

5. 试剂使用时必须恒温至室温。各试剂应该进行离心，将瓶盖内的液体甩回试剂瓶。

6. 芯片杂交操作应在干净的环境中进行，以避免灰尘落在芯片或盖片上，干扰结果判读。

7. 芯片不应用记号笔做标记，否则可能污染芯片，影响结果判读。

【思考题】

1. 耳聋基因的常用分子诊断方式有哪些？

2. 遗传性耳聋有哪些常见类型？

3. 遗传性耳聋常见的基因突变类型有哪些？

实验十六　PCR–RFLP 检测 β– 地中海贫血致病基因

聚合酶链反应 – 限制性片段长度多态性（polymerase chain reaction-restriction fragment length polymorphism，PCR-RFLP）技术，是指首先通过 PCR 反应特异性扩增可能发生突变的某个碱基的 DNA 片段，再通过凝胶电泳分离扩增产物的酶切产物，分析酶切图谱，最终检测基因突变的技术。由于特定位点的碱基突变、插入或缺失，会导致酶切产物多态性的改变，由此判断该酶切位点是否存在突变，从而检测基因的点突变。本实验采用 PCR-RFLP 分析 β– 地中海贫血致病基因。

【实验目的】掌握 PCR-RFLP 诊断 β– 地中海贫血点突变的原理和方法；掌握限制性酶切图谱的原理；掌握琼脂糖凝胶电泳的原理；熟悉地中海贫血分型及临床意义。

【实验原理】限制性内切酶是基因操作中不可缺少的工具酶，它能够识别双链 DNA 的特定位点并切开 DNA，因此常被用于发生基因点突变的疾病的诊断。当发生点突变时会导致该酶切位点消失或增加，相应的 DNA 片段会发生改变。通过琼脂糖凝胶电泳可将发生改变的片段分离，琼脂糖凝胶电泳是采用琼脂糖凝胶作为电泳支持物的一种简单、快速分离纯化和鉴定核酸的方法。

β– 地中海贫血是由于 β 珠蛋白基因突变导致 β 链合成减少或缺失的疾病。针对 β 珠蛋白基因发生点突变可以应用酶切分析。本实验针对 β 珠蛋白基因第二内含子常见突变位点（IVS Ⅱ –654）发生 C–G 突变，获得 Rsa Ⅰ酶切位点。利用 PCR 扩增包含该酶切位点的 β 珠蛋白片段，扩增产物经限制性内切酶 Rsa Ⅰ酶切后，通过凝胶电泳检测酶切片段，根据酶切图谱分析该位点是否存在突变。针对发生点突变的地中海贫血采用 PCR-RFLP 进行诊断，不仅可以直接观察到条带的差异，还具有简便、快捷的特点。

【实验材料】

1. 器材　生物安全柜、低温高速离心机、微量移液器、斡旋振荡器、枪头、PCR 扩增仪、微波炉、电泳装置及凝胶成像系统等。

2. 试剂　基因组 DNA 提取试剂盒、PCR 引物、10×PCR 缓冲液、引物（上游：GTGTATACATATTGACCAAATCA GGGTA；下游：TGGAGAAATATTTATATGCAGAA ATATTGCTAGT）、Taq DNA 聚合酶、dNTP、限制性内切酶 Rsa I 及其缓冲液。

【实验操作】

1. 样本 DNA 的提取　取受检孕妇的羊水细胞、胎儿绒毛，或待检人群的外周血白细胞提取 DNA，核酸提取试剂及配置、操作参见本章第一节实验一。

2.PCR 扩增

（1）配置 PCR 反应体系　取八连管做好标记，按表 7-13 进行配置。

表 7-13　PCR 反应体系

组分	体积
10×PCR 缓冲液	5μL
Taq DNA 聚合酶	1μL
dNTP	4μL
混合引物	1μL
样品 DNA	1μL
双蒸水	8μL

（2）PCR 反应条件　94℃预变性 5 分钟，94℃ 50 秒，58℃ 50 秒，72℃ 60 秒，共30 个循环，72℃延伸 5 分钟。

3.PCR 扩增产物的限制性酶切

（1）取 0.5mL 离心管，按表 7-14 顺序加入试剂混匀，瞬时离心。

表 7-14　酶切反应体系

组分	体积
PCR 扩增产物	5μL
10× 酶切缓冲液	2μL
蒸馏水	12μL
Rsa I	1μL

（2）轻轻摇匀，置于 37℃保温 30 分钟。

（3）加入 4μL 加样缓冲液，摇匀。

（4）取 10μL 进行电泳。

4. 电泳

（1）称量 1g 琼脂糖溶液，加入 50mL 1×TBE 电泳缓冲液，配置 2% 琼脂糖凝胶。

待凝胶不烫手时加入 10μL GoldView（一种可替代溴化乙啶的新型核酸染料），将琼脂糖凝胶倒进电泳槽。

（2）向电泳槽倒入 1×TBE 电泳缓冲液，没过凝胶 5mm。

（3）小心地拔掉梳子。

（4）用 20μL 的枪吸取经酶解的 DNA 溶液，缓缓注入点样孔。

（5）按 Marker、限制酶酶切的 DNA、未酶切的 DNA（提前加入加样缓冲液）依次点样。

（6）接通电源（注意正负极），电泳 120V，30 分钟。

（7）按试剂盒说明电泳完成后，用搓板取出凝胶，置于凝胶成像系统下观察。

5. 结果判读　未经酶切的 PCR 扩增产物大小为 233bp，含有酶切位点的产物经酶切后可产生两个片段 198bp 和 35bp。

野生型由于没有酶切位点所以得到 233bp 片段。

突变纯合子可以全部被酶切，因此理论上有 198bp 和 35bp 两个片段。

突变杂合子含有可被酶切的一条链，又含有不可以被酶切的一条链，因此理论上有 233bp、198bp 和 35bp 三条链。

【参考区间】野生型。

【临床意义】

1. 临床可通过 PCR-RFLP 检测 β 珠蛋白基因第二内含子常见突变位点（IVSⅡ-654）发生 C-G 突变。

2. 地中海贫血杂合子临床症状轻且可无症状，夫妇双方携带，将有 1/4 概率生育重症地中海贫血儿。早期基因诊断有助于预防重症 β 地中海贫血婴儿的出生。

【注意事项】

1. 样品采集后需尽快进行实验，如不能立即实验，应于 4℃保存，并在 2 周内进行检测。

2. 操作应在超净台或生物安全柜进行，避免污染。

3. 在实际操作过程中由于 35bp 片段较小，可能不易观察到，需注意电泳时间。

4. 试剂使用时必须快速置于室温。各试剂应该进行离心，将瓶盖内的液体甩回试剂瓶。

【思考题】

1. PCR-PELP 的基本原理是什么？

2. 地中海贫血有哪些分型？

3. 地中海贫血的危害有哪些？

实验十七　PCR- 荧光探针法检测表皮生长因子受体基因

PCR- 荧光探针法是通过 PCR 实时荧光定量技术结合特异性引物和 Taqman 荧光探针技术检测特异性片段的技术。本实验采用 PCR- 荧光探针法检测体细胞表皮生长因子受体（epidermal growth factor receptor，EGFR）基因中是否含有突变基因。

【实验目的】掌握 PCR 荧光探针法检测 EGFR 基因突变的基本原理；掌握荧光定量 PCR 的基本操作流程；熟悉 EGFR 基因突变对肺癌或大肠癌患者的肿瘤靶向药物治疗的参考价值。

【实验原理】EGFR 是位于细胞膜表面的一种糖蛋白，属于酪氨酸激酶型受体，分子量 170kDa。EGFR 作为上皮生长因子细胞增殖和信号传导的受体，也被称作 HER1、ErbB1，突变或过表达一般会引发肿瘤。研究表明在许多实体肿瘤中存在 EGFR 的高表达或异常表达。非小细胞肺癌（non-small cell lung cancer，NSCLC）靶向药物即 EGFR 激酶抑制剂就是针对 EGFR 靶点设计的，因此检测 EGFR 突变位点与患者治疗密切相关。

本实验采用 PCR-荧光探针法，检测体细胞 DNA 中是否含有突变基因。特异性引物可以对突变靶序列进行 PCR 放大与扩增，与此同时，利用探针对扩增产物进行检测分析，从而实现对突变序列检测的高特异性和高灵敏度。

该实验所采用的试剂盒采用八连管设计，每一个八连管可以检测一个样品，分别包括 7 个装有检测 EGFR 突变试剂、内控试剂和外控试剂。其中 1 ~ 7 为相应的 EGFR 突变试剂和内控试剂，突变探针由 FAM 信号指示，内控探针由 HEX 或 VIC 信号指示。8 号管为外控检测管，由 FAM 信号指示，如图 7-10 所示。内控和外控的设立，可对 DNA 质量及操作本身进行质量控制，以保证突变检测结果的可靠性和准确性。

1	2	3	4	5	6	7	8
19Del	L858R	T790M	20-Ins	G719X	S7681	L861Q	外控

图 7-10　八连管排列示意图

【实验材料】

1. 器材　生物安全柜、低温高速离心机、实时荧光定量 PCR 仪、微量移液器、斡旋振荡器、枪头、低温冰箱、不含荧光的一次性手套。

2. 试剂　EGFR 基因突变检测试剂盒、石蜡包埋肿瘤病变组织切片。

【实验操作】

1. 样本 DNA 的提取

（1）用手术刀片将切片上肿瘤组织刮下提取 DNA，核酸提取试剂及配置、操作参见本章第一节实验一。

（2）样品 DNA 提取完毕，为保证后续实验质量，应进行 DNA 纯度和浓度检测，一般要求纯度 $OD_{260}/OD_{280}=1.7 \sim 2.0$，浓度为 $15 \sim 35ng/\mu L$。

2.PCR 扩增

（1）提前 30 分钟取出试剂盒内八连管，低速离心。

（2）将提取好的样品、阳性质控品、阴性质控品和内标质控品按说明书加入八连管，然后盖上八连管，低速离心。

（3）将反应管同时放入 PCR 扩增仪，按以下扩增程序进行扩增：

第一阶段：95℃预变性 5 分钟。

第二阶段：95℃ 25 秒，64℃ 20 秒，72℃ 20 秒，共 15 个循环。

第三阶段：93℃ 25 秒，64℃ 35 秒，72℃ 20 秒，共 31 个循环。

信号采集：第三阶段 60℃时收集 FAM 和 HEX（或 VIC）信号。

（4）扩增结束后，根据曲线进行手动调整基线和阈值进行分析。

3. 结果判读

（1）阴性质控品　阴性对照的 1 ～ 7 号管中 FAM 信号应无曲线升起。若 7 管中任一管 FAM 信号升起，则此次试验结果无效，需要重新进行实验。如果 1 ～ 7 号管的 HEX 或 VIC 信号及 8 号管的 FAM 信号偶尔升起，此属于正常现象，不影响对突变检测结果的判断。

（2）阳性质控品　FAM 信号有明显的扩增曲线，Ct 值应该 < 30。

（3）样品分析　①外控对照反应孔的 FAM 信号应该升起：Ct 值应在 15 ～ 20 之间，如果 Ct 值小于规定范围，说明加入 DNA 过量，应对 DNA 进行稀释后再进行实验。如果外控对照分析为阴性或 Ct 值较大，说明加入 DNA 的量较少，需重新提取 DNA 或增加 DNA 上样量再进行实验。②待测样品的内控 HEX 或 VIC 信号应升起：如果内控对照分析为阴性或部分管分析为阴性，说明加入的 DNA 量不够，需要重新提取 DNA 或增加 DNA 用量后进行实验。

（4）确定突变结果　确定各反应管中的突变 Ct 值及外控 Ct 值。根据 Ct 值将样品分为阴性、弱阳性及强阳性。

1）突变 Ct 值≥阴性临界值时，该样品为阴性。

2）突变 Ct 值 < 阴性临界值时，进行以下判断：①当反应管的突变 Ct 值 < 阳性临界值时，则该样品为该反应管对应突变强阳性。②当反应管的突变△ Ct ≥阳性临界值时，计算△ Ct。如果△ Ct < 8，则该样品为弱阳性。

△ Ct= 突变 Ct 值 – 外控 Ct 值。突变 Ct 值是指样品 FAM 信号对应的 Ct 值；外控 Ct 值是指样品对应的外控 FAM 信号的 Ct 值。

【参考区间】（–）。

【临床意义】临床上 PCR– 荧光探针法常用于 HBV、HPV、EB 等病毒的基因检测，EGFR、KRAS（EGFR 信号转导通路中关键的下游调节因子之一，参与调解细胞分化与增殖）、BRAF（位于第 7 号染色体长臂上的原癌基因，编码丝氨酸 / 苏氨酸蛋白激酶）等基因突变的检测和 CYP2C9、CYP2C1、VKORC 等药物代谢基因多态性的检测。

【注意事项】

1. 样品核酸 DNA 提取完毕后，应尽快进行实验，如不能立即实验，应于 –20℃保存，最长不超过 6 个月。

2. 操作应在生物安全柜内进行，避免污染。

3. 试剂使用时必须恒温至室温。各试剂应该进行离心，将瓶盖内的液体甩回试剂瓶。

【思考题】

1. 检测 EGFR 基因突变的临床意义是什么？

2.EGFR 基因突变用 PCR-荧光探针法检测时为什么要检测阳性质控品、阴性质控品和内标质控品？

3.除了非小细胞肺癌外，其他哪些疾病也推荐检测 EGFR 基因？

（孙佳欢，杨　帆）

第六节　单元讨论

分子生物学检验技术的靶标是核酸和蛋白质分子，其微观性与中医的宏观性互补结合，成为中西医结合的桥梁，可更好地阐释中医理论体系的分子生物学基础和变化规律，对中医药的传承和创新发展起到了积极的推动作用。

一、为中医临床病证诊断提供帮助

分子生物学检验能客观反映疾病在分子水平的病理变化，是中医病证精准诊断的重要手段。如在新型冠状病毒感染的潜证（无症状感染）期，证候的隐匿性使中医临床诊断受到局限，应用 RT-qPCR 技术能定量检测新型冠状病毒 RNA，"测核酸"发挥了辨"潜证"的主导作用，也为中医药的早介入、全过程干预提供了重要依据。在中医证本质研究中，应用 RT-qPCR 技术检测胃黏膜核转录因子-κB（nuclear transcription factor-κB，NF-κB）和热休克蛋白 70 的 mRNA 水平可反映慢性胃炎脾胃湿热证在基因水平的"邪正交争"变化，其表达增强是湿热证致病机制之一。另一项代谢综合征痰证与肥胖的相关性研究发现，肥胖相关基因 FTO mRNA 的高表达使代谢综合征痰证形成的风险增高，FTO 基因可能作为代谢综合征痰证诊断的辅助指标。这些研究丰富了中医临床对病证的认知水平，为经验判断提供了客观依据，对临床实践具有指导意义。

二、为中医药治疗疾病的分子机制研究提供帮助

中医药对一些西医学认定的疑难杂症（如肿瘤）有较为明显的疗效，运用分子生物学技术可从基因-疾病-药物角度揭示其有效性的分子机制。肿瘤在中医经典理论中属"积聚""癥瘕"范畴，故以扶正固本、软坚散结、活血化瘀、化痰降浊等方法治疗。分子生物学技术可从分子水平揭示其作用机制，如通过 RT-PCR 及 Western blot 技术测定参芪扶正注射液对肺癌细胞凋亡及负性调节区域因子 1/自然杀伤因子蛋白 46（negative control region 1/natural killer-factor protein 46，NCR1/NKp46）通路的影响，发现参芪扶正注射液高剂量组中肺癌细胞 NCR1/NKp46 mRNA 和相应蛋白质的表达水平均升高，推测参芪扶正注射液抑癌机制与调控 NCR1/NKp46 信号通路有关。这些研究都是对中医药治疗疾病的机制阐释，在精准医疗的背景下，满足了中医药创新发展的需要。

此外，分子检验技术为中药药理药效的评价提供帮助。以基因芯片、高通量测序为核心的转录组学技术为中药及其活性成分的疗效评价研究提供了技术手段，有助于在基因水平上确定药物作用的靶标，为临床进一步开发利用提供了客观依据。

（李　燕）

第八章　临床输血学检验技术 ▷▷▷

输血前检查及血液成分制品的安全制备对于保障输血安全至关重要。如何通过临床实验室检验技术保障输血安全和治疗效果，最大程度地降低输血不良反应，是输血医学的主要责任。本章重点介绍常见临床输血检验的基本知识与操作技术，包括人类红细胞血型系统检测、意外抗体筛选及鉴定、交叉配血试验及血液成分的制备等，从实验目的、实验原理、操作步骤、实验结果、临床意义、方法学评价与注意事项等几方面进行了较为详尽的阐述，同时实验后增加了思考题及单元讨论，以使学生能更好地掌握临床输血检验学的实践技能，并结合具体问题进行分析讨论，从而提高学生综合运用所学知识来分析和解决临床问题的能力。

第一节　红细胞血型系统检验

实验一　ABO 血型鉴定

【实验目的】观察红细胞凝集现象，掌握 ABO 血型鉴定方法。

【实验原理】ABO 血型系统包括 A、B、O 及 AB 型，是依据红细胞表面是否表达 A 及 B 抗原来划分的。利用红细胞凝集试验，通过正、反定型可准确鉴定 ABO 血型。正定型（forward typing），也称为红细胞定型，是用标准抗 A 和抗 B 试剂来测定红细胞上的 A 抗原和 B 抗原；反定型（reverse typing），也称为血清定型，是用标准 A 型细胞和 B 型细胞来测定血清中有无相应的抗 A 和抗 B 抗体。常用检测方法有玻片法、试管法等。

【实验材料】

1. 器材　离心机、显微镜、载玻片、滴管、洁净透明小试管、玻璃棒、蜡笔。

2. 试剂　单克隆或多克隆的抗 A；单克隆或多克隆的抗 B；抗 A、B（可选）；2%～5% 的 A_1 型、B 型和 O 型试剂红细胞盐水悬液。

3. 标本　2～4mL 受检者血液标本。玻片法：10%～15% 浓度的受检者红细胞悬液；试管法：2%～5% 浓度的受检者红细胞悬液。

【实验操作】

1. 玻片法　用玻片法进行 ABO 定型时，一般只做正定型。

（1）取一张洁净玻片，分区域标记为抗 A，抗 B，抗 A、B。

（2）在相应区域内分别加入 1 滴抗 A，抗 B，抗 A、B 试剂。

（3）再用滴管分别加入 1 滴已充分混匀的 10%～15% 受检者红细胞悬液，轻摇充分混合，用玻璃棒将混合物均匀分散。

（4）不断地从一边到另一边轻轻倾斜转动玻片，持续 2 分钟左右。注意在此期间不要将玻片放在热的表面上。

（5）判读结果，做好记录。

2. 试管法　试管法是 ABO 定型的经典方法。

（1）**正定型**　①取洁净透明小试管 2 支，分别标明抗 A、抗 B 及抗 A、B（可选），用滴管分别加入抗 A、抗 B 及抗 A、B 定型试剂各 1 滴于相应试管中，再分别加入受检者 2%～5% 红细胞盐水悬液 1 滴，轻摇混合。②以 3000r/min 的转速离心 15 秒。③轻摇试管使细胞扣重悬，观察有无凝集及溶血现象，记录结果。

（2）**反定型**　①取洁净透明小试管 3 支，分别标明 A_1、B 和 O 型细胞，用滴管分别加入受检者血清或血浆 2 滴于各试管中，再相应加入 1 滴 2%～5%A_1、B 及 O 型试剂红细胞悬液，混匀。②以 3000r/min 的转速离心 15 秒。③检查是否有溶血现象，然后轻轻重悬细胞扣，检查凝集情况，记录结果。

【**实验结果**】ABO 血型判断方法见表 8-1，其中玻片法依据正定型结果判定。

表 8-1　ABO 血型正反定型结果判读表

正定型（抗体试剂 + 受检红细胞反应）			反定型（受检血清 + 试剂红细胞反应）			判读结果
抗 A	抗 B	抗 A、B	A_1 细胞	B 细胞	O 细胞	ABO 血型
+	−	+	−	+	−	A
−	+	+	+	−	−	B
−	−	+	+	+	−	O
+	+	+	−	−	−	AB

注：+：凝集；−：不凝集。

【**临床意义**】ABO 血型鉴定是输血前检验的必检项目，同时亦可用于个体的遗传识别及 ABO 血型不合新生儿溶血病产前诊断等。

【**方法学评价**】玻片法多只用于全血或红细胞正定型检测，适合 ABO 血型初筛；试管法简便易行，是目前应用最广泛的血型检测技术。

【**注意事项**】

1. 玻片法结果可疑时应结合试管法或其他方法进行复查。

2. 试管法正定型加样时诊断试剂与受检红细胞比例多为 1∶1，反定型加样时诊断细胞与受检血清或血浆比例多为 1∶2。

3. 观察结果时若试管中出现溶血现象（须排除外源性溶血的干扰），表明存在抗原抗体反应并激活了补体，应视为阳性结果。

4. 如果出现正反定型试验结果不一致，应综合考虑实验操作过程、患者病史资料及特殊生理病理状态等，结合进一步检查给出 ABO 血型鉴定最终结果。

【**思考题**】

1. ABO 血型系统是如何分型的，其原理是什么？

2. 若实际操作过程中出现 ABO 血型正反定型不一致的情况，你认为哪些因素可引起这一结果？

实验二　RhD 血型鉴定

【实验目的】掌握 RhD 血型鉴定原理与方法。

【实验原理】Rh 血型系统（Rh blood groups system）是输血医学中仅次于 ABO 系统的第二大血型系统，涉及临床的主要有 D、C、c、E、e 五个抗原，其中 D 抗原的免疫原性最强，因此也是最具临床检测意义的抗原。一般情况下只做 D 抗原鉴定，凡是带有 D 抗原者称为 RhD 阳性，不带 D 抗原者称为 RhD 阴性。

采用常规血清学技术，利用 Rh 血型定型试剂中的单克隆抗 D 血型抗体和红细胞在盐水介质中反应，有 D 抗原的红细胞发生凝集，没有 D 抗原的红细胞不发生凝集，从而判断受检者红细胞有无 RhD 抗原。

【实验材料】

1.器材　离心机、显微镜、恒温水浴箱、滴管、洁净小试管、玻璃棒。

2.试剂　单克隆抗 D（IgM+IgG 类）混合血清试剂、5%RhD 阳性和阴性红细胞悬液、生理盐水等。

3.标本　2～4mL 受检者血液标本。玻片法：40%～50% 浓度的受检者红细胞悬液；试管法/微孔板法：2%～5% 浓度的受检者红细胞悬液；微柱凝集法：0.8%～1% 浓度的受检者红细胞悬液。

【实验操作】

1.玻片法

（1）取 1 张洁净玻片，划分区域标记为待测、阴性及阳性对照，然后将洁净玻片预热到 40～50℃。

（2）在相应区域分别加 1 滴单克隆混合（IgM+IgG）抗 D 试剂。

（3）滴加 40%～50% 浓度的受检者红细胞悬液、RhD 阳性和阴性对照红细胞悬液各 2 滴至相应玻片标记好的区域上，用玻璃棒将混合物均匀分散，同时不断地从一边到另一边轻轻倾斜转动玻片，持续 1～2 分钟。

（4）观察有无凝集，记录结果，若无凝集则判为阴性。

2.试管法

（1）取 3 支洁净透明小试管，分别标记为待测、阴性及阳性对照。

（2）在相应试管中分别滴加 1 滴单克隆混合（IgM+IgG）抗 D 试剂。

（3）再加 1 滴 2%～5% 浓度的受检者红细胞悬液、5%RhD 阳性和阴性对照红细胞悬液各 1 滴至相对应标记好的试管中，充分混匀。

（4）以 3000r/min 的转速离心 15 秒，轻轻重悬细胞扣。

（5）观察有无凝集现象，评价反应强度，记录结果。

3.微孔板法

（1）在干净的微孔板孔中加入 1 滴抗 D 试剂，若该试剂需要使用 Rh 对照，则在第 2 个孔中加入 1 滴 Rh 对照。

（2）在每个孔中加入 1 滴 2%～5% 生理盐水红细胞悬液，轻摇混匀各组分。

（3）放入专用离心机离心，然后轻摇微孔板，使液体流动，以重悬红细胞。

（4）检测凝集，判读、解释和记录实验结果。

（5）为加强弱反应，可将阴性结果的样本在 37℃条件下，孵育 15～30 分钟，重复步骤（3）～（4）。

4. 微柱凝集法

（1）取出并标记微柱凝胶血型卡，将标记好的血型卡垂直放置于加样卡槽内。

（2）在中性凝胶 D 管中分别移入 50μL 受检者 0.8%～1% 红细胞悬液。

（3）使用专用微柱凝胶卡离心机离心 10 分钟，判读结果。

【实验结果】

1. 抗 D 样品凝集，对照样品不凝集，表明受检者红细胞是 RhD 阳性。

2. 对照和抗 D 样品均为阴性，则说明受检者红细胞是 RhD 阴性。

3. 若对照组凝集，则试验无效。

【临床意义】RhD 抗原具有很强的免疫原性，其产生的抗 D 抗体可以引起严重的溶血性输血反应或新生儿溶血病，所以 RhD 血型鉴定可有效减少该类疾病的发生。

【方法学评价】玻片法、微孔板法和微柱凝集法一般用于 RhD 血型的初筛试验，其中玻片法不适合检测弱 D 表型。试管法是经典的 RhD 血型鉴定方法，其结果准确可靠。

【注意事项】

1. 操作中一般先加入抗 D 试剂，再加入受检者红细胞悬液，通过视觉判断避免漏加抗 D 试剂进而导致出现假阴性结果。

2.Rh 血型系统的抗体多由免疫刺激（输血或妊娠）产生，所以一般无需做反定型试验。

3. 某些弱 D 抗原需通过抗球蛋白试验或基因分型等技术才能检出。

【思考题】RhD 血型鉴定可能出现假阳性的常见原因有哪些?

实验三　ABO 亚型鉴定

【实验目的】掌握鉴定 ABO 亚型的原理和方法。

【实验原理】ABO 亚型也称变异型，正反定型时不符合 ABO 血型的特点，此时需加做 ABO 亚型鉴定。ABO 亚型分型是通过红细胞上携带 A 或 B 抗原数量多少及分泌型中 ABH 血型物质的不同来区分。红细胞上携带 A 或 B 抗原数量差异可通过与抗 A、抗 A_1、抗 B 及抗 A、B 的凝集反应程度，以及进行吸收和放散试验的结果来分析。分泌型中 ABH 血型物质常用唾液样本进行凝集抑制试验来鉴定。

【实验材料】

1. 器材　滴管、洁净透明小试管、记号笔、离心机、显微镜。

2. 试剂　单克隆或多克隆的抗 A，抗 B，抗 A、B，抗 H，抗 A_1。2%～5% 的 A_1 型、A_2 型、B 型和 O 型红细胞悬液。

3. 标本　EDTA 抗凝或不抗凝全血标本。

【实验操作】

1.取 5 支洁净透明小试管，做好标记，分别加入抗 A、抗 A_1、抗 B、抗 H 及抗 A、B 试剂各 1 滴，再分别加入 1 滴制备好的 2% ～ 5% 受检者红细胞悬液。

2.另取 4 支洁净透明小试管，做好标记，分别加入受检者血浆或血清 2 滴，依次分别加入 A_1、A_2、B 和 O 试剂红细胞各 1 滴。

3.轻轻混匀，室温下以 3000r/min 的转速离心 15 ～ 30 秒。

4.轻摇试管，观察凝集强度并记录结果。

5.若有条件可加测分泌型个体唾液中的 A、B 和 H 物质。

6.必要时需用受检者红细胞与抗 A、抗 A_1、抗 B 及抗 A、B 试剂进行吸收和放散试验。

【实验结果】ABO 亚型分型按照表 8-2 判定。

表 8-2　ABO 亚型血清学鉴定表

红细胞表型	红细胞与已知抗血清反应					血清与试剂红细胞反应				唾液血型物质
	抗 A	抗 B	抗 A、B	抗 A_1	抗 H	A_1	A_2	B	O	
A_1	4 +	−	4 +	4 +	+	−	−	4 +	−	A&H
Aint	4 +	−	4 +	2 +	3 +	−	−	4 +	−	A&H
A_2	4 +	−	4 +	−	2 +	+	−	4 +	−	A&H
A_3	2 + mf	−	2 + mf	−	3 +	+	−	4 +	−	A&H
Am	− /w +	−	− /w +	−	4 +	−	−	4 +	−	A&H
Ax	− /w +	−	+ /2 +	−	4 +	2 +	− / +	4 +	−	H
Ael	−	−	−	−	4 +	2 +	−	4 +	−	H
B	−	4 +	4 +	−	+	4 +	4 +	−	−	B&H
B_3	−	+ mf	2 + mf	−	4 +	4 +	4 +	−	−	B&H
Bm	−	−	− /w +	−	4 +	4 +	4 +	−	−	B&H
Bx	−	− /w +	− /2 +	−	4 +	4 +	4 +	−	−	H
O	−	−	−	−	4 +	4 +	4 +	4 +	−	H
Oh	−	−	−	−	−	4 +	4 +	4 +	4 +	−

+～ 4 +：凝集强度递增；w +：弱凝集；mf：混合外观凝集；− ：无凝集。

【临床意义】当临床患者输血前检查正反定型结果不一致时，做 ABO 亚型鉴定明确具体亚型，防止误定血型，同时也可为器官移植患者选择 ABO 血型亚型相符的供体。

【方法学评价】血清学分型是目前常规的鉴定 ABO 亚型方法，若血清学鉴定出现困难时，则可采用家系研究或基因分型等分子生物学检测作为辅助鉴定方法。

【注意事项】

1.新生儿红细胞 ABO 血型抗原较弱，新生儿和近期输血者均不宜进行亚型鉴定。

2.一些 ABO 亚型的抗原非常弱，以至于直接凝集试验检测不到，甚至在降低孵育温度和增强抗体强度后仍然检测不到，此时可加做吸收放散试验。

【思考题】ABO 血型亚型通常有哪些分型, 各个分型的特点是什么?

(张佳佳, 陈文娜)

第二节　意外抗体筛选及鉴定

实验四　红细胞意外抗体筛选试验

【实验目的】了解红细胞意外抗体产生的原因, 理解红细胞意外抗体筛选的重要性, 掌握红细胞意外抗体筛选试验方法。

【实验原理】红细胞意外抗体(unexpected antibody)又称不规则抗体, 指不符合 ABO 血型系统 Landsteiner 法则的血型抗体, 即抗 A、抗 B 以外的血型抗体, 其多为 IgG 类抗体。主要是经输血或妊娠后, 由于外源性抗原的免疫作用, 使机体对外源性抗原产生同种免疫抗体, 若再次输入相同抗原就会产生抗原抗体反应, 导致免疫性溶血反应。此类抗体在盐水介质中不能凝集而只能致敏相应抗原的红细胞, 所以必须通过特殊介质才能使致敏红细胞出现凝集反应。

为检出血清中的意外抗体, 应用特定的抗体筛选谱红细胞 (Ⅰ、Ⅱ、Ⅲ号), 与受检者血清在三种介质 (盐水、酶、抗球蛋白) 中反应, 根据反应结果判断受检者血清中是否存在红细胞意外抗体。

【实验材料】

1. 器材　试管、吸管、记号笔、显微镜、离心机、恒温水浴箱、血液细胞洗涤离心机。

2. 试剂　抗体筛选谱红细胞、生理盐水、1% 菠萝蛋白酶、多特异性抗球蛋白试剂。

3. 标本　受检者血浆或血清、2% ~ 5% 受检者红细胞盐水悬液。

【实验操作】

1. 取试管 12 支分成 3 组, 每组 4 支做好标记, 分别进行盐水、酶、抗球蛋白试验。

2. 第 1 组 4 支试管各加受检者血清 1 滴, 第 1 ~ 3 支试管依次加Ⅰ、Ⅱ、Ⅲ号筛选谱红细胞各 1 滴, 第 4 支试管加 2% ~ 5% 受检者红细胞悬液 1 滴, 以 3000r/min 的转速离心 15 秒, 轻摇试管, 观察有无凝集, 记录盐水介质反应结果。

3. 第 2 组 4 支试管各加受检者血清 1 滴, 第 1 ~ 3 支试管依次加Ⅰ、Ⅱ、Ⅲ号筛选谱红细胞各 1 滴, 第 4 支试管加 2% ~ 5% 受检者红细胞悬液 1 滴, 4 支试管再分别加入 1% 菠萝蛋白酶 1 滴。

4. 第 3 组 4 支试管各加受检者血清 1 滴, 第 1 ~ 3 支试管依次加Ⅰ、Ⅱ、Ⅲ号筛选谱红细胞各 1 滴, 第 4 支试管加受检者 2% ~ 5% 红细胞悬液 1 滴。

5. 将第 2、3 组共 8 支试管置于 37℃恒温水浴箱中孵育 30 分钟。

6. 从水浴箱中取出试管, 第 2 组 4 支试管以 3000r/min 的转速离心 15 秒, 轻摇试管, 观察有无凝集, 记录酶介质反应情况。

7. 第 3 组 4 支试管用生理盐水洗涤 3 次, 末次洗涤后, 将上清液全部倾出, 每支试管各加入多特异性抗球蛋白试剂 1 滴，以 3000r/min 的转速离心 15 秒，轻摇试管，肉眼观察有无凝集，记录抗球蛋白反应情况。

【实验结果】受检者自身血清加自身红细胞试管内应无凝集，Ⅰ、Ⅱ、Ⅲ号筛选谱红细胞出现 ± ～ 4+ 凝集者为抗体筛选试验阳性。用于意外抗体筛选的红细胞抗原谱见表 8-3。

表 8-3 红细胞意外抗体筛选

序号	Rh					Kidd		MNSs				Duffy		Kell		Lewis		P
	D	C	E	c	e	JKa	JKb	M	N	S	s	Fya	Fyb	K	k	Lea	Leb	P1
Ⅰ	+	+	−	−	+	+	+	+	+	+	+	+	−	−	+	+	−	+
Ⅱ	+	−	+	+	−	+	+	−	+	−	+	+	−	−	+	−	+	−
Ⅲ	+	+	−	+	+	+	+	+	−	+	+	+	+	−	+	−	+	−

【临床意义】红细胞意外抗体可引起严重的输血反应，其中有些抗体与特定疾病有关，如新生儿溶血病、流产及寒冷性阵发性血红蛋白尿等。红细胞意外抗体筛查能有效地减少和避免此类情况的发生。

【方法学评价】试管法是常用的红细胞意外抗体筛选方法。若由免疫性抗体导致直接抗球蛋白阳性而抗体筛查试管法结果为阴性时，应进行更全面的检测。

【注意事项】

1. 在盐水、酶、抗球蛋白三种介质中，Ⅰ、Ⅱ、Ⅲ号筛选谱红细胞只要有一个或者一个以上试管出现 ± ～ 4+ 凝集，就表示受检者血清中存在意外抗体，需通过进一步试验来鉴定抗体特异性。

2. 酶或抗球蛋白介质出现凝集，而盐水介质无凝集，提示意外抗体为 IgG 类，反之则为 IgM 类抗体。

3. 对有妊娠史或输血史的患者，输血前应进行意外抗体筛选试验，献血者血浆也应进行意外抗体筛选试验。

4. 当患者体内意外抗体有两种或两种以上时，可采用吸收放散试验进行鉴定。

【思考题】

1. 红细胞的意外抗体有哪些？

2. 意外抗体筛选为什么一定要先在盐水介质中进行？为何需在多种介质中进行？

实验五 红细胞抗体鉴定试验

【实验目的】掌握红细胞抗体鉴定方法。

【实验原理】对红细胞意外抗体筛选试验阳性的受检者应进行抗体鉴定试验，进一步检查阳性抗体的特异性，根据谱红细胞（1 ～ 10 号共 10 个鉴定细胞）与受检者血清在三种介质（盐水、酶、抗球蛋白）中反应的结果加以判定。

【实验材料】

1. 器材 离心机、恒温水浴箱、血液细胞洗涤离心机。

2. 试剂 抗体鉴定谱红细胞（1 ～ 10 号鉴定谱红细胞）、生理盐水、1% 菠萝蛋白酶、多特异性抗球蛋白试剂。

3. 标本 受检者血浆或血清、2%～5% 受检者红细胞盐水悬液。

【实验操作】

1. 取 33 支试管分成 3 组，每组 11 支试管，做好标记，分别进行盐水、酶、抗球蛋白试验。

2. 每支试管加受检者血清 1 滴，每组第 1～10 支试管依次加入 1～10 号抗体鉴定谱红细胞各 1 滴，第 11 支加受检者 2%～5% 红细胞悬液 1 滴。

3. 第 1 组试管以 3000r/min 的转速离心 15 秒，轻摇试管，观察有无凝集，记录盐水介质反应结果。

4. 第 2 组每支试管各加入 1% 菠萝蛋白酶 1 滴。

5. 将第 2、3 组共 22 支试管分别置于 37℃水浴箱孵育 30 分钟。

6. 将第 2 组的 11 支试管从水浴箱中取出，以 3000r/min 的转速离心 15 秒，轻摇试管，观察有无凝集，记录酶介质反应结果。

7. 第 3 组 11 支试管用生理盐水洗涤 3 次，末次洗涤后，将上清液全部倾出，每支试管各加入多特异性抗球蛋白试剂 1 滴，以 3000r/min 的转速离心 15 秒，轻摇试管，观察有无凝集，记录抗球蛋白介质反应结果。

【实验结果】受检者自身血清加自身红细胞试管无凝集，1～10 号试管鉴定谱红细胞出现 ±～4+ 凝集者为阳性结果。用于意外抗体鉴定的红细胞抗原谱见表 8-4，根据反应格局，结合受检者红细胞表型分析，推断抗体特异性。

表 8-4　红细胞意外抗体鉴定谱

序号	Rh					Kidd		MNSs					Duffy		Diego		Kell		Lewis		P	Do		Yt	
	D	C	E	c	e	JKa	JKb	M	N	S	s	Mur	Fya	Fyb	Dia	Dib	K	k	Lea	Leb	P1	Doa	Dob	Yta	Ytb
1	+	-	+	+		+	+	+	+	+	+	/	+	-	/		/	/	-	+	-	/	/	/	/
2	+	+	-							+			+	-	/	/		/	/			+	/	/	/
3	+	+	-		+								+												
4	+	+	+		-								+					-		/	/	/		/	/
5	+	-	+	+							+		+			+		+				-	+	+	-
6	+	-	+										+										+	+	
7	+	-	+										+					-				-	+	+	
8	+	+	-										+										+		
9	-	-	+	+																	-		+	+	
10	+	+	+	+		+				-	+		+										+	+	-

【临床意义】患者血清中存在意外抗体会对交叉配血造成影响，导致配血困难，影响患者治疗。通过红细胞意外抗体鉴定可确定意外抗体，进一步检查红细胞表面相应的

抗原，证实意外同种抗体的特异性，进而在供血者中筛选出相应抗原阴性的血液，给患者提供相容性血液，解决疑难交叉配血问题。

【方法学评价】盐水介质法是最基本的检测方法，用于检测 IgM 类血型抗体；木瓜酶介质法检测 IgG 类抗体具有一定的局限性；抗球蛋白法需要反复洗涤红细胞，相对费时，不便于开展大规模筛查。现常用微柱凝胶法，操作简便迅速、敏感度高、重复性好、易于标准化，适于临床输血前和孕妇产前大批量抗体筛选，是检测 IgG 抗体较为敏感的方法。

【注意事项】

1. "± ～ 4+"凝集为阳性结果，表示受检者血清有意外抗体，结合红细胞抗原谱反应格局，确定抗体特异性。为防止前带现象，看结果应从高稀释度开始。

2. 无凝集为阴性结果，表示受检者血清中未检出意外抗体。

3. 酶或抗球蛋白介质出现凝集，而盐水介质无凝集，则表示意外抗体为 IgG 类。

4. 受检者自身血清加自身红细胞试管内应无凝集，如出现凝集则提示存在自身抗体。若患者近期有输血史或妊娠史，则自身抗体、同种抗体均可能存在，需要应用其他试验进行确定。

【思考题】抗体鉴定试验能否鉴定出所有的红细胞意外抗体？

（张佳佳，陈文娜）

第三节　交叉配血试验

实验六　盐水介质交叉配血试验

【实验目的】理解并掌握盐水介质交叉配血试验原理、方法。

【实验原理】血浆（血清）中的血型抗体可与盐水介质中悬浮的相应红细胞血型抗原结合出现肉眼可见的凝集，主要用于 IgM 类完全性红细胞血型抗体的检测。

【实验材料】

1. 器材　载玻片、洁净透明小试管、滴管、记号笔、离心机、显微镜、恒温水浴箱。

2. 试剂　生理盐水。

3. 标本　EDTA-K_2 抗凝血 2mL。

【实验操作】

1. 取洁净透明小试管 2 支，分别标明主侧和次侧管。

2. 在主侧管中加入受血者血浆 2 滴、供血者 5% 红细胞悬液 1 滴，在次侧管中加入供血者血浆 2 滴、受血者 5% 红细胞悬液 1 滴，轻轻混匀。

3. 分别将两支试管放入离心机内，以 3000r/min 的转速离心 15 秒；小心取出试管，观察上清液有无溶血现象；轻摇试管至红细胞扣分散成均匀的红细胞悬液，观察有无红细胞的凝集；用滴管分别从主侧管和次侧管内吸取混合液各 1 滴，均匀滴放在洁净玻片上，于显微镜下观察有无红细胞凝集。

【实验结果】肉眼观察，如果试管中出现红细胞凝集或溶血，则判读为（＋），无凝集为（－）。可疑者镜下观察是否有凝集。如果在室温下有凝集产生，可放置于37℃条件下观察2分钟，看凝块是否散开，以此排除冷凝集素造成的凝集影响。

1.受血者和供血者两血相容　ABO同型配血，主侧和次侧管红细胞无凝集或无溶血，表明受血者和供血者两血相容，为配血成功，可以输血。

2.受血者和供血者两血不相容　ABO同型配血，出现主侧和（或）次侧管内红细胞凝集和（或）溶血，表明受血者和供血者两血不相容，为配血不成功，不可以输血。

【临床意义】交叉配血试验是输血前检验的必检项目，用于综合性检测供、受者血液的不相容性，防止发生溶血性输血不良反应。

【方法学评价】盐水介质交叉配血法操作简单、反应快速，但仅能检出IgM类完全性抗体参与的凝集或溶血反应，不适用于IgG类抗体的检测，因此临床上不宜单独采用本法进行配血试验。一般情况下，盐水介质交叉配血完成后，必须增加另外一种可以检测不完全抗体的配血方法，以保证输血安全。

【注意事项】

1.溶血标本不得用于交叉配血试验。不能用玻片法进行交叉配血试验，可使用试管法进行检测。

2.红细胞悬液中加入血浆（血清）后，应立即离心观察结果，室温放置时间对试验结果影响较大。

3.应用盐水介质交叉配血试验出现红细胞凝集或溶血时，应当首先复核献血者和受血者的ABO血型，排除因ABO血型鉴定错误导致的不相容。

4.溶血为阳性结果，临床意义同红细胞凝集，溶血原因可能与受血者血浆中补体活性较高，引起红细胞溶解有关。

5.主侧配血要求绝对不可以有凝集或溶血现象；次侧配血要求供血者血清加受血者红细胞在允许范围内，可以有凝集现象，但不可以有溶血。

【思考题】盐水介质交叉配血试验的优缺点有哪些？

实验七　聚凝胺介质交叉配血试验

【实验目的】掌握聚凝胺介质交叉配血原理及方法。

【实验原理】聚凝胺试验使用低离子介质（low ionic medium，LIM）加速IgG类抗体与红细胞之间的反应速度。聚凝胺可以和红细胞表面的酸性糖分子结合，在离心力的作用下使红细胞相互靠近，使已结合在红细胞表面的IgG抗体分子可在不同的红细胞之间搭桥。加入重悬液，消除聚凝胺的作用，此时被聚凝胺凝集起来的红细胞会渐渐散开，但被IgG抗体分子搭桥连接起来的红细胞不会散开，以此检测血清或血浆中存在的血型抗体。

当血清中存在IgM或IgG类血型抗体时，与红细胞紧密结合，加入解聚液消除聚凝胺的正电荷，使IgM或IgG类血型抗体与红细胞产生的凝集不散开；如果血清中不存在 IgM 或 IgG 类血型抗体，加入解聚液则可使非特异性凝集消失。

【实验材料】

1. 器材 洁净透明小试管、滴管、记号笔、离心机、显微镜。

2. 试剂 生理盐水、低离子介质、聚凝胺溶液、重悬液、抗 D 血清、正常人 AB 型血浆、RhD 阳性 O 型红细胞。

3. 标本 EDTA–K$_2$ 抗凝血 2mL，进行如下处理：

（1）将受血者全血离心分离血浆和红细胞。

（2）用生理盐水洗涤受血者红细胞 3 次，最后 1 次洗涤后尽可能吸弃上清液，制备成压积红细胞；取 1 滴压积红细胞加入 0.8mL 生理盐水，配制成 5% 红细胞生理盐水悬液。

（3）供血者标本处理同受血者。

【实验操作】

1. 检测管 取洁净透明小试管 2 支，分别标记为主侧管、次侧管；在主侧管中分别加入受血者血浆 2 滴、供血者 5% 红细胞悬液 1 滴；次侧管分别加入供血者血浆 2 滴和受血者 5% 红细胞悬液 1 滴。

2. 对照设置

（1）阳性对照：取洁净小试管 1 支，标注阳性对照；加入抗 D 血清 2 滴、5%RhD 阳性 O 型红细胞悬液 1 滴。

（2）阴性对照：取洁净小试管 1 支，标注阴性对照；加入正常人 AB 型血浆 2 滴、5%RhD 阳性 O 型红细胞悬液 1 滴。

（3）上述各管轻轻摇动混匀后，分别加入低离子介质 0.6mL，混匀，室温放置 1 分钟。

（4）上述各管分别加入聚凝胺溶液 2 滴，混匀，以 3000r/min 的转速离心 15 秒，弃去上清液，轻摇试管观察结果（此时如形成凝块，往下继续试验；如未形成凝块，则须重做试验）。

（5）上述各管分别加入重悬液 2 滴，轻轻混合，肉眼观察结果。

（6）取载玻片一张，用滴管分别从主侧管和次侧管内吸取红细胞悬液各 1 滴，均匀滴放在载玻片上，显微镜下观察结果。

【实验结果】

1. 受血者和供血者两血相容 ABO 同型配血，若主侧管和次侧管内红细胞凝集散开，则为聚凝胺引起的非特异性凝集，表明受血者和供血者两血相容，配血成功，可以输血。

2. 受血者和供血者两血不相容 ABO 同型配血，若主侧管或（和）次侧管内红细胞凝集不散开，则为血型抗原抗体结合引起的特异性凝集，表明受血者和供血者两血不相容，配血不成功，不可以输血。

【临床意义】聚凝胺介质配血法灵敏度高、安全高效、操作简单、结果易判定，可应用于血型检查、抗体筛选和鉴定交叉配血试验，为临床安全快速地输血提供了有力的保障。

【方法学评价】聚凝胺介质配血法反应较盐水法灵敏度高，能检出多数规则及不规则血型抗体，但不能检出抗 K 的 IgG 抗体，我国人群几乎 K 抗原阴性，因此国内临床输血时，采用聚凝胺介质进行交叉配血试验是较安全的。

【注意事项】

1. 溶血标本不能用于交叉配血试验。

2. 加入聚凝胺溶液后，应观察到凝集现象，否则需重新做试验。

3. 加入重悬液后应在 1 分钟内观察结果，避免反应减弱或消失。

4. 聚凝胺溶液是一种抗肝素试剂，故对肝素抗凝标本须多加聚凝胺溶液来中和肝素。

【思考题】聚凝胺介质交叉配血试验的注意事项有哪些？

实验八 抗人球蛋白介质交叉配血试验

【实验目的】掌握抗人球蛋白介质交叉配血试验原理及方法。

【实验原理】抗人球蛋白交叉配血试验常用来检测由 IgG 类抗体引起的血液不相容性。当红细胞上血型抗原的 IgG 类不完全抗体（incomplete antibody）结合到红细胞上之后，必须通过抗球蛋白试剂的连接，才能形成肉眼可见的凝集。在离心力作用下，抗人球蛋白（二抗）试剂能与致敏在红细胞膜上的 IgG 类血型抗体（一抗）发生抗原抗体结合反应，使原来已致敏的红细胞发生凝集。

【实验材料】

1. 器材 洁净透明小试管、滴管、记号笔、载玻片、离心机、显微镜、恒温水浴箱。

2. 试剂 生理盐水、抗人球蛋白试剂、人源性 IgG 抗 D 血清、正常人 AB 型血浆、5%RhD 阳性红细胞悬液等。

3. 标本 EDTA–K_2 抗凝血 2mL。

【实验操作】

1. 受检管 取洁净透明小试管 2 支，分别标明主侧和次侧管。主侧管加受血者血清 2 滴和供血者 5% 红细胞盐水悬液 1 滴；次侧管加供血者血清 2 滴和受血者 5% 红细胞悬液 1 滴。

2. 对照设置

（1）阳性对照 取洁净小试管 1 支，标注阳性对照；加入 5% 人源性 IgG 类抗 D 血清致敏的 RhD 阳性红细胞悬液 1 滴。

（2）阴性对照 取洁净小试管 1 支，标注阴性对照；加入正常人 AB 型血浆作为稀释剂的 5%RhD 阳性红细胞悬液 1 滴。

（3）生理盐水对照 取洁净小试管 2 支，分别标注供血者、受血者红细胞生理盐水对照，于前者中加入 5% 供血者红细胞悬液 1 滴、生理盐水 1 滴；于后者加入 5% 受血者红细胞悬液 1 滴、生理盐水 1 滴。

3. 致敏 上述各管轻轻混匀后，置于 37℃ 恒温水浴箱致敏 30 分钟，取出后分别用生理盐水洗涤红细胞3次，弃去上清液。

4.离心 各试管内加入最适稀释度的抗人球蛋白血清1滴，以3000r/min的转速离心15秒，观察结果。

【实验结果】

1.对照管结果判断 供血者、受血者红细胞生理盐水对照管内红细胞不凝集，阳性对照管红细胞凝集，阴性对照管不凝集，方可对受检管结果进行判断。

2.受检管结果判断

（1）受血者和供血者两血相容 ABO同型配血，主侧和次侧管内红细胞均不凝集，表明两血相容，配血成功，可以输注。

（2）受血者和供血者两血不相容 ABO同型配血，主侧或（和）次侧管内出现红细胞凝集或（和）溶血，表明受血者和供血者两血不相容，配血不成功，血液不可以输注。

【临床意义】新生儿溶血病、溶血性输血反应及自身免疫性溶血性贫血等均可呈阳性反应。抗人球蛋白介质交叉配血试验在输血前检测有重要作用，为原发性自身免疫性溶血性贫血、溶血症等疾病的诊断和鉴别提供依据。

【方法学评价】抗人球蛋白介质交叉配血试验是检测IgG类不完全性红细胞血型抗体的经典可靠方法，其灵敏度高、特异性强。

【注意事项】

1.洗涤红细胞时应不间断地迅速进行，避免细胞上的抗体释放出来。

2.因抗人球蛋白试验形成的红细胞凝集强度较弱，故振摇观察结果时力度应适中，避免将松散的红细胞凝块摇散，误判为假阴性。

【思考题】试述抗人球蛋白介质交叉配血试验的影响因素。

（张佳佳，陈文娜）

第四节 血液成分的制备

实验九 悬浮红细胞的制备

【实验目的】掌握悬浮红细胞的制备方法。

【实验原理】悬浮红细胞（suspended red blood cells，SRBC）是在全封闭条件下将全血中大部分血浆分离后，向剩余物中加入添加液制成的红细胞成分血。一般采用多联袋方法制备。全血中各种血液成分的比重不同，利用大容量低温离心机选择合适的重力条件（包括离心力、离心时间）进行离心，将各种血液组分分层后，尽量将血浆分离，再向剩余的浓缩红细胞中加入添加剂。

【实验材料】

1.器材 洁净低温操作台、大容量温控离心机、电子天平、弹簧型血浆挤压器（分离夹）、热合机、止血钳、剪刀、标签。

2.标本 新鲜采集的三联袋全血200mL。

【实验操作】

1. 准备　取出新鲜采集的三联袋全血 200mL，用塑料水袋或其他方法将三联袋装入离心杯套内，注意使其在离心杯套中处于直立位置，并用电子天平配平。

2. 离心　将配平好的成对离心杯套放置在（4±2）℃预冷的离心机内，注意对称摆放，以 3400×g 离心 8～10 分钟，使红细胞快速下沉。

3. 分离　小心取出离心后的血袋直立置于弹簧型血浆挤压器两夹板之间，用止血钳或塑料夹夹闭装有红细胞保存液的转移袋的导管，打开装全血母袋与另一空转移袋的阻隔接头，用弹簧型血浆挤压器缓缓将血浆挤压至空的转移袋内。待血浆尽量完全转移后，用止血钳或塑料夹夹闭装有血浆转移袋的导管口，此时将全血分为血浆和浓缩红细胞。

4. 保存液　打开夹闭装有红细胞保存液的转移袋上的止血钳或塑料夹，把转移袋的红细胞保存液加入母袋的浓缩红细胞内，轻柔震荡血袋使红细胞与保存液充分混匀制成悬浮红细胞，并同时排除空气。

5. 热合　用热合机热合各袋封口，并切断装悬浮红细胞母袋与血浆转移袋之间的导管。

6. 标签　血袋贴上标签，核对献血者信息并登记入库。

【实验结果】制备的悬浮红细胞应达到以下标准：①血袋完好，制备的悬浮红细胞无色泽异常、溶血、凝块、气泡等。②容量：标示量（mL）±10%。③血细胞比容为 0.50～0.65。

【临床意义】悬浮红细胞是目前临床应用最广泛的红细胞制剂，适用于大多数需要补充红细胞、提高血液携氧能力的患者。

【方法学评价】本实验法属于手工法制备，操作简单，分离后一血多用，适用于红细胞和血浆的制备。

【注意事项】

1. 采血袋保证无破损、渗漏，无污染，抗凝剂与保存液处于有效期内。

2. 操作前保证环境无菌状态，提前启动低温操作台，离心机预冷。

3. 离心时注意配平，离心力与离心时间应根据实际情况加以摸索。

4. 应尽可能控制白细胞和血浆的混入量，这将有利于降低输注后的同种异体免疫反应的发生率，减少输血相关传染病的传播机会。

【思考题】

1. 红细胞保存液主要由哪些成分组成？

2. 悬浮红细胞制备过程中应注意哪些问题？

（张越时，陈文娜）

实验十　洗涤红细胞的制备

【实验目的】掌握洗涤红细胞的制备方法。

【实验原理】洗涤红细胞（washed red blood cells，WRBC）是采用特定的方法将保存期内的全血、浓缩红细胞、悬浮红细胞等血液制品用大量等渗溶液洗涤，去除几乎所有血浆成分和大部分非红细胞成分，并将红细胞悬浮在生理盐水或红细胞添加剂中所制成的红细胞成分血。

根据血液各成分比重的不同，选择适当的重力条件，将不同血液组分分层悬浮，一般经生理盐水反复洗涤 3～6 次，去除上层其他成分（血浆蛋白、白细胞、血小板等），保留下层的红细胞。

【实验材料】

1. 器材 大容量温控离心机、百级超净台、导管连接器、无菌接驳机、热合机、电子天平、止血钳、弹簧型血浆挤压器、无菌剪刀。

2. 试剂 生理盐水。

3. 标本 全血或悬浮红细胞（1U 或 2U）。

【实验操作】

1. 在百级超净台上用导管连接器（或无菌接驳机）将红细胞与生理盐水袋相连接，将 200mL 生理盐水加入预洗涤的红细胞内，轻柔震荡混匀，用热合机热合封闭。

2. 预冷离心机达到（4±2）℃后，配平红细胞袋后放入离心机，以 3400×g 离心 8～10 分钟。

3. 将离心后的血袋用导管连接器与空的转移袋相连接，用弹簧型血浆挤压器将上清液及白膜层挤入转移袋，后将转移袋移去，用导管连接器连接生理盐水袋，再加入生理盐水混匀并热合封闭。

4. 重复步骤 1～3，反复洗涤红细胞 3 次。最后一次分出上清液和白膜层后，注入约红细胞体积一半的生理盐水并摇匀，配制成约 70% 比容的红细胞悬液，用热合机热合封闭。

【实验结果】制备的洗涤红细胞应达到以下标准：①血袋完好，制备的洗涤红细胞无色泽异常、溶血、凝块、气泡等。②容量：200mL 全血或悬浮红细胞制备的洗涤红细胞容量为（125±12.5）mL；400mL 全血或悬浮红细胞制备的洗涤红细胞容量为（250±25）mL。③血红蛋白含量：来源于 200mL 全血含量应 ≥ 18g；来源于 400mL 全血含量应 ≥ 36g。

【临床意义】洗涤红细胞适用于血浆蛋白过敏、多次输血产生白细胞抗体、重度免疫缺陷、高血钾症、严重肝肾功能不全、自身免疫性溶血性贫血和阵发性睡眠性血红蛋白尿等患者。

【方法学评价】本实验方法为手工洗涤红细胞方法，分离率高、经济实惠，适合中小型单位开展。

【注意事项】

1. 制备操作过程需在百级超净台进行。

2. 用全血制备洗涤红细胞时，要先离心移出血浆并制备成悬浮红细胞。

3. 洗涤红细胞制备过程中破坏了原血袋的密闭系统，有操作污染的可能，保存温度为 2～6℃，自制备好后尽早输注，最好在 6 小时内输用，保存时间不得超过 24 小时。

【思考题】洗涤红细胞制备过程中应注意哪些问题？

（张越时，陈文娜）

实验十一　浓缩血小板的制备

【实验目的】掌握浓缩血小板的制备方法。

【实验原理】浓缩血小板（concentrated platelet，PC）是将室温保存的全血于采血后 6 小时内在 20 ～ 24℃的全封闭条件下将血小板分离出来并悬浮在血浆内所制成的成分血。根据血液各成分的比重不同，离心后不同的血液成分分层，再依层次分离出血小板，制备得到浓缩血小板。包括富血浆血小板（platelet-rich plasma，PRP）法和白膜法两种常用制备方法。

【实验材料】

1. 器材　血小板恒温振荡保存箱、大容量温控离心机、弹簧型血浆挤压器、电子天平、塑料夹子、热合机。

2. 标本　采集于 6 小时内室温保存的新鲜全血 200mL 或 400mL（三联或四联塑料血袋）。

【实验操作】

1.PRP 法

（1）将采集于 6 小时内的 200mL 或 400mL 全血，置血小板恒温振荡保存箱振荡 30 分钟，取出配平后置于（22±2）℃预温离心机中，以 $700 \times g$ 离心 10 分钟，制备 PRP 血浆。

（2）将离心后的母袋置于弹簧型血浆挤压器内，将上层 PRP 血浆分入子袋 1 内，尽量少携带红细胞。将子袋 2 内的红细胞保存液加入母袋内使其与红细胞混匀，热合母袋的塑料导管，断离母袋。

（3）将装有 PRP 血浆的子袋 1 和子袋 2 放置在（22±2）℃预温离心机中，以 $3000 \times g$ 离心 20 分钟，使血小板沉淀于血袋的底部。

（4）将子袋 1 上层缺乏血小板血浆（platelet- poor plasma，PPP）分入子袋 2 中，留下 20 ～ 30mL（200mL 全血制备）或 50 ～ 70mL（400mL 全血制备）血浆于血小板中，即为浓缩血小板（1U 或 2U）。

2. 白膜法

（1）将采集于 6 小时内的 200mL 或 400mL 新鲜全血，置血小板恒温振荡保存箱振荡 30 分钟，取出配平后置于（22±2）℃预温离心机中，以 $1875 \times g$ 离心 15 分钟。

（2）把离心后的母袋置于弹簧型血浆挤压器内，先将大部分上层血浆分入子袋 1 中，然后将白膜层（含有血小板和白细胞）分入子袋 2 中，再从子袋 1 中分出适量的血浆（25mL 或 50mL 左右）到子袋 2 中。夹闭子袋 1、2 间的塑料导管。

（3）将子袋 3 中的红细胞保养液挤入母袋内，使其与红细胞混匀，制备成悬浮红细胞，后断离母袋。

（4）离心机温度为（22±2）℃，将子袋 2、3 一起以 $280 \times g$ 离心 10 分钟。

（5）将子袋 2 上层的悬液分入子袋 3 中即为浓缩血小板悬液（1U 或 2U）。

【实验结果】制备的浓缩血小板应达到以下标准：①血袋完好，呈黄色澄清液体，无色泽异常、蛋白析出、气泡及重度乳糜等情况。②容量：200mL 全血制备的浓缩血小板容量为 25～38mL；400mL 全血制备的浓缩血小板容量为 50～76mL。③血小板含量：来源于 200mL 全血血小板含量 ≥ $2.0×10^{10}$ 个；来源于 400mL 全血血小板含量 ≥ $4.0×10^{10}$ 个。④红细胞混入量：200mL 全血红细胞混入量 ≤ $1.0×10^{9}$ 个；400mL 全血红细胞混入量 ≤ $2.0×10^{9}$ 个。

【临床意义】大量出血患者，在大量输注悬浮红细胞的同时，应补充浓缩血小板，可减少出血，预防凝血功能紊乱。

【方法学评价】PRP 法与白膜法均为手工制备方法，此外还有机采法。PRP 法制备的血小板回收率较高，但白细胞污染量较多；白膜法制备的血小板回收率较低，但白细胞污染量较少，可减少输血性不良反应的发生率。

【注意事项】

1. 手工法制备 PC 可从全血中获得约 70% 以上的血小板，于（22±2）℃血小板恒温振荡保存箱内可保存 5 天（保存时间视血小板袋的材质而定）。

2. 从采血、制备浓缩血小板的全过程及保存均应在（22±2）℃中进行，即使不能立即制备也不能将全血放入冰箱中。

3. 制备时动作一定要轻柔，避免较强的物理刺激造成血小板的不可逆性聚集，影响制备和输注效果。制备过程中要保持管路干净。

4. PRP 法中，由于第二次是重离心，制备的血小板会聚集成团，应先在（22±2）℃环境下静置 1～2 小时，待其自然解聚后，轻轻摇动血袋混匀，再放入（22±2）℃血小板恒温振荡保存箱振荡保存。

5. 避免过多的白细胞、红细胞混入。混入大量的白细胞、红细胞，可使血小板保存期间 pH 下降，患者产生白细胞凝聚素或 HLA 抗体，影响血小板治疗效果。

【思考题】PRP 法和白膜法制备浓缩血小板的区别是什么？

（张越时，陈文娜）

实验十二 单采血小板的制备

【实验目的】掌握单采血小板的制备方法。

【实验原理】单采血小板的制备是采用血液单采机在全封闭的条件下，根据血细胞比重，自动分离出全血中的血小板，并悬浮于一定量的血浆内。根据离心时分离血细胞工作方式的不同，血细胞分离机一般分为连续式（如 CS3000Plus）和间断式（如 MCS+ 系列）两大类型。应用血细胞分离机进行血液成分分离时，血液采集和收集的动力分别由两个泵（全血 ACD 泵和血浆泵）控制，机器的关键部位是离心机，配备内外两套转子。连续式血细胞分离机工作期间，全血不间断地由采血端经全血泵进入离心机的分离槽，按不同血液成分的分离要求经不同的速度离心，分离出的血液成分进入收集槽中进一步纯化，所需要的单一成分存留在收集槽中，其他血液成分通过血浆泵的动力不停地经回输端回输给人体，直至单采成分完成。间断式血细胞分离机首先采集全血，达到一定量后开始分离，血小板留在收集袋中，其余成分经同一通路回输给献血者，完成一个循环后，再次采集血液并进行分离，一般需要 6 个循环实现一个治疗单位血小板的单采。

【实验材料】

1. 器材 血细胞单采机、机采一次性耗材、试管、一次性注射器、消毒用一次性棉签、弹力绷带。

2. 试剂 抗凝剂、生理盐水、消毒物品、10% 葡萄糖酸钙及其他抢救药品。

【实验操作】

1.CS3000Plus 血细胞分离机单采血小板的制备

（1）按说明要求开机，在手动模式下依次打开血浆泵、全血泵即离心机，将速度打到最大，预热 10 分钟后再依次关闭。打开主控开关，将 "Prime" 及 "Run" 键设于自动状态，选择相应的单采血小板程序。

（2）安装一次性耗材、收集袋，连接抗凝剂和生理盐水，旋紧主控开关。

（3）用生理盐水充填管路和初始化，检查设备预运转情况。

（4）设备准备就绪后，核对献血者姓名、编号、血型等。对穿刺部位进行皮肤常规消毒，行静脉穿刺，查看穿刺情况并固定好穿刺针。

（5）按要求操纵设备进行单采，注意抗凝剂与全血的比例及血流速度，一般为 40 ～ 60mL/min，并每 15 分钟观察一次抗凝剂计数。

（6）采集过程中注意观察献血者血压、脉搏、呼吸等生命体征，每 30 分钟测量一次，并做好记录（如出现口唇麻木、胸闷、恶心等症状，则减慢采集速度，给予 10% 葡萄糖酸钙口服；严重者立即停止操作，回输体外血液给予药品抢救）。

（7）全血处理量一般为 3 ～ 5L。处理量达到预定值或因献血者不能耐受而停止采集，回输体外血液后拔出穿刺针，用无菌纱布或棉球覆盖穿刺部位，胶布固定，压迫 10 分钟，并保持穿刺部位干燥、清洁 24 小时。

（8）卸下耗材及试剂，关闭设备，进行清洁后待用。

（9）将所得单采血小板静置 1 ～ 2 小时后摇匀，血袋上粘贴标签，标明献血者编码、血型、采血日期、采血者，热合取样（留取 10cm 全血配血和耗材管内 10cm 的液体）。检测合格即得单采血小板。

2.MCS+ 系列血细胞分离机单采血小板的制备

（1）前四步准备工作与 CS3000 Plus（1）～（4）一致。

（2）检查规程卡是否正确安装，伸展血浆秤臂，与上平面成 90°，按说明要求开机，启动系统自检。

（3）自检完毕后，根据屏幕显示提示按 "draw（采血）" 键进入初始一次性耗材安装。安装完毕后，连接抗凝剂和生理盐水，再按 "draw（采血）" 键启动泵管自动装入。

（4）按 "Prime（预冲）" 键用生理盐水充填管路和初始化，检查设备预运转情况。

（5）设备准备就绪后，对穿刺部位进行皮肤常规消毒，行静脉穿刺，查看穿刺情况并固定好穿刺针。

（6）按要求操纵设备进行单采，注意抗凝剂与全血的比例及血流速度，采集过程中注意事项同 CS3000Plus 单采血小板。

（7）全血处理一般为 4～6 次循环（每次从采血端循环出大约 400mL 全血），处理的循环次数达到预设定值或因献血者不能耐受而停止采集，回输体外血液后拔出穿刺针，用无菌纱布或棉球覆盖穿刺部位，胶布固定，压迫 10 分钟，并保持穿刺部位干燥、清洁 24 小时。

（8）以下步骤同 CS3000 Plus（8）、（9）一致。

【实验结果】制备的单采血小板应达到以下标准：①血袋完好，呈黄色澄清液体，无色泽异常、蛋白析出、气泡及重度乳糜等情况。②容量：储存期为 24 小时的单采血小板容量为 125～200mL；储存期为 5 天的单采血小板容量为 250～300mL。③血小板含量：$\geq 2.5\times10^{11}$ 个/袋。④白细胞混入量：$\leq 5.0\times10^{8}$ 个/袋。⑤红细胞混入量：$\leq 8.0\times10^{9}$ 个/袋。

【临床意义】单采血小板广泛用于血小板减少、血小板功能不全的内外科患者补充血小板治疗。

【方法学评价】单采血小板受血者只需要接受一个献血者的血小板即可达到治疗量，便于血小板配型，提高治疗效果，相对安全。目前提倡输注单采血小板。

【注意事项】

1. 献血前对献血者按"献血者健康检查标准"进行体检，确保献血者血小板计数＞150×10^{9}/L，红细胞比容＞0.36，在单采血小板前一周禁服影响血小板功能的药物（如阿司匹林、吲哚美辛、布洛芬等）。

2. 单采前应向献血者说明单采目的、过程及可能出现的不良反应及意外，并要求签字。

3. 必须有经验丰富的医师在场，能够熟练操作和排除故障，采血护士应选择最佳静脉穿刺，保证单采期间静脉通畅。

4. 严格无菌操作，预防感染及单采成分被污染。

5. 单采过程中严密监测献血者生命体征，注意献血者对抗凝剂的反应，若出现不自主的肌肉震颤、口周及指端感觉麻木等枸橼酸中毒症状，应降低采血速度，给予 10% 葡萄糖酸钙口服。严重者应暂停或停止血小板的采集操作，立即给予静脉补钙，在使用钙剂治疗时，应严密观察血浆钙离子浓度和心电图变化。

6. 采集后的血小板做外观检查，不可有血小板聚集和纤维蛋白析出。

7. 每次单采应有详细的记录，并作为档案保存。

【思考题】单采血小板的制备过程中有哪些注意事项？

（张越时，陈文娜）

实验十三 新鲜冰冻血浆的制备

【实验目的】掌握新鲜冰冻血浆的制备方法。

【实验原理】在全血采集后 6 小时（保养液为 ACD）或 8 小时（保养液为 CPD 或 CPDA-1）内，在全封闭的条件下，将分离出的新鲜液体血浆速冻后并保存于 -20℃以下冰箱即为新鲜冰冻血浆（fresh frozen plasma, FFP）。其制备根据血液成分比重的不同，选择适当的重力条件，将不同的血液组分分层悬浮，分离保存最上层的非细胞成分。

【实验材料】

1. 器材 洁净低温操作台、大容量温控离心机、（4±2）℃恒温冰箱、低温冰箱、弹簧型血浆挤压器、热合机、电子天平、止血钳、剪刀、标签。

2. 标本 新鲜采集 6 小时内的三联袋全血（200mL 或 400mL）。

【实验操作】

1. 将采集于 6 小时内的三联袋新鲜全血配平后装入（4±2）℃预冷离心机内，以 3400×g 离心 10 分钟，使红细胞快速下沉。

2. 轻取出血袋，将含有红细胞的母袋置入血浆挤压器，分出上层血浆至子袋 1 内，将子袋 2 的红细胞养液加入母袋，使其与红细胞混匀，热合母袋与子袋 1 之间的塑料导管。

3. 将子袋 1 和子袋 2 称重配平，（4±2）℃环境下以 3400×g 离心 8 分钟。

4. 将上清血浆分入子袋 2 内，以去除血浆中残留的细胞成分。

5. 贴上标签，仔细核对编码、血型及血浆量之后，立即将新鲜血浆放入 -50℃以下的速冻箱快速制成新鲜冰冻血浆，再置于 -20℃以下的冰箱内保存。

【实验结果】制备的新鲜冰冻血浆应达到以下标准：①血袋完好，融化后呈黄色澄清液体，无色泽异常、蛋白析出、气泡及重度乳糜等情况。②容量：标示量（mL）±10%。③血浆蛋白含量：≥ 50g/L。④Ⅷ因子含量：≥ 0.7IU/mL。

【临床意义】新鲜冰冻血浆主要用于治疗凝血因子缺乏引起的出血。

【方法学评价】本实验法属于手工法制备，操作简单，分离后一血多用，适用于红细胞和血浆的制备。

【注意事项】

1. 从全血采集至分离必须在 6 小时内进行，从全血采集到血浆冰冻完成的全过程一般应在 24 小时内完成。

2. 冰冻后的塑料血袋脆性加大，容易破裂，宜轻拿轻放或放入纸盒冻存。

3. 新鲜冰冻血浆于 -30℃以下低温冰箱保存，保存期自采血日起为 1 年。保存满 1 年后，可改为普通血浆，保存期为 4 年。

4. 因冰冻血浆在 37 ～ 42℃的恒温水浴箱中解冻时部分纤维蛋白原已转变为纤维蛋白而出现不能融化的沉淀物，故在输注时必须使用带有滤网的输血器。

5. 完全融化后的血浆应尽快输注，并一次输完，不可在 10℃以上的环境中超过 2 小时，不可复冻，如在 4℃环境中暂时存放，应于 24 小时内输注。

【思考题】新鲜冰冻血浆与普通冰冻血浆的区别是什么？

（张越时，陈文娜）

实验十四　冷沉淀的制备

【实验目的】掌握冷沉淀凝血因子的制备方法。

【实验原理】冷沉淀凝血因子（cryoprecipitate antihemophilic factor，CAF）是新鲜冰冻血浆在 1～5℃ 条件下不溶解的白色沉淀物，其被加热至 37℃ 时呈溶解的液态，主要含有第Ⅷ因子、纤维蛋白原、血管性血友病因子（vWF）及纤维连接蛋白等成分。其制备是新鲜冰冻血浆于 4℃ 融化后，利用离心的方法，将融化的血浆组分分离出来，剩余的不溶物即为冷沉淀。

【实验材料】

1. 器材　大容量温控离心机、（4±2）℃ 医用冰箱、医用低温冰箱、热合机、电子天平、弹簧型血浆挤压器、止血钳。

2. 标本　新鲜冰冻血浆 200mL。

【实验操作】

1. 将速冻后的新鲜冰冻血浆二联袋取出，平放于（4±2）℃ 医用冰箱过夜（约 14 小时）。待基本融化，血浆中尚有少量小冰屑时取出。

2. 离心机（4±2）℃ 预冷，血袋称重配平后，装入离心机中以 3000×g 离心 15 分钟，可见少量白色沉淀物沉于血浆袋底部。

3. 将离心后的血浆直立轻放在弹簧型血浆挤压器上，尽快分离出上层少冷沉淀血浆，留下 20～30mL 血浆于冷沉淀中。

4. 用止血钳夹闭二联袋导管，热合封闭血袋，得到下层未融化的白色沉淀物即为冷沉淀凝血因子。

5. 检查有无渗漏后贴上标签，立即放入 –20℃ 以下冰箱保存。

【实验结果】制备的冷沉淀凝血因子应达到以下标准：①血袋完好，融化后的冷沉淀凝血因子呈黄色澄清液体，无色泽异常、蛋白析出、气泡及重度乳糜等情况。②容量：（25±5）mL。③纤维蛋白原含量：来源于 200mL 全血应 ≥ 75mg。④Ⅷ因子含量：来源于 200mL 全血应 ≥ 80IU。

【临床意义】冷沉淀用于治疗先天性或获得性凝血因子Ⅷ、vWF、纤维蛋白原、因子ⅩⅢ 等缺乏的患者。

【方法学评价】本方法制备冷沉淀过程中冷藏融化需 14～18 小时，耗时过长，Ⅷ因子衰减较多。加入水浴融化可减少制备时间，极大地避免Ⅷ因子的丧失。

【注意事项】

1. 冷沉淀制备所需新鲜冰冻血浆必须是速冻 48 小时以上的，同时其保存期为自采血之日起 1 年（–20℃ 以下的冰箱保存）。

2. 制备过程中，应使血浆处于 0～4℃ 的环境，可用冰块或冷水浴控制温度，尽量全程冷链，融化的过程中轻轻摇动血浆，避免血浆袋局部温度过高致Ⅷ因子随融化血浆丢失。

3. Ⅷ因子是一种很容易丧失活性的凝血因子，为获得高活性的Ⅷ因子，离心制备出的冷沉淀必须在 1 小时内尽快复冻。

4.尽量减少血浆及冷沉淀制剂在室温的停放时间,冷沉淀融化一般在输注前进行,在融化后 4 小时内使用,以免Ⅷ因子活性下降。

【思考题】冷沉淀的制备与保存应注意哪些事项?

(张越时,迟寿军)

第五节　单元讨论

临床输血检验主要目的是提供安全有效的血液,为临床救治伤病员服务。目前输血医学飞速发展,已成为临床医学重要分支,并且与相关的免疫学、遗传学、分子生物学、血液学等学科交叉融合。中医药学是我国的优秀传统文化,具有丰富的内涵,将中医药的特色优势与输血医学有机融合,相互补充,取长补短,建立中国特色输血医学,必将为生命救治提供更加可靠的保障体系。

一、中医脉象可综合评估输血前状态

输血是临床必要的支持性治疗手段,但可能增加患者感染病原体或发生输血不良反应的风险。严格掌握输血指征,对患者进行输血前评估,是加强临床用血管理、减少不合理用血的重要措施。评估输血指征需要综合分析各种因素和临床特征。有研究表明中医脉象与输血指征之间具有相关性。中医理论中气血的盛衰与五脏六腑关系密切,气血的变化从根本上导致了脉象变化。血细胞减少导致脉诊时指下感觉质地稀疏,同时血液黏度降低使得血液流动性增加,表现为脉"稀""滑"。机体缺氧状态下,心脏搏动加快同时脉管充盈不利,血流量减少,表现为脉"细""弱""沉""数"。通过脉象来评估红细胞输注是对患者病理情况的有效评估,符合输血前评估要求,丰富了红细胞输注前评估的中医参考指标。

二、中药防治输血溶血反应

输血治疗中常出现输血不良反应,其主要为免疫性溶血反应,与补体激活有关。中药半枝莲、刺梨、杜仲及白茅根等具有抗补体活性,可通过抑制补体经典途径而减轻溶血反应。中药天然活性成分副作用小且易于直接消化吸收,具有治疗优势。在预防及治疗新生儿溶血方面,中药也发挥了重要作用。如茵栀黄口服液,主要成分为茵陈、栀子、黄芩等,临床研究表明可降低孕期血型抗体效价,早期干预治疗母婴 Rh 血型不合的新生儿溶血病。这些成果显示传统中药确实为临床预防输血溶血反应及治疗新生儿溶血病提供了新思路。

(杨　超)

第九章 临床检验仪器学 ▷▷▷▷

临床检验仪器学是研究检验仪器的工作原理、基本结构、基本功能及临床应用的学科。临床检验仪器学是现代医学科技迅猛发展的必然产物，仪器化迅速成为现代医学检验技术的发展趋势和重要特征之一。临床检验仪器的精密化、自动化、简易化和综合化大大提高了临床检验的速度与精度。掌握检验设备的操作规范、维护保养、性能原理等，已经是医学检验学生必须具备的基本技能。本章主要介绍临床检验工作中常用的通用设备及其临床应用的相关实验。

第一节 临床检验实验室通用设备

临床检验实验室通用设备包括显微镜、离心机、微量移液器、生物安全柜等，在此仅介绍生物安全柜的使用与校准。

实验一 生物安全柜的使用与校准

【实验目的】掌握生物安全柜的基本结构及工作原理；熟悉使用与维护及注意事项；了解质量控制。

【实验原理】生物安全柜的工作原理主要是将柜内空气通过管道向外抽吸，使柜内保持负压状态，安全柜内的气体不能外泄而保护工作人员。外界空气经高效空气过滤器过滤后进入安全柜内，以避免样品在处理时被污染。同时，柜内的空气同样经过高效空气过滤器过滤后再排放到大气中以保护环境。

【实验材料】Ⅱ级生物安全柜。

【仪器结构】《中华人民共和国医药行业标准Ⅱ级 生物安全柜》（YY 0569-2011）：根据气流及隔离屏障设计结构，将生物安全柜分为Ⅰ、Ⅱ、Ⅲ级。本实验采用的是临床生物防护中应用最广泛的Ⅱ级生物安全柜。不同类型的生物安全柜结构有所不同，一般由箱体和支架两部分组成。Ⅱ级生物安全柜箱体包含前玻璃门、风机、门电机、进风预过滤罩、净化空气过滤器、外排空气预过滤器、照明灯和紫外线灯等设备，其基本结构如图9-1所示。

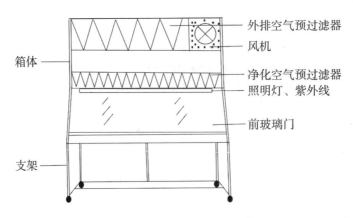

图 9-1　Ⅱ级生物安全柜结构示意图

【实验操作】

1. 生物安全柜的使用

（1）将前玻璃门往上推开到安全线的高度（柜体左边有指示位置），照明灯和风机自动打开和运行（两者指示灯同时亮起）。前玻璃门推开的位置高度未达到或超过安全线高度，则蜂鸣器鸣叫报警。

（2）打开安全柜电源开关，无任何阻碍状态下，让安全柜至少工作15分钟，在作业前将实验用品放入安全柜，不得过载，不得挡住前后风口。

（3）开始安全柜内作业。

（4）作业结束后，安全柜在无任何阻碍状态下继续工作至少5分钟，以清除工作区域内浮尘污染，关闭前玻璃门，这时风机和照明灯同时自动关闭。

（5）打开紫外线灯，实行作业后常规消毒，消毒时间结束（一般设置30分钟），紫外线灯自动关闭。

2. 生物安全柜的维护

（1）工作前用柔性清洁剂或玻璃专用清洁剂清洁箱体外表面、玻璃和紫外灯。

（2）观察风速/流量是否在控制范围内。

（3）工作后用75%酒精对箱体内部和操作面板进行消毒和清洁。

（4）每月取下进风预过滤罩清洁底板，用75%酒精擦拭底板下空间。

（5）每3个月检测并记录紫外线的消毒效果。

（6）每年至少一次由第三方有资质机构对生物安全柜的下降气流流速、流入气流流速、气流烟雾模式测试、高效过滤器完整性、噪声、紫外线灯辐射强度、照度等进行全面的检测和校准，以保证设备的安全性。

（7）仪器故障维修后，需要重新进行全面的检测和校准。

【临床意义】生物安全柜临床上主要用于操作原代培养物、菌毒株及诊断性标本等具有感染性或具有潜在性生物危害因子的实验材料，使操作人员避免暴露于上述操作过程可能产生的气溶胶和溅出物，从而保护操作人员及实验室环境，防止操作的病原微生物扩散造成人员伤害和环境污染。

【注意事项】

1. 安全柜内作业时，不可将物品放在进风预过滤罩，以免因吸气量减少导致室外空气直接进入柜内，污染柜内物品。

2. 安全柜内不能使用明火，可用红外线加热器等无明火的加热器代替需要使用的加热消毒操作。

3. 操作过程时，避免人员进出室内或在操作者背后走动，以减少气流干扰。

4. 操作过程中，如有物资溢出或液体检出，应对所有被污染的物体消毒，并用75%酒精消毒安全柜内表面。

5. 所有可能产生气溶胶的操作都需要在生物安全柜内进行。

【思考题】

1. 超净工作台与生物安全柜有什么区别？

2. 生物安全柜的用途？

（刁志宏，冯玉青，罗　欢）

第二节　临床血液学检验仪器与技术

实验二　血细胞分析仪

【实验目的】掌握血细胞分析仪的校准方法；熟悉日常维护和工作原理。

【实验原理】血细胞分析仪通常联合使用多项技术（流式、激光、射频、电导、电阻抗、细胞化学染色）同时分析一个细胞，综合分析实验数据，从而得出较为准确的白细胞"五分类"结果。网织红细胞中嗜碱性物质 RNA，在活体状态下与特殊的荧光染料结合，荧光强度与 RNA 含量成正比，用流式细胞术检测网织红细胞大小、RNA 含量及血红蛋白含量。血细胞悬液中加入溶血剂后，红细胞溶解释放出血红蛋白，后者与溶血剂中有关成分结合形成血红蛋白衍生物，进入血红蛋白测试系统特定波长下进行光电比色。

校准是指在规定的条件下，为确定测量仪器或测量系统所指示的量值，或实物量具或参考物质所代表的量值，与对应的由标准所复现的量值之间关系的一组操作。血细胞分析仪的校准是应用具有溯源性的配套校准品对血细胞分析仪进行校准，目的是保证其检测结果的溯源性、准确性及可比性。对于开展常规检测的实验室，要求每半年至少进行一次血液分析仪的校准。

以下情况应进行血细胞分析仪的校准：①血细胞分析仪投入使用前（新安装或旧仪器重新启用）。②更换部件进行维修后，可能对检测结果的准确性有影响时。③仪器搬动后，需要确认检测结果的可靠性时。④室内质量控制显示系统的检测结果有漂移时（排除仪器故障和试剂的影响因素后）。⑤比对结果超出允许范围。⑥实验室认为需进行校准的其他情况。

【实验材料】

1. 仪器　血细胞分析仪。

2. 试剂与标本　分析仪配套试剂和校准品、抗凝新鲜血液标本等。

【仪器结构】各类型血细胞分析仪原理、功能不尽相同，结构亦有差异，但除了干式离心分层型血细胞分析仪外，基本都由机械系统、电学系统、血细胞检测系统、血红蛋白测定系统、计算机控制系统以不同形式组合而成。

其中机械系统包括机械装置和真空泵，用于样本的定量吸取、稀释、传送、混匀，以及将样本移入各种参数的检测区。国内常用的血细胞分析仪使用的检测系统，可分为电阻抗检测系统和流式光散射检测系统两大类：电阻抗检测系统，由检测器、放大器、甄别器、阈值调节器、检测计数系统和自动补偿装置组成；流式光散射检测系统由激光光源、检测装置和检测器、放大器、甄别器、阈值调节器、检测计数系统和自动补偿装置组成，这类系统主要应用于"五分类""五分类+网织红细胞计数"的仪器中。血红蛋白测定系统和分光光度计基本相同，由光源、透镜、滤光片、流动比色池和光电传感器等组成。

【实验操作】

1. 血细胞分析仪的校准

（1）仪器的准备　先用清洁剂对仪器内部各通道及测试室处理 30 分钟，确认仪器的背景计数及精密度在说明书标示的范围内方可校准。其中精密度测定方法：任取一份健康人新鲜全血在仪器上连续检测 11 次，计算第 2 次～第 11 次 WBC、RBC、Hb、Hct、MCV 和 PLT 结果的变异系数（CV）。

（2）校准物的准备

1）使用仪器制造商推荐的配套校准物：①将校准物从冰箱内（2～8℃）取出后，要求在室温（18～25℃）条件下放置约 15 分钟，使其恢复至室温。②检查校准物是否超出有效期，是否有变质或污染。③轻轻地将校准物反复颠倒混匀，并置于两手掌间慢慢搓动，使校准物充分混匀。④打开盖子时，应垫上纱布或软纸，使溅出的校准物被吸收。⑤将两管校准物合在一起，混匀后再分装于 2 个管内，其中 1 管用于校准物的检测，另 1 管用于校准结果的验证。

2）使用新鲜血作为校准物：①用 EDTA-K$_2$ 真空采血管采集健康人新鲜全血 10mL，（要求其 WBC 等参数结果在参考范围内），血中抗凝剂浓度为 1.5～2.2mg/mL，分装于洁净、无菌、带盖的 3 个试管中。②取其中 1 管，用标准检测系统连续检测 11 次，计算第 2 次～第 11 次检测结果的均值，以此均值为新鲜血的定值。③其他 2 管新鲜血作为定值的校准物，用于仪器的校准及校准结果的验证。

（3）对校准物进行检测　取 1 管校准物，连续检测 11 次，第 1 次检测结果不用，以防止携带污染。仪器若无自动校准功能，则将第 2 次～第 11 次的各项检测结果手工记录于工作表格中。计算均值，均值的小数点后数字保留位数较日常报告结果多一位。有自动校准功能的仪器可直接得出均值。

（4）仪器校准判定　用上述均值与校准物的定值比较以判别是否需要调整仪器。

1）计算各参数的均值与定值相差的百分数（不计正负号）。计算公式如下：

$$相对偏差 = \frac{均值 - 定值}{定值} \times 100\%$$

2）与表 9-1 中的标准数据进行比较。各参数均值与定值的差异全部等于或小于附表的第一列数值时，仪器不需进行调整，记录检测数据即可；若各参数均值与定值的差异大于表中的第二列数值时，需请仪器维修人员检查原因并进行处理；若各参数均值与定值的差异在表中第一列与第二列数值之间时，需对仪器进行调整，调整方法可按说明书的要求进行。若仪器无自动校准功能，则将定值除以所测均值，求出校准系数。将仪器原来的系数乘以校准系数，即为校准后的系数。将校准后的系数输入仪器更换原来的系数。

表 9-1　血细胞分析校准的判定标准

参数	相对偏差（%）	
	一列	二列
WBC	1.5	10
RBC	1.0	10
Hb	1.0	10
Hct	2.0	10
MCV	1.0	10
PLT	3.0	15

（5）校准结果判定　将用于校准验证的校准物充分混匀，在仪器上重复检测 11 次。去除第 1 次结果，计算第 2 次～第 11 次检测结果的均值，再次与表中的数值对照。如各参数的差异全部等于或小于第一列数值，证明校准合格。如达不到要求，须请维修人员进行检修。

数据记录与处理：将本实验相关数据填入表 9-2 中。

表 9-2　血细胞分析仪校准数据记录表

项目	WBC	RBC	Hb	Hct	MCV	PLT
背景计数						
精密度（CV）						
校准物定值						
校准物均值						
相对偏差/（%）						
偏差要求/（%）≤	1.5	1.0	1.0	2.0	1.0	3.0
校准结论						
仪器原校准系数						
仪器新校准系数						
校准结果的验证值						
验证值的相对偏差/（%）						

校准者：　　　　　　校准时间：

校准物来源：　　　　性质：配套/新鲜血　　保存方法：

2. 血细胞分析仪的使用方法和日常维护

（1）开机程序

1）开机前检查：检查试剂是否充足，如剩余较少要通知试剂管理员。

2）开机：依次打开外围设备电源、IPU 电源、仪器开关及电脑上配套软件。开机后仪器进行自检。如果 3 次测定之后结果仍不在容许范围以内，将被视作空白检查错误，需要再次执行自动冲洗和空白检查。

（2）质量控制

1）质控品准备：将质控品（高、中、低三个水平）从冰箱（2～8℃）中取出，使用前检查有效期及状况（如极度溶血或失效应更换），在室温（18～25℃）环境下静置 15 分钟，使其恢复至室温。混匀，直到所有红细胞完全悬浮。

2）质控品检测：在仪器质控分析中分别分析三个水平的质控品。

3）查看质控结果：分析完成后，查看质控结果并与以往的结果及靶值进行比较，按照一定的质控原则确认是否在控。

（3）样品检测

1）采集末梢血或静脉血。

2）在预稀释或全血模式下进行检测。

（4）关机程序　执行关机程序。

（5）维护和保养

1）每日维护：①开机前检查集液室页面是否为空，如有液体，请排空。②开机检查空白检测、压力、温度是否正常，如不正常仪器会自动报警。③关机要执行关机清洗程序，方可关机。④填写相关维护保养记录表格。

2）每周维护：①每周清洁仪器表面、试管架、轨道，必要时用 75% 清洁污染处。②填写相关维护保养记录表格。

3）按需维护：①当仪器有报警信息提示时，按照报警信息要求进行自动冲洗、冲洗 RBC 检测器小孔、去除光检测器盒中流动池内的气泡、调整压力等。②填写相关维护保养记录表格。

4）月、年保养：由厂家工程师完成。

【临床意义】血细胞分析仪是临床应用非常广泛的常规检验仪器，对于各种血液病、感染性疾病等诊断和治疗具有重要的临床价值。

【注意事项】

1. 严格按照血细胞分析仪操作规程进行操作。

2. 对无配套校准物的仪器进行校准最好使用有溯源性且准确定量的新鲜血，且应在 6 小时内使用，以保持校准物特性的稳定。

3. 用新鲜全血校准仪器虽较麻烦，但适用于所有仪器，成本较低，适用性强，尤其适用于同一实验室多台不同型号血细胞分析仪的校准。

4. 操作时请戴上手套，穿上实验服做好防护，避免试剂、标本接触到眼睛和皮肤。若接触到皮肤，立即用大量清水冲洗接触区域；若接触到眼睛，请及时就医。

【思考题】简述应用电阻抗法检测血细胞的原理。

实验三 血液凝固分析仪

【实验目的】掌握血液凝固分析仪的操作流程；熟悉校准方法和日常维护。

【实验原理】血液凝固分析仪使用的主要方法有凝固法、底物显色法、免疫学法、干化学法等。凝固法是血栓/止血试验中最基本、最常用的方法。半自动血液凝固分析仪基本上以凝固法检测为主。全自动血液凝固分析仪除了使用凝固法外，还使用底物显色法和免疫学法等其他分析方法。

【实验材料】

1. 仪器 血液凝固分析仪（ACL-TOP750）。

2. 试剂与标本 分析仪配套试剂和校准品、新鲜血液标本等。

【仪器结构】半自动血液凝固分析仪，主要由样本和试剂预热槽、加样器、检测系统及微机组成。全自动血液凝固分析仪，包括样本传送及处理装置、试剂冷藏位、样本及试剂分配系统、检测系统、计算机控制系统及附件等。

【实验操作】

1. 仪器的准备 ①检查废液水平，清理废液。②清理废反应杯。③检查更换洗液。④检查安装分析杯。

2. 开机 ①打开仪器电源开关及电脑中相关程序。②自检预温：仪器启动随即初始化，进入预温（15～20分钟），预温结束后进入待机状态。③将配制好的试剂放入仪器试剂区。

3. 校准

（1）仪器校准 仪器光路、孵育温度、加样针等的校准。进行定期校准（每年至少1次），仪器管理员协助仪器工程师完成校准，检测仪器校准后，须出具校准报告。设备上贴校准合格标签，并注明校准日期及下次校准日期。

（2）项目校准 仪器操作人员执行常规工作中，对检测项目进行校准（空白校准或定标液校准）。变更试剂厂商、变更实验室位置、仪器进行半年保养或升级、更换光源灯须进行校准。

校准操作：①校准准备：标准品复溶，按规定保存。确认仪器及试剂状态正常。②校准实施：将定标血浆倒入样品杯，选择标本类型为calibration，选择需要项目，开始测试。③结果检查：点击控制按钮中calibration，找到相应项目查看曲线，OK即为通过。

4. 质量控制

（1）质控品来源 配套质控品（正常值、异常高值、异常低值3个水平）。使用前从冰箱（2～8℃）取出，放置室温（18～25℃）20分钟，加蒸馏水1mL静置15～20分钟，轻轻摇匀即可使用（不可使劲晃动）。

（2）质控频率 每天检测前进行3个浓度水平的质控品检测。此外校准后、更换新批号试剂及大保养后，需做质控。

（3）质控操作 将溶好的质控品倒入反应杯，标记好质控类型（L、M、H）及项目，放入仪器样品区域，按普通常规标本测试。

（4）查看结果　质控结果在控后才可得出可用结果，失控则分析寻找原因，进行处理，不能解决的故障向工程师寻求帮助，仪器状态正常后，再次做质控在控。填写失控报告。

5. 检测样本

（1）标本采集：①患者处于平静状态，未服用抗凝药物如华法林、阿司匹林、活血化瘀的中成药等，大量抗生素也会影响实验的结果。一般正常饮食即可，抽血前应至少安静休息半小时。另外大量食用绿色蔬菜或是维生素可能会对结果有影响。②采血方法：检查管底部是否有抗凝剂，枸橼酸钠 109mmol/L（32g/L）抗凝，相对全血抗凝比例 1∶9，浓度 3.2%（2.7mL 全血 +0.3mL 抗凝剂）。真空采血后将标本马上轻轻颠倒混匀 4 次，及时检验。

（2）标本处理：标本 $1760 \times g$ 离心力（3000r/min）15 分钟分离血浆。从采集标本到检测报告的最长时间限制是 4 小时，如无法在 4 小时内完成，PT 室温保存可以稳定 24 小时，APTT 及凝血因子测定可保存 4 小时，若不能及时检测，应分离血浆冻存在 -20℃冰箱，可保存半年。

（3）标本测定：将离心后的标本按顺序插到样本架上，输入实验项目，开始检测。

（4）测定完成后，可从相应样品架取出标本。

6. 关机　当天实验结束后，需清洁仪器加样针；清洁仪器后取出所有试剂及样本架，关闭仪器电源开关。

7. 维护和保养

（1）每日维护　开机前先检查冲洗液，对吸样针进行冲洗。关机前进行一次加强清洗各针头。倾倒废反应杯和废液。

（2）每周维护　①用软布清洁仪器表面尘土。②清洗样本区，冲洗站内的过滤网。③清洗废反应杯的抽屉：先用 10% 的漂白剂清洗，然后用蒸馏水冲洗干净，擦干使用。④清洗各针冲洗槽。

（3）月保养　清洁过滤网：过滤网安装在试剂区下面，可以向前推出来，在流水下冲洗去除碎片。清洁后，完全干燥，然后放回原位。

（4）年保养　由工程师完成。

（5）按需保养　①全部加样针的常规清洗。②清洁样本区及清除试剂区冷凝水。首先卸载试剂架、样本架，然后关闭仪器；样本区用 10% 的漂白剂擦拭，后用蒸馏水再擦拭一遍；打开试剂区的盖子对试剂区进行清洁，用不掉毛絮的清洁布，蘸着清除冷凝水。

【临床意义】血液凝固分析仪是临床应用广泛的止血血栓检验仪器，可检测血浆凝血酶原时间、活化部分凝血活酶时间、凝血酶时间、D- 二聚体、纤维蛋白降解产物、抗凝血酶及各种凝血因子等止血血栓参数。对于止血血栓相关疾病的诊断与治疗具有重要临床价值。

【注意事项】

1.严格按照血液凝固分析仪操作规程进行操作。

2. 尽量空腹，采血要顺利，扎止血带的时间不能超过 1 分钟，且不要拍打，对于取多管血时，最好用第二管血，避免组织液混入血液中影响结果。

3. 采血后在规定时间内送检，接收标本时检查是否符合要求，对不合格标本（有凝块、黄疸、乳糜、溶血严重的）应重新采血。Hct ＞ 55% 时，需校准抗凝剂量。校正公式：

$$抗凝剂量（mL）= 0.0185 × 全血量（mL）×（1–Hct\%）$$

4. 在清除试剂区冷凝水时，切不可把清洁布在仪器里从内向外直接前后推拉式清除，防止冷凝水沿仪器缝隙流进仪器，造成仪器损坏。

5. 操作时请戴上手套、穿上实验服，做好防护，避免试剂、标本接触到眼睛和皮肤。若接触到皮肤，立即用大量清水冲洗接触区域；若接触到眼睛，请及时就医。

【思考题】为何在 Hct 值显著异常（＞ 55%）时，需要对抗凝剂的量进行校正？

（李　楠）

第三节　临床体液检验仪器与技术

实验四　尿液分析仪

【实验目的】掌握尿液自动分析仪的工作原理和使用方法；熟悉维护方法和结果解读。

【实验原理】尿液自动分析仪一次可完成理学、干化学及有形成分的检测。

1. 干化学检测　一般用微电脑控制，采用球面积分仪接受双波长反射光的方式测定试带上的颜色变化，进行半定量测定。试剂带上有数个含各种试剂的试剂块，各自与尿中相应成分进行独立反应而显示不同颜色，颜色的深浅与尿液中某种成分含量呈比例关系；试剂带中还有另一个"补偿块"，作为尿液本底颜色，对有色尿及仪器变化等所产生的误差进行补偿。

2. 有形成分检测　主要有流式细胞术分析和智能显微分析两类。

（1）流式细胞术分析　应用流式细胞分析技术、荧光核酸染色和电阻抗原理。在测试进行前，先使用菲叮与羰花青燃料对尿液中有形成分进行染色。尿液样本被稀释并染色，由于液压作用进入鞘液流动池，被一种无颗粒的鞘液包围，使每个细胞、管型等有形成分以单个纵列的形式通过流动池的中心轴线。在这里各种有形成分被氩激光光束照射，同时接受电阻抗检查，得到荧光强度、前向散射光强度和电阻抗信号三类数据。仪器将荧光、散射光等光信号转变成电信号，并对各种信号进行分析，最后得到每个尿液样本的直方图和散射图。通过分析这些图形，即可区分每个细胞并得出有关细胞的形态。

（2）智能显微分析　以影像系统配合计算机技术。数码摄影系统对样本摄像后，由计算机对图像进行分析，得到有形成分的大小、质地、对比度和形状特征，然后用形态识别软件进行自动识别和分类。

【实验材料】

1. 器材　尿液自动分析仪、洁净尿杯、10mL 尿试管、质控试剂带等。

2.试剂 仪器配套的试剂：鞘液、染色液、稀释液等。

【仪器结构】尿液自动分析仪通常由尿液干化学分析仪和尿液有形成分分析仪以流水线形式组合在一起。

1.尿液干化学分析仪的基本结构 尿液干化学分析仪一般由机械系统、光学检测系统、电路系统三部分组成。

2.尿液有形成分自动分析仪的基本结构 流式细胞术尿液有形成分分析仪包括光学检测系统、液压系统、电阻抗检测系统和电子分析系统。智能显微尿液有形成分分析仪可分为流动式、静止式两种。前者一般由流动式显微镜成像、计算机分析处理、自动数码影像拍摄、粒子识别软件四个模块组成；后者主要由显微镜系统、加样器和冲洗系统、图像显示处理系统等构成。

【实验操作】在自动进样器模式下，系统自动搅拌、抽吸并按照下列步骤处理样本：①准备样本；②输入分析所需的信息（样本架位置、试管位置）；③样本分析。

在手动该模式下，由操作人员搅拌样本，并将尿样试管放置于分析位置。按照下列步骤处理样本：①采集并准备样本；②输入样本号；③样本分析。

【注意事项】

1.严格按照操作规程操作。不可混用不同厂家的试剂带。

2.尿液干化学分析仪检测主要起到筛选作用。

3.尿液有形成分分析仪存在干扰因素较多、敏感性较高、特异性较差的问题，应结合传统的人工显微镜镜检来验证。

【临床意义】尿液分析仪是广泛应用于临床的常规检验仪器之一，使"尿常规"检验实现了自动化、快速化、丰富化，并成为临床检查效能较高的检验项目之一，对于泌尿系统疾病、糖尿病等的筛查、辅助诊治及预后判断具有重要意义。

【思考题】

1.尿液自动分析仪一般时隔多久进行校准？哪些情况需要重新校准？

2.仪器进行校准后，需要验证吗？如何进行校准验证？

实验五 粪便分析仪

【实验目的】掌握粪便分析仪的工作原理和使用方法；熟悉维护方法和结果解读。

【实验原理】应用机器视觉技术和精密智能控制技术实现了粪便检测的全自动化，自动完成粪便标本前处理，对粪便的颜色、性状、隐血、轮状病毒、腺病毒、幽门螺杆菌等化学及免疫学检测项目自动检测，对病理有形成分进行 CCD 数码摄像机拍照，通过图像处理识别软件，对检测结果进行自动分析及识别。对于仪器不能识别、识别可疑或误判的检测结果，检验人员可对拍摄的图片进行审核及修改，最后形成图文并茂的综合报告。

理学检测颜色、性状检测由自动进样性状摄像头和急诊进样摄像头拍摄完成。根据拍摄的图片对样本的颜色、性状进行判断。

有形成分镜检仪器采用粪便镜检影像分析原理，由程序控制自动进样装置将样本送入指定采样位，经过一体泵配合采样针对样本进行稀释混匀后，再由一体泵配合采样针将一定量的待检样本依次吸入流动计数池中，并对金标卡进行点样，计数池中的样本经过一定时间的沉降后，通过显微镜对流动计数池中的成分进行显微放大，由计算机控制摄像同步装置对分布在视野内的样本采集多幅图像进行分析处理；通过软件完成数据接收、数据分析、数据综合等人工智能功能；根据图像处理结果形成标准粪便分析报告，显示打印各种图像。

测试卡检测可以对人体粪便潜血、转铁蛋白、胃幽门螺杆菌、轮状病毒、腺病毒等指标进行样本处理分析。试剂卡滴加样本后在层析膜上反应的结果以图像方式传输到软件图像采集区，软件对阴阳性结果进行辅助判读，操作者对结果进行审核。

【实验材料】

1. 器材　AVE562 全自动粪便分析仪、洁净带盖专用大便杯等。

2. 试剂　配套稀释液、清洗液，大便隐血等检测试剂盒。

【仪器结构】仪器主机主要由六个模块构成：计数板分送模块；样本自动稀释、搅拌、过滤模块；自动吸样、自动清洗模块；粪便化学及免疫学检测控制模块；自动显微镜检模块；自动送样模块。

【实验操作】

1. 取样　用仪器配套的标本采集瓶，采集一平勺软便或五平勺水样便标本。一般单排管架可放置 10 个标本，一次可放置 5 个试管架。

2. 常规操作　①开启仪器，登录系统，仪器将自动进行清洗和背景检测。②将样本盒及样本架放于进样托盘。③检查金标卡盒中的项目是否与需要的一致。④点击＜开始＞，开始检测。⑤检测完毕后，可随时审核样本结果。双击样本列表内样本号，可进入样本审核界面，左键标记有形成分，右键取消标记。

【注意事项】

1. 尽量选择病理成分检验，若无病理成分可多部位取材。对虫卵的镜检，应多处取样。

2. 每周至少一次对仪器进行调焦。一般仪器有自动对焦和人工对焦。

3. 标本采集后应在 1 小时内检查完毕，否则可因 pH 及消化酶等影响导致有形成分破坏分解，造成假阴性。

4. 当标本浓度高于 2mg/mL，可能会出现钩状效应。

【临床意义】粪便分析仪使"便常规"检验实现了自动化、快速化、丰富化，对于胃肠、胰腺、肝胆等器官的功能状况判断及疾病辅助诊治具有重要价值。

【思考题】阴性结果可以排除出血吗？为什么？

（胡正军）

第四节　临床生物化学检验仪器与技术

实验六　自动生化分析仪的主要性能指标评价

【实验目的】掌握自动生化分析仪的主要性能指标评价方法；熟悉基本结构与工作原理。

【实验材料】

1. 仪器及耗材 全自动生化分析仪，仪器配套的样品杯。

2. 试剂及标本 ①临床生化的某些项目（K^+、ALT、GGT、TG、BUN、GLU、TP、AST、TBIL、ALB）试剂盒；②高浓度和低浓度新鲜血清样品、低值和高值（定值）质控品。

【实验原理】全自动生化分析仪的检测原理主要包括分光光度分析、免疫比浊分析和电解质集成晶片技术。

分光光度分析是以检测波形传递光的颜色变化对待测物加以定量。这一检测原理基于朗伯—比尔定律。当一束光通过溶液时，物质的颜色与光的吸收、透过、反射有关，通过比较溶液对光的吸收情况来测定物质的浓度。根据吸收光谱的不同可鉴别各种物质，其对光的吸收程度越大，溶液的浓度越高。

免疫比浊分析是指抗原抗体在特殊缓冲液中的运动形成不溶性抗原抗体复合物，使反应液的浊度发生变化，当一定波长的光线透过这些复合物颗粒时使光线发生改变。当反应液中保持抗体过量时，形成的抗原抗体复合物的含量与待测样品中抗原量的多少成正比，当抗原抗体复合物含量增加时，反应液的浊度亦随之增加。测定这些光线，在已知浓度的标准品做出的标准曲线上进行比较，即可计算出待检样品中抗原的含量。

电解质集成晶片技术模块是一个集成的用于检测液体标本中钾、钠、氯浓度的亚系统。该模块针对每一种测试包含了一个固态的离子选择电极。每一电极的测定都基于特异性离子选择膜暴露在待测溶液中时产生的电压。电压的变化随着待测物浓度的变化而变化——待测物浓度越高，输出的电压越大。最后再把这个电压与集成在电解质模块中的参比电极相比较。

【仪器结构】全自动生化分析仪的结构主要包括样本处理系统、检测系统和计算机系统（图9-2）。样本处理系统主要包括样本装载和输送装置、闭盖穿刺和开盖闭盖装置、激光条码阅读器、试剂仓、样品和试剂取样装置、搅拌装置等；检测系统主要包括光路系统（光源）、分光装置、比色杯、恒温装置、清洗装置、信号转换和传输装置等；计算机系统主要包括电脑主机和显示设备、系统及配套软件、数据接口、打印机等。

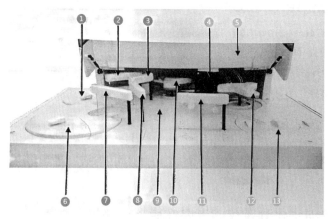

注：①试剂盘2；②试剂针R22；③试剂针R21；④反应杯自动清洗机构；⑤防尘罩；⑥试剂盘1；⑦试剂针R12；⑧试剂针R11；⑨反应盘；⑩样本搅拌杆；⑪样本针；⑫试剂搅拌杆；⑬样本盘

图9-2 全自动生化分析仪基本结构图

【操作步骤】

1. 精密度实验

（1）批内精密度　采用 2 个浓度（分别是低值和高值的质控品）的样本，同一批内连续监测 20 次，记录每次的测定结果并计算其均值（$\bar{X}$）、标准差（SD）和变异系数（CV）。

（2）批间精密度　对 2 个浓度样本每日测定 4 次，连续测定 5 个工作日，计算 $\bar{X}$、SD 和 CV。

与仪器生产商提供的 CV 值或 CLIA′88 管理项目要求的精密度进行比较，评价精密度实验结果。实验结果见表 9–3、表 9–4。

2. 携带污染率测定　取高值和低值患者血清各 1 份，连续测定高值标本 3 次（H1、H2、H3），和连续测定低值标本 3 次（L1、L2、L3），按下列公式计算：携带污染率 =（L1–L3）/（H3–L3）×100%，记录见表 9–5。

3. 最大稀释度实验　选取新鲜高值血清进行稀释，每个项目原浓度和稀释 2 倍、5 倍和 10 倍后的浓度重复测定 2 次，以 2 次数据的均值作为分析对象。按下列公式计算偏倚：偏倚（%）=（稀释均值－原浓度）/ 原浓度 ×100%。与 CLIA′88 管理项目要求的最大稀释度进行比较，评价最大稀释度实验结果，实验结果见表 9–6。

【数据记录与处理】

表 9–3　自动生化分析仪批内精密度实验结果（*n*=20）

项目（单位）	低值质控			高值质控		
	$\bar{X}$	SD	CV/（%）	$\bar{X}$	SD	CV/（%）
K$^+$/（mmol/L）						
ALT/（U/L）						
LDH/（U/L）						
TG/（mmol/L）						
BUN/（mmol/L）						
GLU/（mmol/L）						
TP/（g/L）						
仪器品牌及型号：		测试者：		测试时间：　年　月　日		

表 9–4　自动生化分析仪批间精密度实验结果（*n*=40）

项目（单位）	低值质控			高值质控		
	$\bar{X}$	SD	CV/（%）	$\bar{X}$	SD	CV/（%）
K$^+$/（mmol/L）						
ALT/（U/L）						
LDH/（U/L）						
TG/（mmol/L）						
BUN/（mmol/L）						

（续表）

项目（单位）	低值质控			高值质控		
	$\bar{X}$	SD	CV/（%）	$\bar{X}$	SD	CV/（%）
GLU/（mmol/L）						
TP/（g/L）						
仪器品牌及型号：		测试者：		测试时间：　年　月　日		

注：判断标准为实验项目所得的 CV 值应小于仪器生产商提供的 CV 值，或按照 CLIA′88 管理项目要求规定的批内精密度实验 CV 值＜总允许误差的 1/4，批间精密度实验 CV 值＜总允许误差的 1/3。

表 9-5　携带污染率测定结果

项目（单位）	高浓度血清			低浓度血清			样本携带污染率/（%）
	H1	H2	H3	L1	L2	L3	
AST/（U/L）							
TBIL/（μmol/L）							
ALB/（g/L）							
仪器品牌及型号：		测试者：		测试时间：　年　月　日			

注：样本携带污染率越接近于 0.00，说明仪器越具有良好的冲洗功能，交叉污染率越低。

表 9-6　最大稀释度测定结果

项目（单位）	原倍	稀释倍数/实测偏倚（%）			最大稀释度
		2 倍/偏倚	5 倍/偏倚	10 倍/偏倚	
ALT/（U/L）					
BUN/（mmol/L）					
TG/（mmol/L）					
仪器品牌及型号：		测试者：		测试时间：　年　月　日	

注：稀释后测定的均值与原浓度测定的均值偏倚小于 CLIA′88 标准的 1/2（理论偏倚）为最大稀释度。

【临床意义】生化分析仪是最先实现自动化的医学检验仪器之一，与血液分析仪和尿液分析仪并称最早仪器化的"三驾马车"，对于数以百计的生化检验项目的快速准确检测立下汗马功劳，对于相关疾病的诊治发挥了重要作用。

【注意事项】

1. 在进行评价实验前，实验者应对仪器做维护和保养、定标、样品准备等操作。

2. 实验者在操作仪器时需在老师指导下严格按照操作规程执行，具有高度的责任心。

3. 精密度实验时，测定数据如出现离群值应分析原因，必要时重新测定并记录数据。

4. 所用血清样品必须为新鲜人血清，须小心对待，防止污染。

5. 实验结束后严格按照维护保养要求对自动生化分析仪进行必要的维护保养。

【思考题】

1. 简述自动生化分析仪的工作原理。

2. 自动生化分析仪主要的性能评价指标有哪些？如何评价自动生化分析仪的精密

度、携带污染率和最大稀释度？

实验七　毛细管电泳仪的使用与维护

【实验目的】掌握毛细管电泳仪的使用方法与维护保养；熟悉基本结构与工作原理。

【实验材料】

1.仪器与耗材　全自动毛细管电泳仪（海伦娜全自动毛细血管电泳仪 V8）、仪器配套耗材（毛细管等）。

2.试剂与标本　全自动毛细管电泳仪配套试剂（缓冲液、溶血素等），测定项目（血清蛋白、血红蛋白、糖化血红蛋白等）校准品和质控品，新鲜血液标本等。

【实验原理】毛细血管电泳技术是以毛细管为分离通道，依据样品中各组分之间淌度和分配行为上的差异而实现分离的一类液相分离技术。毛细管电泳仪的基本装置是一根充满电泳缓冲液的毛细管和与毛细管两端相连的两个小瓶，微量样品从毛细管的一端通过"压力"或"电迁移"进入毛细管。电泳时，与高压电源连接的两个电极分别浸入毛细管两端小瓶的缓冲液中，样品朝与自身所带电荷极性相反的电极方向泳动。各组分因其分子大小、所带电荷数、等电点等性质的不同而迁移速率不同，依次移动至毛细管输出端附近的光检测器，检测并记录吸光度，在屏幕上以迁移时间为横坐标、吸光度为纵坐标将各组分以吸收峰的形式动态直观地记录下来。

【仪器结构】毛细管电泳的结构主要包括高压电源、毛细管柱、检测器，以及两个供毛细管两端插入而又可和电源相连的缓冲液槽。输出信号和记录装置相连，记录装置可以是一个普通的记录仪、积分仪，也可以是有控制功能的计算机工作站。基本结构见图 9-3。

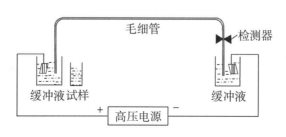

图 9-3　毛细管电泳仪基本结构图

【操作步骤】不同的仪器操作程序不同，具体方法参照仪器使用说明书。现以海伦娜全自动毛细血管电泳仪 V8 为例进行介绍。

1.仪器启动　提前 30 分钟打开 V8 毛细管电泳系统，开机之前确保一次性废物抽屉清空并放在仪器废物桶中。准备好贮存缓冲液，维护缓冲液和一次性样品杯放在仪器的正确位置上。打开仪器背面的主电源开关。待背景灯黄灯熄灭之后，启动 Platinum 4V 软件，输入用户名和密码，文件→新建→V8 会话。在 Platinum 4V 软件中，从下拉菜单中选择"V8 系统"→"选择默认方法"，选定将要检测的默认检测项目。打开副电源开关，仪器自动进行前处理操作过程，仪器会显示黄色灯光。检测试剂量："V8 系统"→"定义试剂"→"剩余测试"→观察试剂是否充足；"V8 系统"→"诊断"→"V8 实际值视图"→观察缓冲液是否充足。取掉检测项目试剂瓶的盖子，并确保各个试剂正确放置在试剂区。当 V8 准备好接受样品开始检测时，仪器将会显示脉冲红色灯光。

2. 样品检测及结果分析 将原始样品管放入左侧的样品架中，确保条形码朝向样品架的条形码窗口，条形码清晰可见。盖上样品仓的盖子。(如条形码未刷上可以检测完后补刷或手工输入)。V8 将会对所有已加载的样品自动开始分析，测定结束后，结果显示在屏幕上，后自动传输实验结果至 LIS 系统。

3. 试剂更换 当 V8 提示试剂不足时，通过"V8 系统"→"定义试剂"菜单选，将试剂条形码信息通过条形码扫描器载入 Platinum 4V 软件中，确保输入条形码的试剂与放置在试剂区的试剂相对应。当 V8 提示缓冲液不足时，将相应旧的缓冲液拿出，放入新的缓冲液到缓冲液仓后，Platinum 4V 软件中自动弹出一个"定义缓冲液"窗口，用条形码扫描器扫描缓冲液瓶上的条形码或者手动输入条形码。

4. 仪器关机 关闭副电源开关，系统自动进行后配置操作，进行仪器的自动维护，并启动 V8 系统的睡眠模式。为防止缓冲液和残留样品不会在毛细管中结晶并防止堵塞，每日结束实验必须进行后处理，填充储存缓冲液保持毛细管湿润，防止变干。侧开关设置为 <OFF> 或仪器闲置 4 小时，将启动预调节。这一过程将用维护液清洗毛细血管，以消除任何残留的样品或试剂，然后将毛细管填充存储缓冲直到 V8 再次开机。

5. 仪器维护与保养 每隔一天至少开副电源开关一次，待仪器完成前处理后，再关闭仪器副电源，仪器自动完成仪器后处理。每月保养用 75% 医用酒精清洗加样针，清洗消毒废液瓶和废物抽屉，更换废物抽屉插片。每年更换或根据需要更换毛细管，校正样品杯传送机械部分，对仪器进行压力、温度、机器加样臂校正，缓冲液端口、液路及毛细管电极清洗。

【临床意义】毛细管电泳仪是以毛细管为分离通道，以高压直流电场为驱动力，利用荷电粒子之间的淌度差异和分配系数差异进行分离的仪器。在临床检验中主要用于检测糖、蛋白质、核酸等。

【注意事项】

1. 样品杯有 8 个孔并且结构不对称，它们带有一个水平的边缘和一个唇形边缘，按同一方向将样品杯装入分配器非常重要。

2. 严禁直接使用 V8 后面的电源开关关机，否则将对毛细管造成不可修复的损坏，并影响仪器的性能。

3. 在检测过程中应使用仪器配套的缓冲液和清洗液，不能混合或者交换使用批号不同的试剂。

【思考题】

1. 毛细管电泳的特点是什么？

2. 毛细管电泳仪主要有哪些临床应用？

（罗　欢，冯玉青，刁志宏）

第五节　临床免疫学检验仪器与技术

实验八　化学发光免疫分析仪的使用与常见故障排除

【实验目的】掌握光激化学发光免疫分析仪的使用方法与故障排除方法；熟悉基本结构与工作原理。

【实验材料】

1. 仪器与耗材　光激化学发光免疫分析仪、样品杯、棉签、洗耳球等。

2. 试剂与标本　去离子水、无水乙醇等。

【实验原理】光激化学发光免疫分析技术使用的是均相体系化学发光检测技术，参与免疫反应的一个抗体上包被了感光珠，内含酞菁（鲁米诺类化学发光物质）；另一个抗体上包被了发光珠，内含二甲基噻吩衍生物及 Eu 螯合物。在目标抗原存在的情况下，可形成夹心免疫复合物，目标抗原可使两个抗体上标记的感光珠和发光珠紧密地连接在一起，在 680nm 激发光照射下，感光珠使周围氧分子激发变成单线态氧，后者扩散至发光珠并传递能量，发光珠发射 520 ~ 620nm 荧光信号并被单光子计数器探测。

【仪器结构】光激化学发光免疫分析仪由主机和应用软件组成（图 9-4）。其中主机由反应杯加载单元、样本加样单元、试剂加样单元、通用液加样单元、温育单元、试剂存储单元、读数单元、清洗试剂供应单元、电源供应单元、废液和固体废弃物收集单元、显示屏、工控机组成。

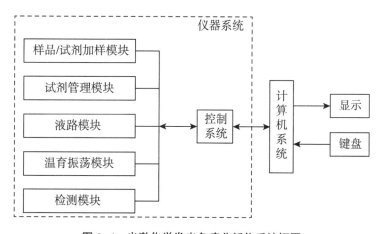

图 9-4　光激化学发光免疫分析仪系统框图

【操作步骤】

1. 开机　打开仪器电源开关，启动电脑，开启仪器控制软件进行登录，系统初始化，进行开机维护，灌注通用液。

2. 加载试剂　在软件的"试剂装载"界面，使用手持条码枪完成对试剂条码的扫描，并在相应位置装载试剂。

3. 定标 在试剂加载界面选择需要定标的试剂，使用手持条码枪扫描定标品条码→将定标液放入定标架→执行定标程序→查看结果。

4. 添加样本和测试项目 添加样本数和起始样本编号，并选择相应的测试项目，保存确定之后启动运行。

5. 结果报告 仪器自动将结果传输到 LIS 系统，所有检测结果必须结合临床资料认真审核。

6. 关机 测试完毕，下载试剂，进行关机维护，退出软件，关闭电脑。如果仪器是24 小时待机设计，无特殊原因无须关机。对于非 24 小时待机仪器，应在使用结束后按操作说明关机。

【常见故障分析与排除】

表 9-7　光激化学发光免疫分析仪常见故障分析与排除

故障现象	原因分析	排除方法
指令没有响应 指令超时	检查 CAN 通讯线的连接	重新插好串口插头
	开机异常	检查急停键是否被触发
	指令已经响应，但执行时通讯断开	检查 PCICAN 卡是否松动，重新开启 LIS 传输系统
开机异常	电源线没有接好	重新接好电源线
	启动开关问题	更换启动开关
传感器检测失败	零位传感器故障	检查零位传感器，联络维修工程师
反向电机失步	电机运行故障	检查电机相线，联络维修工程师
开机仪器无法通过自检	检查初始位置	复位，并重新开机初始化
	检查板条堆栈仓门是否关闭	关闭后重新复位

【临床意义】化学发光免疫分析仪是将发光反应与免疫反应相结合的免疫分析仪器，主要包括电化学发光免疫分析、微粒子化学发光免疫分析、光激化学发光免疫分析等，广泛应用于临床免疫检验，从传统的蛋白、激素、酶到药物均可检测。

【注意事项】

1. 避免不同批次的通用液混用，更换后，必须先用通用液清理管道。

2. 载架放置一定要正确，注意观察指示灯，灯亮表示放置正确，灯不亮表示放置不正确，需重新放置。

3. 试剂摆放要注意方向，避免 A、B 试剂摆放颠倒。

4. 推荐处理试剂液面的气泡，避免由气泡导致的测量结果错误。

5. 确保废液桶有足够的容积，避免没有空间放置测量后的微孔板条。

【思考题】

1. 叙述光激化学发光免疫分析仪的工作原理。

2. 光激化学发光免疫分析技术有哪些特点？

3. 光激化学发光免疫分析仪常见的故障有哪些？如何排除？

实验九　全自动酶免分析仪的操作与主要参数设定

【实验目的】掌握全自动酶免分析仪的操作方法与主要参数的设置方法；熟悉基本结构与工作原理。

【实验材料】

1. 仪器与耗材　全自动酶免分析仪、96 孔微孔板。

2. 试剂与标本　乙肝表面抗原检测试剂盒（含酶结合物、显色剂 A、显色剂 B、洗涤液、终止液等）。

【实验原理】全自动酶免分析仪是运用 ELISA 测定的基本原理，具有进板、孵育、试剂分配、洗板、读板等多种功能。准确、快速、标准化、样本处理量大、自动化程度高是全自动酶免分析仪最主要的优点。

【仪器结构】前加样系统、后处理系统和计算机系统共同组成全自动酶免分析仪（图 9-5）。前加样系统包括试管载架、试剂槽、加样尖载架、加样臂和加样针，后处理系统包括进板 / 孵育模块、试剂分配模块、洗板模块、酶标读数模块和容器载架模块（洗液桶位和泵站）。计算机系统实现全过程管理监控，包括微板条码、孵育温度、洗板参数、试剂分配、终止读数及结果输出。

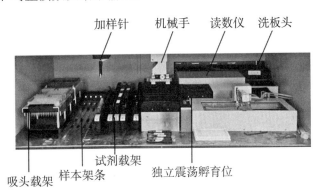

图 9-5　全自动酶免分析仪基本结构图

【操作步骤】

1. 开机　启动电脑，打开仪器电源开关，开启仪器控制软件进行登录，系统初始化并进行开机维护。

2. 设置酶标读数模块主要参数

（1）波长　实验中波长的选择主要依赖于需要检测的样品。样品在不同的波长下，对光的吸收程度不同，通常将测量波长设置为待测物质的最大吸收波长。一般酶标仪的测定波长范围为 400 ~ 750nm（或 800nm），可以满足 ELISA 的显色测定。

常用的乙肝表面抗原检测试剂盒标记用酶为辣根过氧化物酶（HRP），底物通常为四甲基联苯胺（TMB）和邻苯二胺（OPD）。根据波长设定原则，设置波长 450nm 和 492nm 分别用于两个底物的显色产物测量。

（2）波长模式　双波长检测模式可以减少测量干扰。通常主波长是待测物质的最大吸收波长，副波长设置为实验中特异显色终产物不敏感的波长如 630nm，最后打印出来的吸光度为两个波长下的吸光度差值。

（3）吸光度测定范围 通常酶标仪的吸光度测定范围在 0 ～ 2.5 即可以满足 ELISA 的测定要求。

（4）标本号 编辑样本检测项目；标本安放孔位；阴性对照、阳性对照、质控的安放孔位。可以使用拖动等方式增加标本号，标本号生成可以分为横向和纵向两种。

3. 试剂装载 按照对话框提示将试剂、稀释液、阴阳性对照、质控、微板及加样吸头等放置在仪器的相应位置。

4. 实验测定 检查样品无溶血、无纤维丝且足够量后，将待测标本放入仪器，勾选需要进行的实验项目，开始运行实验。

5. 结果报告 实验结束，仪器自动读板并打印结果。连接 LIS 的医院可根据需要自动传送结果或审核后传送结果。

6. 关机 测试完毕，将样本、对照品、试剂、反应微板等取出设备，进行关机维护，关闭仪器电源，关闭控制电脑。

【临床意义】全自动酶免分析仪又称全自动酶免分析系统或全自动酶免工作站，可以全自动完成 ELISA 实验，包括稀释、样本分配、试剂分配、孵育、洗板、酶标判读、结果打印等全步骤，现已广泛应用于临床免疫实验室传染病类、优生优育类、自身抗体类、肿瘤标志物类项目组合的批量快速检测。

【注意事项】

1. 实验前需查看废液桶、废针桶是否清空；需将洗液桶加够对应的洗液，洗液桶要拧紧防止漏气；若洗板时打开洗液桶，要注意泄压。

2. 实验前后需对洗板机进行开关机维护，查看注水量、是否堵孔，维护完成后需取出微板。

3. 微板放置前需确认微孔压平，放置位置与软件台面一致。

4. 插入新批次实验时需按照软件提示将已完成项目的微板移除，以保证后续实验项目顺利进行。

【思考题】

1. 简述全自动酶免分析仪的工作原理及基本构造。

2. 全自动酶免分析仪的酶标读数模块需要设置的主要参数有哪些？

实验十 流式细胞仪的使用及常见故障排除

【实验目的】掌握流式细胞仪的使用方法及常见故障排除方法；熟悉基本结构及分析、分选原理。

【仪器与试剂】

1. 仪器与耗材 流式细胞仪（BD FACSCalibur）、上样管。

2. 试剂与标本 三色或四色荧光微球、溶血剂等。

【实验原理】分析原理：待测细胞悬液经特异荧光染料染色后，在压力引导下经样品管垂直进入流动室；同时高压鞘液从鞘液管中喷出，包绕细胞悬液做高速流动，使待测细胞单个排列，依次通过检测区域，与水平方向的激光束垂直相交并被照射，从而发出特定波长的荧光，同时产生特征性散射光。这些信号分别被成 90°角方向放置的光电倍增管荧光检测器和前向角放置的光电二极管散射光检测器接收，转换为电子信号并传输至计算机数据处理单元，计算机通过相应的软件分析这些数字信息，就可以得到一系列有用的生物信息，如细胞的大小与形态、细胞内颗粒结构的数量与形状、细胞核的形状、细胞表面或细胞质中靶蛋白的含量、细胞 DNA/RNA 的含量、细胞 DNA 断裂等信息。

分选原理：在压电晶体上加上频率为 30kHz 的信号使喷嘴产生机械振动，流动室即随之振动，使通过测量区的液柱断裂成一连串均匀的液滴。一部分液滴中含有单个细胞，而细胞特质是在进入液滴前就已经被测定了的，如果其特征与被选定要进行分选的细胞特征相符，则仪器在这个被选定的细胞刚形成液滴时给整个液滴充以指定的电荷，而未被选定的细胞所形成的液滴和不包含细胞的空白液滴不被充电。带有电荷的液滴向下落入偏转板的高压静电场时，按照所带电荷符号向左或向右偏转，落入指定的收集器内，完成分类收集。

【仪器结构】

1. 上样模块 主要由进样针、样品支撑架和液滴存留系统等组成，负责样品的加注。

2. 液流系统 包括由样品管、鞘液管、喷嘴组成的流动室和鞘液，细胞悬液被气体压力推动，在流动室形成高速流动的单细胞液柱。见图 9-6。

3. 光学系统 由激光光源、分光镜、光束形成器、透镜组、滤光片等组成，为荧光检测提供特定波长的激发光，并把细胞标记物的发射荧光传输到信号检测器。

4. 荧光信号检测模块 包括光电信号转换系统和电信号放大系统，主要作用是检测散射光和荧光信号。

5. 计算机控制系统 主要由计算机数据处理及分析软件组成，可进行试验数据的分析、存储与显示。

此外，根据试验目的和要求，还可选配自动进样系统、分选浓缩系统、自动免疫样本制备仪等模块。

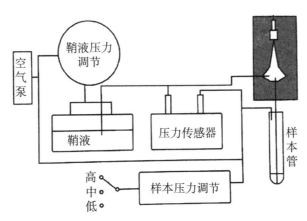

图 9-6 流动室与液流系统示意图

【操作步骤】

1. 开机程序

（1）检查鞘液桶和废液桶。确认鞘液充满状态（鞘液为鞘液桶体积的 3/4 位置，可以连续工作 3 个小时左右）、管道畅通、废液桶有足够空间容纳本批标本排弃的废液。如果要添加鞘液，要先释放鞘液桶中气压。

（2）依次打开流式细胞仪稳压器、主机开关、电脑开关、打印机。

（3）气压阀置于加压位置，待流式细胞仪处于 STANDBY 状态，做 Prime，以排除管路中气泡。

2. 样本检测程序

（1）制备三色或四色标准微球样本。一般情况下向 1mL 鞘液（或过滤 PBS）中加入 1 滴质控小微球，也可以根据实际情况调节浓度。

（2）机器预热 5 分钟，打开软件，选择保持路径。选择所需校正内容，如果使用的微球是新一批产品要输入微球的批号。

（3）在软件界面选择质控类型，即实验过程中是否需要清洗样品。

（4）上样品，微球溶液上样之前要充分混匀。功能键设置在"RUN"。

（5）仪器自动检测，并做电压、补偿等设置。

（6）软件运行完毕，显示结果通过测试。

（7）打印校正结果，或将结果传输到 LIS 系统，退出程序。

3. 关机程序

（1）漂白剂清洗：仪器处于 RUN 状态，样本管中加入 3mL（有效氯浓度 0.5%）漂白剂，加在上样针位置，将样品支撑架置于中位，真空泵启动，清洗外管，使外管吸入 1～2mL。将样品支撑架置于中位，流速为 HI，清洗进样针内管 5～10 分钟，使内管吸入约 1mL。

（2）蒸馏水清洗：样本管中加入 3mL 蒸馏水，清洗方法同漂白剂清洗。

（3）选择 STANBY 模式。上样管内剩余约 1mL 蒸馏水浸泡进样针，防止结晶形成。确认实验完毕，退出所有应用软件，关闭电脑。

（4）5～10 分钟后退出所有应用软件，关闭电脑主机，关闭稳压器和变压器，将流式细胞仪的压力阀置于减压状态。

【常见报警及处理】

1. 仪器处于 NOT READY 状况，检查以下情况：①鞘液筒中的鞘液是否用完；②废液筒中的废液是否已装满；③开机需要 5 分钟时间预热；④鞘液筒的液面检测器连接是否松动或未连接。

2. 仪器处于 STANBY 状况（一直未加压），检查以下情况：①鞘液筒是否漏气（盖紧鞘液筒盖）；②压力阀未加压；③样本管是否有破损，上样针是否已磨损；④鞘液筒上的接口是否连接好。

3. 仪器噪音过大（鞘液过滤器中有气泡）：做 PRIME。排除液路中的气泡干扰；如果鞘液筒吸干了，应该重新装满鞘液，先用加入蒸馏水的上样管运行 RUN 5～10 分钟，待鞘液流中的气泡排除之后，再进行样本测定。

4.计算机屏幕上见不到细胞显示，检查以下情况：①如果仪器一直处于STANBY状态，检查System Status；②如果STATUS窗口显示READY，检查样本管中细胞浓度是否够，上样前是否混匀；③检查实验的Instrument Settings是否正确；④检查阈值是否设置过高，导致无法检测目标细胞群检查；⑤仪器与计算机之间的通讯有可能发生了故障，关闭电脑和流式细胞仪，重新打开仪器，继续实验；⑥按PRIME健，去除流动池中可能存在的气泡，若流动池中存在气泡，可能使样本流的位置偏离激光束，导致无信号。

5.加样针有鞘液反流，做如下处理：①检查上样针外管是否安好，将外管拧下，向上推动，重新拧紧；②更换上样针上部的O形橡圈；③检查液流保存系统的真空泵是否工作。

【临床意义】流式细胞仪是现代细胞学分析技术中的常用仪器，它具备快速、准确、量化等特性，广泛应用于临床医疗实践和科学研究中，包括免疫学、细胞生物学、血液学、肿瘤学、药物学等诸多领域。

【注意事项】

1.上机前所有要经过样品管的溶液（包括待测细胞悬液）均要使用规定的过滤网过滤，避免溶液中的杂质、细胞团或沉淀物阻塞仪器管路。

2.免疫荧光分析时，所有操作环节尽可能在避光条件下进行，以减少测定误差。

3.清洗后上样管中剩余蒸馏水不应多于1mL，否则可能造成鞘液反流、溢出。

【思考题】

1.叙述流式细胞仪的工作原理。

2.流式细胞仪常见的故障有哪些？如何排除？

3.流式细胞仪在细胞分析方面具有哪些优势？

（罗　欢，刁志宏，冯玉青）

第六节　临床微生物学检验仪器与技术

实验十一　自动化微生物鉴定与药敏分析系统的运用

【实验目的】掌握自动化微生物鉴定与药敏分析系统的基本结构及工作原理；熟悉日常使用维护及质量控制；了解使用注意事项。

【实验原理】

1.微生物鉴定原理　自动化微生物鉴定卡中含有几十种不同的生化反应培养基，微生物在培养基中代谢基质时导致pH改变而使指示剂发生变化；同时微生物生长产生各种酶，可与相应的荧光标记底物发生反应，使荧光强度发生改变。仪器通过检测这些变化得到待检微生物的生化特征，自动与数据库中几千种菌株的生化参数进行比对分析，并自动计算得出最大相似度的鉴定结果。

2. 药敏分析系统工作原理　自动化抗菌药物敏感性试验使用药敏测试卡（板）进行测试，其实质是微型化的肉汤稀释试验。利用光电比浊原理，将抗生素微量稀释在条孔或条板中，加入菌悬液，经孵育后放入仪器或在仪器中直接孵育。仪器每隔一定时间自动测定细菌生长的浊度，观察细菌的生长情况，得出待检菌在各药物浓度的生长斜率，经回归分析得到最低抑菌浓度（MIC）值。

【实验材料】半自动微生物鉴定与药敏分析系统主要有 ATB、MicroSean Panel 和 Sensititre Manual System 等；全自动微生物鉴定与药敏分析系统主要有 VITEK 2 Compact、Phoenix-100、Microscan Walk/Away、Biolog 和 SENSITITRE ARIS 等。不同分析系统所用仪器和试剂有所不同，本实验以 VITEK 2 Compact 自动微生物鉴定与药敏分析系统为例。

1. 器材　VITEK 2 Compact 自动微生物鉴定与药敏分析系统。

2. 试剂　革兰阴性杆菌鉴定卡（GN）、革兰阳性菌鉴定卡（GP）、革兰阴性菌药敏卡（AST-GN）、革兰阳性菌药敏卡（AST-GP）、菌株（大肠埃希菌 ATCC25922、铜绿假单胞菌 ATCC27853 和金黄色葡萄球菌 ATCC29213）、无菌生理盐水、透明塑料试管、试管架等。

【仪器结构】VITEK 2 Compact 自动微生物鉴定与药敏分析系统由系统主机（包括孵育箱、检测箱、废卡接收箱、真空充填室、封口机、显示器等）、测试卡、条码扫描器、比浊仪、计算机等组成。

【实验操作】

1. 自动化微生物鉴定与药敏分析系统的使用

（1）菌悬液制备　取无菌透明塑料试管，每管中加入 3mL 无菌盐水（0.45%～0.5% NaCl，pH 值 4.5～7.0），按表 9-8 建议配置菌悬液，并用比浊仪测定菌悬液浓度；如同时做药敏试验时，应按表 9-8 建议进行稀释并混匀。将配置好的菌悬液管放入带芯片的专用载卡架，根据细菌选卡片按顺序放入载卡架上，鉴定卡在前，药敏卡在后，导液管插入菌悬液中。

注意：①使用前将卡片和盐水瓶从冰箱取出，恢复到室温。②卡片装载至仪器之前，菌悬液配置后放置时间不超过 30 分钟。

表 9-8　VITEK 2 Compact 上机前的细菌培养要求和卡片选择

菌种	菌悬液的浊度	卡片	培养要求
革兰阴性杆菌	0.5～0.63 McF 145μL+3.0mL 盐水	GN AST-GN	培养基 CBA/MAC/TSAB/CPS ID，35～37℃需氧，无 CO_2，培养 18～24 小时
革兰阳性球菌	0.5～0.63 McF 280μL+3.0mL 盐水	GP AST-GP	培养基 TSAB/CBA/CPS ID，35～37℃，5%～10% CO_2 或需氧，无 CO_2，培养 18～24 小时

注：CBA：含 5% 羊血的哥伦比亚琼脂；MAC：麦康凯琼脂；TSAB：含 5% 羊血的胰酶大豆琼脂；CPS ID：ChromID ™ CPS（CPS ID 琼脂）。

（2）装载载卡架　打开填充仓门，放入插好菌悬液管和卡片的载卡架，关闭填充仓门并按"Start Fill 键"，仪器自动将菌悬液充填进卡片；充填完成后，打开装载仓门，将卡架放入卡架装载仓，仪器自动完成切割导液管、封口程序，并将卡片送入孵育监测单元；装载过程完成后，从装载仓上取下卡架并关闭装载仓门，处理卡架中的材料。

（3）录入信息 装载完成时，仪器已自动扫描输入卡架号、鉴定卡和药敏卡的条码号，手工输入待检菌样品编号并保存。如果同时进行鉴定和药敏试验，细菌鉴定结果会自动加到药敏卡上；否则需手工添加细菌名称到药敏卡信息中。

（4）数据读取 由计算机控制的读数器定时对卡片进行扫描并读数，动态记录反应变化。一旦卡内的终点指示孔到临界点，则表示整个实验已完成。

（5）结果报告 微生物鉴定及药敏分析完成后，检测数据自动传入数据管理系统进行计算分析，经人工确认后即可发送微生物鉴定和药敏试验报告。

2. 质量控制 在仪器第一次使用前必须进行完整的性能验证，验证标准菌株鉴定的符合率和药敏试验的准确率，性能验证通过后，才可用于临床样本检测。常规日常工作中，建议进行每周质量控制，亦可根据自己实验室的情况进行频率调整。

（1）质控菌株检测 在测试前将质控菌株（表9-9）选择合适的培养条件进行两次传代培养，第1次用于纯度确认，第2次用于试验。按照临床菌株检测的方法进行菌悬液配置及装载卡片。录入信息时，录入所选择的质控菌株。

表 9-9 VITEK 2 Compact 质控参考菌株

检测卡种类	推荐的质控参考菌株
GN	ATCC 700323 霍氏肠杆菌（原阴沟肠杆菌） ATCC 17666 嗜麦芽窄食单胞菌
GP	ATCC 700327 铅黄肠球菌 ATCC BAA-750 腐生葡萄球菌
YST	ATCC 14053 白色假丝酵母
NH	ATCC BAA-1152 啮蚀艾肯菌
ANC	ATCC 12464 败毒梭菌 ATCC BAA-1296 卵形拟杆菌
BCL	ATCC 51663/LMG 15103 地短芽孢杆菌
CBC	ATCC 43044/DSMZ 7111 解脲棒状杆菌 ATCC 15829/LMG 16344/DSMZ 20166 砖红色微杆菌
AST-GNXX	ATCC 25922 大肠埃希菌 ATCC 35218 大肠埃希菌 ATCC 27853 铜绿假单胞菌 ATCC 700603 肺炎克雷伯菌肺炎亚种
AST-GP67	ATCC 29212 粪肠球菌 ATCC 29213 金黄色葡萄球菌 ATCC 51299 粪肠球菌 ATCC BAA-1026 金黄色葡萄球菌 ATCC BAA-976 金黄色葡萄球菌 ATCC BAA-977 金黄色葡萄球菌
AST-GP68	ATCC 49619 肺炎链球菌

（2）鉴定卡和药敏卡的质量控制操作 ①对于每一新批号检测卡都需使用推荐的质控菌株进行质量检测。②仪器进行维修或重大升级维护后，需使用推荐的质控菌株进行

质量检测。③实验所用的全部材料和试剂批号必须记录并保存。

（3）比浊仪的质量控制操作　在自动化仪器分析汇总，比浊仪质量控制是操作步骤的重要一环。因此，在仪器第一次使用前及使用过程中每月应做一次质量控制检测。①用擦镜纸将标准比浊管的表面擦拭干净。②打开比浊仪，将标准比浊管插入光学检测区并旋转360°。③检查显示的读数是否在标准比浊管读数的基础上 ±0.01（该误差值标注在标准比浊管的标签上）。

若 McF 值落在可接受范围内，则比浊仪可用；若该值落在可接受范围外，则必须重复步骤（1）至（3）。若仍然不在可接受范围之内，请停止使用该比浊仪。

（4）确认质控误差原因　如质控结果和目标反应结果出现不一致，必须遵循以下步骤检查并纠正。①明显错误时，考虑：是否错误使用质控标准菌株；菌株 / 盐水是否污染；盐水的 pH 及浓度是否在要求的范围内；是否按照标准操作程序操作。②如无明显错误，检查步骤：重复试验以纠正错误结果；重新采用"每日质量控制"程序；确认比浊仪功能是否正常，比浊仪是否超出校正周期；所用试剂是否超出有效期，保存条件是否合格。

注意：所有悬浮液开封后有效期为一个月。为避免污染，盐水分装器夜间必须置于冰箱（2～8℃）中，并且每月高温高压灭菌一次。

（5）日常维护保养

1）清洁废卡收集箱：打开废卡收集仓门，取出废卡收集箱，将所有卡片倒入废物处理槽。用 5% 漂白液或酚类清洁溶液彻底清洁和干燥废卡收集箱。将废卡收集箱放回至废卡收集仓中，关闭废卡收集仓门。

2）清洁填充仓：用 5% 漂白液或酚类清洁溶液蘸湿一块布，擦去充填仓门上橡胶密封圈及其接触面上的灰尘或污物。用清水再次擦拭表面，以便清除残留的消毒剂。重复以上步骤清洁填充仓内表面。

3）清洁光学读头（在无测试卡的前提下）：打开前部和上部检修门，拔出读数头，用高质量无绒镜头纸稍蘸商用玻璃清洁剂，清洁玻璃表面。如果表面仍有异物，须用酒精棉重复清洁。使用前须挤净多余的酒精，并用镜头纸擦干表面，确保不要在玻璃上留下任何条痕。清洁完毕放回读数头并关闭检修门。

4）清洁孵育转盘测试卡架（有四组）：清洗前，应确认卡架内没有待处理的测试卡，进入"卡架清洗程序"，点击"继续"，按仪器提示依次卸载四个测试卡架，并将孵育架进入盖盖好。消毒、清洁并干燥孵育架（5% 漂白液或酚类清洁溶液）后，重新放回读数孵育箱内，再次启动孵育架清洗程序，按程序提示依次装回所有卡架，盖好孵育架进入盖。

5）清洁载卡架：取下载卡架条码标签，用 5% 漂白液或酚类清洁溶液彻底清洁和干燥卡架，放回载卡架条码标签。

6）校准：①例行校准：每年至少 1 次。②故障校准：质控、监测指标失控、仪器移位、维修后需重新校准。

【临床意义】自动化微生物鉴定与药敏分析系统主要用于细菌的鉴定和抗菌药物敏

感性分析，由于其拥有较大的细菌资料库、审核鉴定和药敏功能的专家系统、检测快速、自动化程度高及数据处理软件功能强大等优点，能为实验室减少极大的劳动力，并能使实验室快速、全面而准确地给临床提供细菌鉴定及药敏试验报告。

【注意事项】

1. 如仪器为 24 小时开机设计，勿随意关闭电源。

2. 培养仪的工作温度范围为（35±1.5）℃，每日应定期对温度进行监测，并做好记录。

3. 定期用标准化比浊管对比浊仪进行校正，用 ATCC 标准菌株检测各种测试卡，并做好质控记录。

4. 仪器出现故障时系统会自动报警提示用户，每种警告由错误代码和数字表示特定的故障，可查阅使用指南确定故障原因。

【思考题】

1. 自动化微生物鉴定与药敏分析系统性能验证的时机及方法？

2. 如何对自动化微生物鉴定与药敏分析系统进行质量控制？

实验十二 自动化血培养仪的使用

【实验目的】掌握自动化血培养仪的基本结构及工作原理；熟悉使用维护及质量控制；了解使用注意事项。

【实验原理】自动化血培养仪的检测原理主要有二氧化碳感受器、荧光检测和放射性标记物检测三种检测技术。自动化血培养系统的工作原理主要是通过自动检测培养基（液）中的混浊度、pH、代谢终产物 CO_2 的浓度、荧光标记底物或代谢产物等的变化，定性地检测微生物的存在。

【实验材料】

1. 器材 自动化血培养仪（AUTOF MS1000）。

2. 试剂 成人需氧培养瓶、成人厌氧培养瓶、无菌生理盐水、大肠埃希菌（ATCC25922）、脆弱拟杆菌（ATCC75285）。

【仪器结构】自动化血培养仪的基本结构由恒温孵育系统、检测系统和计算机及其外围设备组成。

【实验操作】

1. 自动化血培养仪的使用

（1）样本制备

1）使用在固体培养基上生长了 18 ~ 24 小时的上述已知细菌，以无菌生理盐水配置浓度为 0.5McF 的悬浮液（细菌约为 10^8CFU，真菌约为 10^6CFU）。

2）将 3 个无菌试管标记为 1、2、3，各加入 9.9mL 无菌生理盐水。取 0.1mL 0.5McF浓度的菌悬液加至 1 号管中并混匀，配置成浓度约 10^6CFU 的菌悬液；取 0.1mL 1 号管的菌悬液加至 2 号管中并混匀，配置成浓度约 10^4CFU 的菌悬液；取 0.1mL 2 号管的菌悬液加至 3 号管中并混匀，配置成浓度约 10^2CFU 的菌悬液。

3）接种 0.3mL 3 号管中的菌悬液到对应的成人需氧培养瓶、成人厌氧培养瓶中，培养瓶中的浓度为30CFU。

4）接种0.3mL无菌生理盐水到成人需氧培养瓶、成人厌氧培养瓶中做阴性对照。

（2）上机　将培养瓶放入仪器中，仪器将自动孵育、混匀和连续检测培养瓶。

（3）阳性培养瓶处理　在仪器提示阳性时，记录阳性报警时间并取出培养瓶，观察培养瓶的生长曲线，若标本生长曲线呈现"对数增长"样式，则判断该标本内存在微生物生长的可能。无菌操作转种培养液到血琼脂、麦康凯和巧克力色琼脂平板培养，同时涂片镜检。

（4）阴性血培养瓶处理　在仪器提示阴性时，取出培养瓶。

2. 质量控制

（1）质量校准　每台新的自动血培养仪均需经过性能验证，评估系统使用的培养基能否用于培养临床常见微生物，以及仪器能否及时检测出血液中的大部分病原菌，性能验证通过后，才能用于临床标本的检测。自动血培养仪的校准应满足制造商建议。

（2）维护保养　每周清洁血培养仪表面，每月清洁孵育孔，每年或按需对血培养仪进行定期校准。

【临床意义】血培养是危重患者病情监测和血液微生物感染诊断的重要手段，提高血培养的培养质量、快速和准确地检测病原体对临床诊断和抗菌治疗至关重要。自动化血培养仪不仅提供不同细菌繁殖所必需的营养成分，而且瓶内空间还充有合理的混合气体，能最大限度检出所有可能的细菌；其连续、恒温、振荡的培养方式，保证了细菌检测的快速和准确，从而为临床的诊疗提供及时、可靠的病原体诊断报告。

自动化血培养仪不仅可用于血液样本的检测，也可用于骨髓、胸腔积液、腹腔积液、脑脊液、关节液、穿刺液、心包积液等无菌体液的细菌培养检测。

【注意事项】

1. 血培养瓶可能会因底部或孵育空位内附着有异物出现误报，此时需清洁异物并将标本继续在机培养。

2. 阳性血培养瓶的标本生长曲线不呈现"对数增长"样式，不能排除该标本内存在微生物生长的可能，此时需对该标本进行"盲转"并做细菌涂片观察；若盲转及涂片均为阴性，则继续该标本的在机培养。

3. 厌氧血培养瓶报阳且标本生长曲线呈现"对数增长"样式，常规需氧培养无菌生长时，需考虑厌氧菌的可能，此时需转种到厌氧血平板进行厌氧培养。

【思考题】

1. 自动血培养仪的工作原理是什么？

2. 自动血培养仪可用于临床什么标本的培养？

3. 疑为某些苛养菌（如嗜沫嗜血杆菌、伴放线杆菌、金氏杆菌、军团菌、布鲁菌等）感染时，怎么处理血培养标本？

实验十三　基质辅助激光解吸电离飞行时间质谱分析仪的使用

【实验目的】熟悉基质辅助激光解吸电离飞行时间质谱（matrix-assisted laser desorption/ionization time of flight mass spectrometry，MALDI-TOF-MS）的工作原理及在细菌鉴定方面的应用；熟悉常见故障及排除方法；了解建立和分析细菌指纹图谱的方法。

【实验原理】MALDI-TOF-MS 的工作原理是将样本（新鲜菌落或生物标本）与基质混合涂于靶板上形成共结晶，利用激光作为能量来源辐射结晶体，基质分子吸收能量使样品分子吸附并电离，生成不同质荷比的带电离子。样品离子在加速电场下获得相同功能，经高压加速、聚集后进入质量分析器进行质量分析。离子的质荷比与飞行时间的平方成正比，经计算机处理，绘制成不同细菌的特征质量图谱，通过软件与数据库信息比对，筛选并确定相应图谱，进而得到鉴定结果，从而实现对不同细菌属、种的鉴定。

【实验材料】

1. 器材　MALDI-TOF-MS 分析仪、靶板等。

2. 试剂与标本　甲酸、HCCA（α-氰基-4羧基肉桂酸）、三氟乙酸、乙腈、去离子水或蒸馏水。细菌菌株（大肠埃希菌、金黄色葡萄球菌和铜绿假单胞菌）。

【仪器结构】MALDI-TOF-MS 的基本结构主要由样品解析/电离室、飞行时间质谱分析器、粒子探测器三部分组成。

【实验操作】

1.MALDI-TOF-MS 分析仪的使用

（1）配置裂解液和基质溶液　①裂解液：300μL 去离子水或蒸馏水+700μL 甲酸。②基质溶液：475μL 去离子水或蒸馏水+500μL 乙腈+25μL 三氟乙酸+10mg HCCA（α-氰基-4羧基肉桂酸）。

（2）样本前处理　不同微生物种类的处理方法不同，有些细菌能直接被质谱仪识别，称为直接细胞分析或直接涂布法，而另一类则使用全细胞裂解物或细胞粗提取物。不同的细菌应严格按照操作说明书进行样品制备。

直接细胞分析时，取单个菌落涂在靶板上，并立即滴加基质液即可。革兰阴性菌如肠杆菌属、奈瑟菌属、耶尔森菌属和弧菌属，可以通过直接细胞分析进行鉴定。革兰阳性菌一般可以进行直接细胞分析，而部分革兰阳性菌如果破细胞壁不理想则可能影响核糖体蛋白分析，使用甲酸萃取法进行蛋白提取可以提高质谱仪的鉴定能力。此外，甲酸提取蛋白步骤也适用于黏液性菌落、非发酵菌及葡萄球菌属。部分菌株无法被鉴定是因为这些菌株不包含在数据库，并非质谱仪方法学错误。质谱仪分析的是核糖体蛋白，然而一些细菌核糖体蛋白差异较小，如志贺菌属与大肠埃希菌、部分嗜麦芽窄食单胞菌与痤疮丙酸杆菌、肺炎链球菌与口腔/缓症链球菌，这可能导致错误鉴定。

（3）MALDI-TOF-MS 检测　①直接涂布法点样：取单个菌落涂在靶板上，并立即滴加基质液，靶板置于室温下，待样本点溶剂挥发，样本与基质形成共结晶。②质谱分析：样品靶完全干燥后，将靶板放入 MALDI-TOF-MS 中进行自动采样检测，获得蛋白谱图。自动采样程序没有鉴定或得分较低的样本点，可采用手动模式进行数据补采以获得蛋白谱图。

（4）数据分析　MALDI-TOF-MS 分析软件将获得微生物的蛋白质图谱与数据库中的微生物参考图谱比对，获得鉴定结果。

2. 质量控制

（1）质量校准 MALDI-TOF-MS 质量校准通常采用标准样品对仪器进行标定校准，例如利用大肠埃希菌 ATCC 8739 的特征峰或采用标准蛋白质试剂进行校准。

（2）质控（标准菌株） 质控的目的是评价和监测仪器是否处于正常的鉴定工作状态。如使用产气肠杆菌 ATCC13048 和光滑念珠菌 ATC MYA-2950 进行质控。阴性对照只加基质，无鉴定结果。如果阴性对照出现鉴定结果，需清洗或更换靶板。

（3）维护

1）激光器：激光光源是有使用寿命的，一般激光发射次数 $> 6 \times 10^7$ 次。因此，使用过程中需尽可能减少激光发射次数，延长使用时间。

2）真空系统：仪器的真空系统主要包括真空获得和真空测量两个部分。真空系统的正确维护能延长其寿命，降低仪器使用成本。如减少仪器重启次数、靶点尽量干燥后再进靶、尽可能缩短换靶时间和经常检测真空泵状态等操作都是对真空系统有益处的。

3）靶板：靶板分为永久性和一次性两种。永久性靶板通常为不锈钢材料，表面经过疏水处理。建议靶板清洗方法：先用无尘布蘸取丙酮将靶面样品擦拭干净，再置于甲醇中常温间歇超声 10～15 分钟，最后用去离子水冲洗，洁净无尘布擦去表面水滴，置于真空干燥箱中保存。使用后尽快对靶板进行清洗，以免靶板被腐蚀。

4）其他辅助器件：其他辅助器件的维护包括冷却风扇入口过滤棉、前级真空泵的入口干燥剂和排放吸附剂的定期更换等。

【临床意义】MALDI-TOF-MS 在临床微生物实验室主要用于常见人和动物病原菌的快速检测和鉴定、对细菌进行快速分型并对细菌耐药性进行分析，其快速和准确的病原菌鉴定能很好地满足临床需求。

【注意事项】

1. 湿度太大或接触到腐蚀液便有可能使质谱仪主机靶板出口处生锈，应保持进出靶出口干燥。

2. 设备在安装妥当之后应保证 24 小时不断电，保持较高的真空度。

3. 清洁靶板和装载靶板过程中，可能会将乳胶手套的滑石粉留在靶板上，用无尘纸擦拭干净或佩戴无粉手套。

4. MALDI-TOF-MS 对微生物的鉴定准确性依赖于系统所带的数据库，当出现蛋白图谱峰良好却无法鉴定时，需考虑可能因为数据库没有该菌的参考图谱。

5. 样本前处理的两种方式——直接涂布法与预提取法各有优缺点。直接菌落涂布法操作简便，但形成的共结晶不均一，导致结果重复性较差，且存在生物安全风险。预提取法样品与基质形成的共结晶均匀，具有较好的重复性，但操作较烦琐。可根据实际情况选择合适的前处理方式。

【思考题】

1.MALDI-TOF-MS 的基本工作原理是什么？

2.MALDI-TOF-MS 微生物鉴定有何优缺点？

3.MALDI-TOF-MS 主要应用范围有哪些?

（冯玉青，罗　欢，刁志宏）

第七节　临床分子生物学检验仪器与技术

实验十四　自动核酸提取仪的使用和维护保养

【实验目的】掌握自动核酸提取仪的常规操作方法和保养措施；熟悉基本原理、构造和性能参数。

【实验材料】

1.仪器与耗材　全自动核酸提取仪（itrack-32）、移液器、八联扩增管等。

2.试剂与标本　配套核酸提取试剂盒、试验样品血清、配套实验质控血清等。

【实验原理】全自动核酸提取仪是基于磁珠法核酸提取原理设计结合控制模块设计的全自动提取核酸的仪器，具有全自动、高通量、高效率、安全的优点。其原理是利用二氧化硅包被的纳米磁性微球的超顺磁性，在 Chaotropic 盐（盐酸胍、异硫氰酸胍等）和外加磁场的作用下，能从血液、动物组织、食品、病原微生物等样本中分离出 DNA 和 RNA，可应用在临床疾病诊断、输血安全、法医学鉴定、环境微生物检测、食品安全检测、分子生物学研究等多个领域。

【仪器结构】全自动核酸提取仪由控制模块及运行模块组成。控制模块由触摸屏、主电脑构成；运行模块由传送系统、加热系统、磁珠转移系统、试剂释放及混合泵系统、清洗泵系统组成。全自动核酸提取仪与配套核酸提取盒配套使用，通过触摸屏下达指令运行微电脑系统相关软件程序，传送各种信号到实时控制系统再分派到其他各个系统，以完成对核酸提取盒的传送、混合试剂、加热、磁珠转移、清洗等操作。其在封闭式的状态下准确完成核酸提取，不仅达到高产量、高纯度，同时整个过程无须再加入任何试剂，避免样品交叉感染、污染环境及人员感染。

【实验步骤】

1.操作前准备

（1）将待测样本及相关试剂按顺序添加在 96 孔提取板内。

（2）正确放置 96 孔提取板及磁棒套（注意：放置磁棒套时，将磁棒套顺着卡槽推入到尽头）。

2.操作

（1）设置样品顺序　按摆放位置设置样品顺序。

（2）编辑程序　进入编辑程序页面，按实验需要设定所需的程序（图9-7）。执行前请务必确认：96 孔提取板是否正确放置；磁棒套是否推入到位；仪器门是否关好。

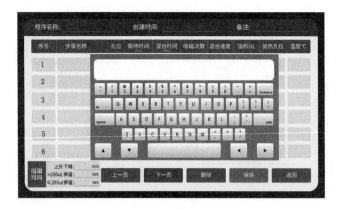

图 9-7　itrack-32 全自动核酸提取仪运行程序编辑界面

（3）运行程序　见图 9-8。

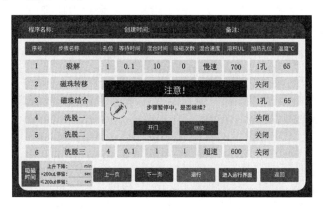

图 9-8　itrack-32 全自动核酸提取仪运行界面

（4）实验结束　仪器会弹出实验运行完毕窗口，取出提取核酸产物，进行下一步扩增实验，并验证提取效果（结合荧光定量 PCR 仪的使用和维护保养实验进行）。

（5）仪器的清理　卸载仪器上的试剂、耗材、实验产生的废物。

3. 日常维护

（1）指导原则　全自动核酸提取仪在标准的实验室环境下最佳的工作条件工作时，仪器不需要定期的维护，但是应由经过厂商指导的实验室技术人员进行定期的清洁与自测诊断。

（2）清洁　定期维护或维修搬运前应断电并清洁仪器的外表面，以防止任何可能干扰仪器功能的灰尘粒子。用微湿的软布进行清洁，用 10% 的家用漂白剂及去离子水净化仪器。注意：在清洗或执行任何本节所提到的维护前，务必关闭仪器及相关设备的电源；清洁仪器时避免液体流入仪器中。

【临床意义】在临床基因扩增实验中，核酸量与纯度获得是流程中的重要和关键步骤之一，影响到整个后续实验结果。核酸自动化提取，具有全自动、高通量、高效率、安全的优点，可以更好地为临床服务。自动核酸提取仪在临床基因扩增实验中，可应用于血液、尿液、粪便、脑脊液、胸腹水、细胞保存液等体液的核酸提取。

【思考题】自动核酸提取仪的工作原理是什么？

实验十五　荧光定量 PCR 仪的使用和维护保养

【实验目的】掌握荧光定量聚合酶链式反应（fluorescent quantitative polymerase chain reaction，FQ-PCR）仪的常规操作方法和保养措施；熟悉基本原理、构造和性能参数。

【实验材料】

1. 仪器与耗材　实时荧光定量 PCR 仪、移液器、八联扩增管等。

2. 试剂与标本　试验样品血清、配套实验质控血清核酸提取物、扩增试剂盒等。

【实验原理】PCR 是基于耐热 DNA 酶的体外 DNA 复制过程。在试管中，加入 DNA 复制所需体系，经过高温变性、低温退火、室温延伸的反复循环，在 2 个小时左右可将目的基因扩增至数十万乃至百万倍。在此基础上，出于核酸定量诊断的需求，FQ-PCR 技术应运而生，该技术在 PCR 反应体系中加入荧光基团，利用核酸扩增过程中的荧光信号的积累来实时监测整个 PCR 进程，最后通过标准曲线对未知模板进行定量分析。FQ-PCR 技术实现了 PCR 从定性到定量的飞跃，具有特异性强、有效解决 PCR 污染问题、自动化程度高等特点，目前已得到广泛应用。

1.Ct 值　C 代表 Cycle，t 代表 threshold，Ct 指每个反应管内的荧光信号到达设定的阈值时所经历的循环数，如图 9-9 所示。

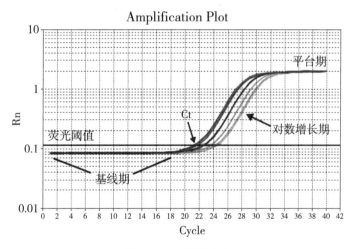

图 9-9　Ct 值的确定

2. 荧光阈值（threshold）的设定　PCR 反应的前 15 个循环的荧光信号作为荧光本底信号，荧光阈值的设置是 3 ~ 15 个循环的荧光信号的标准偏差的 10 倍，即 threshold = $10 \times SD_{cycle\ 3-15}$。

3.Ct 值与起始模板的关系　每个模板的 Ct 值与该模板的起始拷贝数的对数存在线性关系，起始拷贝数越多，Ct 值越小。利用已知起始拷贝数的标准品可做出标准曲线，其中横坐标代表起始拷贝数的对数，纵坐标代表 Ct 值，如图 9-10 所示。因此，只要获得未知样品的 Ct 值，即可从标准曲线上计算出该样品的起始拷贝数。

【仪器结构】实时 FQ-PCR 仪由三部分组成：第一部分温度控制系统，实质上是由标准的加热 / 冷却系统和热盖组成，就是一套循环扩增系统。第二部分是由光学元件组成的荧光检测系统，包括激发光源、光学滤光片、变焦镜头和检测系统，实时检测每一个扩增循环标记荧光探针的发光量。第三部分是外置计算机、显示和数据管理等，用来监测循环过程的荧光。

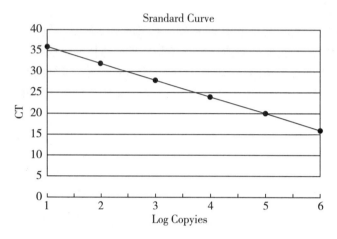

图 9-10　荧光定量标准曲线

【实验步骤】

1. 开机　打开扩增仪电源开关，预热 5 分钟。打开电脑及 FQ-PCR 仪配套软件。

2.PCR 程序设置和运行

（1）设置样品管　点击工具栏中"新建"按钮或菜单 File → New 新建一个空白 96 孔板。按摆放顺序设置样品管，阴性对照、阳性对照、阳性室内质控品、阳性标准品（4 个梯度 10^7、10^6、10^5、10^4）。

（2）设置扩增程序　选择"应用扩增的程序"或"新建"及"编辑"新的扩增程序，按需求设置相应程序。

（3）运行程序　推开滑门，将样品放入样品槽内，关上仪器滑门。点击运行。

（4）结束程序　运行完毕，保存文件，取出 PCR 反应管，关闭仪器电源。

3. 结果分析

（1）切换窗口到结果页面，设定基线和荧光阈值，进行分析。

（2）对于检测系统结果曲线的分析，应按以下步骤进行：全部曲线→阴性对照→阳性对照→阳性室内质控品→阳性标准品→逐个分析（标出阳性标本和可疑标本）→调整参数→获得较好的标准曲线。

（3）根据标准曲线计算目的基因含量，登记，发报告。

4. 仪器维护

（1）荧光污染的处理方法　使用较细且无硬物突出的干棉签擦拭，如果未能去除，可使用去离子水清洗，如污垢顽固，可使用 95% 乙醇清洗，但要等乙醇完全挥发干净后方可盖上热盖，以免有机溶剂损伤热盖上的透镜组。

（2）检测器光源的更换方法　关机冷却约 15 分钟后，打开仪器顶部盖板，拧松灯泡保护罩的螺灯，取下保护罩，将灯泡拆下，更换新的灯泡并插好连线。注意：实验室应始终保留一个备用的新灯泡，备用灯泡必须保存在干燥环境中。

（3）仪器校准　FQ-PCR 仪为复杂精密仪器，其校准工作需由专业工程师进行，定期校准仪器。平时通过对室内质控图的分析，发现实验结果出现系统误差后，若排除了试剂和人为误差，应怀疑仪器偏差从而需要校准。

【注意事项】

1.仪器应放置在水平坚固的平台上，外界电源系统电压要匹配，并要求有良好的接地线。

2.环境温度保持在 23℃左右，湿度保持在 60% 左右。

3.仪器应配备功率≥ 3000W 的稳压器。

4.仪器应定期清洁维护。

5.仪器使用时应严格遵守上述使用步骤。

【临床意义】在精准医疗的时代，实时 FQ-PCR 技术以其特异性强、有效解决 PCR 污染问题、自动化程度高等特点，被广泛使用。目前，实时 FQ-PCR 仪已经应用于多种临床检测，包括感染性疾病的检测、遗传性疾病的检测、肿瘤疾病的检测、药物基因的检测及个体特异性检测。

【思考题】

1.FQ-PCR 仪有哪几个模块组成，各自的功能是什么？

2.FQ-PCR 仪怎样进行日常维护保养？

（刁志宏，冯玉青，罗　欢）

第八节　单元讨论

仪器设备贯穿着实验室工作的方方面面，也是实验室质量管理的重要一环。伴随着科技的发展，检验仪器设备集多种医学生物学技术于一身，高度自动化、高度信息化、高度精密化。检验仪器也为中医临床提供了更为便捷高效的服务。

一、人工智能与中医药学

检验医学从原始的手工检验，历经半自动化、全自动化，到全实验室自动化和信息化，目前人工智能技术已渗透到检验工作的时时处处。检验医学的未来将迎来"人工智能（artificial intelligence，AI）时代"。AI 是研究与开发用于模拟、延伸和扩展人的智能的理论、方法、技术及应用系统的一门新的技术科学。"人工智能"的核心是"机器学习"。仪器设备是 AI 在硬件的体现。

AI 在中医药领域的应用目前主要包括中医药数据挖掘、中医诊断、健康管理及中药生产等。在数据挖掘方面，如基于数据库中的数据挖掘用药规律、提炼总结传统经验等。在中医诊断方面，如中医四诊数据的客观化及中医诊断系统等。人工智能中医四诊数据的获取、中医药临床诊疗与医学检验指标相结合，使中医药诊疗评价的指标越来越客观化。在健康管理方面，建立人工智能中医健康管理模式，以智能仪器采集中医四诊、医学影像、基因检测等信息，并进行健康状态分析，可实现针对个人参数特征的精准靶向干预，实现"治未病"。在中药生产方面，如中药制药工程的智能管控、中药材的科学检测及辨识等，有助于中医药质量的提高。未来的人工智能中医药将使中医药诊疗和服务更加便捷化、优质化和精准化。

二、即时检验与中医药

医学技术与医疗产业的迅猛发展使临床检验仪器逐步形成自动化、一体化、高通量、便捷化的发展特征。即时检验（point-of-care testing，POCT）应运而生，POCT又称床旁检验，指利用便携式分析仪器，足不出户即可做出检测的检验方式。

POCT主要技术包括简单显色技术、多层涂膜技术、免疫金标记技术、免疫荧光技术、生物传感器技术、生物芯片技术、红外和远红外分光光度技术等。按照用途可以分为血液分析仪、快速血糖检测仪、电解质分析仪、血气分析仪、药物应用监测仪、抗凝测定仪、心肌损伤标志物检测仪、甲状腺激素检测仪、酶联免疫检验仪、放射免疫分析仪等种类繁多的仪器。

POCT技术立足于使用便携化、操作简单化、检验快速化、样本微量化，现已广泛应用于中医临床，如医院床旁、社区医疗、急救现场及灾害应急现场，给中医医师提供必需的患者病情资料，对提高救治成功率起到重要作用。临床检验仪器在中医临床诊疗工作中发挥着重要作用，并具有巨大潜力。

（刁志宏，冯玉青，梁文杰）

附录一 临床生物化学检验技术教学实验室规范及生物安全 ▷▷▷▷

一、实验室一般规则

1. 实验前必须预习实验指导和有关理论。

2. 正确着装，不得穿拖鞋、背心出入实验室。

3. 保持实验室安静，保持实验台整洁。

4. 实验时要严肃认真，爱护仪器，节约试剂。

5. 注意安全操作，避免事故。使用乙醚、苯、乙醇等易燃有机溶剂时，须远离火源，严禁直接在电炉、酒精灯上加热。如有火险应先关闭电源。有机溶剂着火时，勿用水浇泼，以免扩大燃烧面积，应用砂土或灭火器灭之。凡强酸、强碱及有毒液体，勿用口吸，吸取此类物品的吸管等不准乱甩，以免伤人。试管内容物加热时管口不要对着人。

6. 注意观察实验过程中出现的现象和结果，及时记录。

7. 实验完毕，须整理好公用物品，放回原处；固体废弃物如滤纸、玻璃纸、棉花、血块等不要倒入水池；强酸、强碱溶液必须由专人负责处理；按要求清洗仪器，擦净实验台，老师检查后方可离开。

8. 实验结束后，分析与处理实验数据，完成实验报告。

二、实验室安全

临床生物化学实验室的特殊环境使得操作者经常面临一些安全隐患，包括各种污染和操作风险。例如在实验操作中常常使用易碎的玻璃器材，还会用到高温电热设备，经常直接或间接地接触毒性很强、有腐蚀性或易燃易爆的化学药品和各种生物样品，因此必须十分重视安全防范工作，以防造成环境污染和危害身体健康。实验室的主要危害源有生物、化学、物理三大类，实验室安全防护主要涉及生物安全、化学安全和消防安全等。

（一）生物安全

生物危险是指暴露于危险性微生物的机会。生物安全贯穿于实验的整个过程，从取样开始到所有潜在危险材料的处理。生物安全的保护对象包括自己、同学和环境。

1. 标本采集 临床生物化学检验最常用的人体标本是血液，其次还有尿液、胸腔积液、腹水和脑脊液等。采血过程中需要穿隔离衣 / 白大衣，戴一次性帽子、口罩和手套。采血用注射器、棉球等物品应放置在指定的容器内，切勿随意丢弃。

2. 标本处理　标本保存与处理方法是否适当，直接关系到检验结果的准确性和对环境的影响。如果标本不能立即测定，应选择适当的保存方法。实验过程中应使用指定的容器存放标本，严防污染，避免身体接触。如不慎沾染皮肤、衣物或实验台面，应及时清洗和消毒。实验完毕，剩余的血标本及使用过的一次性器材由专人负责，按规定程序消毒和处理，并用消毒液浸泡，处理完后脱掉一次性手套，并流水冲洗双手。

3. 感染性废物和器材　应放置在指定的容器内，按照生物安全实验室管理技术规范处置程序进行消毒、隔离、包装、转运和保存。

（二）化学安全

临床生物化学检验实验过程中，经常涉及许多化学试剂，应特别注意以下几点：

1. 使用强酸、强碱时，必须戴防酸手套和护目镜小心地操作，防止溅出。量取这些试剂时，若不慎溅在实验台上或地面，必须及时用湿抹布擦洗干净。强碱（如氢氧化钠、氢氧化钾）、强酸、溴、酚类等液体触及皮肤而引起灼伤时，要先用大量的自来水冲洗，再进行相应的针对性处理。

2. 使用可燃物，特别是使用易燃物（如乙醚、丙酮、乙醇、苯、金属钠等）时，应避免靠近火焰。低沸点的有机溶剂禁止在火上直接加热，只能在水浴上利用回流冷凝管加热或蒸馏。

3. 实验产生的废液应倒入指定的容器内，尤其是强酸和强碱不能直接倒在水槽中，应由专人负责处理。

4. 有毒物品应按实验室的规定办理审批手续后领取，使用时严格操作，用后按规定处理。

（三）消防安全

1. 首次进入实验室开始实验前，应了解水开关及电源开关所在处。离开实验室时，一定要将室内检查一遍，将水、电的开关关好。

2. 使用电器设备（如烘箱、恒温水浴、离心机、电炉等）时，严防触电。绝不可用湿手开关电闸和电器开关。凡是漏电的仪器，一律不能使用。

3. 如果不慎将易燃液体发生抛洒，则应立即关闭室内所有的火源和电加热器，开启窗户通风，用毛巾或抹布擦拭洒出的液体。

4. 实验中一旦发生火灾应保持镇静。首先立即切断室内一切火源和电源，然后根据具体情况正确地进行抢救和灭火。

三、实验用水分级及储存

实验用纯水并非不含任何杂质，因此不同制备方法获得的纯水质量直接影响所配试剂的质量，影响实验结果的准确度和精密度。2008 年，中国国家技术监督局根据国际标准化组织（International Organization for Standardization，ISO）3696:1987《分析实验室用水规格和试验方法》，修订我国《分析实验室用水规格和试验方法》（GB6682–2008）。该标准对我国分析实验用水进行了规范，并将其分为三个级别。

1. 一级水（Ⅰ级水） 适用于最严格的分析需求如高压液相色谱分析、原子吸收光度法、火焰光度法、酶活性测定、电解质分析、血气分析、缓冲液及参比液的配制等。

2. 二级水（Ⅱ级水） 适用于临床如生化、免疫、血液学、微生物检验等实验室检测使用。

3. 三级水（Ⅲ级水） 适用于玻璃器皿洗涤、要求不高的定性试验、尿液检验、组织切片、寄生虫检测、配制微生物培养基、高压灭菌等。

国内实验室用水通常可分为去离子水、蒸馏水（双蒸水）、超纯水三个级别。试剂配制可用双蒸馏水，试验器皿器具的洗净用去离子水。分子克隆、DNA测序、细胞培养等各种精细实验用超纯水。

在实际工作中，应重视纯水的贮存、运输和使用过程，防止使纯水等级下降。一般选用聚乙烯或聚丙烯桶（瓶）贮存，实验室用水应该标明启用时间，长时间贮存可使水质下降；一级水需在使用前制备，不可贮存。使用时应避免一切可能的污染，切勿用手接触纯水或容器内壁；对制水设备的使用、维护及每日水质监控记录应严格管理。

四、移液器的使用

移液器也叫加样器，为精密量器，具有使用方便、重复性好、残留液少等优点。移液器的移液量程一般在数微升至数毫升之间，常用的移液器规格有 0.1～10μL、1～100μL、10～250μL、100～1000μL、500～5000μL 等多种类型。移液器是利用活塞的定程运动形成的负压来完成整个吸液过程的，即活塞移动的距离就是设定的样品体积。移液器的下方可安装可更换的吸液嘴。移液器有固定式和可调式两种。移液器只能在特定的量程范围内使用，在使用可调式移液器时，需要用选择旋钮先将容量调至所需容量刻度。下面主要介绍可调式移液器的使用步骤：

1. 用螺杆调节到要求的容积数值或将螺杆上刻痕对着主体上的数值刻线就是所需的容积。

2. 在移液器下端吸液杆上安装一个与吸取量匹配的吸液嘴（手不得触碰洗液嘴），轻轻扭转使其套紧保证气密性，以免其脱落或液体漏出，影响取液的精准度。

3. 用拇指轻轻向下按压螺杆顶端直至感觉有阻力时保持不动，将移液器吸液嘴垂直浸入样品液中 1～3mm 深度。

4. 缓慢释放移液器的螺杆，使样品液流入吸液嘴，绝不允许突然松开螺杆。

5. 移液器吸液嘴在样品液中停留 1～2 秒，保证取样的应有容积全部吸入吸液嘴中。

6. 从样品液中撤出吸液嘴，目测吸入液体体积是否合理，注意不要有气泡，吸液嘴外表面不能沾有液滴。

7. 排出样品溶液时，吸液嘴对着接受容器的内侧面放置，成 15°～20°角倾斜，将螺杆向下按到第一静止点（第一档位），停留 1 ～ 2 秒，再将螺杆向下按到第二静止点（第二档位），排出尖头中的残液。以上动作需连贯一致，千万不可在排液时将螺杆按至第一档就放松，以免残存液体，加液不准。

8. 将吸液嘴沿着容器壁向上滑动，小心地从容器中撤出移液器。

9. 释放螺杆，旋转螺杆至最大刻度线位置，以免损坏弹簧。

10. 按动去嘴杆，将已用过的吸液嘴剔到医疗废物收集桶中。

移液器使用时，应注意以下事项：①移液器是精密量器，应轻拿轻放。②使用时吸液嘴与吸液杆的连接必须匹配密合，避免将移液器直接与液体接触，防止液体直接进入吸液杆管腔腐蚀移液器内部器件。③使用全程手不得触碰吸液嘴。④当移液器中有溶液时，不得倒放，必须垂直放置。⑤移液器每年应检验校准 2 ～ 3 次，以保证加样的准确性。

五、刻度吸管的标准操作及容积检定

（一）刻度吸管的标准操作

刻度吸管也称为有分度吸量管，是用于准确量取一定体积液体的玻璃量器。常用的刻度吸管有 0.1mL、0.2mL、0.5mL、1mL、2mL、5mL、10mL 等规格。使用时需根据所吸取溶液的体积大小选择合适容量的刻度吸管（以下简称吸管）。

用吸管移取溶液时应规范操作，读数或放液时吸管必须保持垂直。量取溶液时，用右手的大拇指和中指夹持吸管上方，无名指和小指分置吸管前后协助固定，食指向上配合左手操作。吸管下端插入溶液中 1cm 左右（以免外壁黏附太多的液体），左手用吸耳球慢慢将溶液吸入管内。当液面升高到刻度以上时，立即用右手的食指按住管口，将吸管下口提出液面，吸管末端靠在盛溶液器皿的内壁上，略为放松食指，使液面平稳下降，直到溶液的弯月面与标线相切时，立即用食指压紧管口，使液体不再流出。移出吸管，以干净滤纸片或纸巾擦去吸管末端外壁的溶液，然后放入承接溶液的器皿中，使吸管末端紧贴器皿内壁上。此时吸管应垂直，承接的器皿倾斜，松开食指，让管内液体自然地沿器壁流下（放液时不可用吹气的方法加快流出），等待 10 ～ 15 秒后，移走吸管。

（二）刻度吸管的容积检定

1. 清洗：将刻度吸管用重铬酸钾洗液清洗后，应无挂水珠，晾干或烘干，备用。

2. 刻度吸管、碘量瓶、蒸馏水置于实验室内，使其与室温一致。

3. 称量碘量瓶空瓶重量 M_0。

4. 测量水温，使用洗耳球将蒸馏水吸入刻度吸管标线上方，慢慢松开手指，将水的弯液面调整至刻度吸管刻度线。

5. 将刻度吸管的水移至碘量瓶内，将流尽时，将刻度吸管尖口与瓶壁接触 3 秒，称量碘量瓶与水的重量 M_1，水的重量 M 为碘量瓶加水的重量 M_1 减去空瓶重量 M_0，再根据水的温度 T，查附表 1-1 可得水的密度值 ρ，再由水的重量 M 与密度值 ρ 换算出实际

容积 V_0，实际容积 V_0 与刻度吸管标示体积读数 V_1 之差即为校正值，重复三次求平均值。如果实测值与标称值间的差值在允许偏差范围内，则可继续使用，否则将真实值记录在管壁上，以备计算时校正用。

附表 1-1　不同温度时水的密度

温度（℃）	密度（g/mL）	温度（℃）	密度（g/mL）	温度（℃）	密度（g/mL）
5	0.99853	14	0.99804	23	0.99655
6	0.99853	15	0.99792	24	0.99634
7	0.99852	16	0.99778	25	0.99612
8	0.99849	17	0.99764	26	0.99588
9	0.99845	18	0.99749	27	0.99566
10	0.99839	19	0.99733	28	0.99539
11	0.99833	20	0.99715	29	0.99512
12	0.99824	21	0.99695	30	0.99485
13	0.99815	22	0.99676		

（李彦魁，王建岭）

附录二　临床微生物学检验技术教学实验室规范及生物安全 ▷▷▷

临床微生物学检验技术教学实验室（以下简称实验室）的操作对象一般为临床常见病原微生物，对实验室内工作人员和周围环境具有一定的潜在生物危害。安全防护非常必要。

一、实验室使用规范

进入实验室进行操作前应了解临床微生物实验基本内容和操作流程，遵守实验室使用规范。

1. 除实验相关资料和文具，其他非必要个人物品不得带入实验室。

2. 进入实验室应穿好工作服，必要时戴口罩、手套和帽子；禁止穿拖鞋等漏脚趾的鞋子。尽量不佩戴饰品，长发应束起。

3. 禁止在实验室内喧哗、打闹及随意翻动实验室内物品。

4. 禁止在实验室内进食、饮水、吸烟、化妆和处理隐形眼镜等。

5. 应熟悉实验室内设备及仪器的正确使用方法，禁止随意拨动仪器电源开关，应严格按照操作规程小心操作，如不慎损坏仪器设备，应主动报告带教老师。

6. 显微镜应按照操作说明进行使用，使用完毕后需清洁干净并放置原位。

7. 安全使用酒精灯，禁止在酒精灯点燃状态下移动、调整灯芯、添加酒精，或酒精灯之间互相点燃。酒精灯不用时应立即熄灭。

8. 实验结束后的物品应按照带教老师要求进行处理，如清洁、归位、消毒灭菌或将锐器放入锐器盒等。

9. 实验完毕后，应进行手卫生及对实验室进行清洁消毒，使用相应消毒液消毒实验台面、地面，待实验室人员都离开实验室后，采用紫外灯对实验室进行空气消毒。

二、实验室生物安全防护及应急处理措施

1. 使用生物安全柜：所有微生物标本接种、涂片、分纯培养、菌液配制等均应在生物安全柜内操作，操作过程宜轻柔，不宜剧烈，应尽量减少气溶胶和微小液滴形成。

2. 物体表面菌液溢撒：用纸巾覆盖受污染物体表面，用 500mg/L 含氯消毒剂由外向内进行喷洒，作用 30 分钟后将纸巾弃于感染性废物垃圾袋，再用适量消毒剂进行物体表面擦拭消毒。

3.感染物污染皮肤黏膜表面：如溅入眼睛，立即用洗眼器或生理盐水连续冲洗至少10分钟，然后再进行相应的医学处理；如污染部位有伤口，或被接触了感染物的锐器刺伤，应立即脱去手套，清洗双手，在伤口旁由近心端向远心端轻轻挤压，尽可能挤出损伤处的血液，再用皂液和流动水清洗，避免挤压伤口局部。伤口冲洗后，应用皮肤黏膜消毒液（如0.5%碘伏或75%乙醇）进行消毒。伤口较深大时，经初步处理后立即采取相应的医学处理。

4.感染物污染衣物：应及时更换受污染衣物，并将其置于500mg/L含氯消毒剂中浸泡，30分钟后可进行清洗。

5.感染物离心时发生破裂：如在离心过程中发生破裂，应立即关闭离心机，密闭静置30分钟以使气溶胶沉积，后可将破裂的离心管及受污染的离心机配件取出，放置于对配件无腐蚀性的消毒液中浸泡。

所有实验室生物安全突发事件均应及时告知带教老师，以便及时采取应对措施。

（张　轩，牛肖然）

主要参考文献

[1] 尚红，王毓三，申子瑜．全国临床检验操作规程［M］.4版.北京：人民卫生出版社，2015.

[2] 陈婷梅．临床血液学检验技术实验指导［M］.北京：人民卫生出版社，2015.

[3] 侯振江，杨晓斌．血液学检验实验指导［M］.2版.北京：人民卫生出版社，2015.

[4] 陈志强，杨文明．中西医结合内科学［M］.4版.北京：中国中医药出版社，2021.

[5] 凌锡森，王行宽，陈大舜．中西医结合内科学［M］.北京：中国中医药出版社，2001.

[6] 陈东科，孙长贵．临床微生物学检验与图谱［M］.天津：天津科学技术出版社，2014.

[7] 李剑平，吴正吉．微生物学检验［M］.北京：人民卫生出版社，2020.

[8] 楼永良．临床微生物学检验技术实验指导［M］.北京：人民卫生出版社，2015.

[9] 刘辉．临床免疫学检验技术实验指导［M］.北京：人民卫生出版社，2015.

[10] 王晓春．临床分子生物学检验技术实验指导［M］.北京：人民卫生出版社，2015.

[11] 刘忠民，常晓彤．临床分子生物学检验技术实验指导［M］.武汉：华中科技大学出版社，2020.

[12] 陈士林．中药DNA条形码分子鉴定［M］.北京：人民卫生出版社，2012.

[13] 李鑫辉，刘富林．常见传染病中医诊治荟萃［M］.北京：中国中医药出版社，2016.

[14] 胡丽华．临床输血学检验［M］.北京：人民卫生出版社，2012.

[15] 胡丽华．临床输血学检验实验指导［M］.北京：中国医药科技出版社，2015.

[16] 胡志坚，宫心鹏．医学检验仪器学实验［M］.武汉：华中科技大学出版社，2013.

[17] 林东红．临床基础检验学技术实验指导［M］.北京：人民卫生出版社，2015.

[18] 世界中医药学会联合会．国际血瘀证诊断指南［J］.世界中医药，2022，17（1）：31-36.

[19] 中华中医药学会内科学会血液病专业委员会．白血病中医证型诊断标准(试行)［J］.上海中医药杂志，2002，36（12）：9.

[20] 中国中西医结合学会活血化瘀专业委员会，陈可冀．冠心病血瘀证诊断标准［J］.中国中西医结合杂志，2016，36（10）：1162.

[21] 李贵．小儿肺虚证、脾虚证、血瘀证及肾虚证诊断标准［J］.中国中西医结合杂志，2007（6）：568.

[22] 杜金行，史载祥．血瘀证中西医结合诊疗共识［J］.中国中西医结合杂志，2011，31（6）：839-844.

[23] 梁文杰，方朝义，沈莉，等．实验诊断学在现行《中医病证诊断疗效标准》中的

应用分析［J］.河北中医药学报，2011，26（2）：47–48.

［24］刘迅，潘思敏，王宏蔚，等.广东省急性脑梗死中医证型与血常规检验指标的关系探讨［J］.广州中医药大学学报，2021，38（3）：437–441.

［25］王岩，郝铮，洪燕英.检验指标对慢性阻塞性肺疾病中医证型鉴别诊断价值分析［J］.北京中医药，2021，40（8）：915–917.

［26］董伟，刘红宁，聂素然，等.人参藏红花不同比例对模拟高原运动时血乳酸、尿素及血常规的影响［J］.中药药理与临床，2012，28（4）：81–83.

［27］梁文杰，方朝义，丁英钧，等.实验诊断学在微观辨证中的价值评析［J］.中国中西医结合杂志，2012，32（4）：543–546.

［28］张菀桐，褚瑜光，胡元会，等.冠心病血瘀证与凝血功能及血小板参数相关性分析［J］.中医杂志，2015，56（16）：1390–1393.

［29］方伟祯，蔡振华，古文深，等.急性髓系白血病中医分型与多项基因突变关系［J］.中国中西医结合杂志，2020，40（11）：1328–1332.

［30］邹喻苹，汪小全，雷一丁，等.几种濒危植物及其近缘类群总 DNA 的提取与鉴定［J］.植物学报，1994，36（7）：528–533.

［31］葛皓玲，阮金兰.分子生物学技术在中药领域中的应用展望［J］.时珍国医国药，2003，14（4）：245–246.

［32］Ozeki Y，Wake H，Yoshimatsu K，et al. A rapid method for genomic DNA preparation from dried materials of genus panax for PCR analysis［J］.Natural Med，1996，50：24–26.

［33］王济，王琦，张惠敏，等.中医体质学基础实验方法和研究现状［J］.中华中医药杂志，2012，27（1）：10–13.

［34］胡元会，贾秋蕾，孟昊，等.冠心病不稳定型心绞痛患者血瘀证与外周血血小板微粒膜蛋白表达的相关性［J］.中医杂志，2017，58（4）：321–324.

［35］彭勤，凌保东，蔺飞，等.中药单体与抗菌药物联合应用对抗泛耐药鲍曼不动杆菌的作用研究［J］.中药药理与临床，2020，36（2）：140–145.

［36］梁文杰，马国平，徐红俊，等.中西医在临床检验诊断学的结合位点［J］.中国中西医结合杂志，2015，36（6）：645–646.

［37］崔娜娟，胡玲，劳绍贤，等.慢性胃炎脾胃湿热证与核因子 –B. mRNA、热休克蛋白 70 mRNA 关系的研究［J］.中国中西医结合杂志，2010，30（1）：18–21.

［38］李缘缘，张萍，许超强，等.对代谢综合征瘀证和脂肪含量与肥胖相关基因相关性的研究［J］.北京中医药大学学报，2020，43（8）：689–695.

［39］徐婷婷，李隆祥，王晨，等.参芪扶正注射液对肺癌细胞凋亡及 NCR1/NKp46 通路的影响［J］.新中医，2020，52（15）：7–10.

［40］马印图，陈莉，贾桂丛，等.中药联合血液净化早期干预治疗母婴血型不合新生儿溶血病［J］.中国输血杂志，2021，34（11）：1209–1212.

［41］阳莎，陈鸣.人工智能在检验医学领域的应用与趋势［J］.中华检验医学杂志，2021，44（3）：186–190.

彩　插

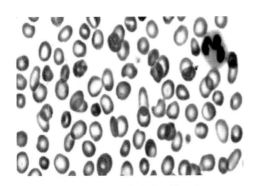

彩图 2-1　缺铁性贫血的血象

Wright 染色，×1000

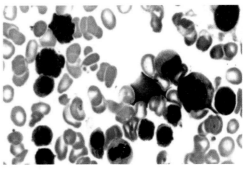

彩图 2-2　缺铁性贫血的骨髓象

Wright 染色，×1000

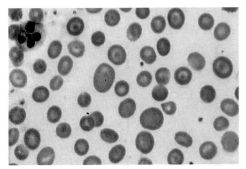

彩图 2-3　MA 的血象

Wright 染色，×1000

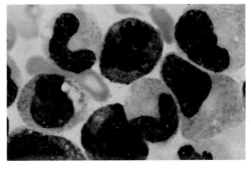

彩图 2-4　MA 的骨髓象

Wright 染色，×1000

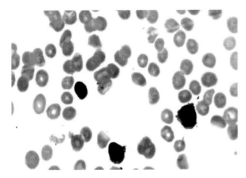

彩图 2-5　AA 的血象

Wright 染色，×1000

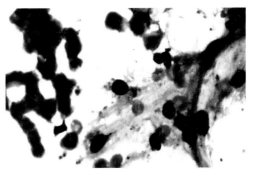

彩图 2-6　AA 的骨髓象

Wright 染色，×1000

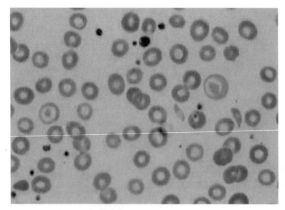

彩图 2-7　HA 的血象

Wright 染色，×1000

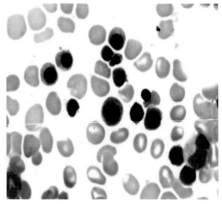

彩图 2-8　HA 的骨髓象

Wright 染色，×1000

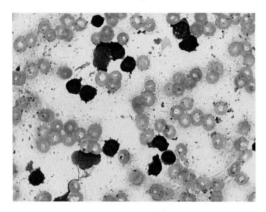

彩图 2-9　M0 的血象

Wright 染色，×1000

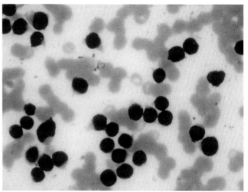

彩图 2-10　M0 的骨髓象

Wright 染色，×1000

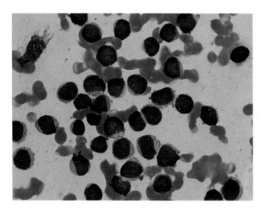

彩图 2-11　M1 的血象

Wright 染色，×1000

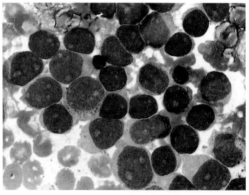

彩图 2-12　M1 的骨髓象

Wright 染色，×1000

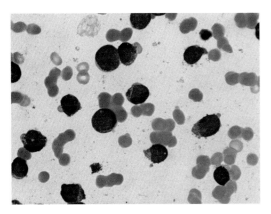

彩图 2-13　M2 的血象

Wright 染色，×1000

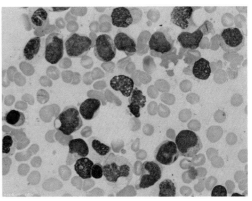

彩图 2-14　M2 的骨髓象

Wright 染色，×1000

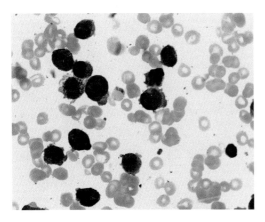

彩图 2-15　M3 的血象

Wright 染色，×1000

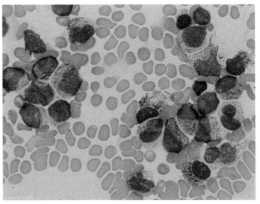

彩图 2-16　M3 的骨髓象

Wright 染色，×1000

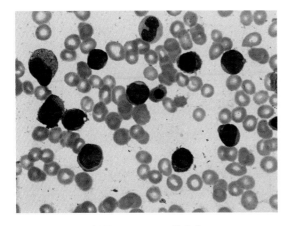

彩图 2-17　M4 的血象

Wright 染色，×1000

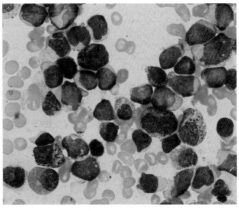

彩图 2-18　M4 的骨髓象

Wright 染色，×1000

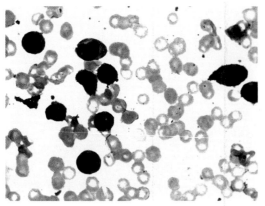

彩图 2-19　M5 的血象

Wright 染色，×1000

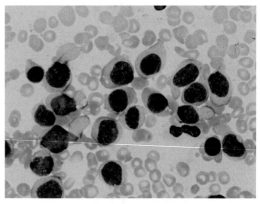

彩图 2-20　M5 的骨髓象

Wright 染色，×1000

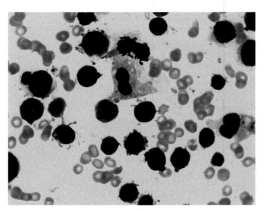

彩图 2-21　M6 的血象

Wright 染色，×1000

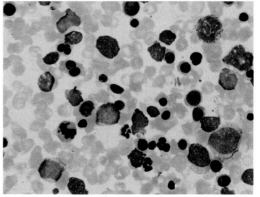

彩图 2-22　M6 的骨髓象

Wright 染色，×1000

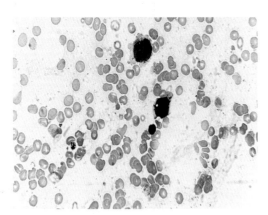

彩图 2-23　M7 的血象

Wright 染色，×1000

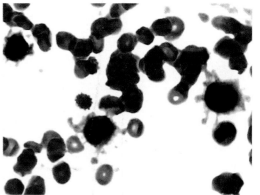

彩图 2-24　M7 的骨髓象

Wright 染色，×1000

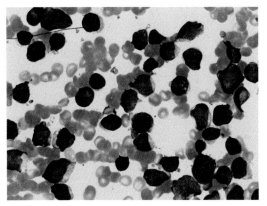

彩图 2-25 ALL 的血象

Wright 染色，×1000

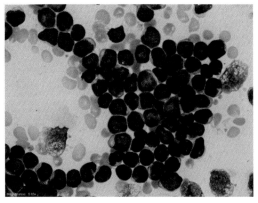

彩图 2-26 ALL 的骨髓象

Wright 染色，×1000

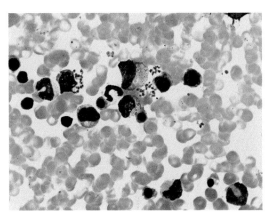

彩图 2-27 CML 的血象

Wright 染色，×1000

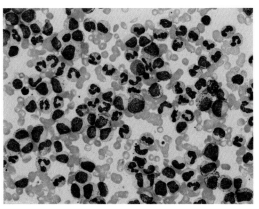

彩图 2-28 CML 的骨髓象

Wright 染色，×1000

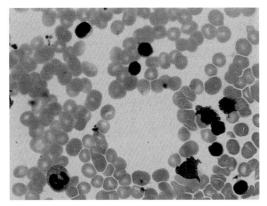

彩图 2-29 CLL 的血象

Wright 染色，×1000

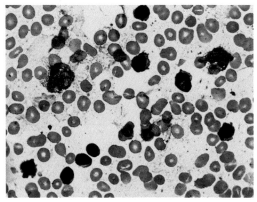

彩图 2-30 CLL 的骨髓象

Wright 染色，×1000

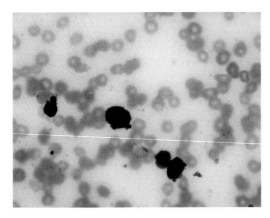

彩图 2-31　MDS 的血象

Wright 染色，×1000

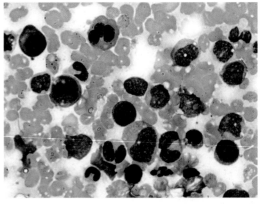

彩图 2-32　MDS 的骨髓象

Wright 染色，×1000

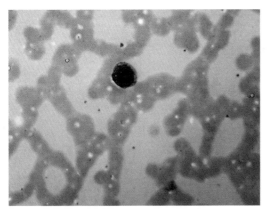

彩图 2-33　MM 的血象

Wright 染色，×1000

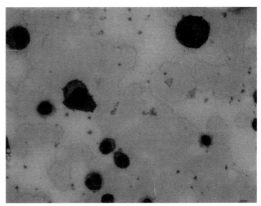

彩图 2-34　MM 的骨髓象

Wright 染色，×1000

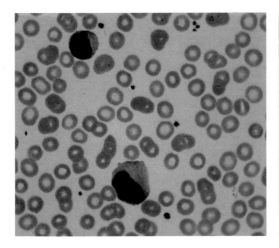

彩图 2-35　IM 的血象

Wright 染色，×1000

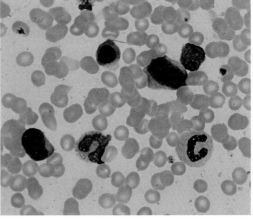

彩图 2-36　IM 的骨髓象

Wright 染色，×1000